新 版

小児生理学

監修 馬場 一雄
編集 原田 研介

へるす出版

執筆者一覧

伊東　三吾　東京都立広尾病院

髙橋　滋　前日本大学医学部付属練馬光が丘病院

牧本　優美　日本大学医学部小児科学系小児科学分野

椎原　弘章　あしかがの森足利病院小児科

岡田　知雄　日本大学医学部小児科学系小児科学分野

阿部　忠良　千川クリニック

湊　通嘉　日本大学医学部小児科学系小児科学分野

宮下　理夫　日本大学医学部小児科学系小児科学分野

細野　茂春　日本大学医学部小児科学系小児科学分野

齋藤　宏　駿河台日本大学病院小児科

陳　基明　日本大学医学部小児科学系小児科学分野

高田　昌亮　（財）東京都保険医療公社豊島病院小児科

増永　健　東京都立大塚病院新生児科

荒川千賀子　日本大学医学部小児科学系小児科学分野

唐澤　賢祐　日本大学医学部小児科学系小児科学分野／唐澤医院

中村　博志　元日本女子大学

渕上　達夫　日本大学医学部付属練馬光が丘病院小児総合診療科

小平隆太郎　日本大学医学部小児科学系小児科学分野

住友　直方　日本大学医学部小児科学系小児科学分野

藤田　之彦　日本大学医学部医学教育企画・推進室

浦上　達彦　駿河台日本大学病院小児科

稲毛　康司　日本大学医学部付属練馬光が丘病院小児総合診療科

原　光彦　東京都立広尾病院小児科

橋本　光司　日本大学医学部付属練馬光が丘病院小児総合診療科

〔執筆順〕

改訂にあたって

本書の初版は1981年（昭和56年）です。監修をされた馬場一雄教授は，1977年（昭和52年）から1986年（昭和61年）まで，日本大学病院の病院長を務めておられました。本書は，その時期の真只中で生まれたものです。あの当時，馬場一雄教授の主宰されていた小児科は，眩いばかりに輝いていました。わが国で初めて，五つ子の新生児を元気に育てたことでもよく知られています。外来や病棟には，いつも活気がみなぎっており，医師も看護師も，自らが小児科に新しい展開を切り拓くのだという気概に満ちていました。

私は，それを傍らから畏敬と憧憬の念をもって見てきました。馬場一雄教授から故原田研介教授まで引き継がれた小児科の特徴は，臨床を徹底して重視しつつ，その根拠をつねに科学として追求する情熱であるように思います。ですから，科学を単に研究や知識の対象にとどめることは決してありませんでした。つねに診療の現場に持ち出し，患者さんの身近にいる看護師さんたちとともに，患者さんの立場から吟味され磨き上げられました。私は，臨床のための科学のあるべき姿を間近に見せていただいた思いがしました。

初版にある馬場一雄教授の監修のことばには，「編者は決して，経験や常識を軽視するつもりはないが，それだけに頼ることは危険でもあるし，それだけで満足しているようでは，医療のプロとはいえないと思う。医療のプロである以上は，正確な科学的知識に基づいて，保健上の指示を与えたり，患者の生活指導を行ったりすることが必要だと思う」とあります。この文章には，患者さんの立場から，臨床のための科学を確立しようとする精神が，明快に表現されています。本書は，そんな思想の発露を集大成した珠玉の一書であると思います。

本書は，1994年（平成6年）の改訂をはさんで，再版を重ねながら28年間も多くの読者に親しまれてきました。この度，本書に二度目の改訂が行われたのを拝見して心から嬉しく思っています。馬場一雄教授に始まり故原田研介教授に引き継がれた精神が，現在でも脈々として生きていることを，本書の紙面から読み取ることができたからです。

本来，馬場一雄教授がご執筆になるはずのところを，私にこの一文を書く機会を与えていただいたことは，私のこの上ない喜びです。馬場一雄教授ならびに故原田研介教授の精神を受け継がれた執筆者のみなさまに心からの敬意を捧げるとともに，一人でも多くの読者に，本書の底流にある思想を感じ取っていただきたいと念願しています。

2009年3月

日本大学医学部長・大学院医学研究科長
片　山　容　一

監修のことば［第2版］

成長とともに推移する生理機能の変化を知ることなしに小児の診療や看護の仕事に従事することは，地形や気象の調査も行わず，何の装備もなしに登山を企てるのと同様の暴挙であると思われる。

にもかかわらず，小児生理学もしくは発達生理学の手ごろな，まとまった教科書は意外に少ない。

1981年（昭和56）に本書が作られる以前に本邦で出版された成書には，中川一郎・名取礼二編の小児生理学（朝倉書店，昭和33），飯島孝・山県信弘編の小児の発育と生理（日本小児科全書第Ⅰ編，金原出版，昭和38），馬場一雄編の成長の生理学（医学書院，昭和41）があったが，当時すでに絶版となっていた。そこで，この欠を補うため，月刊誌「小児看護」に連載され好評を博していた小児の臨床生理に関する論説を1冊の書籍にまとめたのが本書の初版である。

さいわい，記述が平易であることと，内容が実用的であることとが好意をもって迎えられ，多くの読者を得て何回か増刷が行われた。しかし，何分にも，出版後10年以上の日時が経過して刷新を要する部分が目立ち始めたために改訂を計画し，ここに漸く上梓のはこびに至った。

しかし，改訂とはいっても，単なる字句の訂正にとどまらず，新親に設けられた章もあるし，旧稿とは別に新しく書き直された著者も多いから，内容的には面目を一新している。医療や福祉の第一線で診療，看護，保育などの実務を担当しておられるメディカル，パラメディカル・スタッフの方々に多少ともお役に立てばさいわいである。

1994年9月

馬　場　一　雄

監修のことば［初版］

健康児の保健指導や病児の看護ほど臨床生理学的知識の要求される仕事はほかにないように思われる。

いうまでもなく，この種の仕事に従事している医師やパラメディカル・スタッフは，からだの構造や仕組に対する一通りの知識は持っているし，また，小児の特徴である成長・発達についても十分な理解を持っているはずである。しかし，実際の保健指導や看護の場面で提起される様々な疑問を，学生時代に基礎医学の一部として習った生理学の知識だけで解決することは難しい。そこで止むなく，経験的意見に従って物事を処理したり，常識的判断に基づいて解決をはかったりすることになる。

編者は決して，経験や常識を軽視するつもりはないが，それだけに頼ることは危険でもあるし，それだけで満足しているようでは，医療のプロとはいえないと思う。医療のプロである以上は，正確な科学的知識に基づいて，保健上の指示を与えたり，患者の生活指導を行ったりすることが必要だと思う。

たとえば，安静の指示ひとつを取り上げてみても，昔から病人には安静を命じてきたし，そのほうが病気の治りが早いことは経験的事実と考えられるからという理由で，機械的に安静の指示が行われるのが一般である。しかし，これでは，医療と無関係の素人と変わりがないし，その指示には説得力がない。

また，もうひとつの例として，離乳に関する保健指導を考えてみると，離乳をいつから開始すべきかとの質問に対する答は，人によって千差万別で，その根拠も不鮮明であることが多い。

これらはいずれも，臨床生理学を深く掘り下げることによって解決しうる問題であるように思う。これとはうらはらの事柄のようにも思えるが，安易な短絡的思考も十分に警戒しなければならない。たとえば，子どもが高熱を発しやすいことの理由について，体温調節機能が未熟だからというような安易な説明が与えられがちであるが，これは，科学の衣を着た現代の迷信とまではいえぬにしても，あまりにも短絡的な考え方であることは否定できない。

それもこれも，臨床生理学に関する知識が不足しているための現象であるから，われわれとしては，この方面の勉強につとめなければならないが，少なくともわが国では，子どもの臨床生理に関する手頃な参考書は数少ないように思われる。

この欠を補うために企画されたのが本書である。本書に収められている各章は，いずれも月刊誌「小児看護」に連載され，好評を博した論説である。執筆者が小児科医であるために専門の生理学者からみれば不十分な点もあろうが，その半面，臨床の実際に則しているという利点もあろう。

まだまだ不足している項目もしくは主題もあるが，とりあえず一冊の本にまとめて世を送るしだいである。

本書が，小児の保健指導や看護にあたる人々に，少しでも役立てば幸いである。

1981年2月

馬　場　一　雄

目　次

1 安静と運動

安静と運動は表裏一体であり，病気の予防，健康の増進，成長発達，quality of life（QOL）の向上にとって，ともに不可欠である。一般に人は，栄養・運動・休養をバランスよくとることで健康的なライフスタイルを確立している。しかし病気や怪我でこのバランスが崩れ，長期安静を強いられるとさまざまな障害が起こることになる。病気で入院したときの「安静」はいろいろな意味で重要であるが，過度の安静が身体に与える影響が大きいことも事実である。運動が生体にとって重要であり日常的に行われているが，臨床の場で運動の生理作用や弊害，個々の疾病に対する許容範囲について一概に答えられないのが現状である。

本章では安静の意味と影響，運動のもたらす効果などについて述べる。

Ⅰ．安静の生理

安静とは，心身ともに安らかにした状態であり，カロリー消費の少ない最も有効な安静方法は睡眠である。しかし睡眠による安静は時間的にも物理的にも限界があるため，一般的に安静状態を表す場合，覚醒している状態で，できる限り精神的ストレスを排除し，仰臥位で全身の筋緊張をなくし，適切な栄養を摂取することとされている。

安静の生理作用としては，①各種栄養素（糖質・蛋白質・脂肪・ビタミン・ミネラルなど）の円滑な代謝と消耗の防止，②老廃物処理の向上，③身体諸機能（神経機能・呼吸循環機能・消化吸収機能・運動機能など）の回復と正常化への調整などである。安静にすることでエネルギーと酸素消費は最小限に抑えられ，摂取カロリーや酸素が病気の侵襲や体力の回復により多く利用されるようになる。

安静には2つの状況がある。1つは腎疾患や心疾患のように病状の悪化を防止する目的で動きを制限される場合であり，2つ目は骨折などでギプスを装着することで動くことができない場合である。また病気における安静では，面会，読書，テレビ鑑賞なども禁じられる場合もあり，特に動きの多い子どもに対し安静を維持することの難しさがある。いずれにおいても安静による心理的・肉体的な苦痛や弊害の影響について考慮する必要がある[1)]。

1．基礎代謝

基礎代謝とは，生命維持をするための必要最小限度のエネルギー代謝である（**表1-1**）。基礎代謝に影響を与える因子として体重や体表面積などの身体サイズ，性と年齢のほか，環境温度，

表 1-1　性・年齢階層別基礎代謝基準値と基準代謝量

年齢（歳）	男性 基準体位 身長（cm）	男性 基準体位 体重（kg）	男性 基礎代謝基準値（kcal/kg/日）	男性 基礎代謝量（kcal/日）	女性 基準体位 身長（cm）	女性 基準体位 体重（kg）	女性 基礎代謝基準値（kcal/kg/日）	女性 基礎代謝量（kcal/日）
1〜2	83.6	11.5	61.0	700	83.6	11.5	59.7	700
3〜5	102.3	16.4	54.8	900	102.3	16.4	52.2	860
6〜8	121.9	24.6	44.3	1,090	120.8	23.9	41.9	1,000
9〜11	139.0	34.6	37.4	1,290	138.4	33.8	34.8	1,180
12〜14	158.3	47.9	31.0	1,480	153.4	45.3	29.6	1,340
15〜17	169.3	59.8	27.0	1,610	157.8	51.4	25.3	1,300
18〜29	171.3	64.7	24.0	1,550	158.1	51.2	23.6	1,210
30〜49	169.1	67.0	22.3	1,500	156.0	54.2	21.7	1,170
50〜69	163.9	62.5	21.5	1,350	151.4	53.8	20.7	1,110
70 以上	159.4	56.7	21.5	1,220	145.6	48.7	20.7	1,010

（出典 健康・栄養情報研究会・編：第六次改定 日本人の栄養所要量—食事摂取基準の活用，第一出版，東京，2000.）

栄養状態，そして精神的緊張度などがあげられる。身体サイズでは，痩せた人と太った人では身体を構成する組織割合が異なり，基礎代謝も異なる。さらに体格のよい人ほど，大型の動物ほど基礎代謝は高く，女性は男性に比べ 6〜10％ほど低い。

また環境温度の低下に従い熱放散量が増加する。恒温動物であるヒトは，体温を一定に維持するために熱産生量を増加させる。寒冷地に適した人の基礎代謝量（basal metabolism rate；BMR）は高く，夏冬のはっきりした地方では BMR の季節変動があり，特に日本人で著明で，冬高く夏低い。その幅は年間 10％といわれる[2]。その他急性の飢餓で低下し，過食で高くなり，身体的動作や精神的緊張が高いときも基礎代謝は亢進する。

基礎代謝におけるエネルギーは，心臓の拍動，呼吸運動，体温の維持，消化管の運動，代謝産物の処理などに使われるが，最も多く使われるのは，生命維持に欠かせない心臓の収縮と呼吸筋の働きである。安静状態は，身体の状況を基礎代謝に近い状態にできるだけ保つことであり，そのためにも周囲の環境（気温・換気・騒音など）を快適にすることで精神状態の安静を保ち，心臓の拍動数や呼吸数を平静にすることが必要である。特に環境温度は，摂取エネルギーから生産される体熱の放散や発汗を抑えることでエネルギーの消費を少なくする効果がある。

ヒトが 1 日に消費するエネルギーの内訳は，①生命維持に必要なエネルギーとしての基礎代謝，②運動や仕事などの日常生活活動で消費されるエネルギーとしての生活活動代謝，③食事のときに熱となって発散されるエネルギーの食事誘導性体熱産生がある。これらの比率は，基礎代謝量が約 70％，生活活動代謝量が約 20％，食事誘発性体熱産生が約 10％である。また酸素消費量は，室温 20℃ 前後で最も低く（**表 1-2**），安静時基礎代謝 1.0 に対し体位による変化は坐位で最も低く疾走で最も大きくなる（**表 1-3**）。

2．血行動態

心臓から拍出された血液は，全身の各器官に一定の割合で配分される。その比率は，安静時

表 1-2　室温と酸素消費との関係[3)]

室　温（℃）	酸素消費（ml/分）
0	330
10	290
20	240
30	250
40	255
45	260

環境温度が低下すると，体温が低下して基礎代謝率は減少するが，30℃以上になると体温調節機序が働いて代謝率はかえって高くなる。
乳児の最適室温は26～28℃といわれる。

表 1-3　体位による代謝率[3)]

坐　位	1.4
立　位	1.6
歩　行	2.4
駆　足	4.7
疾　走	6.0

（基礎代謝を1.0とする）

と運動時，臥位と立位で変化する。一般に安静時の血流分布は，脳15%，心臓（冠動脈）5%，腎臓20%，内臓30%，皮膚や筋肉30%であり，特に骨格筋は，安静時において総血流量の15%を占めるに過ぎないといわれる[4)]。長期の安静臥床が続くと，筋肉の萎縮に伴い筋肉内の血管も減少するため，血流量はさらに減少することになる。また体位によっても血液分布は大きく変わる。立位では下肢に血液の貯留が起こり，各組織の血流の減少が起こる。特に腎臓や上腸間膜動脈の血流が最も著明に減少し[5)]，肝血流量も一般人で1,713 ml/分から1,070 ml/分に減少するといわれる[6)]。

Ohnishiら[7)]による肝（門脈）血流に対する超音波ドプラ法による測定結果によれば，臥位から坐位への体位変換やMaster 2-ステップテストによって門脈血流量が著しく低下し，臥位の約半分程度となると報告している。脳の血流は数秒間途絶えるだけで意識を失い，数分間で不可逆的な障害を残す。生体にとって脳の血流確保は最も重要であり，次いで腎血流と心臓への血流確保である。一般に脳血流は立位になっても変化はみられないが，長期の臥床後，急に起き上がるとめまいを感じたりすることがある。起立性調節障害を有する子どもが学校での朝礼で長時間立位姿勢でいると失神をすることから，身体の状況によって著明に減少するものもある。このように，安静臥床を保つことによる身体各臓器の血流量の増加は，病変部の栄養や酸素の供給を増加させ病巣の修復にとって大きな利点であり，腎血流量の増加は老廃物の処理に有効に働く。

姿勢の影響は血圧や1回拍出量にも影響する。臥位の場合，すべての臓器は心臓と同じ高さに位置するため心臓に戻る静脈血液量が増加し1回拍出量も大きくなるが，より少ない拍動圧によって血液を循環させることができる。しかし立位では重力によって下肢に血液の貯留が起こり，高さ1 cmに対し0.77 mmHg（血液比重＝1.055，水銀比重＝13.6として10 mm×1.055/13.6）の血圧の上昇をみるという。すなわち，下肢静脈の血液貯留に伴い心臓への還流血液の減少から心臓の拡張期容量が減少し，1回心拍出量は減少する。このとき心臓は，分時拍出量や末梢血管への血流維持のために血圧や心拍数を増加させることになり，心不全などのさいには不利益となる可能性がある。正常血圧の年齢別変化は出生後やや低下するが，以後，収縮期血圧は加齢とともに上昇し，中学生までにほぼ成人の正常値に達する。拡張期血圧はあまり変化しない（**表1-4**）。

表 1-4　年齢による血圧の変化

年　齢	平均±95%限界	
	収縮期血圧	拡張期血圧
1/2～1	90±25	61±19
1～2	96±27	65±27
2～3	95±24	61±24
3～4	99±23	65±19
4～5	99±21	65±15
5	94±14	55±9
6	100±15	56±8
7	102±15	56±8
8	105±16	57±9
9	107±16	57±9
10	109±16	58±10
11	111±17	59±10
12	113±18	59±10
13	115±19	60±10
14	118±19	61±10
15	121±19	61±10

3．長期安静の生体に及ぼす影響

長期間の安静臥床は心身の活動性を低下させる。すなわち筋肉・骨量の減少，関節の拘縮，心肺機能の低下，内分泌・代謝機能の低下，消化器の障害，運動能力の低下など生体にさまざまな影響を及ぼす[1]。循環器系では，臥位から立位になると重力負荷による下肢と体幹の静脈の容量調節血管への血液の貯留が起こり，静脈還流量と心拍出量の一過性の減少により低血圧が起こる。これに対し，大動脈弓と頸動脈小体の圧受容体が一時的な頻脈を起こすことで血圧を正常に戻すように自律神経反射促進に働く。

これらの変化は，正常では交感神経系を介したカテコラミンの働きによるもので，心拍数と心筋収縮力を増加させ下肢の血管収縮によって血圧を維持しようとするものである。長期の臥床は交感神経系の働きが障害され，下肢の血管収縮が十分に起こらず，血液が下肢に移動したままとなる。このため心臓への静脈還流の減少に伴い，1 回拍出量が減少することで起立性の低血圧が起こる。

このメカニズムについて，鈴木[8]は，安静臥床による血圧低下は循環血漿量の減少に伴う心拍出量の低下が主因であり，自律神経系の血圧調整機能の障害ではないと述べている。健常者では 3 週間の臥床で起立性低血圧をきたすが，高齢者や全身性疾患，重度の外傷患者では 2～3 日で出現するともいわれる。臥床実験による循環器系の変化について，①安静背臥位での心拍数の増加，②最大下運動時の心拍数の増加，③最大酸素摂取量（$\dot{V}O_2\,max$）の低下，④起立試験時の心拍数の増加と失神の頻度の増加と述べている[9]（図 **1-1**）。

長期臥床による起立性低血圧症状は，毎日起坐位にすることで症状の軽減がみられる。Saltin ら[10]，Blomqvist[11]による長期にわたる安静臥床実験によると，$\dot{V}O_2\,max$ と最大運動時の心拍出量はともに 26%減少し，1 回拍出量も著明に減少したという。骨折時にギプス固定をするこ

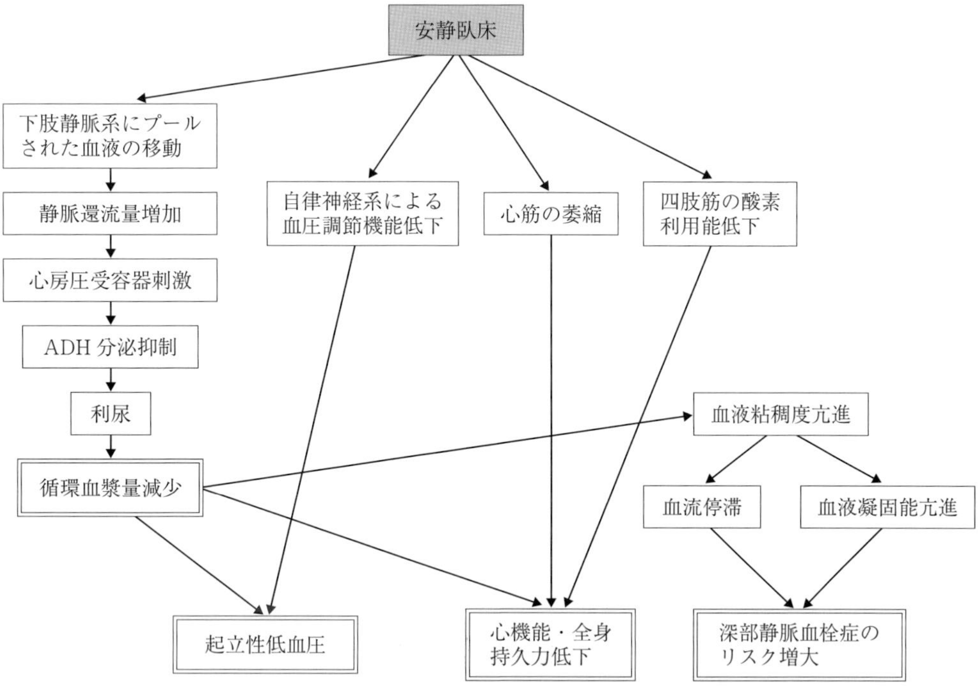

図 1-1　安静臥床に伴う循環器系の廃用性変化

とで，筋肉の萎縮と筋力の低下が起こることはよく知られており，長期の安静臥床でも同様のことが起こる。

その他の長期臥床による生体への影響は，Deitrick ら[12]によれば尿中の窒素，イオウ，カリウムの排泄が安静横臥位開始 5～6 日目から増加し始め，2～3 週間で最高に達しクレアチニンの減少がみられるという。これは筋肉の蛋白質が失われることを示しており，同時に筋力の低下が下肢に著明に現れ，約 13～20% も減少したという。また，カリウム，リンの尿中排泄増加は，骨の主成分であるリン酸カルシウムの排泄増加につながり，立位に伴う身体の長軸方向への圧力負荷が尿中カルシウムの排泄を減少させるという実験結果からも運動の重要性がわかる。

Ⅱ．運動の意義と生理

運動は心身の発達に重要であると同時に，肉体的・精神的な疾病の防止と改善にも有用で，日常の健康レベルを高め，QOL 向上に大きな役割をもっている。継続的な運動による各種臓器に対する生理的効果を表 **1-5** に示す。心臓系，呼吸器系，骨格筋に対する効果が大きく[13]，中等度の運動強度（50% $\dot{V}O_2\,max$）で長時間運動を続けると有酸素性エネルギー代謝により脂質の利用度が高まり，体脂肪の減少に有効である。同時に末梢組織のインスリン抵抗性を改善し，糖尿病の治療にも効果があるといわれる。すなわち運動による効果は，生活習慣病の危険因子である血圧，血糖，脂質の改善に有効であり，その他，適度な運動は冠動脈を拡張し側副血行を発達させるとともに心機能を改善させ，ストレスの軽減と QOL の向上にも役立つ。

その他運動が身体に与える影響として，運動を意識することで自律神経の亢進に伴いアドレ

表 1-5　運動の臓器に与える主な生理的効果

心血管系に与える効果

1）運動により安静時や最大下運動時の心拍数が減少し，その結果，心筋の酸素消費量が少なくなり，心筋の酸素供給が上昇する。
2）血圧は低下する。
3）心臓の作業量の減少と効率のよい活動により，酸素消費量が少なく，冠動脈酸素供給予備量が向上する。

呼吸器系に対する効果

1）呼吸数が少なく，1 回換気量も多くなり，呼吸機能の効率がよくなる。
2）肺胞換気量や肺胞や動脈での酸素分圧が高くなり，ガス交換の効率がよくなる。

骨格筋に対する効果

1）骨格筋の毛細血管の長さ，断面積，表面積が増大し，この結果として，
　a）血液中の酸素および物質の供給能力が高められる。
　b）同等の運動下で 1 分間あたりの心拍出量を減少させる。
　c）心臓負担の軽減（心臓の経済的活動）をもたらす。
2）筋肥大（筋線維および筋全体の大きさ，重量，容積の増加）を生じ，筋力は向上し，筋パワー（瞬発力）が向上する。これらは生理的姿勢保持能力の改善にも寄与する。

交感神経系に対する効果

1）自律神経を効率よく調整し，副交感神経緊張状態となる。
2）交感神経緊張性の過敏な調節障害に対し予防効果をもたらし，心理的ストレスの解消が期待される。

代謝・内分泌系に与える効果

1）脂質代謝の改善
　a）中性脂肪の減少
　b）LDL-コレステロールの減少
　c）HDL-コレステロールの増加
2）肥満の是正
3）内分泌機能の向上

血液凝固系に対する効果

1）フィブリン分解能力の向上
2）血小板凝集，線維凝固，毛細血管の血栓形成の抑制，など

ナリンが上昇し，呼吸循環器系機能亢進，体温上昇，心拍数増加が起こるといわれる[14]。しかし運動に伴うアドレナリンの分泌増加は，内臓血管を収縮し肝臓，脾臓，腎臓，胃腸系の血流を低下させ，安静時の 35%の減少をみるという。特に腎血流量の減少が著明で，激しい運動ではほとんどゼロになることもあり，過度の運動が腎疾患にとって不利益にもなることも事実である。また，肝疾患患者に対し有効肝血流量を反映するとされるインドシアニングリーン（ICG）試験を運動負荷前後で行った結果，運動によって ICG 試験が改善され胆汁中への ICG 排泄量の増加も確認され，Master 2-ステップテスト（3 分間）や歩行（3～20 分）のような適度の運動は肝血流量を明らかに増加させると報告している[15]。

1．運動時の心血管反応

運動に伴い心拍数が増加し，拍動も力強くなり，勢いよく脈拍を触れることはよく経験する。

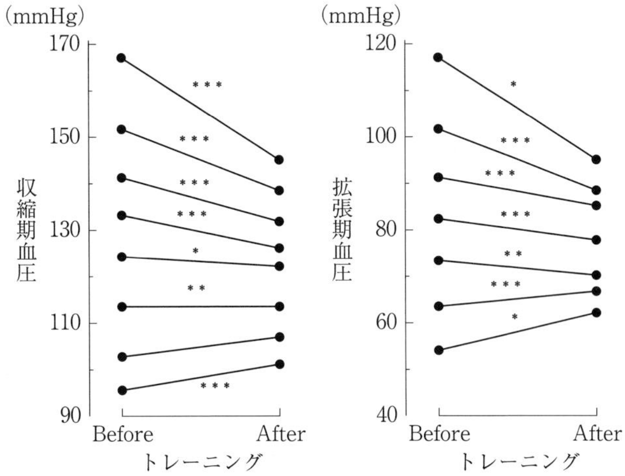

図 1-2　安静時血圧のトレーニング前後の比較[14)]
$^{*}p<0.05$, $^{**}p<0.01$, $^{***}p<0.001$（片岡ほか）

この変化は主に心臓の拍出量の増加に負うところが大きい。

1）心拍出量増加の機序

心拍出量の増加は，動脈圧の下降に伴う圧受容体の反射的心拍動促進，静脈還流量の増加，大動脈圧の上昇および1回拍出量の増加を起こす拡張期心容積の増加などに基づいている。心拍数は，運動時や精神的な緊張に伴って増加することはよく経験する。その機序は次の2点である。

①運動初期の心拍数の増加は，脳の運動中枢からの興奮による。

②運動時の持続的な心拍数の増加の主な要因は，迷走神経中枢緊張の変化とBainbridgeの反射[注)]によるものである。

2）運動時の血圧の変化

血圧調整はレニン-アンギオテンシン系の昇圧物質とカリクレイン-キニン系の降圧物質の代謝，血管壁などに存在するアドレナジック受容体の被刺激性などによって行われている。運動に伴い交感神経系が興奮し，副腎髄質からアドレナリン・ノルアドレナリンが分泌され心機能を亢進し末梢血管を収縮させて血圧を上昇させる。実際の運動中は血圧が上昇し拍動が強くなるが，適度な運動による効果として血圧を低下させる効果がある。すなわち，運動による脂質代謝の改善や末梢循環機能の向上，心拍数や心拍出量の減少により，結果的に血圧の降下作用がみられると考えられている。運動は収縮期血圧の高いものは低く，低いものはやや高くなる[14)]（図 **1-2**）。

2．運動と呼吸

激しい運動の開始直後では，筋のエネルギー産生は酸素を使用しない嫌気的（無酸素的 anaerobic）代謝過程で行われ，その後も運動が持続されると好気的（有酸素的 aerobic）代謝で

[注)]Bainbridge反射とは：幹静脈から右房への還流量増加により静脈圧が上昇すると，この部位の求心性の迷走神経が刺激され中枢の迷走神経緊張低下を起こし拍動数を増加させるものである。

表 1-6　年齢，性別最大酸素摂取量基準値

年齢	男子		女子	
	l/分	*l*/分/m^{2*}	*l*/分	*l*/分/m^{2*}
6.5	1.04	0.71	0.93	0.66
7.5	1.17	0.72	1.03	0.66
8.5	1.29	0.74	1.14	0.67
9.5	1.41	0.75	1.24	0.67
10.5	1.53	0.76	1.35	0.67
11.5	1.65	0.77	1.47	0.67
12.5	1.81	0.79	1.62	0.68
13.5	2.05	0.81	1.73	0.69
14.5	2.32	0.84	1.80	0.70
15.5	2.55	0.88	1.86	0.71
16.5	2.71	0.91	1.87	0.71
17.5	2.81	0.93	1.87	0.71

*体表面積あたり

行われる。このため 100 m 疾走などはほとんど無酸素的代謝で行われる。

肺高血圧症やチアノーゼ性心疾患のような先天性心疾患児では，無酸素的代謝の予備力が低く，疾走などは健康児に比べ負担が大きい。長時間持続する運動では，肺から摂取した酸素によって好気的代謝が行われるが，この酸素摂取にも限界がある。ガス交換に直接関与する肺胞は出生 2 か月後には表面積で 1 m^2/kg，肺胞数は約 2,400 万個といわれる。8 歳で肺胞数は，成人と同じ 3 億個となり，以後，肺胞表面積が増大し 70～80 m^2になる。

運動に対する酸素摂取量の年間発達量は，小学生高学年から中学生が最大であり，呼吸循環機能が最も発達する時期である。最大酸素摂取量基準値の年齢的変化（**表 1-6**）によれば，体表面積あたりの最大酸素摂取量は，男子は 17 歳まで増大しているが，女子では 15 歳ころにピークとなる。日常診療のなかで高所登山の可否に関するものがある。**図 1-3** に示すとおり酸素濃度が減少する高所では，海抜 1,500 m を超えるころから $\dot{V}O_2$ max の急激な低下が起こり，3,000～5,000 m では 80～65%まで低下する。このため異所性心拍や QT 延長などの心電図異常をきたすといわれる。高地に曝されると左心室への負担が増大し，特に身体活動時に心臓からの血流量の増加をみることから，先天性心疾患を有するものにとって潜在的な危険性が示唆されている。これらから，肺気腫や慢性気管支炎のような肺機能に異常のみられるものや先天性心疾患などの循環器疾患を有するものには，高地での運動は特に危険性が高いと考えられている[16)]。

3．運動と代謝―糖・脂肪の代謝

運動は骨格筋の収縮によって行われ，骨格筋でのエネルギー利用が亢進する。このときのエネルギー源は，アデノシン 3 リン酸（ATP）がアデノシン 2 リン酸（ADP）に分解するときに発生する。主にブドウ糖と遊離脂肪酸が利用されるが，これらの利用比率は軽い運動と強い運動で異なる。

10 秒足らずしか行われない短距離走のような激しい運動では，筋のエネルギー産生は酸素を必要としない嫌気的（無酸素的 anaerobic）代謝で行われ，筋肉中に蓄えられていた ATP によっ

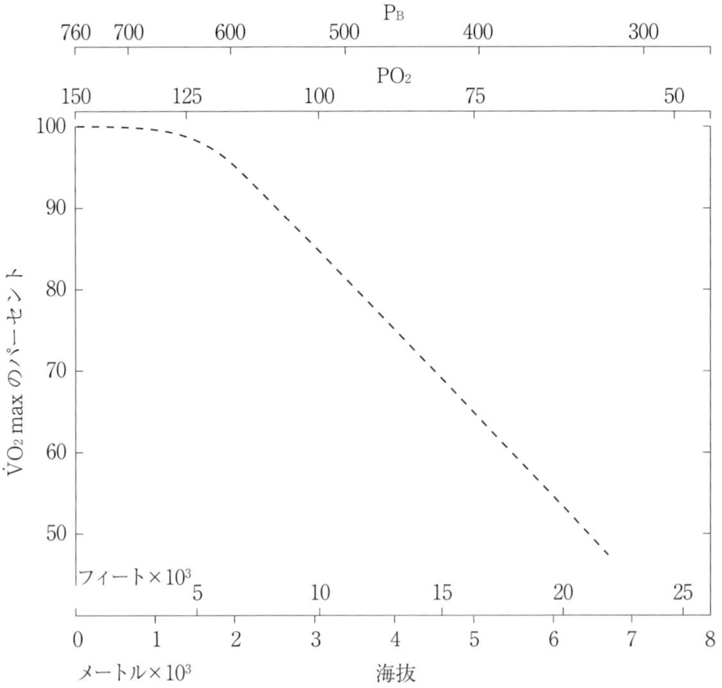

図 1-3　異なる海抜での酸素分圧の低下による最大酸素摂取量の値[16)]

て賄われるが，40 秒前後持続する 100 m 競泳や 400 m 走のような運動では，グリコーゲンやブドウ糖がピルビン酸を経て乳酸に分解する無酸素的解糖過程で再合成される ATP によってエネルギー供給が行われ，発生するエネルギーは 57 kcal とされている。このとき動員される筋肉は，解糖能力も酸化能力も高い Type ⅡA 筋線維，または解糖能力は高いが酸化能力の低い Type ⅡB 筋線維である。$\dot{V}O_2$ max の 50〜60％を超える運動では，急激に血中の乳酸濃度が増加するといわれ，血中の乳酸濃度が安静時の 10 倍前後に高まると，それ以上運動の継続ができなくなる，いわゆる疲労困憊の状態となる。

また，ジョギングのように長時間持続できる運動では好気的（有酸素的 aerobic）代謝で行われ，糖質や脂質を利用した有酸素的解糖過程で再合成される ATP によってエネルギー供給が行われ，解糖能力が低く酸化能力の高い筋肉（Type Ⅰ筋線維）が動員される[4)]。取り入れられた酸素 1 l あたりのエネルギー産生量は約 5 kcal であり，運動によって消費された ATP の再合成に用いられる。

4．運動量と運動能力の測定

運動に伴い呼吸・心拍数が増加し，心臓の拍動が強まる。これは運動に必要な酸素を体内に取り入れ身体各所に送るための反応である。酸素の取り込みは，呼吸を行う肺と血液中のヘモグロビン，心臓における血液の拍出量の 3 つによって行われている。1 分間の心拍出量は Fick の法則から酸素摂取量動静脈酸素差（A－VO_2 difference）で計算される。

エネルギー発生量を示す酸素摂取量は運動中に酸素 1 l を摂取すると約 5 kcal の熱量が消費されることを示し，運動の強度を表す。最大酸素摂取量は，1 分間に体内に取り込み得る酸素

表 1-7　小児の日常労作のエネルギー消費量とエネルギー代謝率[15]

屋内労作			屋外労作			
種　類	エネルギー消費量（kcal/kg/分）	RMR	種　類		エネルギー消費量（kcal/kg/分）	RMR
食　事	0.046	0.29	ぶらぶら歩き	40 m/分	0.061	1.13
身 仕 度	0.062	0.80	散　歩	60 m/分	0.076	1.44
入　浴	0.065	0.80	正 常 歩	80 m/分	0.099	2.20
座ってラジオを聞く	0.032	0	速　歩	100 m/分	0.144	3.31
室内あそび	0.043	0.35	普通駆足	120 m/分	0.147	4.11
起立して歌う	0.037	0.32	疾　走	200 m/分	0.291	9.73
起立して絵を描く	0.048	0.80	草 と り		0.058	0.76
勉　強	0.037	ほとんど0	鬼ごっこ		0.165	3.51
はき掃除	0.073	0.72	まりつき		0.103	2.32
階段昇降	0.126	2.75	なわとび		0.152	3.69
			徒手体操		0.069	1.00
Master 2-ステップテスト	0.146	6.25	ボール投げ		0.116	2.26
			バット振り		0.117	2.20
			と び 箱		0.171	4.82
			鉄　棒		0.112	2.44
			相　撲		0.210	6.31
			自転車乗り	160 m/分平地	0.175	4.12

の最大量であり，持久性トレーニングによって5～20％高めることができるという。トレーニングすることによる運動能力（$\dot{V}O_2$ max）の増加機序は，骨格筋におけるミトコンドリアの増加とミトコンドリア内における酸化酵素の増加，骨格筋の毛細血管密度の増加，酸素—ヘモグロビン解離曲線の右方偏位といわれる[4]。

その他，運動強度の指標としてエネルギー代謝率（relative metabolic rate；RMR）＝(運動時の酸素摂取量－安静時酸素摂取量)/安静時酸素摂取量がある。マラソンのように長時間の運動を続けられるにはRMR 4.5～5.0の運動が限界といわれる。小児の日常労作のエネルギー消費量とエネルギー代謝率を示す（**表1-7**）。

健康学童の最大心拍数は185～238/分といわれ，平均的運動能力はBruce法の段階1～5に対する酸素需要量がそれぞれ18，27，36，48，57 ml/kg/分であり，成人よりも約7％高かったと報告している。また心欠陥児に対する運動能の検討では，チアノーゼ性心疾患や肺高血圧，境界域の心不全患者の5～10％を除いて一般の子どもとほとんど変わらないとも述べている[16]。知念[17]によれば，軽度の運動で心拍数の増加が大きい場合や心疾患児で心拍数が170/分に達しない場合などは，心拍数を指標として運動能を評価する方法は不適当であり，特に心疾患児では最大運動負荷試験は危険を伴うことがあり，慎重に行う必要があると述べている。実施に際しては負荷中の心電図モニターは不可欠であろう。

5．運動負荷試験

運動負荷テストはさまざまな方法で行われるが，$\dot{V}O_2$ maxでの判定は特別な設備が必要であり一般的ではない。現在，臨床の場で行われている方法として，①Master 2-ステップテスト，②自転車エルゴメーターテスト，③トレッドミルテストがあり，計測の容易さと運動量の定量化には②と③の方法が優れている。しかし8歳以上の子どもにはいずれの方法も可能であるが，8歳未満の子どもには全力を出す試験としてトレッドミルテストが適している。①および②が年少の子どもに適さない理由として，大腿の筋肉が未発達で局所的な疲労が負荷直後から起こりやすいこと，メトロノームなどのリズムに合わせられないこと，集中力が続かないことなどがあげられる。それぞれの負荷方法などに関する詳しい解説は専門書に譲り簡単に述べる。

1）Master 2-ステップテスト

外来で行える簡便な方法として多くの病院で行われている。安静時心電図記録の後，年齢・性・体重によって決められた昇降回数を1分30秒間で行い，負荷終了後，心電図記録を直後，1分後，3分後，5分後，7分後，10分後に記録する（図**1-4**）。ST-T変化から虚血性変化の判定に便利であるが，欠点としては負荷終了直後から心電図を記録するため負荷中の変化がみられないことと，負荷量が少なく運動経験の有無などによって負荷量が一定しないことである。負荷方法はsingle 2-ステップテストと，3分間でこの倍の回数を行うdouble 2-ステップテストがある。double 2-ステップテストでの消費熱量は最大運動時の57%（平均）に相当するといわれる[18]。

2）自転車エルゴメーターテスト（bicycle ergometer test）

自転車のペダルを踏んで負荷をかけるもので坐位または臥位で行われる。上半身が安定しているため負荷中でも心電図記録を行うことができる。また最大負荷テストが可能であり最大酸素摂取量の測定も容易である（図**1-5**）。負荷量はWattまたはkilopound・meter/分（kp・m/分）で50 kp・m/分ずつ50～2,050 kp・m/分の仕事量の範囲で調節できる。ペダルの回転数は45～75回/分でよいとされる。仕事量の単位の関係は，1 W＝6.12 kp・m/分であり，1気圧の下で1 kp・m/分＝1 kg・m/分となる。

3）トレッドミルテスト（tredmill test）

ランニングマシンの上で歩行運動をするものである。ベルトのスピードと傾斜角度の調節ができ，登坂運動や徐々にベルトのスピードを上げることで最大運動負荷も可能である。本法は速度（km/時）と傾斜角度（gradient %）を組み合わせることで幼小児にも可能である（図**1-6**）。これらの運動負荷テストで知り得ることは，不整脈やST異常などの心電図変化，血圧の変化，最大酸素摂取量，心拍数と酸素摂取量との関係，呼吸商，換気量，呼吸数，作業量，作業時間，採血による血液の変化などである。

6．身体に効果的な運動とは

運動は心身の発達と健康の維持増進に欠かすことのできないものである。しかし運動の種類や強度を間違えると，身体に有害となり健康に悪影響を与えることになる。特に突然死や疾病の悪化が問題となり，事前のメディカルチェックが重要である。最近では個々の能力に応じたトレーニングを行い，体力とともにQOLの向上を図る傾向にある。このとき，心肺機能としての酸素消費量を測定し，各人の最大能力を決定したうえで運動量や種目を決定することが望ましいといえる。

運動の種類は，持久性トレーニングと筋力トレーニングに大きく分けられる。前者は等張性

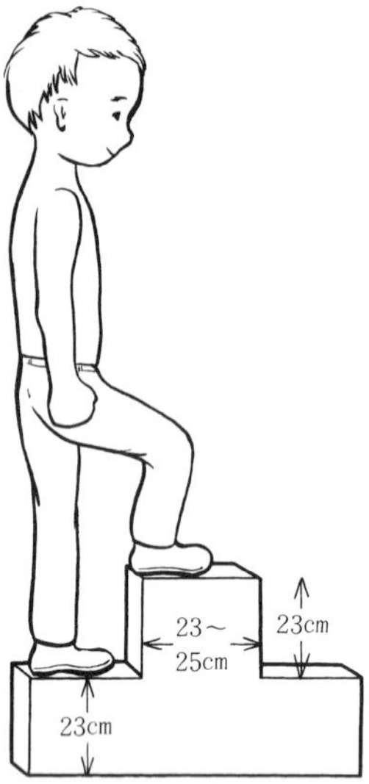

図 1-4　Master 2-ステップテスト

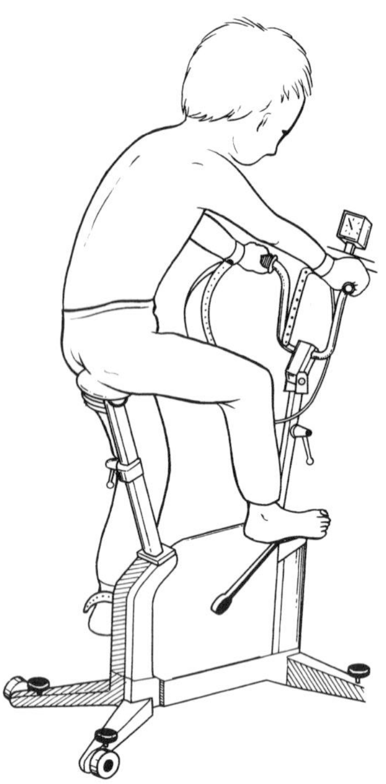

図 1-5　自転車エルゴメーターテスト

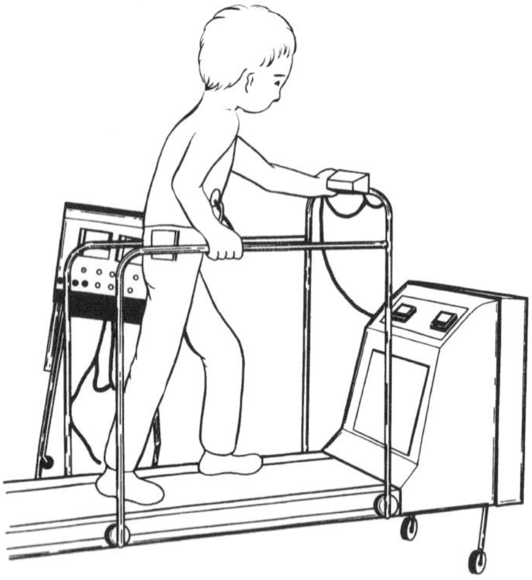

図 1-6　トレッドミルテスト

運動（動的負荷，有酸素運動）といわれるものであり，心拍出量の増大が要求され心肺機能の向上に有効である。後者は等尺性運動（静的負荷，無酸素運動）であり，血圧の上昇が要求され筋力の増強に有効である。また小児の体重あたりの $\dot{V}O_2$ max は成人と同程度であり，有酸素能力は遜色ないといわれるが，無酸素性運動能力は低い[19]。

筋力トレーニングは，筋量の増加に伴い除脂肪体重の増加と脂肪の減少に有効であるが，左心系に負荷のある心疾患児には相撲や腕立て伏せ，重量挙げのような静的運動は望ましくないといえる。一般に持久力の発達のためには 5 分以上の運動が必要とされ，$\dot{V}O_2$ max に相当する運動の 70〜75%の持久的運動が効果的である。肺高血圧を伴う先天性心疾患やチアノーゼ性心疾患は運動予備能が低いため，各人のでき得る最大努力の運動量の 1/2〜1/3 の強さの運動が適当である。特に身体の弱い子どもに行わせるランニングは，一定の距離を走らせるより，時間を決めてその時間内で走るよう指導することが望ましい。

●文　献

1）松尾宣武，濱中喜代・編：活動制限を必要とする小児と家族．新体系看護学，第 29 巻，小児看護学②，健康障害をもつ小児の看護，メヂカルフレンド社，東京，2005，pp. 427-434.

2）本郷利憲，廣重力，豊田順一，他・編：標準生理学，第 4 版，医学書院，東京，1998，pp. 750-752.

3）真島英信：生理学，文光堂，東京，1968.

4）荒川規矩男，河合忠一・編：運動療法の実際，南江堂，東京，1991，p. 24.

5）Ruschmer, R. F.（入沢宏，入沢彩・訳）：運動時の心血管反応．心血管系の構造と機能，医歯薬出版，東京，1972，pp. 177-196.

6）Clubertson, J. W., Wilkins, R. W., Ingelfinger, F. J., et al.：The effect of the upright posture upon hepatic blood flow in normotensive and hypertensive patients. J. Clin. Invest., 30：305, 1951.

7）Ohnishi, K., Saito, M., Nakayama, T., et al.：Portal venous hemodynamics in chronic liver disease：Effects of posture change and exercise. Radiology, 155：757-761, 1985.

8）鈴木洋児：心肺機能の廃用症候群の発現―ベッドレスト研究を中心として．総合リハ，25：333-339，1997.

9）里宇明元：循環器系機能低下．日医雑誌，132：1409-1413，2004.

10）Saltin, B., Blomqvist, G. C., Mitchell, J. H., et al.：Response to exercise after bed rest and after training. Circulation, 38(Suppl. 7)：1-78, 1968.

11）Blomqvist, C. G.：Cardiovascular adaptation to physical training. Ann. Rev. Physiol., 45：169-189, 1983.

12）Deitrick, J. E., Whendon, G. D. and Shorr, E.：Effect of immobilization upon various metabolic and physiologic functions of normal men. Am. J. Med., 4：3, 1948.

13）池田正春，南里宏樹：運動と健康―総論―．総合リハ，25：793-798，1997.

14）村松成司：運動ストレスが健康を支える！．食の科学，No. 316：4-10，2004.

15）飯島敏彦，高野浩一，小町谷恭平，他：慢性肝疾患における運動負荷（歩行運動）前後の ICG 試験値の変動とその意義．薬理と治療，18(Suppl.)：S131-S137，1990.

16）Skinner, J. S.・編著（宮下充正・監）：疾患別運動処方の理論と応用，ソニー企業，1991.

17）知念正雄：小児の working capacity に関する研究．日小児会誌，73：1264-1282，1969.

18）泉幸雄，横山確，川村幸悦，他：循環器の負荷試験．小児科，17：819-825，1976.

19）井上一，武藤芳照，福田潤・編著：運動療法ガイド―正しい運動処方を求めて，日本医事新報社，東京，2006，pp. 79-83.

［伊東　三吾］

2 体　　温

Ⅰ．熱産生

熱産生は代謝過程において，生命にとっての基本的エネルギーを供給すべく持続的に行われる。体温を安定して維持するには，熱産生の正確で適切な調節が大事である。熱産生を調節するには代謝を調節することが必要である。このため,熱産生の調節を体温の化学的調節という。主として，筋肉・肝臓などの臓器活動による。そのさい，ミトコンドリアが細胞での熱産生の主たる場である。熱産生の代謝は，主として筋肉，肝臓などの臓器活動および褐色脂肪組織による。非ふるえ熱産生（nonshivering thermogenesis；NST）は筋肉の機械的活動によらない熱産生機構を意味しており，NST には筋肉と褐色脂肪組織の 2 つの大きな場所がある。

熱産生は熱放散と熱貯留とを加算したものである。熱貯留と熱放散とは逆の関係にあり，発汗が始まるまでは熱貯留は陽性であるが，発汗が始まると急に熱貯留は下降し 0 に近づく。熱貯留は環境温度 28℃と 30℃で陰性であり，34℃と 36℃で陽性である。出生体重 1,000 g 前後の低出生体重児では，体表面積あたりの熱産生は生後 2 週間は有意に低い。出生体重 1,500 g 以下の低出生体重児においても，寒冷刺激に対して血管収縮と熱産生増加によって体温を調節し恒温を維持する。新生児は寒冷に曝露されると熱産生は増加する。その機構にはふるえ（shivering）と非ふるえ熱産生とがある。ふるえの観察されない新生児にも NST による熱産生の増加が認められ，褐色脂肪組織は熱産生における NST の重要な部位である。

Ⅱ．ふるえと非ふるえ熱産生

寒冷適応として熱産生を高めるには 2 つの機構が関与している。ふるえと非ふるえ熱産生である。新生児において不感温度以下でみられる熱産生増加は非ふるえ熱産生である。寒冷曝露された新生児はふるえなしに熱産生を増加できる。この化学的熱産生は尿中排泄のカテコールアミンが増加している。

Ⅲ．褐色脂肪組織

褐色脂肪組織は血管，神経が豊富であり，褐色脂肪細胞は原形質に多くの脂肪球を含んでい

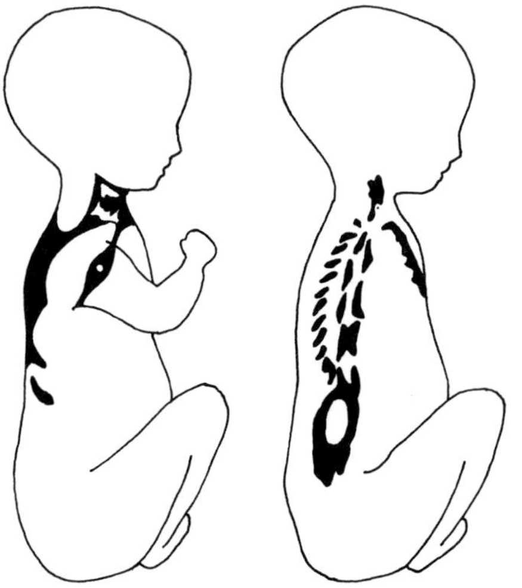

図 2-1　新生児の褐色脂肪組織の分布[1)]

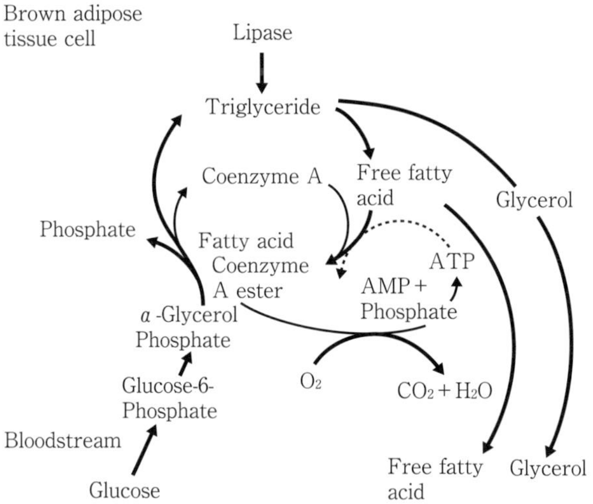

図 2-2　褐色脂肪組織における脂肪酸の酸化による熱産生[2)]

て，その脂肪球は多くのミトコンドリアによって囲まれ，熱産生の主たる場となる。新生児における褐色脂肪組織は，体表近くでは肩甲間部より腋窩にわたり，体深部では腎臓周辺，脊椎，大動脈周辺に分布している（図 **2-1**）。新生児において褐色脂肪組織のある肩甲間部，頸部の皮膚温が寒冷環境下にあっても下降しないという事実は warm nape phenomenon といわれる。褐色脂肪組織の脂肪酸の酸化による熱産生を図 **2-2** に示す。褐色脂肪組織内のトリグリセライドは，分解され 3 分子の脂肪酸と 1 分子のグリセロールを遊離する。グリセロールは血中に拡散し肝に運搬される。遊離した脂肪酸は，CoA-fatty acid complex を経て再びトリグリセライドに合成される経路，酸化される経路，血中に拡散される経路の 3 経路に分かれる。褐色脂肪組織は加齢に伴い体深部の一部を残して，白色脂肪組織に置き換わる。

表 2-1　出生体重 2 kg の低出生体重児の生後 1 週での 4 経路における熱喪失[3)]

熱　喪　失 (kcal/m²・時)	環　境　温		
	30℃	33℃	36℃
輻　射	19 (43%)	12 (40%)	7 (24%)
対　流	15 (37%)	9 (33%)	5 (19%)
蒸　散	7 (16%)	7 (24%)	17 (56%)
伝　導	2 (4%)	1 (3%)	0 (1%)
合　計	43	29	29

Ⅳ．熱放散

熱放散は体内から体表への熱放散と体表から環境への熱放散とに分けられる。ことに体表から環境への熱放散は伝導，対流，輻射，蒸散の 4 経路により，超低出生体重児においては特に輻射，蒸散のもつ意味は重要である。最近のように超低出生体重児の保育が日常化した時代では，熱放散に占める役割は蒸散のほうが輻射よりも大きい。

熱放散は体内から体表への熱放散である体の内部の温度勾配（internal temperature gradient）（直腸-皮膚）と体表から環境への熱放散である体の外部の温度勾配（external temperature gradient）（皮膚-大気）との 2 段階に分けられる。

深部体温から体表面への熱伝導は，次の 3 因子による生理的勾配による。組織（皮膚）特有の熱伝導と皮下脂肪の厚さと皮膚表面への血流比による。とりわけ，新生児の皮膚絶縁作用の機能は弱い。熱を運搬する皮膚血流の指標は皮膚温熱コンダクタンス（cutaneous thermal conductance）である。皮膚温熱コンダクタンスが最初，陰性であることは，熱が深部から伝導されてくることを表す。新生児の皮膚温熱コンダクタンスは成人の約 3 倍で，成人の 3 倍も熱を体の表面に伝えやすい性質をもっている。

体表から環境への熱放散は伝導，対流，輻射および蒸散の 4 経路に分けられる。たとえば，出生体重 2 kg の低出生体重児の生後 1 週での 4 経路における熱放散（熱喪失）は，**表 2-1** に示すとおりである[3)]。体の表面から周辺への熱の放散は，体表面積の広さに左右される。新生児の体重 1 kg あたりの体表面積は成人の約 2.8 倍で，成人よりもはるかに熱を失いやすい特性をもっている。

1．伝導による熱放散

深部体温から体表面への熱伝導は，体の内部の温度勾配によって測定される。その勾配は組織特有の熱伝導，組織の厚さ，特に低熱伝導の性質の皮下脂肪の厚さ，躯幹や四肢表面への血流比による。一般に新生児・低出生体重児は熱伝導は高く，組織絶縁作用は弱い。体表面の血流は熱伝導に影響する。

2．対流による熱放散

対流による熱放散は，皮膚と環境空気との間の温度勾配および環境空気の流速に関係する。したがって温度の低い，流速の速い空気の対流は大きな熱放散をもたらす。皮膚の表面に密着

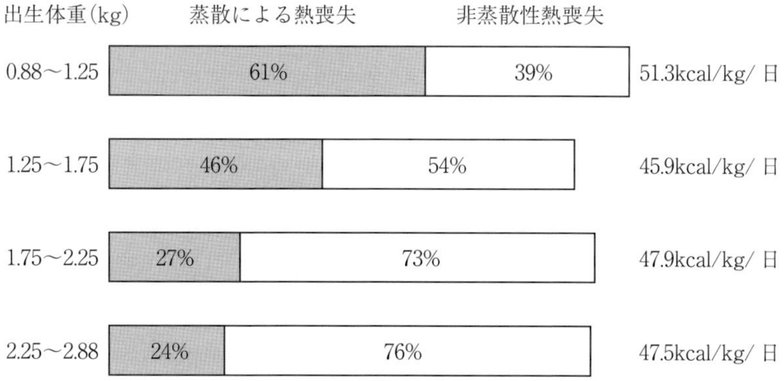

図 2-3　蒸散による熱喪失と非蒸散性熱喪失[6]

する空気の温度は気温より高く，この空気の層を限界層といい，その厚さは無風状態で 4～8 mm である。

3．輻射による熱放散

輻射による熱放散は皮膚と固体環境間の温度差を必要とする。出生体重 2 kg の新生児では表 2-1 に示すように，通常の保育温度に該当する 30～33℃では輻射による熱放散（熱喪失）が 40%以上に達する。新生児の皮膚温が 36℃とすると，多量の熱が皮膚面から環境に向かって輻射される。たとえば，環境温度が 33℃における輻射による熱放散は 12 kcal/m^2・時であるが，室温 20℃，器内温度 33℃での一層壁保育器内の児の輻射による熱放散は 21 kcal/m^2・時にも達する。この事実は氷壁現象と名づけられている[4,5]。

こうして寒冷な室内に保育器を置いた場合は，器内の温度が 30℃以上に保たれていても，器壁の温度が低下するために輻射による熱の放散はさらに増加するものと思われる。この氷壁現象を取り除くために，蒲鉾型のフードが用いられる。しかし，最近のように出生体重 1,000 g 未満の超低出生体重児が育つようになると，図 **2-3** のように[6]蒸散による熱放散（熱喪失）が 60%以上になるために，考えを変えなくてはならない。

4．蒸散による熱放散

体水分は皮膚，肺，腎および腸から失われる。そして，皮膚から失われる水分は，発汗によるものと発汗を伴わない経皮的水分喪失の 2 つに分かれる。この経皮的水分喪失（transepidermal water loss）と呼吸による水分喪失（経肺的水分喪失）とを合わせたものが不感蒸泄（insensible perspiration）である。

不感蒸泄と出生体重との間には密接な関係が認められており，出生体重の小さいものほど不感蒸泄は多量である。生後まもない新生児では，経皮的水分喪失は多く，ことに未熟の程度が強いほど経皮的水分喪失量が大である。生後 24 時間以内の新生児の経皮的水分喪失量を実測すると，その値は胎齢の少ない児ほど大きく，胎齢の増加に伴って指数関数的に減少する。たとえば妊娠週数 25～27 週で生まれた超低出生体重児において，生後 5 日間の経皮的水分喪失は非常に高度であることが示されている（図 **2-4**）[7]。

このように，皮膚面での水分の蒸散に伴って大量の熱が失われることから，低出生体重児，

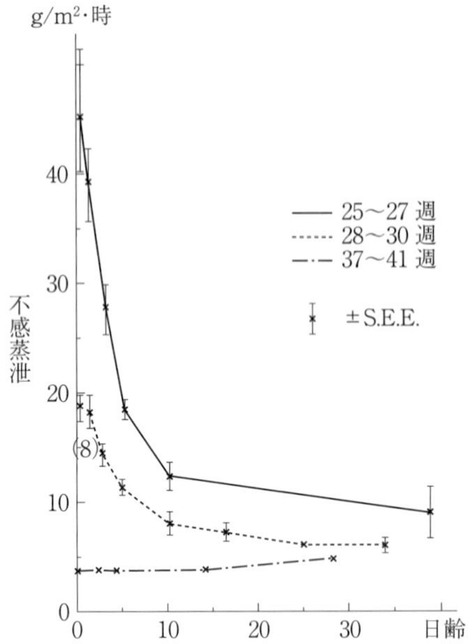

図 2-4　在胎週別の不感蒸泄の変動[7)]

ことに超低出生体重児の体温管理に関しては，この方面への配慮が欠かせない。

V．体温調節

1．体温調節中枢

体温調節中枢は視床下部にあり，熱産生と熱放散を調節する。温熱に対する熱放散中枢は前視床下部にあり，副交感神経系の性質をもつこの部を刺激すると，皮膚血管の拡張，呼吸促進，発汗などの熱放散の仕組が発現し，温熱に対して反応する。寒冷に対する熱産生中枢は後視床下部にあり，交感神経系の性質をもつこの部を刺激するとふるえ，皮膚血管収縮，代謝亢進などの熱産生の仕組が発現し，寒冷に対して反応する。

2．不感温度

不感温度は正常体温の新生児が最小酸素消費量を堅持し，皮膚血管運動，発汗調節によって体温を一定に維持することのできる温度条件の範囲である。環境温度が低下して寒冷刺激を受けると，生体は熱産生を高めるので酸素消費量は増大し，さらに進行すると酸素消費量は減少し体温は下降する。逆に，ある程度以上に環境温度が上昇して体温も上昇すると，酸素消費量も増大する。この両極端の中間のごく限られた範囲内においてのみ酸素消費量は最小となり，熱産生と熱放散の平衡が保たれる。この不感温度環境は中性温度環境とも呼称される。

生体が体温を一定に維持できる環境温度の範囲を体温調節可能温度域という。新生児の酸素消費量を調べると，保育器内の気温が30～34℃のときに酸素消費が最小となること，すなわち新生児の不感温度範囲（neutral temperature range）が30～34℃の間にあることが確認され，具体的に至適温度が指示されるようになった。これとは別に，新生児の皮膚温を指標として環

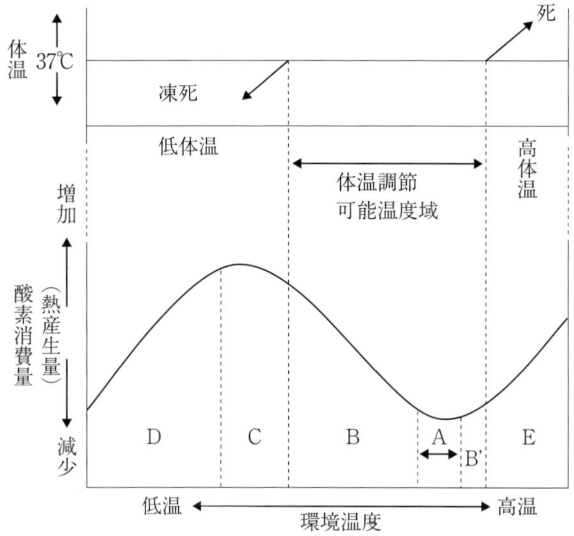

図 2-5　環境温度の変化に対する恒温動物の反応[8)]

境温度を設定する考え方があり，腹壁皮膚温が 36℃のとき酸素消費量が最小になることが示され，皮膚温制御式保育器が普及した。新生児の不感温度は 32～34℃であることが示されている。腹壁皮膚温による不感温度は 36～36.5℃である。

3．体温調節可能温度域

生体が体温を一定に維持できる環境温度の範囲を体温調節可能温度域という。新生児はこの体温調節可能温度域が狭く，環境温度の変化によって容易に低体温や高体温になる。その因果関係は別におくとしても，体温異常自体が無呼吸発作に現れるように病態と密接に関係する。環境温度の変化に対する恒温動物の反応を図 **2-5** に示す[8)]。最小酸素消費量となる環境を不感温度環境（A）といい，新生児では 32～34℃である。これより環境温度が上下降した環境（B, B'）では，酸素消費量は増加するもののまだ体温調節可能温度域にある。しかし，体温調節可能温度域を超えるほど環境温度が下降した場合，酸素消費量は増加しつつ低体温に向かう範囲（C）があり，次に酸素消費量も減少に向かう範囲（D）に進行する。他方，体温調節可能温度域を超えて環境温度が上昇した場合，酸素消費量は増加しつつ高体温（E）に向かう。

Ⅵ．発熱・発汗

1．体温上昇

新生児が細菌，ウイルスなどに感染すると，発熱刺激物質が新生児の体内にでき，血管を通して脳に伝わる。すると，脳でプロスタグランジン E_2（PGE_2）という情報伝達物質が合成される。PGE_2がこれを認識する受容体蛋白質 EP_3と結びつくと，熱産生の情報が交感神経に伝えられ発熱する（図 **2-6**）ものと考えられている[9)]。

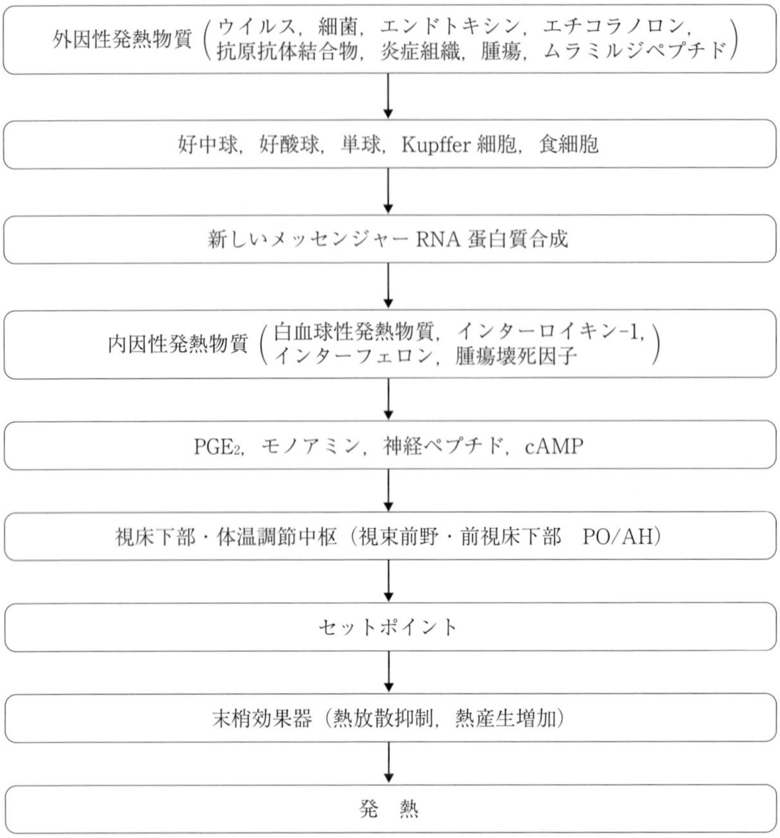

図 2-6　発熱の発現機序[9)]

2．発熱物質

体温調節中枢を刺激して発熱を起こす化学物質を発熱物質（pyrogen）という。最も強力な外因性発熱物質には，グラム陰性菌の膜に含まれる内毒素（endotoxin）がある。組織内に侵入した微生物を貪食した食細胞は内因性発熱物質を産生・遊離し，この物質が視床下部の体温調節中枢に作用して発熱する。内因性発熱物質である白血球性発熱物質はインターロイキン-1（IL-1）であり，腫瘍壊死因子（TNF），インターフェロン（IFN）も内因性発熱物質である。IL-1 は視束前野・前視床下部に達し，神経細胞を刺激して PGE_2を産生する。この PGE_2量に応じて体温調節中枢のセットポイントが上昇し，発熱が惹起される。

3．発　汗

発汗によって恒温を維持するのは高体温に対する生理的防御反応であり，発汗の始まる深部体温は成熟児で 37.5℃，超低出生体重児で直腸温にして 37.8～37.9℃である。しかるに生後数週間で発汗の体温閾値はかなり下降する。この事実は皮膚表面の血流を調節する血管運動としての血管拡張からみると，出生直後の新生児では 37.5℃以上にならないと血管拡張はみられず，生後 7～14 日の新生児に至っては深部体温 36.5～37.5℃でも，血管拡張がみられるようになることから裏づけられる。すなわち，血管拡張は新生児では生後数日間は遅れる。熱平衡からみると，熱貯留と熱放散は逆の関係にあり，熱貯留と熱放散の温度平衡は約32℃で得られる。

桜井・Montagna法発汗テスト紙を用いた検討では[10]，新生児の発汗部位と発汗時期は手掌34週，額37週，足蹠40週の順に開始がみられた。90％以上の新生児に発汗が確認できたのは，いずれの部位でも44週前後であった。

Ⅶ．新生児の体温はなぜ高いのか？

新生児の体温はなぜ高いのか。1つには，出生後の熱産生の特徴があげられる。2つには，褐色脂肪組織での熱産生の特徴があげられる。3つには，新生児の体の熱容量が小さいことがあげられる。4つには，出生を境にする無菌的環境から汚染環境への環境変化に伴う体温調節機構の作動による可能性が推測される。

1．新生児期の熱産生の特徴

熱産生は出生後の呼吸・循環の円滑な胎外生活への適応にとって不可欠である。新生児は出生後の最初の数日間で体重あたり基礎代謝量は増加し，熱産生は急に上昇する。また，新生児は出生を境にして，ブドウ糖利用の代謝パターンが嫌気的優位から好気的利用へと転換するが，この転換が熱産生量を増加させているものと思われる。新生児に低温環境の不感温度以下においてみられる熱産生増加は非ふるえ熱産生によるものであり，この非ふるえ熱産生は新生児における筋肉の活動性が観察されない化学的熱産生であり，その重要な作用部位は褐色脂肪組織であると思われる。

2．褐色脂肪組織での熱産生

熱産生の代謝は，主として，筋肉，肝臓などの臓器活動および褐色脂肪組織による。褐色脂肪組織は細胞形態学的にみると，血管，神経が豊富であり，褐色脂肪細胞は原形質に多くの脂肪球を含んでおり，その脂肪球は多くのミトコンドリアによって囲まれている。そのさい，ミトコンドリアが細胞での熱産生の主たる場であり，エネルギーの約25％はATPとして保存され，75％は体熱として現れる。

3．新生児の熱容量

新生児が高温になりやすい理由の1つに体の熱容量が小さいことがあげられる。馬場によると[11]，体重10 kgの新生児の熱産生量が5％増加すると，毎日700 kcalの熱産生があるから，35 kcalの熱産生が増加することになり，人体の比熱が水と同じであるとすると，この新生児には3.5℃の体温上昇が起こることになる。一方，体重50 kgの成人では熱産生量が同じく5％増加すると，毎日1,400 kcalの熱産生があるから，70 kcalの熱産生が増加することになり，人体の比熱が水と同じであるとすると，この成人では1.4℃の体温上昇にとどまることになる。このような模型的な計算を示すことにより，理解を助けている。これは，子どもが大人に比べて高熱を出しやすいことの説明に使われているが，新生児の体温が高い説明にも使われるものと思われる。

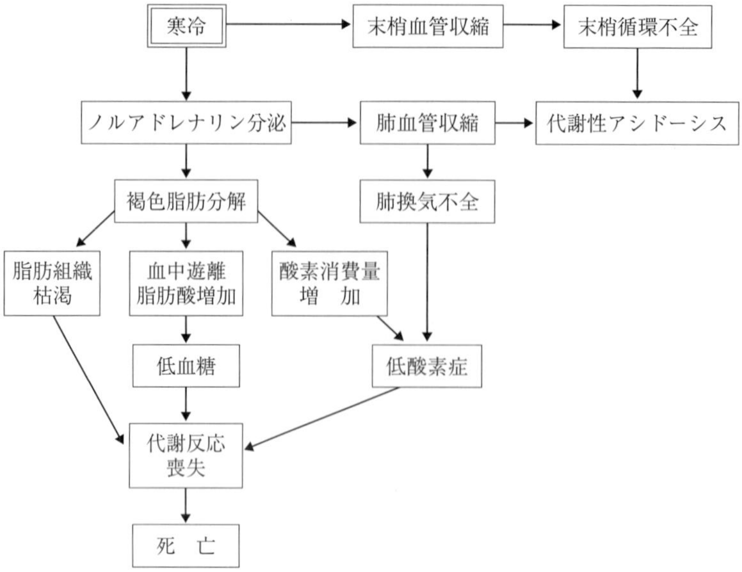

図 2-7　新生児寒冷障害の病態生理[12]

4．体温調節機構の作動による可能性

体温調節中枢は視床下部にある。体温設定温度は正常では36～37℃である。新生児の体温設定温度は成人より高く，生後日齢とともに成人値のほうへ移動する。新生児の温熱および寒冷に対する生物学的反応閾値はいずれも成人よりも高い。さらに出生を境にして，無菌的環境から汚染環境への環境変化が起こるが，この環境変化に即応して発熱刺激物質が産生され，体温調節機構が作動すると推測される。

5．その他

新生児においても，体温の恒常性を保つうえで，熱産生に関与する甲状腺ホルモン，副腎皮質ホルモンは大きな働きをしているものと思われる。甲状腺ホルモンは出生を境にして，急速に増加している。さらに新生児の体温調節には，体液組成の特殊性を考慮すると液性因子による体温調節（wet thermoregulation）の関与が推測される。

Ⅷ．新生児寒冷障害

新生児の熱喪失の危険の最大の病態は新生児寒冷障害である。この病態では直腸温の下降，四肢の浮腫，無欲状態，顔面紅潮，哺乳力低下がみられ，検査所見では代謝性アシドーシス，低血糖，高カリウム血症，低カルシウム血症，高尿素窒素血症がみられ，DICを呈し，肺出血などによる致命率が高い（図2-7）。体温回復にあたっては体温を急激に上昇させない[10]。

Ⅸ. 体温管理

1. 超低出生体重児の体温管理

超低出生体重児の保温にあたっては器内温度を36℃にすることは通常であり，その場合，熱喪失量の最大のものは蒸散が占める。その対策としては，環境湿度をできるだけ高くする。環境温度が36℃に設定される超低出生体重児においては，熱放散に占める役割は経皮的および経肺的水分喪失である蒸散によるもののほうが輻射によるよりも大きい。不感蒸泄は出生体重1,000 g 未満では平均2.67 ml/kg・時であり，出生体重1,751～2,000 g で平均0.7 ml/kg・時であり，体重が小さいほど不感蒸泄は多くなる[9]。

2. 環境温の設定

新生児の体温管理としての環境温の設定の実際には，不感温度の設定，体温調節可能温度域，体温調節中枢，熱放散，熱産生，保育器およびその環境温たる器内温度などの生理事項が重要と考える。

3. 新生児の体温管理

新生児は出生を境に高温環境から低温環境へ移行するのであるから，熱が過剰に産生されるよりも，熱喪失が増大する危険性のほうが常に高い。このように，新生児の体温管理において熱喪失のもつ意味は大きい。さらに，最近のように超低出生体重児の保育が日常化された時代においては，熱喪失に占める蒸散の意味が大きくなった。なぜなら，新生児，ことに低出生体重児においては，体温管理と体液管理とは表裏一体をなすからである。

Ⅹ. 保 温

新生児の養護の基本は保温，栄養および感染防止にある。保温は新生児が生命を保持する基本である。新生児の適応過程，基礎代謝，体液管理に保温は密接に関係している。その保温の手段として保育器という医療機器が大きな比重を占めることになる。保育器についての理解が求められる。なによりも，新生児の生理である熱産生，熱放散，体温調節の意味を了解したうえで，保温の実際にあたることが望まれる[13]。

1. 保温の意味

低出生体重児の養護にさいして，環境温度を高いレベルに維持することが低出生体重児の救命に有効であることは，120年以上も前から一般に認められた事実である。

保温の実際において具体的な温度基準の設定をみるようになったのは，40年弱前の新生児の不感温度の確定以降のことである。出生を契機として，寒冷刺激が始まった直後に，深部体温が低下する前に酸素消費は始まっており，器内温度を不感温度に設定しておくことにより，環境温度が寒冷から再び不感温度に上昇すると，深部体温がまだ低温であっても酸素消費は直ちに不感温度相当に戻っている。不感温度範囲が32～34℃であることを確認したBruck[14]の功績は大である。

2．保温の実際

低出生体重児の保育には，一般に閉鎖式保育器が用いられる。閉鎖式保育器は皮膚温制御式であり，その使用にあたっては，皮膚からのセンサーの脱落，センサーがブランケット，おむつ，新生児の腕などで覆われたり腹臥位になったりすると，その部位が温められて，熱源の加熱量が減じて器内温が下がり新生児を低体温に導くこと，新生児が発熱したときには器内温は下がり体温が上昇せず，発熱を見逃す可能性があること，センサーが尿，消毒薬などで濡れるとセンサーの冷却のため熱源の加熱量が増して器内温は上昇し，新生児を高体温に導くことなどの点に対する注意が必要である[15)16)]。環境温度の大幅な変動，不感環境温度の上限へのセットは低出生体重児や重症児にあっては無呼吸発作を誘発することがある。

3．看護からみた保温の実際

保育器内温度は保育器内湿度によって大きく左右される点に注意が必要である。通常は保育器内湿度は60％に設定するが，超低出生体重児では熱喪失の最大のものである蒸散を防ぐ観点から，環境湿度が高くされることも保温にあたっては考慮されなくてはならない。また，保育器内の温度は均一ではなく，保育器内壁の近くと新生児の近くの保育器内温度は異なることもある。腹壁皮膚センサーを使用しているときにはセンサーの脱落，センサーの濡れなどがあると熱源の加熱量が増減する場合も発生しうる。環境温度の大幅な変動，不感環境温度の上限へのセットは，低出生体重児にあっては無呼吸発作を誘発することがある。

XI．保育器

1．保育器の概念

保育器の概念は閉鎖性，孤立性，調節性，計測性，清潔性に代表される。これらの概念が新生児の病態生理に合うように使い分けられるものと考える。保育器は保温，隔離，酸素治療ならびに監視の目的で用いられ，そのなかのどの機能に重点が置かれるかによって，アイソレット型保育器のように通常養護に適したものとRadiant Heaterのように集中強化養護に適したものとに分けられる。さらに，交換輸血や新生児外科では開放されているほうが便利である[17)]。

1）保育器の分類

保育器は，熱源からは対流式と輻射式に，換気の方式からは閉鎖式（強制換気式）と開放式（自然換気式）に，温度の制御方式からは気温制御式と皮膚温制御式に，熱源の温度の制御方式からはon-off方式と比例制御方式に分類される。

2）閉鎖式保育器

閉鎖式保育器は，一般には対流式，強制換気式，皮膚温制御式，比例制御式を意味する[18)]。

保育器には，コンピュータ制御式保育器および自己制御式保育器の様式がある。いずれの保育器を用いる場合も，皮膚温検知端子を用い，皮膚温をおおよそ36℃に維持する。保育器の熱源は，皮膚温と環境温との総和がセットポイントと等しくなるように設定されている。実際は皮膚温よりも環境温のほうがより急速に変化するので，コンピュータ制御対流式保育器は環境

表 2-2　保育器内温度（℃）

日齢	出生体重		
	1,000 g 未満	1,000～1,500 g	1,500～2,000 g
0	36	35±0.5	34±0.5
10	36	34.5±0.5	33.5±0.5
20	35.5±0.5	34±0.5	33.5±0.5
30	33.5±0.5	34±0.5	33±0.5
40	35±0.5	33.5±0.5	

温制御式保育器に似た働きをする。保育器とコンピュータを接続し，保育器内の新生児の体温，器内温，壁温，設定体温，設定器内温，湿度，体重などを連続表示することが可能である。

また，処置窓開放時に体温低下を抑える処置窓下から吹き出す暖気のエアカーテン付きの保育器が開発されている。このような開放にさいし，バリアを設け，迅速に保育器の自動温度調節で対応できる。そのほかに，静止気流保育器（still air incubator）は低出生体重児，特に超低出生体重児では強制的対流保育器に比較して不感蒸泄が少ない。作用温度は気温，輻射，気流の 3 要因が人体の熱出納に及ぼす総合的効果を定量的に表しているが，超低出生体重児では保育器内の気流速度の増加は作用温度を著明に低下させる[19]。そのため最近の保育器では，空気循環の流速を低速に保つよう配慮されている。二重壁型保育器は新生児の皮膚と保育器間の温度勾配を減少し，輻射による熱放散を減少させる。搬送用保育器にも二重壁構造を備えたものがある。

閉鎖式保育器は，使用した場合の不感温度環境が出生体重および生後日齢によって異なり，実際の臨床では，**表 2-2** のような不感温度にするための体重別の保育器内温度の基準が示されている[20]。出生体重 2,500 g 以上の場合には日齢 0；33℃，日齢 10；32℃，日齢 20；31℃が一般的な保育器内温度の目安である。

3）開放型保育器

開放型（輻射型）保育器では輻射により熱を獲得し，他方，大量の蒸散，対流による熱放散がみられるため，超低出生体重児の保温には使用せず，緊急処置を必要とする新生児に適している。超低出生体重児では蒸散による水分喪失が多く，輸液，電解質バランスの不均衡を生じる。熱源が発生する温熱エネルギーは電磁波によって伝播される。サーボコントロールの皮膚温度の設定ポイントは 36.2～36.5℃が勧奨されている。腹壁温度によるサーボコントロールでは，センサー部に直接輻射熱が当たるため，それを反射する銀紙を上部に貼ったスポンジなどによってセンサーを覆う必要がある。閉鎖式保育器に比較して，不感蒸泄のみならず，酸素消費の高いことから，saran plastic blanket の有用性が報告され，使用された時代がある。

4）皮膚温制御式

器内温を設定する気温制御式の保育器では，室温の変化によって器内温も変動するので限界がある。皮膚温制御式は，新生児の腹壁皮膚にセンサー（サーミスタ）を置き，皮膚温が設定された温度に一定に維持されるよう，自動的に器内温が調節されるようになっている。

5）on-off 方式と比例制御方式

on-off 方式はある設定温度以上や以下になると，サーモスタットによって熱源のスイッチが切れたり入ったりするので，器内温の変動が大きい。比例制御方式は，セットされた温度と実際の器内温度の差の大きさに応じて熱源の出力が変化するので，器内温の変動が少ない。

6）保育器の問題点と改良

保育器の問題点としては，①保育器内の温度は決して均一ではなく，表示された器内温と新生児の近くの器内温は大きく異なることのあること，②湿度によって器内温は大きく変動すること，③皮膚温によるサーボコントロール式の超低出生体重児への使用は問題が多く，マニュアルないし環境温によるサーボコントロール式のほうがよいこと，などが指摘されている[15)]。

①に対しては均一でムラのない器内温度分布を実現するために，前面と後面のダブルウォールの壁面を常に暖気が流れる空気循環システムが採用されている。②に対しては設定された湿度に合わせて加湿器をサーボ制御し，器内湿度を維持できるようになっている。③に対してはサーボコントロールとマニュアルコントロールの2方式があり，器内温や体温の高温設定が可能なオーバーライド機能を備えている。

7）細菌感染の防御

細菌感染に対する防御からは，開放式は対流を利用して自然換気を行っている保育器であるため，細菌感染に対する防御は不十分である。一方，閉鎖式は感染予防の重要な目的を果たしている。閉鎖式はパイプ，濾過器を通った空気を換気扇によって吸い込むように設計され，器内の気圧は外気圧より高くなっている。

XII．保育器の変遷と体温管理の推移

筆者が初めて保育器を目にしたのは昭和45年（1970）ごろである。新生児の体温調節について執筆したのが1977年である[21)]。このとき読んだ文献に，馬場による「わが国における未熟児医療の現状」（日本医師会雑誌，1975）および「低出生体重児の最適養護環境」（日本小児科学会雑誌，1975）がある。ここで，輻射にかかわる氷壁現象（ice wall phenomenon）および温室効果（green house effect）の言葉を知った。これが筆者にとって新生児の保育器と体温管理の認識の事始めである。それでもなお，超低出生体重児の生育が通常の時代ではなかったので，蒸散は輻射に次ぐ立場にとどまっていた。

1．保育器の変遷

保育器の発達史については，馬場の執筆に尽くされている[11)]。保育器の進歩は浴槽型保育器，孵卵器型保育器および輻射型保育器の3種類の系列に分類できる。

1）浴槽型保育器

歴史的に最古の保育器は，Von Ruhl（1835），Denuce（1857），Crede（1860）によって用いられた器壁を二重構造とした浴槽型保育器である。早産児を温かい羊水の中で生活していた胎児時代に似た環境に戻すという発想である。この型式の進歩したものが，1920年Hessによって作られたHessの保育ベッドである。

2）孵卵器型保育器

Tamier（1881）によって初めて作られた。これは閉鎖式保育器の原型である。Hearsonは温度の自動調節装置のついた保育器Champion incubatorを開発した。Lion（1891）は温度の自動調節器のついたTamierの保育器の改良型と見なすものを開発した。わが国では1901年にLionの保育器をドイツから輸入した。1923年には炭団を熱源に用いた木製の保育器が作られ

た。馬場は電球による保育器を作り，多くの極小未熟児を育てた。保育器の熱源が器内に収納されていて，対流によって器内温度を上昇させる様式のものには，1938 年 Chapple によって開発された現在のような強制換気による完全閉鎖式の保育器がある。これが 1947 年 Air-Shield 社から商品化され，アイソレットの商品名で市販された。もう 1 つは，自然換気式の Armstrong 保育器である。

3）輻射型保育器

熱源が保育器の外部にあり，輻射を利用して温めるものである。1919 年，Moll は Heating bed を開発した。アイソレット以前の 1950 年代には，この種の保育器の最も進歩した形態と見なすことができる AGA 社の赤外線電球による輻射型保育器が普及した。やがて 1960 年代以後，現在の Cradle Warmer や Radiant Heater が普及した。1966 年には皮膚温制御式が開発された。

このような保育器の発達史を経て，アイソレット型保育器の多くは，対流式，閉鎖式，皮膚温制御式であり，Radiant Heater は輻射式，開放式，皮膚温制御式である。いずれにしても，これらの保育器を用いる最大の理由は，低出生体重児の成育に最も適した環境温度を維持することにある。

2．体温管理の推移

低出生体重児の環境温度は古くは経験的な意見に基づいて 30℃以上の高温が用いられていた。その後一時，低温保育が試みられた時代もあるが，Silverman（1958）によって 31〜32℃の高温のほうが有利であることが示唆された。そして，環境温度と新生児の酸素消費との関係が研究され，酸素消費の最小になる温度条件，いわゆる不感温度範囲が 32〜34℃にあることが Bruck により確認された（1961）[14]。低出生体重児の体からの熱の出納は輻射，対流，蒸散および伝導の 4 経路に分けられ[22]，環境温度が不感温度範囲にある場合にも喪失熱量の大部分は輻射と蒸散とにより，Hey は新生児の全熱喪失中，輻射による熱喪失の占める役割の大きいことを指摘した（1966）[23]。しかし，最近のように出生体重 1,000 g 未満の超低出生体重児が育つようになると，蒸散による熱喪失が 60％以上になる。早産超低出生体重児であるほど，特に，生後 5 日間の蒸散による熱喪失は高度である[13]。この問題を解決するために，保育器内の低出生体重児に蒲鉾型のプラスチックフードをかぶせ，輻射による熱喪失を遮断する方法が考案された。また，作用温度の導入[4]，強制換気方式の再検討，すなわち対流の問題を取り上げ，可能な限り気体流速を最小にすることが望まれる。

一方，Silverman（1966）[24]が低出生体重児の腹壁皮膚温を 36〜37℃に保つように環境温度を調節することによって酸素消費を最小にすることができると提唱したことから，保育器の器内温度だけを不感温度に維持するのとは全く違った低出生体重児の皮膚温を一定に保つ保温方法が用いられるようになった。実際には，低出生体重児の皮膚温を閉鎖式保育器の温度調節器にフィードバックして，皮膚温が 36℃に維持されるようにヒーターの自動調節を行わせればよいことになる。実際にはサーボコントロールをつけた保育器は，新生児の熱出納平衡の乱れた環境温を臨界制動を効かして調節する inverse proportion control（IPC）機構を備えている。この IPC は保育器内の低出生体重児の体内のネガティブフィードバックによる自力制御と保育器内熱源による他力制限の結合した自動制御系から成立している。

新生児医療において，その保育器と体温管理は体液管理と表裏一体であることを思い知らせてくれたのは，超低出生体重児が生育限界に登場するようになってからと思われる。これからの保育器と体温管理の研究進展は，超低出生体重児の生理およびその適応生理の研究解明とともに総合化のなかで歩むものと思われる[25)]。

●文　献

1）Aherne, W. and Hull, D.：The site of heat production infant. Proc. R. Soc. Med., 57：1172, 1964.
2）Dawkins, M. J. R. and Hull, D.：The production of heat by fat. Sci. Am., 213：62, 1965.
3）Hey, E.：The care of babies in incubators. Recent Adv. in Pediat., 4：171, 1971.
4）馬場一雄：低出生体重児の最適養護環境．日小児会誌，80：183-186，1975.
5）馬場一雄：わが国における未熟児医療の現状．日医師会誌，73：495，1975.
6）Okken, A., Jonxis, J. H. P., Rispens, P., et al.：New standards "basal heat production and evaporative and non-evaporative heat loss in low birth weight newborn infants. Pediatr. Res., 11：539, 1977.
7）Hammerlund, K., Sedin, G. and Stromberg, B.：Transepidermal water loss in newborn infants. Acta. Paediatr. Scand., 71：369-374, 1982.
8）仁志田博司：新生児学入門，医学書院，東京，1988，p. 129.
9）高橋滋：体温の異常．産婦人科の実際，37：1848-1851，1988.
10）宮川美知子，田坂春美，久富幹則，他：新生児における発汗部位と発汗開始時期の検討．日新生児会誌，28：523-528，1992.
11）馬場一雄：子どものソフトサイン．子育ての科学，メディサイエンス社，東京，1991，p. 88.
12）奥山和男：新生児の体温と発熱．日医師会誌，89；1879，1983.
13）高橋滋：新生児の保温の実際．周産期医学，23：23-29，1993.
14）Bruck, K.：Temperature regulation in the newborn infant. Biol. Neonat., 3：65, 1961.
15）秋山和範，越田利弘，湊通嘉，他：生後の保温対策（体温管理）．新生児誌，23：52-64，1987.
16）井村総一：新生児の至適環境．小児科診療，40：75-85，1977.
17）馬場一雄：未熟児保育器，1）保育器の発達史．周産期医学，7：1203-1207，1977.
18）高橋滋，馬場一雄：未熟児保育器，1）閉鎖式保育器．周産期医学，14：1015-1020，1984.
19）堀みづえ：作用温度からみた未熟児の至適温度環境．日児誌，15：234，1979.
20）五十嵐郁子：低出生体重児のケア．奥山和男・監，新生児の診察と検査，改訂第2版，東京医学社，東京，1989，p. 57.
21）高橋滋，馬場一雄：新生児の体温調節．馬場一雄・編，新生児の生理，医学図書出版，東京，1977，pp. 133-160.
22）高橋滋：新タイプの保育器と新生児．未熟児の体温管理．周産期医学，19：145-151，1989.
23）Hey, E. and Mount, L.：Temperature control in incubators. Lancet, 2：202, 1966.
24）Silverman, W. A., Sinclairz, J. C., Agate, F. J. Jr., et al.：The oxygen cost of minor changes in heat balance of small newborn infants. Acta. Ped. Scand., 55：294, 1966.
25）高橋滋：新生児の体温調節と適応障害．周産期医学，21：1343-1349，1991.

［髙橋　滋・牧本　優美］

3 食行動

ヒトが生きていくためには，体外から食物を摂取し消化吸収代謝してエネルギーを得る必要がある。また小児期には生命の維持のみでなく，身体の発育のためにも栄養が必要である。出生後の新生児や乳児は母乳の哺乳によって栄養を摂取し，乳児期中期からは徐々に半固形，固形の食物を摂取する能力を獲得し，やがて成人と同様の摂食が可能となる。さらに食習慣や食文化も学び，栄養摂取のみでなく社会性を含めた食事ができるようになる。

本章では，食物を摂取する行動についての小児期の発達と重要な病態について解説する。

I．解剖学的事項

1．口腔，咽頭の形態

口，のどは食事を摂取することを主な役割とする器官であって，消化器の一部に分類される。正面から見た図，正中の断面図を図 **3-1** に示す。

口腔は口腔前庭と固有口腔からなる。上下の口唇の後方あるいは頬の内側で上下の歯ぐき（歯槽堤）との間の部分を口腔前庭という。歯ぐきの後方・内方が本来の「口」である固有口腔である。固有口腔は上面が硬口蓋と軟口蓋，下面が口腔底の筋群（顎舌骨筋，オトガイ舌骨筋など），左右の両面が頬によって構成され，後面は口蓋弓を通じて咽頭につながっている。その中央には筋組織である舌があって，口腔の多くの部分を占有している。

口腔の奥が咽頭であり，上方より咽頭鼻部（上咽頭），咽頭口部（中咽頭），咽頭喉頭部（下咽頭）の 3 部分に分けられる。鼻腔からの気道は咽頭鼻部を経て口腔からの経路に合流しており，咽頭口部の下端は咽頭喉頭部を経て食道につながる一方，その前方で喉頭を経て気管につながっており，この部位は食物と吸気の両者が交差して通過することになる。

新生児，乳児の口腔は成人に比して口腔の容積が小さく相対的に舌が大きいこと，喉頭蓋が高い位置にあること，下顎が小さいこと，歯がなく歯ぐきも低く口腔前庭と固有口腔の境界が不明瞭であること，咽頭腔が短いことなどの特徴がある（図 **3-2**）。これらの形態は，後述するように哺乳や離乳食の摂取に適した形態であり，乳幼児期の食物摂取の目的にかなっている。

2．摂食に関係する筋群

頭蓋は多くの骨が癒合して形成されているが，摂食に関与する顔面下半には側頭骨，頬骨，

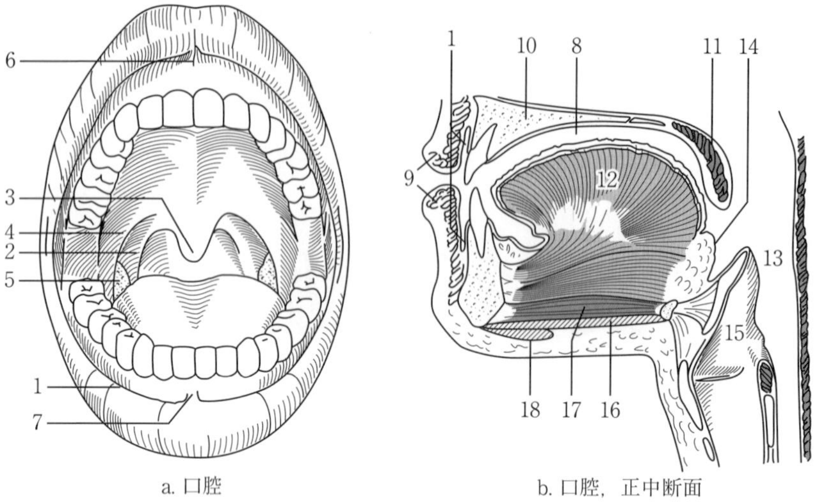

図 3-1　口腔，咽頭の構造[1)]
1：口腔前庭，2：後口蓋弓（口蓋咽頭弓），3：口蓋垂，4：前口蓋弓（口蓋舌弓），5：口蓋扁桃，6：上唇小帯，7：下唇小帯，8：固有口腔，9：口唇，10：硬口蓋，11：軟口蓋，12：舌，13：咽頭，14：舌底（舌根），15：喉頭口，16：顎舌骨筋，17：オトガイ舌骨筋，18：顎二腹筋

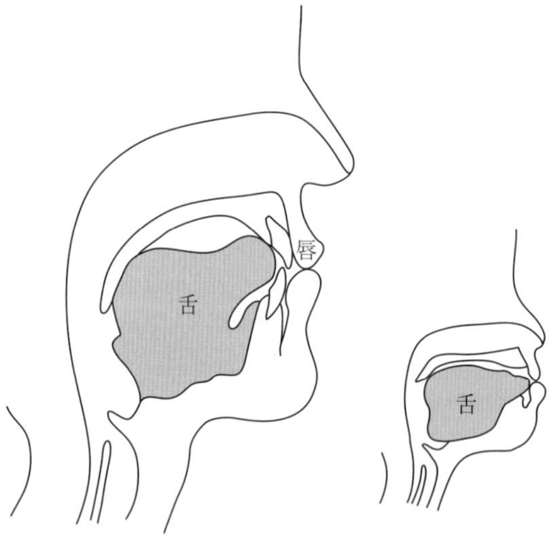

図 3-2　乳児と成人の下顔面部の比較[2)]
左が成人，右が乳児

上顎骨，下顎骨，舌骨があり，これらの骨や甲状軟骨との間には多くの筋が張り巡らされている。これらの筋は互いに共同して働き，口唇の開閉や咀嚼，嚥下などの摂食に関与している。

主として口唇の開閉，食物の取り込みに関与する筋としては，口唇周囲の顔面の筋群がある（**図 3-3**）。口唇を輪状に取り巻く口輪筋は口唇を閉じる作用や口唇を前方へ突出させる作用，頬筋は口角を横に広げる作用や頬の緊張を保つ作用，上唇挙筋や口角挙筋は上口唇を持ち上げる作用，口角下制筋や下唇下制筋は下口唇を下げる作用がある。これらの筋群は口唇の運動に役立つのみでなく，顔面の表情の形成にも役立っており，他の顔面の筋群と合わせて表情筋と総称される。

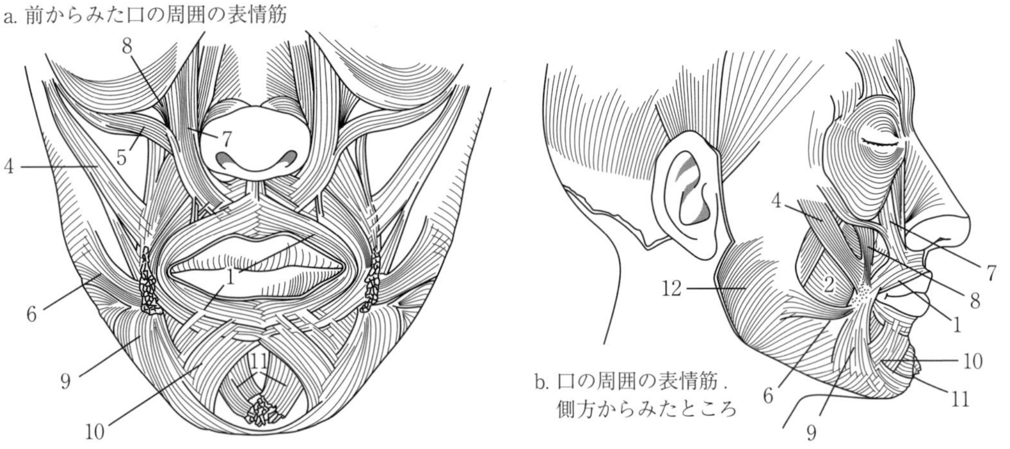

a. 前からみた口の周囲の表情筋

b. 口の周囲の表情筋．
側方からみたところ

図 3-3 口唇周囲の筋群[1)]

1：口輪筋，2：頬筋，4：大頬骨筋，5：小頬骨筋，6：笑筋，7：上唇挙筋，8：口角挙筋，9：口角下制筋，10：下唇下制筋，11：オトガイ筋，12：広頸筋

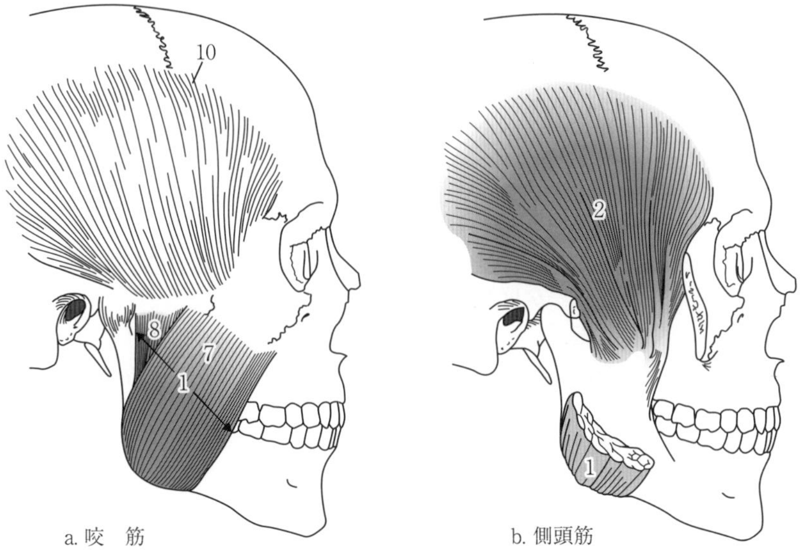

a. 咬　筋
b. 側頭筋

図 3-4 咀嚼にかかわる筋群[1)]

1：咬筋，2：側頭筋，7：咬筋浅部，8：咬筋深部，10：側頭筋膜

咀嚼に関与する筋としては咬筋と側頭筋がその主たるものであり，下顎を持ち上げて口を閉じ歯を咬み合わせる作用をもつ（図 **3-4**）。また口腔底の筋群は舌骨が固定されているときには口を開く作用がある。

嚥下に関与する筋としては，口腔底の筋群（顎舌骨筋，オトガイ舌骨筋，顎二腹筋）と茎突舌骨筋があって，喉頭や舌骨を引き上げる作用をする。

咽頭の筋層は，外層の輪状の咽頭収縮筋群と内層の縦走する咽頭挙筋群からなる。咽頭収縮筋群は，嚥下のさいに咽頭鼻部を閉鎖し，咽頭腔を狭め，口腔底の筋群と共同して喉頭と舌骨を上方へ持ち上げる役割をする。

Ⅱ．乳幼児の食行動の発達

胎生期には，胎児は母体から胎盤・臍帯を通じて栄養を摂取し，不要物を排泄している。出生と同時にこの経路は断たれるため，新生児は自ら栄養を摂取する必要が生じる。当初は母乳（人工乳）を吸啜することによって栄養を得るが，4～5か月を過ぎるころになると体重も増え，母乳のみでは栄養不足となるため，より効率よく栄養摂取を行うために固形物の摂食が必要になる。このためには口唇での食物の取り込み，舌や顎を使っての咀嚼という新しい機能の獲得が必要になり，嚥下も随意的に上手に行えるよう成熟が必要である。児は，液体のみでなく軟らかい食物から順次硬い食物がとれるように，学習していかなければならない。

通常1歳半ごろまでには，ほぼ成人に近い食事をとれるようになる。さらに動物的な手づかみから，スプーンや箸，コップなどの食具・食器を使用しての食事が可能になり，やがて手伝わなくても一人で食事ができるようになっていく。

また，離乳は単に食形態の変化のみでなく，今まで味わったことのない食品との出会いの連続であり，毎日が新しい味覚，食感の経験の積み重ねである。離乳期，幼児期の食事の内容や味付けは，将来形成されるその個人の食生活，食習慣の内容に大きな影響を及ぼす。一方，食事には社会的な意味合いも大きな要素を占めており，家族や友人と一緒に食事を楽しみ，好き嫌いなく種々の食物をバランスよく，適切な量を適切な時間にとることができ，社会生活の一部として食事を楽しく喜びをもってとることができるような健全な食生活を獲得することが大切である。

新生児の吸啜は生来の反射運動として行われるが，その後の一連の食行動の発達には，繰り返しての学習（成功，失敗）とそのための環境設定が必要であり，乳幼児に対する食事の指導は子育てのなかでもきわめて重要な位置を占めることになる。

全体的な乳幼児の食行動の発達を二木[3]は**表3-1**のようにまとめている。吸啜や固形物（離乳食）の摂取の学習には，それぞれ学習に最も適した時期（感受期，臨界期）があって，疾病や生育環境の問題などによってこの時期に適切な摂食の練習がなされないと，その後の摂食機能に問題を起こすことがある。

Ⅲ．哺乳のメカニズムと発達

新生児の栄養源は母乳であり，乳首から乳を吸い込むために哺乳行動が必要となる。哺乳は，出生後しばらくは原始反射に基づいて反射的（不随意的）に行われるが，やがて随意的な摂取が可能になる。

1．哺乳に関係する原始反射

新生児期，乳児早期には原始反射とよばれる生まれつきの反射的動作が多く存在する。姿勢の保持や危険の回避など生命維持に関する合目的的な意味合いをもつと思われるが，哺乳に関する反射は哺乳反射とよばれ，乳首を探してくわえ，乳汁を吸い取るという栄養摂取の目的をもっている。

表 3-1　摂食行動の発達

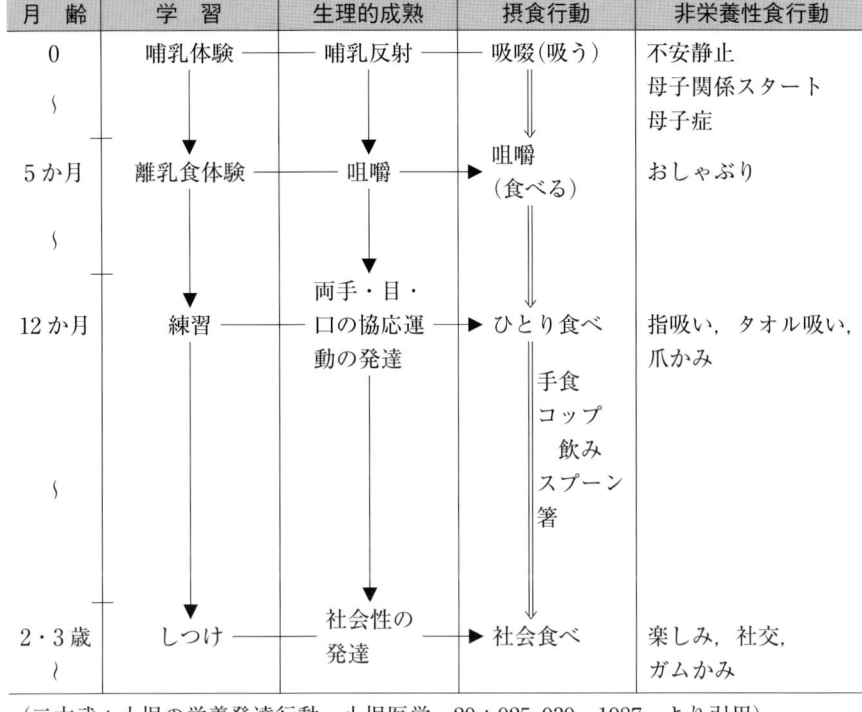

月　齢	学　習	生理的成熟	摂食行動	非栄養性食行動
0 〜	哺乳体験	哺乳反射	吸啜(吸う)	不安静止 母子関係スタート 母子症
5か月 〜	離乳食体験	咀嚼	咀嚼 (食べる)	おしゃぶり
12か月 〜	練習	両手・目・ 口の協応運 動の発達	ひとり食べ 手食 コップ 飲み スプーン 箸	指吸い，タオル吸い， 爪かみ
2・3歳 〜	しつけ	社会性の 発達	社会食べ	楽しみ，社交， ガムかみ

(二木武：小児の栄養発達行動．小児医学，20：925-939，1987．より引用)

1）探索反射（rooting reflex）

口角や頬，上下の口唇に触れると，頭部をその方向に回旋し口を開いて刺激しているものをとらえようとする動きが生じる。

2）口唇反射（補捉反射，lip reflex）

口唇を刺激すると，口唇を丸めて前に突き出し物をとらえるような動きをする。

3）吸啜反射（sucking reflex）

口の中に入ってきた乳首や指などを舌で口蓋に押さえ付けるように挟み込み，リズミカルに圧迫，解除を繰り返してチューチューと吸う動きをする。

4）舌挺出反射（protrusion reflex）

口唇の間に固形物が挿入されたときに，舌でその固形物を押し出すような動きを示す。まだ口内で処理できない固形物を排除する動きであると考えられる。

これらの反射は哺乳には好都合であるが，固形物の取り込みや咀嚼には不都合であり，月齢とともに4〜6か月ごろまでには順次消失し，次第に随意的な口唇や舌，顎の運動が可能になっていく。

2．吸啜のメカニズム

吸啜に関する反応はすでに胎児の時期から認められる。超音波検査などによる胎児の観察によれば，在胎12週で口唇の閉鎖と嚥下が，14週で舌の動きが，22週で口唇の突き出しが認め

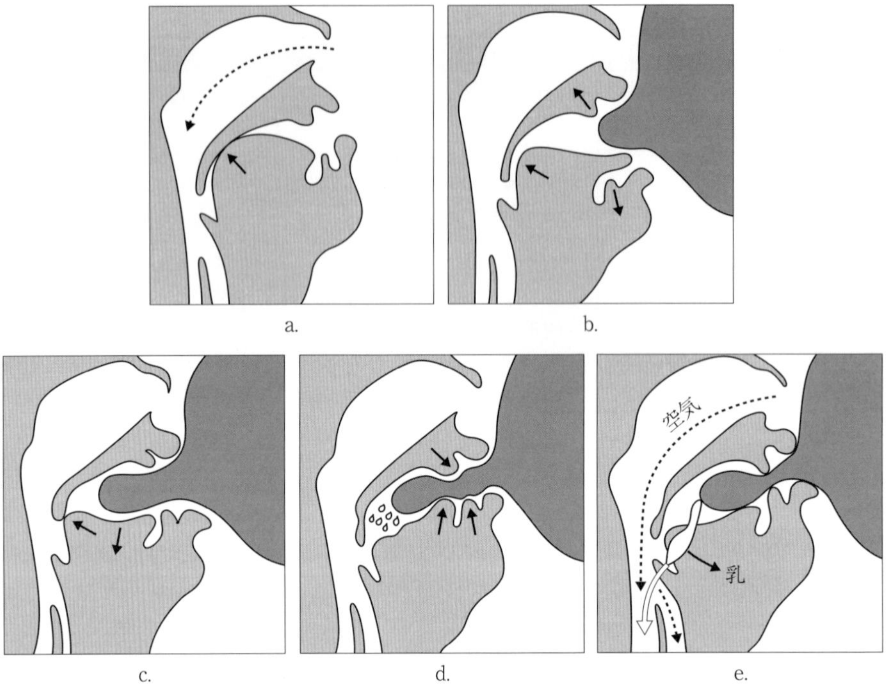

図 3-5　ヒトの哺乳[6)]
a：非哺乳時，b：乳首をとらえる，c：乳首を吸い込む，d：圧迫，e：嚥下

られ，24 週では吸啜の動きが認められる。胎児は羊水を飲み込んで尿を排泄しており，すでに胎児の時期から吸啜，嚥下の練習が行われている。

新生児の口腔内には前述した成人との違いのほかに次のような特徴があり，吸啜に適した形態となっている。すなわち，上顎の歯ぐき（歯槽堤）の中央部には吸啜窩とよばれる窪みがあり，乳首をしっかりととらえることができるようになっている。また頬の内側には脂肪組織のふくらみ（Bichat の脂肪床）があり，頬を乳首に密着させることで陰圧を生じやすくなっている。

吸啜については従来，乳首を圧迫して乳汁を出すこと（咬合）と下顎を下降させて口腔内に陰圧をつくること（吸引）の繰り返しで行われるとされてきたが，最近の検討では，新生児はこのような咬合・吸引ではなく，舌の蠕動様の運動によって乳汁を摂取していることが明らかになった。たとえば金子ら[4)]，林[5)]は，それぞれ超音波断層装置を用いて新生児の口腔内の哺乳状態を観察し，児は舌尖（舌の先端）から始まる波のうねりのような蠕動様の運動によって，乳首を基部から先端方向に順次圧迫して乳汁を圧出し，さらに分泌された乳汁を口腔の後方へ運んでいることを確認した。

図 3-5 に吸啜のメカニズムを示す。乳首は探索反射と口唇反射によって口内に取り込まれ（図 3-5；b），さらに上顎と舌との間に引き込まれ吸啜窩と舌，頬によって固定される。口唇は前方に突き出すようにして乳輪の部分に密着し，すきまができないようにしている（図 3-5；c）。ここから乳汁を搾り取る動作が始まる。舌が前方から後方に向けてローラーのようにしごくような動きで乳首を絞り，中の乳汁を圧出する（図 3-5；d）。口腔内に取り込まれた乳汁は，

後に述べる乳児嚥下によって喉頭蓋の側面から食道に流れ込む（図 3-5；e)。このような一連の動きは，舌による圧迫が解かれた部分の乳首の中に乳汁がたまるのを待って繰り返して行われ，持続的な哺乳が行われる。新生児・乳児は乳児嚥下という特殊な飲み込み方を使っており，吸啜と嚥下の動きは呼吸を止めることなく繰り返し継続的に行われる。

出生直後の児では吸啜はまだ拙劣であるが，1か月くらいまでには成熟した吸啜が行えるようになる。当然のことながら早期産児の吸啜機能は未熟である。おしゃぶり刺激では授乳と違って，児は連続的な吸啜（burst）と休止を繰り返すが，Hack ら[7]はおしゃぶりを用いて早期産児の吸啜を観察し，在胎 28 週ではときどき口を動かす運動が出現，31 週では吸啜の burst が出現するがリズムは不規則であり，34 週になると連続的なリズムが完成し満期産児と同様のパターンになったと報告している。

吸啜には哺乳という目的だけでなく，興奮状態にある児の気持ちを落ち着かせるという鎮静作用もあることが確認されており，乳幼児に対して「おしゃぶり」が用いられる一つの理由にもなっている。もちろん，授乳は母親にもゆったりとした幸福感と大きな満足感を与えている。

3．新生児・乳児の嚥下（乳児嚥下）

嚥下は，口腔内の食物を咽頭，食道を経由して胃に輸送する機能である。嚥下のメカニズムについては後述するが，乳汁栄養を受けている新生児・乳児期早期には成人と異なった特徴があり，これは成人でみられる通常の嚥下（成熟嚥下）と対比して乳児嚥下とよばれる。

成人の通常の嚥下では嚥下時に喉頭，舌骨が挙上して喉頭口が喉頭蓋でふさがれ，呼吸が一時止まって食物が気管に入らないようにしている。これに対し，哺乳を行っている新生児・乳児では，喉頭蓋は成人よりもはるか上方で舌根（舌の付け根）のすぐ後方に位置しており，嚥下時にはさらに上方に移動するため，口腔より咽頭に送られた乳汁は，上に突き出た形の喉頭蓋の側方（梨状陥凹）を重力によって流れ落ちるようにして食道に流入する。口腔→梨状陥凹→食道という乳汁の流れは，鼻腔→咽頭→喉頭→気管という吸気の流れとは直接に交差しない状態になっている（図 3-5；e を参照)。このとき喉頭口は喉頭蓋によって閉鎖されず，新生児は呼吸しながらの持続的な吸啜が可能であり，吸啜中の発声も可能である。

4．哺乳の発達

哺乳は新生児期，乳児期の重要な栄養摂取方法であるが，月齢とともに哺乳の仕方も次第に上手になり，さらには反射的（不随意的）なものから随意的な哺乳へと変化していく。図 **3-6** に，金子と二木によって研究された新生児・乳児期の哺乳時のポリグラフを示した。

新生児期には，哺乳は原始反射によって反射的に行われており，吸啜は単純で規則的であって休むことなく，児が疲労するまで続けて行われる。吸啜に集中している状態であり，哺乳以外の体の活動性は乏しい。哺乳中には呼吸は浅く速くなって心拍は増加しており，哺乳が大きな努力を必要とすることを示唆している。

生後 2 か月を過ぎるころになると，吸啜は規則的な動きに加えて休止や不規則な動きが加わり，原始反射が弱まってきて児の意思による随意的な要素が加わったことを示している。これに合わせて哺乳中の体動も多くなり，呼吸も不規則だが深くなってくる。このころは「遊び飲み」がみられる時期である。

生後 4 か月を過ぎると，吸啜は強くなり自分の意思によって規則的あるいは不規則に行われ

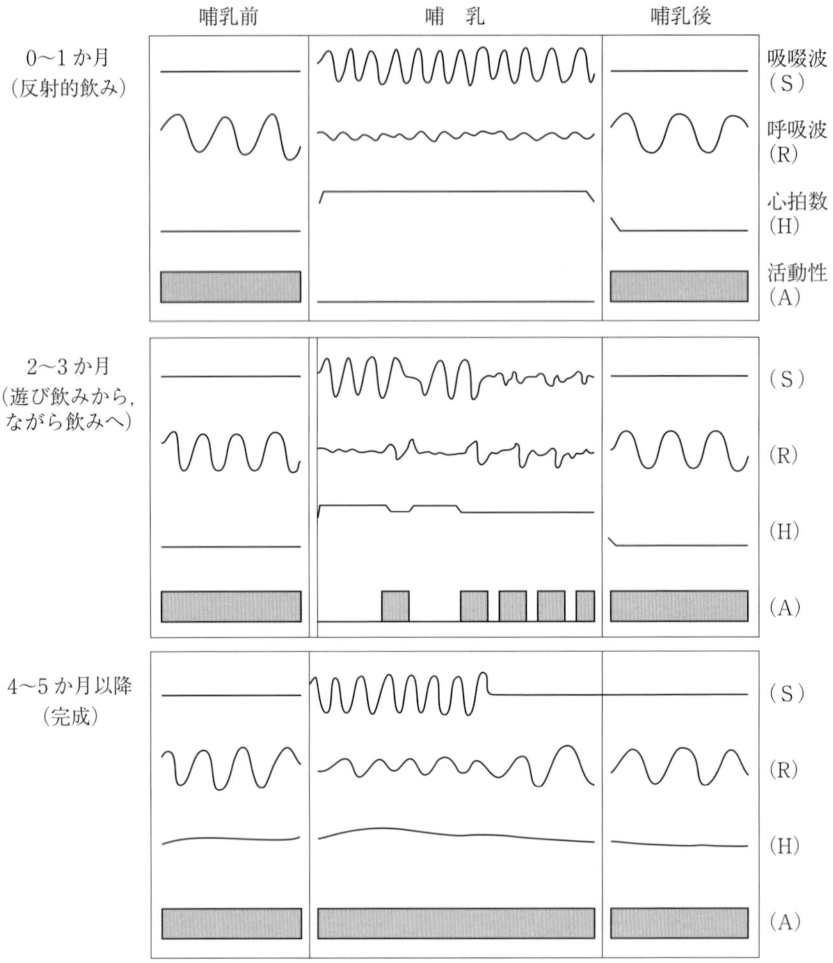

（金子　保，二木　武，1979）

図 3-6　月齢による哺乳の変化

〔文献 2）p. 21. より引用〕

るようになる。体動や呼吸，心拍も哺乳していないときと大きな変化はなく，ゆったり落ち着いて安定した哺乳をしている状態と考えられる。

Ⅳ．摂食のメカニズムと発達

乳汁の哺乳による栄養摂取から固形物を摂取するようになる移行の過程は，離乳とよばれる。固形物の摂取のためには，口唇反射や吸啜反射が消失し，口唇や舌，顎を自由に随意的に動かせる時期に達していることが前提となる。この時期はほぼ生後 5 か月ごろに該当し，育児をするうえで離乳の開始時期となる。離乳期には今までの吸啜とは全く異なる技術が必要となり，児は取り込み（捕食），咀嚼という機能を新たに獲得しなくてはならない。

離乳はある日，急に固形物が摂食できるようになるわけではなく，ドロドロのものからベタベタのもの，さらにつぶしたり噛み砕くことが必要な硬いものへと，児の解剖学的・生理学的

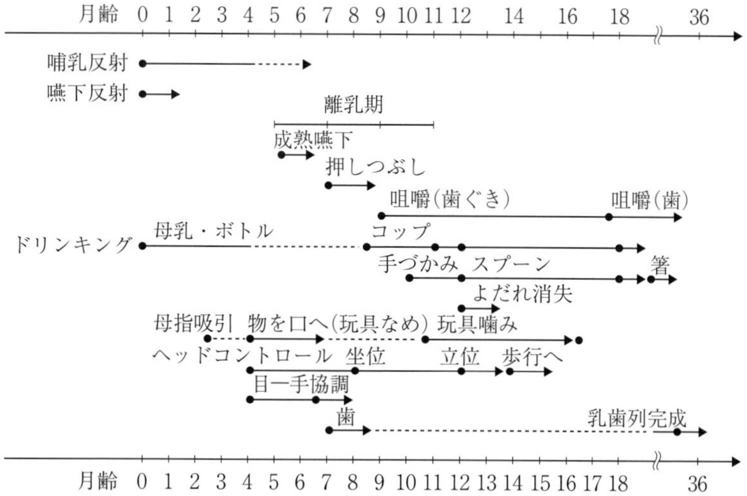

図 3-7　摂食機能発達の概要[2)]

発達に沿って，順を追って進めていく必要がある。

図 3-7 に，全体的な乳幼児期の摂食機能の発達過程を示す。

1．取り込み（捕食）

食物の塊やスプーンなどに盛った固体や液体を口腔に取り入れる動作である。食物の取り込みは，その大きさや粘稠性などによって異なった方法をとっている。固形でべとつかない食品は，手や箸，スプーンを使ってそのまま口の中に入れることができるが，液体や粘性の高い食品はスプーンなどを用いて，口唇でこそげ取るようにして口に入れる。大きなものは歯で噛み切って一部分を口に取り込むし，フォークで刺したものは歯でくわえて引き込んだり，歯と口唇で挟み込むようにして取り入れている。

生後 2 か月ごろになると原始反射としての哺乳反射は減弱し，口の動きに随意性が出てくる。この時期には指しゃぶりを盛んに行うようになり，自ら口唇を刺激したり口唇を自由に動かしたりしている。哺乳反射が消失すると，口の中に固形物を入れても拒否を示さなくなる。また生後 3～4 か月ごろからは手に物を持つことができるようになり，おもちゃやタオルなどを持って，くわえたりしゃぶったりして遊ぶようになる。このような遊びは，摂食のために食品をくわえたり噛んだりする動きの練習とも考えられ，取り込みや咀嚼の準備段階として重要である。

離乳の最初の段階であるドロドロした食物は通常スプーンで与えられ，最初は口唇を閉じて吸い込むようにして取り入れるが，生後 7～8 か月ごろには顎を閉じ上下の口唇を合わせてこすり取るようにして摂取することができるようになる。離乳期には，与える食品はドロドロのものから次第に硬いものへと移っていくが，このような食物の形態に応じて，順次適当な取り入れ方を学んでいくことになる。

2．咀　嚼

咀嚼とは，口内の食物を歯や歯ぐきで噛み砕き，すりつぶして，唾液と混合して飲み込みやすいようなドロドロの塊を作成する動作である。咀嚼には歯や歯ぐきの働きのみでなく，食塊を混和し食物を上下の歯ぐき（歯列）の間に移動させる舌の動きがきわめて重要である。咀嚼は咀嚼筋による下顎の動きを主体とするが，舌，口唇，頬，歯ぐきなどが協調しながら行う複雑な動きであり，口内の知覚もその調節に大きな役割を果たしている。咀嚼のリズムの発生には延髄の神経集団が関与していると考えられている。

乳児期早期には舌は前後方向の動きしかなく，口腔内の食物をつぶしたり混ぜ合わせたりする動きはできない。通常生後5か月ごろからドロドロの離乳食を与え始める。嚥下の前に咀嚼する必要はないが，このとき舌はドロドロの食物が口内に入った感覚を認識し，口腔内で食物を後方に運ぶ動きをしており，やがては徐々に下顎の動きも加わるようになって，この離乳初期は咀嚼の準備段階といえる。

生後6か月ごろから歯が生え始める。通常下顎の前歯（切歯）から生え始めるが，まだ咀嚼には役立たない。その後，次々と歯が生えるに従って次第に下顎が発達し，歯ぐき（歯槽）の高さが増して口腔内の容積が大きくなり，舌と口蓋との距離も大きくなって舌を自由に運動させることができるようになる。

生後7か月ごろになると，捕食した後，口唇と下顎を閉じ，舌を上下に動かして舌の前方を口蓋に押し付け，軟らかい食物をつぶすことができるようになる。

生後9か月ごろになると，上下の歯ぐきの間に食物を挟んでつぶすことができるようになる。舌の動きも前後上下だけでなく左右にも移動できるようになり，特に舌の先端が左右に動いて口腔内の食塊を奥歯に乗せて噛みつぶすことができるようになる。また下顎も左右に動かせるようになり，歯ぐきや奥歯を使ってすりつぶす動きも可能になる。

1歳ごろには上下の前歯が4本生え揃い，物を噛み切ることができるようになる。このころにはおもちゃなどを噛んで遊ぶことが多くなるが，種々の素材の感触を経験することは，咀嚼機能の練習として重要であると考えられる。同じく1歳ごろから上下の奥歯（第1乳臼歯）が生え始め，3歳までには20本の乳歯すべてが生え揃う。本格的に歯を使った咀嚼ができるようになり，機能は次第に成熟していく。

小児の咀嚼の力は弱く，6歳で成人の40%，10歳で75%，16歳で成人と同様になるといわれ，成人と同じものが食べられるのは8歳ごろからである。

咀嚼には，食物を取り込みやすくするという本来の目的のほか，唾液分泌を促して消化をよくし，口腔内の清潔を保つ，顎や口腔の発達を促す，食物中の異物を見つけるなどの機能があり，また咀嚼自体がヒト本来の生理的な欲求の1つであると考えられている。さらに咀嚼には脳の働きを活発にする作用があり，幼稚園児で咀嚼と知能指数や短期記憶との間に有意の相関があった，咀嚼によって脳内ペプチドが分泌され海馬に作用して記憶・学習の促進効果がある，などの研究報告がみられる。

3．嚥　下

口腔内で咀嚼，混和されて形成された食物塊を，咽頭を経て食道，胃に送り込む動作である。嚥下（成熟嚥下）の経過は，図**3-8**のように第Ⅰ相（口腔相），第Ⅱ相（咽頭相），第Ⅲ相（食道相）の3相に分けられる。

第Ⅰ相：第Ⅰ相は随意的に行われる。口腔内でまとめられた小さな食塊は，口唇と顎を閉じ，舌を先のほうから後方へ向けて口蓋に押し付けることによって口腔内の後方に運ばれる。

第Ⅱ相：第Ⅱ相以降は，食塊によって軟口蓋の受容器に加わった刺激をきっかけとして不随

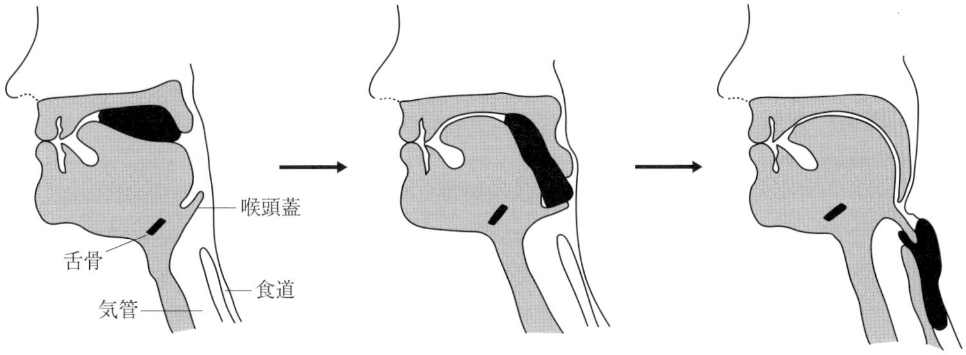

図 3-8 嚥下のメカニズム[2)]

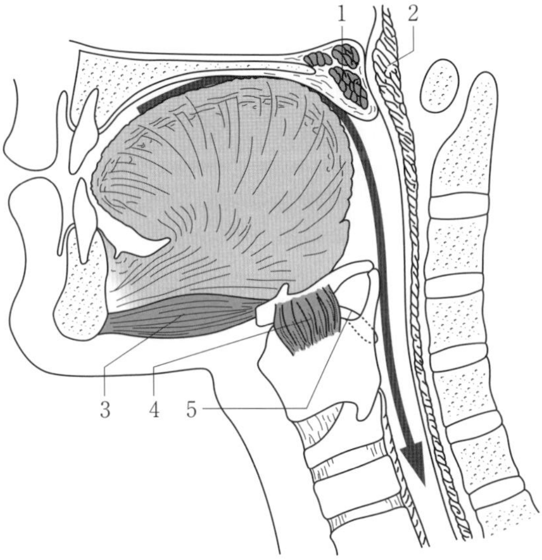

図 3-9 嚥下動作[1)]
1：軟口蓋，2：咽頭後壁（パサヴァンの輪状隆起），3：口腔底，4：甲状舌骨筋，5：喉頭蓋

意的，反射的に行われる（嚥下反射）。まず口蓋帆が持ち上げられ，前方に移動した咽頭後壁と接することによって咽頭と鼻腔との連絡が断たれる。次いで口腔底の筋の収縮によって喉頭と舌骨が持ち上げられ，さらに喉頭蓋は舌根で下方に押し下げられ，喉頭口は喉頭蓋でふさがれて咽頭と気管との連絡が断たれる。これで食物の通る経路と気道とが分離されたことになる。この状態で，舌が下方へキネのように引かれて，食塊を咽頭内に送り込む。食塊は，咽頭上部からは重力と咽頭収縮筋の収縮によって咽頭喉頭部へと運ばれ，食道内に落下する。嚥下反射の中枢は延髄にあり，この反射は睡眠時にも保たれている。

第Ⅲ相：食塊は食道内に入り，口蓋帆や喉頭と舌骨は元の位置に復帰する。食物は食道を輪状に取り巻く筋の連続的な収縮（蠕動）によって胃へ送り込まれる。この蠕動は食物が咽頭に入ったことによって反射的に生じ，蠕動運動があるため，横になった状態や逆立ちの状態でも物を飲み込むことができる。

図 3-9 に嚥下時の咽頭・喉頭の状態を示す。図 3-1 右の非嚥下時の状態，図 3-5；e の乳児嚥下と比較してほしい。

新生児期・乳児期早期にみられる乳児嚥下は，液体（乳汁）を連続的に流し込むには適した嚥下法であるが，固形物である食塊をタイミングを計ってうまく飲み込むためには不適当である。このため離乳開始時には，乳児嚥下を終了して次第に成熟嚥下を獲得していく必要がある。

4．摂食機能の発達

前述したように新生児は，成人に比して口腔の容積が小さく相対的に舌が大きい，喉頭蓋が高い位置にある，下顎が小さい，歯がなく歯槽提も低いなどの特徴がある。この形態は，新生児期の吸啜という目的に最も適した形態であるが，加齢とともに変化して次第に口腔や顎が大きくなり，歯が生えて歯槽が盛り上がり成人のそれに近づいていく。この解剖学的な成長，形態変化を基礎として，それに基づく下顎や舌の運動，歯の咬み合わせなどの機能の変化が生じ，これらの機能の進展に加えてその時期に合わせた摂食法を学習することによって，一定の順序を経て徐々に固形物（軟らかいものから順次硬いものへ）の摂取が可能となっていく。

月齢を追っての摂食機能の発達を表 **3-2** に示し，以下に簡単に解説する。

1）生後 0～4 か月（哺乳期）

原始反射によって哺乳を行っている。口唇は半開きで突き出し，乳房に強く押し付けられる。舌は前後方向に動いて，乳首を口蓋に押し付けて圧迫し乳汁を絞り出す。乳児嚥下を行っているので，吸啜しながら呼吸が可能である。2 か月ごろから哺乳に随意性が出てきて，ときどき休みながらの哺乳や遊び飲みが出てくる。摂取可能な食形態は液体のみである。

2）生後 5～6 か月（離乳初期）

口唇を閉じての捕食が可能になり，スプーンなどから食物を取り込むことができるようになる。口唇を閉じ舌を前後方向に動かして，ドロドロの食物を口腔の奥に送り嚥下することができる。

3）生後 7～8 か月（離乳中期）

6 か月ごろから下の前歯（切歯）が生えてくる。口唇を閉じて捕食し，口唇を閉じたままで舌とともに下顎を上下に動かして，口腔内で軟らかい食物をつぶすことができる。この時期には手で容易につぶせる程度の硬さの食品が適している。

4）生後 9～11 か月（離乳後期）

上の前歯も生え，歯槽が発育して口腔内の容積が大きくなってくる。口唇をしっかり閉じて，下顎を上下に動かし歯ぐきを使って食物を噛みつぶすことができる。舌を左右に動かして口腔内で食物を移動，混和させたり，下顎を左右に動かしてすりつぶす動きができるようになる。歯ぐきで噛みつぶせる程度の，やや硬めの食物が摂取できる。

5）生後 1～3 歳（離乳完了期）

咀嚼の機能はほぼ完成し，歯や歯ぐきを使って硬いものを噛むことができる。1 歳ごろから奥歯（第 1 乳臼歯）が生え始め，3 歳までには 20 本の乳歯が生え揃って強い噛み合わせができるようになり，咀嚼の機能が格段に進歩する。この時期には，歯や歯ぐきで噛みつぶせる程度の硬さの食品が適当だが，次第に成人とほぼ同様の，より硬い食品をとることができるようになる。

5．食具・食器の使用と食事の自立

乳児期には，食物を他人から食べさせてもらっているが，やがて他人の手を借りずに自分一

表 3-2　咀嚼能力の発達[8)]

月　齢	哺乳期 (0～4 か月)	離乳初期 (5～6 か月)	離乳中期 (7～8 か月)	離乳後期 (9～11 か月)	離乳完了期 (満 1～3 歳)
特　徴	チュッチュ舌飲み期	ゴックン口唇食べ期	モグモグ舌食べ期	カミカミ歯ぐき食べ期	カチカチ歯食べ期
運動機能(主な動き)	●哺乳反射 ●舌の前後運動	●口唇を閉じて飲み込む ●舌の前後運動にあごの連動運動	●口唇しっかり閉じたままあごの上下運動 ●舌の上下運動 ●あごの上下運動	●口唇しっかり閉じ咀嚼運動 ●舌の左右運動 ●あごの左右運動	●咀嚼運動の完成
咀嚼能力	●咬合型吸啜 ●液体を飲める	ドロドロのものを飲み込める	数回モグモグして舌で押しつぶし咀嚼する	歯ぐきで咀嚼する	歯が生えるに従い咀嚼運動が完成する
調理形態	液体	ドロドロ	舌でつぶせる硬さ	歯ぐきでつぶせる硬さ	歯で噛みつぶせるくらいの硬さ
口唇と舌の動きの特徴	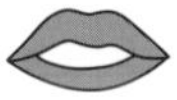 ●半開き，舌突出 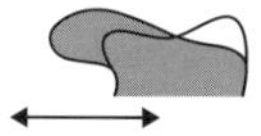 ●舌の前後運動	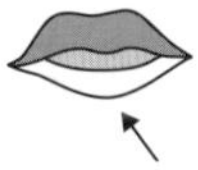 ●口唇閉じて飲む 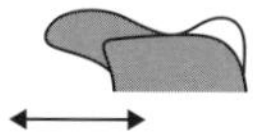 ●舌の前後運動	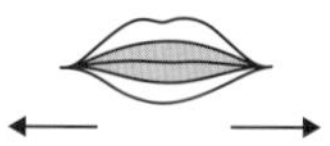 ●左右同時に伸縮 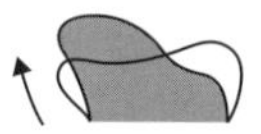 ●舌の上下運動	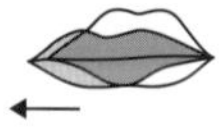 ●片側に交互に伸縮 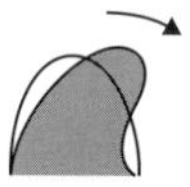 ●舌の左右運動	
口唇	半開き(舌を出す)	上唇の形変わらず，下唇が内側に入る	上下唇がしっかり閉じて薄くみえる	上下唇が捻れながら協調する	意識的に自由に形が変えられる
口角(口裂)	三角形(への字期)	あまり動かない(への字→水平)	左右の口角が同時に伸縮する（ほぼ水平に)	咀嚼側の口角が縮む(片側に交互に伸縮)(水平期)	咀嚼側の口角が縮む（水平～U 字期)
あご	前後（上下）飲み	上下飲み	上下が主，時に左右	上下左右	自由に動く

人で食べられるようになる。初めのうちは食物を直接に手で口に運ぶが，やがてスプーン，フォーク，箸，コップ，茶碗などの食具・食器を用いることができるようになる。これらの道具を使用するためには，筋力の発達のみでなく微細な運動の調節機能，知覚による運動量のフィードバック，特に眼と上肢（肩，肘，手，指）と口の協調運動が必要である。また 1 回に口に入れる量やタイミングについても，学習によって次第に適切な行為が行えるようになる。年齢に応じての神経機能の発達とともに，口に入れ過ぎたりこぼしたりの失敗を繰り返しながら，食具を上手に使って自分の力で食事をとることができるようになっていく。

このような食事の自立に関するおおよその発達時期を，文献 9)を参考にして以下に示す。

0 か月：哺乳びんから飲める

3 か月：介助されてスプーンから飲める

8 か月：食物を手でつかんで口にもっていく，哺乳びんを手に持って飲む
10 か月：手づかみで食べるようになる，スプーンに手を出す
1 歳：介助されてコップから飲める
1 歳半：コップを手に持って上手に飲む
1 歳半～2 歳：手づかみ食べが上手にできる，スプーン・フォークを使う
2 歳～2 歳半：片手でスプーン・フォークを持って一人で食べる
3 歳：手づかみでの食事をしなくなる，水差しからコップに注げる，箸を握ってすくうようにして使う
3 歳半：箸を正しく持って食べる
4 歳：一人で箸を上手に使える

V．社会的行動としての食事

1．1 日の生活リズムと食事

食事は 1 日の生活パターンと密接に関連している。成人は 1 日に 3 回食事をすることが多い。これには地球の自転が作り出す 24 時間の周日リズムに応じて，朝に覚醒後，日中の活動時間帯に分割してエネルギーを補給するという生理学的な根拠があり，日中の社会生活，特に労働状況と強く関連している。しかし古くは 1 日 2 回食の時代もあったように，3 回という回数自体は，文化として確立された習慣という側面もある。一方，幼児や学童では胃が小さく 1 回の摂食量が限られること，体重あたりの栄養必要量が成人に比して多いことから，1 日 3 回食プラス間食 1～2 回という頻回のエネルギー補給が必要となる。幼児や学童の 1 日の生活パターンを作成するうえで，このような食事時間への配慮は重要な要件である。このような食事の周期は活動と休息の関係を作り出し，逆に 1 日の生活のリズムを決定する要因にもなっている。

2．共食の意義

ヒトは一人で食事をすることはなく，通常家族や友人，仲間同士で一緒に食事をすることが多い。これを共食というが，このことは他の動物にはみられないヒト特有の文化である。家族は社会生活の最小単位であり，共食もまず家庭から始まり，ついで隣人，保育所や幼稚園の仲間，学校の友人や先輩・後輩・教員，職場の同僚，同じ地域に住む人々などへと，一緒に食事をする機会を広げていく。共同で食事をとることは，単に栄養摂取の目的のみでなく，社会的な人間関係を築いていくうえで重要な意味合いをもつ。家族や仲間・同僚と会話をしながら楽しく食事をすることは，お互いのコミュニケーションを図るための一つの重要な手段となっており，社会生活を円滑に進めるうえでの大切な潤滑油となっている。

また他の人と一緒に食事をする場面では，食事のペースを合わせるなど他の人の行動を気遣い，手助けし手助けされ，他の人の気持ちを理解し協調していくことに配慮する必要があり，共食は他人への思いやりという社会性を発展させるうえでも役立つ。さらに食事をするためには，献立の決定，食材の入手と調理，食卓の準備，食後の後片付けなど，実際の摂食の前後にも多くの作業があり，これらの作業を家族や友人などと共同で行うためには他人との意見交換，

協力・協調を欠くことができない。このように，食事に関しては他の人と共同して物事を実施するという面での社会性も養われていく。

3．食習慣と食に対する考え方

社会的な食習慣を築いていくためには，栄養を理解して食事の内容と量，摂取時間を自分で決定できるようになること，食事の時間を考えて日常生活のリズムを作ること，いろいろな食品に親しむこと，自分や他人のために簡単な調理やその手伝い，配膳ができること，家族や仲間と会話を楽しみながら楽しく会食できること，他人に不快感を与えないための決まりごと（テーブルマナー）を守ることなどを，乳幼児期から徐々に学んでいかなくてはならない。

食に対する健全な考え方を養うことも，小児の食事指導において重要である。食生活や健康の重要性を認識し，他の生物の命を頂いているのだという感謝の気持ちをもち，食事をおいしく無駄なく食べられること，「いただきます」，「ごちそうさま」など食事開始と終了時のあいさつが適切に行えることなどを，その年齢と理解度に応じて教えていくことが必要である。さらには，食材は誰がどのように生産し，どこからどのようにして運ばれてくるのか，どのように調理されて店頭に並ぶのか，どのような食材・食品を選択したらよいのか，食材の安全性はどのようにして確保すべきかなど，生産・流通を含めた地域的・地球的視野での食に関する広い関心と理解をも身につけたいものである。

Ⅵ．小児期の食行動の障害

以上に述べたような哺乳や摂食，食の自立，食習慣，食の社会性は種々の要因によって影響を受ける。特に先天異常や出生時の異常により重度の脳障害をもつ場合には，哺乳・摂食の発達に重大な障害をきたす。一方，学童期や思春期においては社会心理学的影響を受けやすく，これは食行動に関して種々の問題を起こしやすい。摂食の障害や食行動上の問題は栄養障害や疾病に結びつき，社会生活にも影響を及ぼすことがある。

1．形態的異常による哺乳・摂食障害

口唇，口腔，咽頭，舌，口蓋，歯などの構造に欠陥があると，哺乳や摂食に障害を起こす。このような疾患としては先天性のものが多く，唇裂・口蓋裂，後鼻孔閉鎖，巨舌，Pierre-Robin症候群，食道狭窄などがある。

2．機能的異常による哺乳・摂食障害

哺乳や摂食に関係する器官は互いに協調して巧妙な連合運動を行っており，それぞれの器官の機能的な異常により食物の摂取に障害が生じる。早期産児では哺乳の機能が未熟であり，脳性麻痺，脳奇形，染色体異常などの脳障害や筋疾患をもつ児では，筋力の低下や協調運動の障害によって摂食障害を生じる。また先天性心疾患による心不全のような全身性疾患でも，哺乳や摂食の障害を起こすことがある。

3．食行動・食習慣に関する精神心理的問題

空腹感とは食物に対する生理的な摂取要求の感覚であり，食欲は精神的な食事への欲望であ

る。摂食行動は根源的には空腹感によってもたらされるが，食に対する経験や記憶，食物の嗜好，そのときの心理状態などの要因も加わり，さまざまな形に変化する。特に心理的要因は食行動に強い影響を与え，種々の問題を生じることがある。

1）ミルク嫌い

生後2〜3か月ごろまでの乳児の哺乳は反射的に行われ，児は疲労するまで哺乳を続けるが，このころを過ぎると空腹感や食欲，哺乳に対する快・不快などの心理的感覚が発生し，哺乳に対して随意的な要求や拒否が加わってくる。このころに強制的に哺乳を強いられ不快な思いをしたことが条件付けとなって，哺乳を拒否することがある。

2）偏食（好き嫌い）

特定の食品を嫌って食べない，あるいは特定の食品のみに偏って食べるなど，食事内容のバランスが極端に悪いものをいう。日常の食卓では，毎回の食事内容は多様であるため，1回の食事内容が偏っていても長期的にみれば栄養のバランスがとれ，また特定の食品をとらなくてもほかのもので同様の栄養素が摂取できれば，実際上，栄養障害が生じることはない。しかし食事は文化の問題でもあり，いろいろな食品が摂取できないことは食べる楽しみを経験できず，給食や会食などの社会生活でも問題を生じることがある。

3）神経性食欲不振症

実際には太っていないのに太り過ぎと感じて食事の摂取を拒絶し，正常最低限の体重を維持することを拒否する状態である。自分の身体イメージに対する誤った認識があり，自分自身は病的にやせているとは思っていない。患者の90%は若い女性である。やせるために過剰な運動を行い，食事摂取を拒否する一方で，時に過食や隠れ食いをして，その後，自ら嘔吐したりすることもある。月経は停止し，飢餓による重度の栄養障害や心電図異常がみられ，生命の危険を生じることもある。

4）神経性大食症

短時間に，普通の人が食べるよりはるかに大量の食事を摂取し（むちゃ食い），自分ではこのような食べ方を抑制できない。その一方で食後に自ら嘔吐したり，下剤や利尿剤を乱用して体重を減らす行為を繰り返す。ほとんどは青年期，成人期の女性にみられ，体重は標準の範囲内である。

Ⅶ．生活環境の変化と小児の食行動

近年，世の中全体の生活習慣が大きく変化しているが，それは食生活において特に著明である。

食物が豊富になり，いつでも欲しいものが手に入るようになったため，食事の摂取量が増える傾向にある。食事内容も欧米化が進んで，脂肪が多く高エネルギーのものに傾きやすく，さらに軟らかく口当たりのよいものが好まれるようになっている。共働き家庭が増えたことや，食品工業が進歩して出来合いの食品・惣菜が容易に手に入るようになったことにより，手作りでなく調理済みの市販食品や冷凍食品が多く食卓に載るようになった。市販の食品は一般に脂質や塩分が多くて野菜類が少なく，また多くの人に好まれるよう画一的な味付けになりがちである。家族や友人との外食の機会も多くなり，ファストフードの多食など，摂取する食品にも偏りが生じやすくなっている。

一方，社会全体が忙しくなり，生活のパターンが夜型の傾向となっている。このため1日の生活時間全般のリズムが乱れ，このことは食事時間や回数にも大きく影響している。就寝時間が遅いと夕食後に夜食をとることが多くなり，これは次の日の朝の食欲不振，欠食につながりやすい。朝食の欠食は午前中の活動を不活発にし，さらには1日の活動内容にも影響を与える。

このような社会全般の生活パターンの変化は，成人のみでなく小児にも及んでおり，そのまま小児の食生活に大きな影響を及ぼしている。乳幼児においても遅寝，遅起きの傾向にあり，平成12年の調査では，就寝時間が夜10時を過ぎる幼児は，1歳児，2歳児，3歳児ともに全体の50%以上に達している[10]。厚生労働省では10年ごとに乳幼児の保護者に対して授乳，食事に関する調査を行っているが，これによれば小児の朝食欠食は約10%に認められ，毎日食べない児も2%存在しているという[11]。

すなわち，このような成人の生活環境の変化を受けて，小児においても，高カロリー食に運動不足も加わった肥満小児の増加，小児期における生活習慣病の発生，食事時間の不規則化による生活パターンの乱れ，硬い食物が少ないことによる「噛めない子」の発生，食に対する関心の低下，味覚に対する感受性の低下など，食に関して多くの問題が生じてきている。

このような社会的状況の下で，子どもたちの健全な食生活を築き，小児を心身ともに健康な成人に育て上げていくためには，まず大人が正しい食生活，食習慣を身につけることが重要であり，家庭のみでなく行政や教育機関も含めた全国規模の食習慣，食行動の再構築が必要である。

●文 献

1）越智淳三訳：解剖学アトラス第3版，文光堂，東京，1990.（Kahle, W., Leonhardt, H. and Platzer W.：Taschenatlas der Anatomie. Georg Thieme Verlag, Stuttgart, 1986）
2）向井美恵：正常摂食機能の発達．金子芳洋・編，食べる機能の障害―その考え方とリハビリテーション，医歯薬出版，東京，1987，pp. 9-42.
3）二木武：小児の栄養発達行動．小児医学，20：925-939，1987.
4）金子保，横井茂夫：吸啜メカニズムと哺乳行動の発達．二木武，他・編・著，新版小児の発達栄養行動―摂食から排泄まで/生理・心理・臨床―，医歯薬出版，東京，1995，pp. 90-116.
5）林良寛：哺乳行動の発達．小児科診療，60：735-741，1997.
6）MacKeith, R. and Wood, C.：Digestion and absorption. *In* Infant Feeding and Feeding Difficulties. ed. by MacKeith, R. and Wood, C., Churchill Livingstone, Edinburgh, London & New York, 1977, p. 18.
7）Hack, M., Estabrook, M. M. and Robertson, S. S.：Development of sucking rhythm in preterm infants. Early Hum. Deve., 11：133-140, 1985.
8）二木武：栄養と発達．二木武，他・編・著，新版小児の発達栄養行動―摂食から排泄まで/生理・心理・臨床―，医歯薬出版，東京，1995，pp. 1-89.
9）日本児童福祉給食会：昭和61年保育所給食研究報告書.
10）日本小児保健協会：平成12年度幼児健康度調査報告書，2001.
11）厚生労働省：平成17年度乳幼児栄養調査，2006.

［椎原 弘章］

4 栄　　養

小児の健全な成長には適切な栄養は不可欠である。新生児期から学童期までの成長や発達に必要とされる栄養と代謝について述べる。

Ⅰ．成長と発達のための栄養について

1．母体と胎児の栄養

周産期の死亡率や出生時体重，出生後の乳児の発達については，妊娠中の母体栄養が影響することが知られている。近年では，特に妊娠中でも末期の母体が低栄養であると，低出生体重児として生まれた場合に，その後，高血圧や体脂肪の蓄積過剰を招き肥満となり2型糖尿病にかかりやすく，心血管病へと進展するところのBarker仮説が注目され[1]，世界中で疫学研究や動物実験が行われている。

伝統的に妊娠中に必要とされる栄養は，妊娠とその維持のために合成される成分を越えないようにと計算されたものである。この基本に関して，胎児の成長と同時に妊娠が進むにつれて栄養の需要は増加する。しかし，母体に生じる変化も考慮されなければならない。妊娠は，母体と胎児の生理について複雑な相互作用があるが，まだ完全には理解されていない。しかし，たとえ耐え難い苦痛や必要なものが欠如するような状況下であろうとも，おそらく母親と赤ん坊がともに生存するための最高の機会を保つために機能するものである。栄養の欠乏と胎児の成長の遅れとの関係は，必ずしも単純ではないのである。

1）妊娠の栄養生理学[2]

米国の健康な妊婦が通常の食事をとれば，平均12.5 kgの体重増加がある。この体重増加の内訳は，胎児，胎盤，羊膜，そして母体の子宮や乳房における組織の増生や血液や細胞外液の増加があげられる。しかしながら，この体重増加のうちのおよそ3.5 kg，25%は妊娠の最後まで残るが，この正体は，水分でもないし，炭水化物の蓄積能力はわずかであるのでこれも該当しない。また，蛋白質は約8%の水を含む除脂肪組織にのみ蓄えられる。妊娠における窒素平衡の以前の研究では有意の窒素の滞留が示されたが，近年における研究において，平均的な窒素の滞留は1日に0.96 gか0.9 gであり，この数字は子宮や乳房，胎盤組織の成長に必要とされる計算された数字と大変接近していた。すなわち，体重増加の25%は大量の水分のない脂肪なのである。

母体における脂肪蓄積が妊娠の中期にかなり増加することは，詳細な体組成研究や皮脂厚測定によって示された。脂肪はエネルギーの銀行的な役割をもち，妊娠の早期は胎児の成長は比較的ゆっくりなので，妊娠後期における胎児の成長や乳汁分泌の基金として使われるのである。過剰な脂肪は乳汁分泌がなくとも，妊娠の後には失われる。

妊娠全期間を通した全付加エネルギーは，約 77,000 kcal（294 MJ）と計算される。この必要カロリーは蛋白質，脂肪，および胎児を維持するための妊娠母体における増生した組織のために蓄えられるのに必要なのである。妊娠 30 週までに増加したエネルギー需要は，基本的に母体の脂肪蓄積に使われるが，最後の 10 週には実質的にその脂肪蓄積は止まり，外界への適応準備として胎児の新たな組織形成の方向に向くようになる。

胎児の新たな組織のための酸素消費量は上昇する。付加エネルギー必要量の全体の効果が発揮されるには，妊娠全期間を均等にしてみると 1 日に約 400 kcal（1.68 MJ）となる。妊娠に必要とされるエネルギーがどのようにして獲得されるかについては，食事摂取の増加によるものか，またはエネルギー消費の低下によるものかであるが，ヒトの妊娠においては両方とも起きているのである。1 日に 400 kcal（1.68 MJ）のうち，増加した食事摂取による割合は 200 kcal（0.84 MJ）/日であり，かつ同程度でエネルギー出力の抑制が貢献しているのである。

食事摂取は，明らかに妊娠に特有の因子によって影響される。妊娠第 1 期の終わりまでに食欲の増加があり，その増加に関しては，胎児の体重は 50 g 以下なので胎児自身の要求とは関係なさそうである。妊娠早期には，嘔吐のあるなしに伴う嘔気（悪阻）があり，食欲の増加を鈍らせる。妊娠末期には，食欲は，胸焼け，便秘また特異な食べ物への渇望や異味症によって影響される。食欲とエネルギーバランスの両方は，プロゲステロンによる視床下部センターへの修飾やリセットにより調節される。

縦断的な研究によると，健康な妊婦において，妊娠が進行するにつれてエネルギー摂取が明らかに増加を示す食欲の増加はみられていない。消費エネルギーの低下は，随意的な運動の減少，筋肉緊張の一般的な低下，甲状腺ホルモン濃度の低下による母体組織の代謝のわずかな低下によることが知られている。Durnin らは，ウォーキングやトレッドミルなどの特別な身体活動にはエネルギー消費になんらの変化も見出さなかったが，妊娠の末期では，身体活動の長さや強さについては，少しであっても重要な低下であり，これらの低下が消費エネルギーを有意に低下させるものであった。Illingworth らは，脂肪が蓄えられる妊娠の第 2 期にも食後エネルギー消費が低下することを見出した。

2．乳汁分泌と哺乳

1）代謝変化

出生時，新生児は持続的な胎盤経由の基質の供給から，断続的な周期的な複合栄養への対策に適合しなくてはならなくなる。この出生時には内因性燃料が必要とされ，特に脂肪はこれに該当する。成熟児では，体重の 16％が脂肪である。グリコーゲンは量的には重要性が少ない（体重のわずか 1％）し，脂肪のエネルギー密度の半分である。しかし，グリコーゲンは瞬時におけるグルコースの源として作用するので，血中のグルカゴン濃度は増加する。インスリン，成長ホルモン，ガストリン，およびグルカゴンの濃度は，すべて初回の哺乳によって上昇し，グルコースのホメオスターシスにとって必要とされる内分泌軸の成熟が示される。これらの適応のパターンは，食事のタイプや在胎週数により変わる。

2）消化機能

腸管は，その解剖学的成長が在胎24週までに完成する[3)]。消化機能の新生児早期の成長は，イヌでは人工乳よりも母乳による刺激にて効果的であるが，これは特異的な成長因子，たとえば人母乳の表皮成長因子などが重要であることを推測させる。機能的には，外分泌性膵機能の制約はあるが，大部分の粘膜吸収機能は成熟している。母乳栄養児は，全食事エネルギーの40～50%を脂肪としてとっているのであるが，成人の膵リパーゼやグルコアミラーゼ活性は2歳になるまで成熟しない。舌リパーゼや胆汁塩は，ヒトミルクリパーゼが代償して刺激される。刷子縁グルコアミラーゼは，成人のでんぷん加水分解活性の50～100%の能力を備えている。

3．新生児の吸啜，嚥下[4)]

1）吸　啜

乳汁の吸い込みは生理的には舌で乳頭を口腔蓋に押し付けて後方にしごき出す圧出要素（expression component）と，口腔底を広げて口腔内の容積を大きくし，口腔内を陰圧にして吸い出す吸引要素（suction component）の2つからなっている。吸い込みによって乳汁が咽頭に達すると嚥下反射が引き起こされる。

2）嚥　下

吸い込みの後に起こる嚥下反射（swallowing reflex）は喉頭蓋が気管を塞ぎ，食道のほうにだけ乳汁を送り込むという複雑な反射であり，この反射は在胎34週ごろに完成する。したがって，嚥下ができるのは在胎35週以降の新生児である。それ以前の未熟児でも吸い込みや嚥下はみられるが，種々の筋肉の協調運動がうまくいかないため，気道内に乳汁を誤飲する危険がある。そのため細管（チューブ）による栄養補給が必要である。

4．新生児の栄養

新生児では出生と同時に胎盤を介した栄養から，母乳を中心とした経腸栄養への転換が行われる。新生児が病的状態でない限り，母乳や一般調整粉乳による授乳を行うことで問題が生じることは少ない。しかし，病的新生児や早産児に対しては，出生後早期から授乳を開始できることは少なく，そのために栄養管理が必要となる。

1）エネルギー代謝

a．エネルギー必要量

第6次改訂日本人の栄養所要量によれば，正常新生児の乳汁摂取量と乳汁に含まれるエネルギー量を基に算出された新生児のエネルギー所要量は110～120 kcal/kg/日である。低出生体重児においては，安定した成長が得られるまでの移行期には経静脈的に35～90 kcal/日，乳汁からは110～120 kcal/kg/日が，安定した成長が得られる時期には経静脈的に80～90 kcal/kg/日，乳汁からは110～120 kcal/kg/日のエネルギーが必要であるとされている。

b．エネルギーバランス

成熟児の安静時エネルギー消費量は43～60 kcal/kg/日である。実際のケアにおける体温維持に使用されるエネルギー消費量は，5～10 kcal/kg/日程度のエネルギーが消費される。哺乳によりもたらされる熱産生は，授乳後の消化吸収や分解異化に要する過程で産生されるもので，3.2～11.3 kcal/kg/日（総エネルギーの4.7～18%）である。活動によるエネルギー消費量は総エネルギーの25%程度と考えられている。

2）蛋白質

a．蛋白質代謝の特徴

新生児において，メチオニンからシステイン，タウリンへ，フェニルアラニンからチロシンへの代謝に関する酵素活性が低いため，必須アミノ酸以外にタウリン，システインが外部から与えられる必要がある。また，円滑な尿素サイクルにおける代謝のためにアルギニンも必要である。なお，新生児の経静脈栄養には上記の代謝機能を配慮し，さらに肝臓で蛋白質に合成されることなく，直接に筋肉などに取り込まれる分岐アミノ酸（ロイシン，イソロイシン，バリン）を多く含有したアミノ酸製剤が用いられている。

b．蛋白質必要量

蛋白質が投与される場合に，同時に適切なエネルギーも必要である。低いエネルギー摂取量の下では，蛋白質の投与量を単純に増加させても直線的に発育が増えるわけではない。また過剰な蛋白質は代謝負担を強いることになり，アミノ酸インバランスや代謝異常を招来させるため十分な配慮が必要である。蛋白質とエネルギー摂取率の比率は 3 g/100 kcal を超えないほうがよいとされる。健康新生児の蛋白質所要量は，第 6 次の改訂では 2.6 g/kg/日とされている。

3）脂　肪

a．脂肪代謝の特徴

新生児期では主要なエネルギー源が糖であったのに対し，出生後は脂肪が重要なエネルギー源となる。母乳では，総エネルギー量の 40〜50％が脂肪である。母乳脂肪中 97〜98％が中性脂肪で，残りが複合脂質，脂溶性ビタミン類，ステロール類である。中性脂肪を構成する脂肪酸組成は，牛乳と比べて長鎖多価不飽和脂肪酸が多く，必須脂肪酸であるリノール酸（n-6）およびαリノレン酸（n-3）が多く含まれる。これらは中枢神経の発達や生理活性物質の前駆物質として重要な役割を担う。早産児は鎖長反応や不飽和化反応が十分ではないので，n-6 系，n-3 系経路から生成されるアラキドン酸やドコサヘキサエン酸（DHA）を補うのに，母乳はこれを多く含有するので都合がよいのである。また，母乳には脳の髄鞘化や脳機能の分化のためのシグナリング，そしてホルモン合成にかかわるコレステロールも多く含まれており，母乳栄養児の血中コレステロールは人工栄養児よりも高濃度となる。

4）炭水化物

母乳の主な炭水化物は乳糖である。その他，種々のオリゴ糖，ガラクトース，グルコースが含まれる。オリゴ糖はビフィズス菌増殖因子として働く。

5）ミネラル

母乳中に含まれる各種ミネラルは，育児用調整粉乳に比べて吸収がよい。母乳中の Ca，P がカゼインと結合している量はそれぞれ牛乳の約 1/2，1/4 であるが，可溶性成分が多く吸収がよい。母乳中の Ca と P の重量比は約 2：1 である。

6）乳汁蛋白質と乳児の発達生理

乳児期に摂取する蛋白質の多くは乳汁蛋白質である。乳児栄養の基本は蛋白質であり，したがって，母乳の栄養学的意義もその基本は蛋白質にある。しかし，乳児は消化管の運動機能も未発達で，消化酵素の分泌量も少なく，蛋白質の消化吸収において成人と異なる点が多い。

乳汁蛋白質は乳清蛋白質とカゼインよりなる。人乳中には 1.1〜1.2％の蛋白質が含まれ，そのうちの乳清蛋白質は約 60〜70％，カゼインは約 35〜40％である。牛乳中には約 3％の蛋白質が含まれ，そのうちの約 80％がカゼインである。さらにカゼイン成分のうち，両者に共通して含まれるβおよびκ-カゼイン組成を比較すると，牛乳中のβ-カゼインは38%，κ-カゼイン13%，人乳中のβ-カゼインは80%，κ-カゼイン15%である。

ヒトの初乳は特に蛋白質濃度が高いが，これは乳清蛋白質の増加による。乳清の蛋白質は主としてα-ラクトアルブミン，ラクトフェリン，血清アルブミン，リゾチームである。乳清中最も多い蛋白質はα-ラクトアルブミンであり，牛乳中の最も多いβ-ラクトグロブリンに相当する分画は母乳にはない。人乳中のα-ラクトアルブミンの栄養的価値は，アミノ酸組成が乳児の要求に最適であり，しかも消化されやすいことにある。ラクトフェリンは牛乳中には微量しか含まれていないが，人乳中には牛乳の20〜30倍含まれている。人乳中のラクトフェリンは細胞成長因子であることが知られているが，そのほかにも人乳中にはEGF（epidermal growth factor），NGF（nerve growth factor），プロスタグランジンなどいくつかの細胞成長因子が存在することが報告されている。

乳児の蛋白必要量は生後1か月間は2〜2.4 g/kg/日，それ以後は漸減し生後6か月では1.5 g/kg/日である。

人乳は牛乳に比べシスチン含有量が高く，しかもメチオニンとシスチンの比が1より小さく，他の動物とは異なっている。蛋白質と核酸合成の盛んな乳児にはシスチンの補給が必要であり，母乳からシスチンが補給されることは都合がよい。またタウリンは脳の重要な成分であり，発育途上の乳児にとって重要であるが，母乳からタウリンが供給されることは有利である。

糖質と脂肪は胃液の分泌を促すことが少ないが，蛋白質はその分泌を促進させ，特にカゼインはこの作用が強い。乳児の塩酸の分泌量は比較的少ない。塩酸の分泌量は人乳の場合を100とすると，2/3希釈牛乳では200〜275，全乳では200〜325である。胃液中の塩酸は，まず第一に乳汁中の蛋白質および塩類と結合し，これが飽和された後に遊離塩酸が証明される。遊離塩酸の出現は，母乳栄養児では哺乳後1〜1.5時間であるが人工栄養児では2.5〜3時間である。

人乳はカゼインおよびカルシウムが少なく，アルブミンが多いので，牛乳よりも微細なカゼイン凝塊を形成する。カードテンション30 g以上をハードカード，30 g未満をソフトカードといい，ソフトカードは乳児の消化吸収によい。いかにして柔らかいカードを生ずるようにするかが，第二次大戦後の調製粉乳の改善で最初の課題であった。

胃液1 ml中に含まれる蛋白分解酵素は，乳児期を1とすると，幼児期は2，学童期は5である。1日に分泌される蛋白分解酵素量は乳児期を1とすると，幼児期は5，学童期20，成人40である。十二指腸液中の蛋白分解能は成人を100とすると0〜3か月は65，4〜12か月は70，1年以降は成人と同じレベルに上昇する。

7）母乳栄養と免疫

乳児の乳汁栄養で最も優れているのは母乳である。近年，母乳の免疫学的意義が解明され，新たに母乳の有用性が再認識されてきた。従来より母乳栄養児は人工栄養児より死亡率が低いことが知られ，また感染罹患率についても母乳栄養児の頻度が低く，特に消化器や気道感染の頻度が低値であった。この母乳栄養の利点について注目されているのが，初乳の腸管局所免疫への関与である。

初乳が新生児の消化管感染症に対し特有の予防効果を示すのは，初乳には高濃度に分泌型免疫グロブリンAやラクトフェリン（lactoferrin），リゾチーム（lysozyme）のような抗菌性物質が含まれるからである。

分泌型免疫グロブリンS-IgAは，ヒト体内のいろいろな所に存在しているが，そのなかで最も多く初乳中に存在している。新生児は免疫学的に未熟であり，腸内細菌の常在化食物抗原との接触が十分行われるようになる生後2～3週までは，血清IgAの産生はきわめて微量であるので，初乳中のS-IgAはこの間の腸管免疫に重要な役割を果たしている。細菌，ウイルス，巨大分子などの抗原刺激に対応した抗体が局所的につくられるが，これがS-IgAに属するもので，各々の菌や蛋白分子と結合して体内侵入を防ぐといわれる。分娩当日および翌日の初乳には高濃度のS-IgAが含まれているが，分娩後日数が経つにつれて急速にその濃度は低下する。

ラクトフェリンは鉄を含有する蛋白で，あらゆる外分泌液中に含まれるが，特に初乳中に高濃度に含まれる。鉄不飽和ラクトフェリンは，増殖に鉄を必要とする病原微生物から鉄を奪うことにより静菌作用を示すとされ，病原大腸菌など腸内細菌に対し静菌力を示す。リゾチームは細菌細胞壁のプロテオグリカゴンを水解することにより殺菌効果を発揮する。母乳中の活性は鶏卵の3倍，牛乳の1,000倍以上に達し，母乳栄養児のビフィズス菌優位の腸内細菌叢の成立に重要といわれる。

母乳中には細菌に対する抗体として，破傷風菌，百日咳菌，肺炎双球菌，ジフテリア菌，サルモネラ菌，大腸菌，コレラ菌に対する抗体が含まれる。細菌感染からの防御だけではなく，ポリオ，コクサッキー，エコー，インフルエンザ，麻疹，単純ヘルペス，RS，ロタ，B型肝炎などのウイルスに対する抗体も母乳中に含まれている。

また，ヒトの消化管にも各種抗原に対してS-IgAを産生する局所の免疫機構，すなわち消化管関連リンパ装置（gut associated lymphoid tissue；GALT）の存在することが明らかになってきた。胃から直腸に至る広範な所属リンパ装置が関与し，粘膜固有層にIgAを産出するB細胞を供給する機構である。さらに母体腸管のPeyer板で抗原による刺激を受けた感作リンパ芽球が，腸間膜リンパ節に移行して分裂増殖し，IgA産生前駆細胞として胸管を経て血液中に入り，乳腺組織に移行しIgA産生細胞に成熟するという腸管乳腺経路（enteromammary pathway）が想定されている。この経路により，母乳を摂取した児の腸管にS-IgAが移行することになるといわれる。

栄養法と乳児のアレルギーに関しては，固形食を与える以前の牛乳栄養は乳児の血清IgEを増加させ，母乳栄養児より免疫系に強い刺激を与えアレルギー症状を誘発する可能性があるといわれる。新生児期早期に与えられた粉乳により，下痢を主徴とする牛乳アレルギーが発症する場合があることや，乳児難治性下痢症の症例中には人工栄養に起因するものがある。したがって，新生児期早期に異種蛋白を与えることは，その後に悪影響を及ぼす可能性も考えられる。

以上より，母乳は栄養学的な面と同時に，免疫学的にも非常に重要と考えられる。

5．胎児プログラミングと栄養そしてadiposity reboundの概念

成長した小児における問題よりも，もっと以前の胎児期に起源を発する肥満，2型糖尿病，そしてその結果としての循環器疾患による罹病率や死亡率の増加との関係が提唱されてきた。20年以上前に，サザンプトン大学のDavid Barkerは，妊娠末期の妊婦の低栄養が胎児の成長としてその臓器形成に影響を及ぼし，低出生体重で生まれた児には体脂肪によるcatch upがもたらされ，成人期に2型糖尿病や高血圧，そして循環器疾患になりやすいことを見出した。これを胎児プログラミング，Barker仮説[1)]という。

この仮説の歴史的実例として有名なのが，オランダ西部における第二次大戦中の“飢餓の冬”

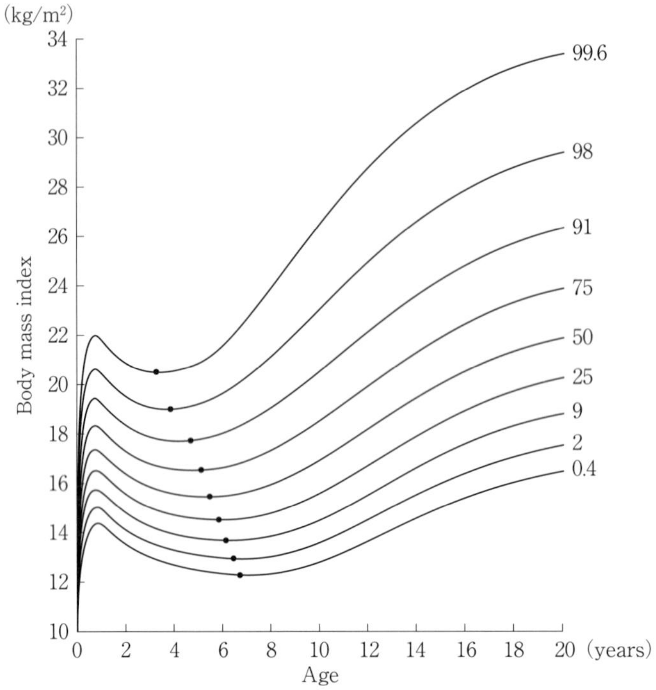

図 4-1　**Adiposity rebound**（**AR**）について[5)]

である。連合軍が一時的撤退を余儀なくされたライン川のアーネムの戦いにおいて，ドイツ軍に包囲され，1944 年 11 月から 1945 年 5 月までの間に飢餓に曝された妊婦から生まれた児の 50 年後の糖負荷試験の報告がなされている。飢餓のない時期の妊婦と比べ，ことに妊娠末期の妊婦が飢餓に曝されると児の出生時体重は低く，50 年後成人期には BMI は大で，2 型糖尿病や耐糖能異常の頻度が高く，空腹時のプロインスリン値は高値で，糖負荷後 2 時間値のインスリン，血糖値は有意に高値であった。このようなインスリン抵抗性や膵 β 細胞におけるインスリン生成の障害が発生する機序として，栄養の再分配，すなわち重要な臓器の優先順位が決まっていて，倹約表現型の胎児プログラミングが仕組まれ，その後の富栄養という二次行動にて生涯にわたり機能してしまうという。

adiposity rebound（AR）とは，乳児期早期の栄養問題がその後の人生における肥満，糖尿病をもたらすという概念である。5 歳から 6 歳あたりの年齢に body mass index の値が底辺となって，後に増加に転じることが観察される。図 **4-1** は Cole のものである[5)]。多くの研究にて，AR が 5 歳未満の早期に出現する群と，AR がそれよりも遅れて出現する群とを比較すると，前者は成人にて肥満や 2 型糖尿病，そして循環器疾患を発症するリスクが高いことが示されている。これらの多くの報告にもかかわらず，AR の早期の出現がどのようなメカニズムで後世に肥満をもたらすのか依然として議論されているが，乳児期早期の栄養として高蛋白，低脂肪が重要とされており，特に高蛋白は肝における IGF-1 を亢進させ脂肪細胞の分化に貢献するとされる。また低脂肪であることは，その後の二次的な高脂肪食曝露に対する倹約仮説となる，などの説もあげられている[6)]。

表 4-1　胎児コレステロールは成長発達のための重要な構成要素である

●細胞膜構成要素
●膜の特有な領域における機能（受容体など），lipid rafts：膜表面においてコレステロールや脂肪酸，膜蛋白や糖脂質膜などから構成され，シグナル伝達の役割をもつプラットフォーム的な役割
●代謝のメディエーター：スフィンゴミエリンなどと共同して
●Sonic Hedgehog シグナリング（SHH）に必要な細胞表面受容体の機能に貢献：中枢神経系の発達，前全脳の分割
●前駆的ステロイドホルモン：プロゲステロン，オキシステロールなど

6．developmental origins of health and disease（DOHaD）と脂質代謝異常

子宮内発育遅延と成人期慢性疾患のなかで，心血管病の発症機序の一つに脂質異常があげられている。脂質異常の成因としては，メタボリックシンドロームにみられるように，内臓脂肪蓄積やインスリン抵抗性としても，糖質・脂質代謝異常の産物として二次的にもみられるものである。しかし，本項では，第一義的に脂質異常を胎児期から起こし得るものとしての脂質代謝異常を中心に解説することとする。DOHaD の視点からの脂質異常の内容としては，近年の Kwiterovich ら[7]の論文にもあるように，すべてのリポ蛋白やリポ蛋白のサブクラスにおけるサイズ，分子量，脂質やアポ蛋白などの構成因子，および量的なそれぞれの異常が見出されてきている。そして，これらの異常は冠動脈疾患と関係することが想定されている。しかしながら，このようなリポ蛋白やアポ蛋白の異常の発生機構はまだ不明な点が多く，さらには胎児期の正常な脂質リポ蛋白代謝の仕組み自体も，多くは今後の研究を要する領域なのである。

1）周産期のリポ蛋白代謝

胎児とコレステロールとの関係は，表 4-1 に示すように臓器の分化，胎児の発達や成長にとってなくてはならないものである。胎児のコレステロールの由来は，内因性と外因性とに大別される。内因性：胎児のコレステロールの産生，肝が最大の臓器である。外因性：胎盤，卵黄血管と卵黄嚢からなる。胎盤と卵黄嚢の 2 つの組織が母体循環と胎児循環とを分離しているため，外因性由来の胎児への供給は複雑である。ヒトの卵黄嚢は妊娠 10 日の受胎早期に発生し，妊娠 4 週末までに胎盤は完成し，母体と胎児の間で交換が生じる。妊娠が進むにつれ卵黄嚢は退化しはじめ，妊娠 8 週までには機能しなくなる。一方，げっ歯類では卵黄嚢と胎盤とは並行して機能し続ける。外因性の経路では，まず胎盤のトロホブラストによる母体からのコレステロール，リポ蛋白コレステロールやアポ蛋白摂取が行われ，胎盤から胎児循環へと分泌，拡散，排出させる。

新生児にとって急速な成長のためにどれくらいコレステロールが必要かを示す成績としては，3.2 kg の平均的な新生児にて，脳以外の組織では組織 1 g あたり約 1.5 mg のコレステロールを有しており，9 か月までにさらに 4.8 g の付加的なコレステロールが成長のために必要とされる。脳に含まれるコレステロールはどうかというと，脳組織の重量は 0.4 kg で，1 g の脳組織あたり出生時の平均的なコレステロールは約 7 mg である[5]。成長に必要とされる脳のコレステロールは，約 8 g までも増加するとされる。

2）ヒトにおける妊婦の低栄養とコレステロール異常との関係についての歴史的な証明

第二次世界大戦の末期，オランダ西部における「飢餓の冬」とよばれる異常事態のさなかにあった母体の胎児への影響に関する報告のなかで，出生後50年が経過した成人期の血漿脂質プロファイルが報告されている。これによると，妊娠の初期に飢餓に曝されたヒト胎児は，飢餓に曝されなかったヒト胎児と比べて，成人期にて動脈硬化性の脂質プロファイルを有していたとされる。彼らのLDL/HDLコレステロール比は有意に高く，彼らのHDLコレステロールやアポAは低い傾向にあり，逆に総コレステロール，LDLコレステロールやアポBは高い傾向があったが，これらは統計的に有意ではなかった。その飢餓の影響は，出生時の体格や成人期の肥満とは，独立したものであったという。この考察として，動脈硬化性脂質プロファイルは，後の人生の適切な栄養に対し妊娠早期の母体の低栄養から伝えられたものとリンクしている可能性があるかもしれない。これは妊娠早期の母体低栄養が，出生時体重とは別個に，肝における脂質合成酵素の活性に関する脂質代謝を変化させ，プログラムした可能性があると推測している。

レニングラードの包囲（1941～1944年）で，同じく妊婦が飢餓に曝され，飢餓の胎児への影響についてなされた研究では，しかしながら動脈硬化性の脂質プロファイルは示されなかったという。この違いの説明として，レニングラード包囲の場合には，その後も長く低栄養の状態が続いたため，二次行動としての富栄養の影響を受けなかった点が関係しているのではないかと推測されている[6]。妊娠ラット，特に低蛋白の影響による胎児ラットは，出生後コレステロールもトリグリセリド（TG）もともに低いレベルになることが報告されている。種の違いによる脂質表現型の相違も指摘されている。

3）総コレステロール，LDLコレステロールと胎児プログラミング

低出生体重児と低HDLコレステロール，高TG値との関連性や，出生時の低身長と総コレステロール高値，LDLコレステロール高値およびアポB高値との関連性を指摘している報告もみられる。出生時のサイズと冠動脈疾患との関係についてのメカニズムについて，自然な，または動物モデルでの実験や検討がなされてきたが，これらの研究の結果，糖質コルチコイドが子宮内プログラミングとして1つのキーロールを有すると推測されている[8]。子宮内の低栄養の動物モデルの研究で，高コレステロール血症が後の成人期に進展することがわかった。最近のヒトにおける研究においても，低出生体重は，成人において高コレステロール血症となることも知られている。しかしながら，高コレステロール血症と出生児の体格との関係については，ヒトでは意見の分かれるところである。たとえば，ある思春期の双子研究では，子宮内的な因子ではなくて遺伝的因子が，低出生体重と高TC，高LDLコレステロール，高アポBとの関係を説明していた。また，1つのメタアナリシス研究では，思春期における出生体重と血中コレステロール濃度は弱い相関であって，公衆衛生における健康的意義としては，その関係の重要性は薄らいだものという解釈になる。

ヒト胎児においては，肝のLDLレセプター活性の増加は在胎週数と正の相関を示し，血中のLDLコレステロール濃度とは負の相関にある。さらに胎児において，コレステロールを利用する主要な臓器は副腎であり，副腎の発達はLDLコレステロール濃度に大きく影響するのである。それゆえに臍帯血のLDLプロファイルは，胎児の栄養状態よりもむしろその成熟段階を，特に臓器としては肝や副腎を表している。Tothらが推測したように，LDLに含まれる

コレステロールの代謝は，最もよくコレステロール合成を表しており，在胎週数の進んだ胎児と比べて，若い胎児ではよりコレステロール合成はゆっくりとしているのである。

新生児期のLDLプロファイルを決定しているのは，ミルクソースの違いである[9]。母乳によるほうが人工乳によるよりもLDLやTC濃度は高いのである。早期のコレステロールの曝露が人生の後年になっての内因性コレステロール産生を抑止しているとの報告がある。在胎週数のLDLプロファイルへの影響が，成人期まで続くのか，あるいは加齢とともに変化するのか，母乳の成人期コレステロールの研究のように，さらなる研究が必要とされる。

低出生体重と総コレステロール，LDLコレステロール，またはアポBとの関係を理解するうえで，上述したさまざまなファクターを考慮したうえで検討する必要性がある。

4）HDLサブクラスとアポ蛋白との関係について

ヒト胎児のリポ蛋白プロファイルは，成人と比べて質的に，また量的にもユニークなものである。臍帯血のLDLコレステロール濃度は，成人のそれの約1/3であり，TGに富みコレステロールに乏しい内容である。対照的にHDLコレステロール濃度は成人のそれの約半分と高く，しかもアポE濃度の高いアポEリッチHDLの占める割合が高く，このためエステル化が乏しくなっているのである。多くの哺乳類の成人と似て，ヒト胎児ではHDLが主要なコレステロールのキャリアーなのである。

このHDLのプロファイルは，コレステロールの逆転送よりも，むしろ多くの量のコレステロール転送を必要とし急激に成長する胎児の組織や臓器にとっては好都合であるし，たとえコレステロールの供給の起源が内因性であろうが，胎盤を経由する外因性であろうともである。HDLは均一な粒子ではなく，いくつかのサブクラスで構成され，それらは成人の動脈硬化の研究で異なった役割を演じることが報告されている。

ヒト新生児におけるある研究では，臍帯血HDLが特徴的なサイズの分布を示していた。成人と比べて，臍帯血では全HDL濃度が低いにもかかわらず，新生児期のsmall HDL濃度は他と比べて絶対的に高く，しかもまた，ほぼ同程度に相対的に多くのlarge HDLが占めている。新生児におけるsmall HDLの増加は，LCAT活性の低いためによると推測され，small HDLはHDLを大型化するために遊離コレステロール（非エステル型コレステロール）を供給し，結果的にコレステロールの逆転送を抑圧している。新生児におけるlarge HDL産生のメカニズムは，まだ明確ではないが，これにはアポEとアポC-Iが豊富である。臍帯血におけるアポEリッチHDL濃度は成人の約2倍で，臍帯血全HDL中の30%以上を占めている。アポEリッチHDLからのコレステロール供給は，中枢神経系のノイロンの成長にとって本質的であることが知られている。さらにアポE多型は，脳成長の1つの決定因子であるばかりでなく，ヒト乳児における心臓病手術の神経成長予後をも決定している。

一方，Kwiterovichら[7]は，新生児で低出生体重児や早産児は出生時にlargeアポC-IリッチのHDLが増加していることを示し，この特徴的な表現型は，アポC-IリッチHDLが培養ヒト動脈壁平滑筋のアポトーシスを促進するゆえに，もしこのようなリポ蛋白が小児から成人期まで持ち越されるならば，心血管病のリスクファクターの1つとなり得ると推測している。

以上のような所見は，large HDL粒子が成長や新生児期の神経学的発達，そして後の人生における心血管病のリスクとしても重要な役割りを演じることを示唆している。

5）VLDLと胎児プログラミング

small for date（SFD）は，appropriate for date（AFD）と比べてTGリッチVLDLやIDLが

高値であることが知られている。SFD における TG リッチ VLDL サブクラスの増加は，やはり将来の冠動脈疾患とリンクすることを推測させるのである。上述したように，臍帯血における large HDL サブクラスにおいてアポ C-I がリッチとなっている。アポ C-I は 6.6 kDa のアポリポ蛋白で，成人においてそれは VLDL，IDL および HDL の構成成分となっている。アポ C-I は VLDL や IDL からのアポ E と置換し，それによりこれらのリポ蛋白が血漿からクリアランスされるのを阻止しているため，高 TG 血症や動脈硬化を促進する。これに関連して Bjorkegren と Coworkers は，正脂血で CAD の患者や早期の無症候性動脈硬化症患者において，食後のカイロミクロンレムナントや VLDL レムナント中にはアポ C-I が多く含まれていることを報告した。

アポ C-I はまた，CETP を阻害して，HDL から VLDL へのコレステロールエステル（CE）の転送をも低下させる。アポ C-I は，LCAT を刺激し HDL のコレステロールをエステル化して，原始 HDL から球状 HDL への成熟を促進する。アポ C-I の CETP と LCAT の双方に関する効果は，それゆえに large HDL 量の増加を促進し，これは抗動脈硬化性であるが，もしも large HDL 上のアポ C-I がその機能を変えないならばの話である。すなわち，たとえばアポ C-I エンリッチド large HDL と純粋なアポ C-I の両者は，培養したヒト動脈壁平滑筋のアポトーシスを，neutral sphingomyelinase の誘導やそれに続くアポトーシスのステップを巻き込みながら促進する。もしもこのようなアポ C-I の効果が *in vivo* で起こるなら，心筋梗塞を引き起こす不安定プラークの破裂を促進することになるだろう。

7．乳児の哺乳と摂食の仕方

新生児は母乳栄養と人工栄養では哺乳の仕方が異なる。母乳を飲む場合には，下顎と上顎で乳輪（乳頭の周りの褐色を帯びた輪状部）を押し，舌の先で乳頭（乳房中央の円錐状の隆起）と乳輪を硬口蓋に向けて押すという咬合圧が主で，別に下顎を下降させて口腔内を陰圧にして母乳を吸い出す吸引圧も使われる。一方，哺乳びんから調製粉乳（ミルク）を飲むときは，月齢によって飲み方が異なる。すなわち新生児期には反射的に上顎と下顎を咬み合わせて飲むが，生後 1 か月ごろからは吸い込んで飲むようになり，その後はダラダラ飲みと吸い込みが繰り返されるという具合いである。

生後 1～2 か月ごろは固形物が口の中に入ると反射的に押し出すが，生後 4～5 か月ごろになると押し出さなくなる。このころになると離乳食を食べさせることができる。なお離乳初期には歯で噛みつぶすことはできないので，離乳食は舌や歯ぐきでつぶせるくらいに調理する。乳歯は生後 6～7 か月ごろから生え始め，小臼歯が生えるのは 1 歳 4～5 か月ごろである。

なお，味覚に関しては新生児も甘さをほかの味と区別ができる。したがって，生後 2～3 か月ごろになると母乳と調製粉乳（ミルク）の違いがわかるようになる。

1）咀嚼する（噛む）ことの意義

咀嚼することにより，①食物が噛み砕かれるので消化されやすくなる，②唾液や消化液の量が増え消化を助ける，③正しい咀嚼が顎の発育や歯並びをよくする，④咀嚼（噛む）することが脳の働きを活発にする，などの意義がある。

a．噛むということ

離乳は単に食物や栄養の面だけではなく，食事や生活習慣の発達にも大いに関係がある。また噛むという動作を覚えることも大切なことである。離乳食は初めはそのまま飲み込めるように調理するが，生後7か月ごろになったら舌でつぶせるくらいの硬さとし，生後9か月ごろになったら歯ぐきでつぶせるくらいの硬さに調理する。生後6～7か月ごろになると切歯が生えてくるので，噛み切ることはできるようになるが，まだ噛みつぶすこと（咀嚼）はできない。

b．咀嚼能力の発達過程

①哺乳期：舌の前後運動で乳汁を咽頭のほうに送り飲み込む時期である。

②離乳初期（ゴックン期，生後5～6か月）：舌の前後運動でゴックンと飲み込む時期である。口唇を閉じることができるようになることが大切である。

③離乳中期（モグモグ期，生後7～8か月）：下顎を上下にモグモグと咀嚼運動する時期である。

④離乳後期（カミカミ期，生後9～11か月）：舌を左右に動かし離乳食を左右の歯ぐきに運び，歯ぐきで上下に咀嚼する時期である。

c．離　乳

離乳とは母乳あるいは調製粉乳（ミルク）だけの栄養から次第に固形食栄養に切り替えていく過程をいい，離乳の目的は咀嚼能力を獲得することにある。すなわち，それまで乳汁だけで栄養されてきた乳児に，いろいろな半固形食を与え，次第に硬さや量を増やしていくことにより食生活が固形食形態に変化していくことである。食生活であるので個人差・家庭差などの違いがあり，そのため実施するにあたっては違いの幅を十分考慮する必要がある。といっても一応の目安は必要であり，それが「離乳の基本」である。

2）離乳開始時期

離乳の開始は「生後満5か月ごろを目安とする」という基本はあるが，これが優先ではなく，あくまでも乳児の摂食機能を重視しての結果である。発育がよく，口に入れた離乳食を舌で押し出さないならば，4か月ごろに離乳を開始してもよい。逆に生後5か月ごろになっても開始できない場合は，さらに1か月くらい遅らせてもよい。

a．離乳食の進め方

離乳食とは咀嚼するための半固形食のことである。したがって，果汁やスープなどの液体類は離乳食には該当しない。離乳食はのどを通りやすく，消化しやすく，調理してあれば食品の種類にこだわらなくてもよい。かゆ・うらごし野菜・豆類・卵黄・魚などと進めていく。問題は消化の点である。消化されやすいように調理してあれば，穀物にこだわらず魚や牛肉から与え始めてもよい。食品の種類よりも調理の仕方のほうが，より重要である。ベビーフードの魚と野菜や牛肉と野菜などは，生後4～5か月ごろから与えてよい。ベビーフードは規格が定められているので安心して与えることができる。母親の手作りの離乳食はもちろんよいが，市販の離乳食もよい。手作りの場合は塩味が強すぎないように十分に気をつける。

b．離乳の手順

離乳開始は生後5か月ごろとし，食べられるならば生後4か月ごろでもよい。生後5か月ごろ開始の理由は，①そのころまでは母乳や調整粉乳（ミルク）で栄養が十分である，②生理的にそのころから固形食を受け入れやすくなり，口をモグモグさせるようになる，③心理的に固形食に興味をもち始める，などである。離乳開始は，遅くても生後7か月ごろまでには始めたい。それ以上遅れると離乳がスムーズにいかないことがある。離乳完了は生後1年ごろを目安にする。完了というのは，栄養源の必要量の2/3以上が母乳か調製粉乳（ミルク）以外からとれるようになったときである。そのほか歯ぐきで咀嚼できることも完了の条件である。母乳は原則として止める（断乳）が，牛乳または調製粉乳（ミルク）で1日に400 mlくらいは与えるほうがよい。

離乳を始めるときの原則は，食べ物を軟らかいものからだんだん硬いものへと進めることである。食品の種類には関係なく，食品の調理形態によって進行の程度を決める。離乳食の調理形態の目安は，初期（生後5～6か月）はドロドロ状，中期（7～8か月）は舌でつぶせる硬さ，後期（9～11か月）は歯ぐきでつぶせる程度の硬さである。また離乳食の量は1日1回スプーン1杯から始め，2～3日ごとに1杯ずつ増やしていく。月齢による1回量の大方の目安は，初期が50～80 g，中期が80～150 g，後期が150～200 g程度である。食事回数は開始1か月くらいは1日1回（午前10時ごろ），その後6か月ごろになったら1日2回（午前10時と午後2時ごろ），9か月ごろになったら1日3回（午前10時，午後2時，午後6時ごろ）とし，満1歳ごろで完了する。

栄養のバランスについては1食ごとに穀類，蛋白質食品，野菜，果物を組み合わせる。フォローアップミルクは，基本的には日本の乳幼児の栄養摂取の状況を踏まえ，不足する栄養素の一定量をバックアップするという考えから生まれたミルクである。しかし銅や亜鉛の強化は認められてはいない。したがって生後9か月ごろまでは，乳児は母乳または育児用調製粉乳（ミルク）で哺育するほうがよく，あまり早くからフォローアップミルクに切り替えるのは好ましくない。また対象の上限は3歳ごろまでとされている。3歳以上ではフォローアップミルクは適当でなく幼児食となる。

8．小児の栄養所要量

学童期，思春期には発育・発達・体力と健康の増進を図り，十分な生活活動を営むために，動物性蛋白質を主に，脂質・カルシウム・鉄分・ビタミン類を十分に摂取する。栄養所要量（recommended intake）とは，その人の十分な発育・発達・体力と健康の維持，それに増進を図り，そのうえ十分な生活活動を営むために，1日に摂取することの望ましい必要量のことである。小児では各年齢，男女別の集団としての健康小児の発育に栄養上十分な必要量を指している。栄養素の所要量は，それ以外の栄養素は十分に摂取されているということを前提にして求め，またその量は調理を経た後，実際に小児の口に入る量である。利用するときに注意しなければならないことは，これらの数字は幅の広いガイドラインであるため，個々の小児については個人の現実の所要量を超えることもあり得るし，また足りないこともあり得るということである。

所要量を求めるには，各栄養素の中間代謝がいまだよくわかっていないことに加えて，個人ごとの生理的個体差が大きいこと，さらには生体の適応能力，たとえば実際には摂取量に少々の不足があっても吸収能力を上げるとか，代謝効率をよくしてカバーしてしまうことがあるので，明確な値を出すのには多くの困難な問題がある。実際問題としては，実験的に最小必要量（minimal requirement）が求められれば，それを参考にして代謝の出納は考慮される。そのほか健全な発育を示す小児の栄養実態調査の成績などをも考慮して，最後に若干の安全率を加えて（エネルギー所要量を除く）算定することができる。安全率とは個体差や生活環境条件の変動などを考慮して算出するものであり，欠乏を防止するうえで安全という意味を用いている。

1日のエネルギー所要量とは，言い換えれば1日のエネルギー消費量のことである。すなわち，

$$A = B + BX + A/10$$

の式で表される。A は1日のエネルギー所要量であり，B は1日の基礎代謝量のことで，基礎代謝基準値に体重を乗じた値で表される。X は生活するときの活動指数であり，したがって BX とは生活するために活動したときの増加エネルギー量を表す。また A/10 とは食物の消化，吸収および栄養素の転送に費やされるエネルギーのことであり，特異動的作用（specific dynamic action；SDA）ともいわれる。

1）学童期の栄養

学童とは小学生を指している場合が多く，年齢的には6～11歳までをいう。この時期は発育のスピードが比較的安定した時期であり，身長はほぼ直線的に伸びる。発育が著しいことや活動が活発になるため摂取する食物の種類や量が増す。また年齢が長ずるにつれて栄養所要量が増加する。そのほか偏食癖はこの時期に固定化することがある。一般的には偏食は成長・発育するにつれて変化するのでそれほど心配はないが，保護者は正しい食生活を指導していかなければならない。

まず第一は朝食を規則正しく摂取することである。朝食を欠食して登校すると空腹感や脱力感が強く，授業に身が入らないし，朝礼のときに倒れることもある。家庭や本人の生活パターンの変化により夜型生活が主になると，夜食をたくさん摂取するようになり，そのため朝食を摂取しなくなる。そのことがまた肥満の原因にもなる。そのほか学校から帰ると間食(おやつ)を食べるが，スナック菓子には糖・食塩・油などが多く含まれているものがあるので，過量の摂取は極力控えるべきである。いうまでもなく間食は母親の手作りが最高である。間食はあくまでも空腹を抑えるためと家庭に戻ったという安心感を与えるものである。

栄養については成長のため十分な蛋白質の摂取が必要で，そのうち動物性蛋白質を45％以上にするという質的な配慮が必要である。脂質の摂取はエネルギー量の20～30％くらいを目安にする。そのほか骨の発育に必要なカルシウム（Ca），鉄分，ビタミン類，特に新陳代謝に関係する B_1，B_2 を多く摂取する必要がある。

2）蛋白質所要量

糖質と脂質は炭素，水素，それに酸素から構成されているが，蛋白質はそのほかに約16％の窒素を含んでいる。成長期においてどうしても避けられない窒素の損失量についての知見はこれまではほとんどないが，肉・牛乳・卵などを用いた窒素出納実験から平均的必要量を計算し，暫定的に1歳で約2.9 g/kg，19歳で約1.2 g/kg であることを基に，この間の栄養摂取実態調査の成績などを参考にして漸減曲線を仮りに定め，これによって各年齢ごとの1日あたりの所要量が算出されているのが現状である。なお所要量は1.18 g/kg である。

3）思春期の栄養

身体の発育が促進し，基礎代謝量が増加する時期で，体型の変化，第二次性徴の出現する時期でもある。男子の場合は特に問題はないが，女子の場合は月経が始まることにより生理的な思春期貧血をきたすことがある。貧血の原因としては鉄分，ビタミン B_{12}，葉酸などの摂取不足があげられる。そのほか身体的な成長が著しいこと，体型を気にしてのダイエットによる栄養性貧血を起こす場合もある。その対応として不合理な節食や欠食などをしないように注意する。また規則正しい食習慣を身につけさせる。食事内容にも気をつけて，バランスがとれるように鉄分の多い肉類，魚類，家禽類を積極的に摂取する。この時期は好き嫌いの激しい子どもも多く，実行が難しいこともあるが，肉類，魚類，家禽類のうち，すべてが嫌いであるということはまれである。そこで，これらの種類のうち食べるものを与えるとか，あるいは調理を工夫して与えるということを考えるべきである。

1日の栄養所要量は男子では16～17歳が最高で2,700 kcalであり，女子では13～14歳が最高で2,250 kcalである。蛋白質所要量では男子が最高で85 g，女子が同じく最高で80 gである。これら栄養所要量も蛋白質所要量も，いずれも20～30歳代より多い。学童期は蛋白質，カルシウム，鉄分，ビタミン類は成人に比べ多量に摂取しなければならない。

Ⅱ．小児の生活習慣病，メタボリックシンドロームについて

1．小児の生活習慣病と栄養について

1）小児肥満と高脂血症，脂質異常について[10)]

小児の高コレステロール血症は血圧や肥満と同じように，1970年代にはBogalusa Heart Studyなどにおいて，すでに成人期へとトラッキングすることが知られていた。学童期における血清脂質やリポ蛋白は，年齢や性差の影響を受けるので，真に肥満が，どのように影響するかを知るためには，同一年齢，同性間における肥満の有無による比較が必要である。肥満の定義についても，体脂肪をよりよく反映すると思われる指標の選択が重要になる。このためには，肥満度その他の体格指数では，おのずと限界がある。ここではHarpenden皮脂厚計を用い，上腕三頭筋部皮脂厚の90パーセンタイル以上を肥満児群とし，それ未満を非肥満児群として，年代別，性別に検討した結果を図**4-2**に示す。

肥満の影響と高脂血症のパターンが，血清脂質，リポ蛋白コレステロールの種類によって多少異なる点が興味深い。①肥満と高TG血症の関係が，男女とも小学校低学年の早期から始まることがわかる。②高TC血症や高LDL血症は，女児の肥満よりも男児肥満において著明であるが，それも高学年になってから明らかになる。③肥満と低HDLコレステロール血症の関係は，むしろ早期に男女ともにみられる傾向がある。非肥満児のTCに象徴されるが，一時的にコレステロールは9～10歳よりも，身長増加の著しい12～13歳で低下する。男児と女児のコレステロールの違いにはエストロゲンなどの性ホルモンの影響もあるが，女子の肥満で血清脂質が動脈硬化促進性（低HDLコレステロール，高LDLコレステロール）となる理由の一つには，男子よりも非運動性生活の割合が高いとする指摘もある。肥満の本質であるトリグリセリド代謝異常が，肥満群に早期から生じている。低HDLコレステロール血症の基準が40 mg/d*l*（集団の5パーセンタイル値以下）で成人のものと一致するが，肥満小児では他の血清脂質やリポ蛋白と比べて比較的保たれているといえるかもしれない。

肥満外来における脂質異常で，しばしば遭遇するのが冠動脈硬化促進因子であるsmall dense LDL（パターンB）である。われわれの検討では，肥満小児のなかでも高TG血症，低HDLコレステロール血症かつ内臓脂肪蓄積と有意の相関を示し，これらはsmall dense LDLの出現因子として注目すべきことがわかり，小児期のメタボリックシンドロームにおける重要なバイオマーカーになることが示唆された。この形成に関しては，小児でも，肝から分泌されるTGリッチ大粒子VLDLの増加と肝性リパーゼ活性の亢進が関与すると推測される。腹囲が80 cm以上であると明らかに大粒子サイズVLDLが多くなり，かつ小粒子サイズLDLが増加してくる。この小粒子サイズLDLはHOMA-Rと有意の正の相関を示していた。このよう

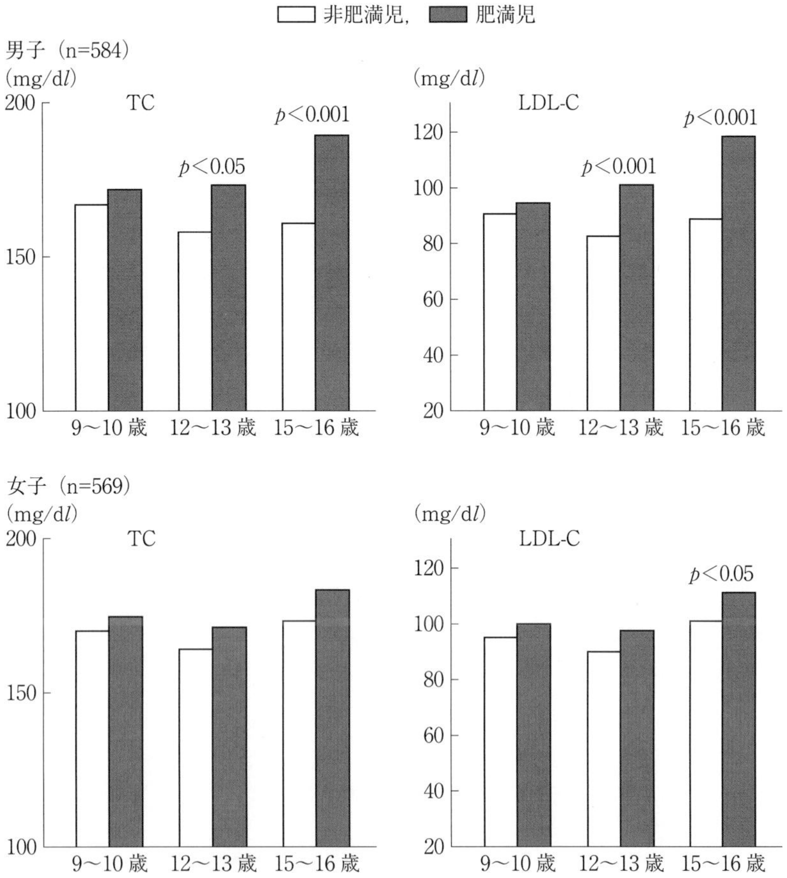

図 4-2a 上腕三頭筋部皮脂厚 **90** パーセンタイル値以上を肥満児群，**90** パーセンタイル値未満を非肥満児群とした小児の年代別，性別の高脂血症の合併に関する比較（静岡県 I 地区におけるコホート研究）

に健常な小児集団においても，すでに内臓脂肪蓄積の増加とインスリン抵抗性は明確に証明されるのである。このような所見は，小児のメタボリックシンドロームがきわめて身近な心血管病の前段階として進行していることを実感させるものであり，小児期からの動脈硬化促進性の役割として重要と考えられる。

2）メタボリックシンドローム—小児における心血管病予防と栄養[11)]

小児期のメタボリックシンドロームの成因の一つである栄養状態の問題に関して，われわれは牛乳や乳製品の摂取が成長に貢献し，コレステロール代謝や adiposity に関して好影響を及ぼす可能性があること，また多価不飽和脂肪酸（polyunsaturated fatty acid；PUFA）と小児肥満との観点から，次のような影響がもたらされることを発見した。

①早期のインスリン抵抗性の予知の関係で n-6 系脂肪酸代謝が関与する。delta 6 desaturase activity（D6D）は体脂肪の増加に伴い β 酸化が増加するが，このさいにその需要をまかなうために，アラキドン酸（C20：4n-6）を供給するべく up-regulation されねばならないが，D6D 活性の不十分な例ではアラキドン酸の不足のため膜の流動性やインスリン受

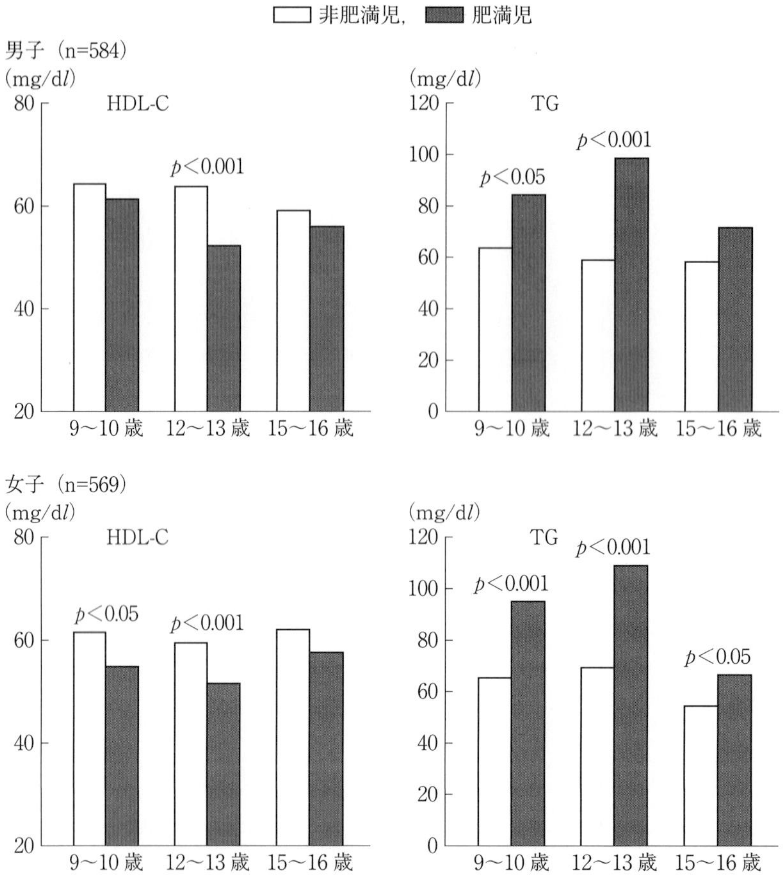

図 4-2b 上腕三頭筋部皮脂厚 **90** パーセンタイル値以上を肥満児群，**90** パーセンタイル値未満を非肥満児群とした小児の年代別，性別の高脂血症の合併に関する比較（静岡県 **I** 地区におけるコホート研究）

容体に影響し，インスリン抵抗性を導くと考えられる。

②内臓脂肪蓄積と PUFA の関係：炭水化物は肝に取り込まれ，acetyl CoA carboxylase から malonyl CoA が産生され，飽和脂肪酸であるパルミチン酸（C16：0）に向かう。肥満者では stearoyl CoA desaturase の亢進により，C16：0 は内因性脂肪酸としてパルミトレイン酸（C16：1n-7）への変換が増加し，これはあらゆる脂質の基質となり，特に内臓脂肪の基である VLDL-TG 産生増加に向かい，肝から VLDL 粒子の分泌を促進する結果となり，内臓脂肪へと添加されるのである。これを lipogenesis という。

③n-3 系脂肪酸の内臓脂肪蓄積改善効果：ドコサヘキサエン酸（DHA，C22：6n-3）がもたらす内臓脂肪蓄積の改善効果が示された。

以上に述べた栄養学的知見は，小児期からメタボリックシンドロームを予防し，ひいては心血管病の一次予防に貢献すると考えられる。

図 **4-3** に示すように，心血管病の基本となるのが動脈硬化である。動脈硬化性疾患の基盤として，内臓脂肪蓄積，耐糖能異常，高血圧，脂質代謝異常などの危険因子が集積する病態が注

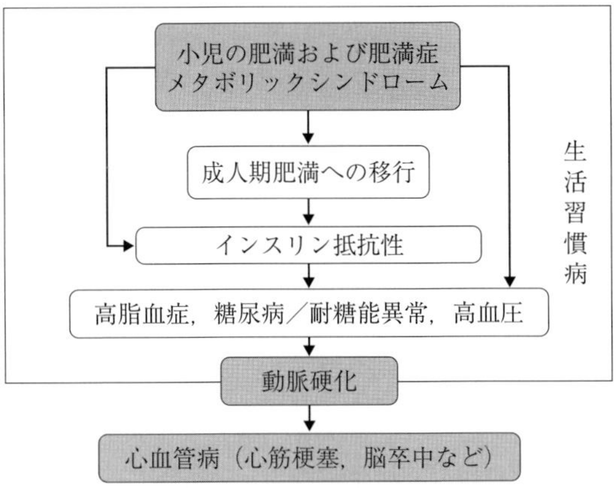

図 4-3　小児肥満から始まる生活習慣病，メタボリックシンドロームそして動脈硬化を基盤とする心血管病の進展について

表 4-2　小児期メタボリックシンドロームの診断基準

(1)	腹囲 80 cm 以上*
(2)	中性脂肪 120 mg/d*l* 以上
(3)	HDL コレステロール 40 mg/d*l* 以下
(4)	血圧小中学生 125/70 mmHg 以上
(5)	空腹時血糖 100 mg/d*l* 以上

(1)があり，(2)〜(5)のうち 2 項目を有する。
*注）小学生では，腹囲 75 cm 以上も参考に，また腹囲/身長比が 0.5 以上も参考とする
〔平成 19 年度厚生労働省科学研究費補助金（循環器疾患等総合研究事業）「小児期メタボリック症候群の概念病態診断基準の確立及び効果的介入に関するコホート研究」(大関班)〕

目され，メタボリックシンドロームという概念が WHO より提唱された。わが国においても，日本肥満学会，日本動脈硬化学会，日本糖尿病学会などの 8 学会が日本におけるメタボリックシンドロームの診断基準をまとめ，2005 年 4 月に公表した。

メタボリックシンドロームとは，2 型糖尿病や成人における若年性心血管病となる危険性の高いことを予知させるような，ハイリスクの状態を表す。メタボリックシンドロームを構成する異常の多くは，小児期自体ではそのほとんどが臨床的に症状として問題となることはないのであるが，それらが成人期へと継続され病的状態の発現へと進展するということや，メタボリックシンドロームの存在は今や小児肥満の増加と強く結びついており，これらは身体活動の不足やエネルギー摂取過剰（相対的にも絶対的にも）という共通の基盤のうえに生じてきたものである。すなわちメタボリックシンドロームの成因として，身体活動の不足と過栄養によりもたらされる肥満，そして内臓脂肪蓄積が，インスリン抵抗性をはじめとする病態や，上述した耐糖能異常，高血圧，脂質代謝異常の各リスクの程度は重くなくとも複数集積する病態を生じやすく，心血管病を発症させやすい。

メタボリックシンドロームは，今日のわが国や欧米社会のみならず全世界的に認められるところの，明確な心血管病としての健康障害であり，心血管病の予防について一次予防の観点より小児期から注目すべきである。

3）小児のメタボリックシンドロームの診断基準

小児のメタボリックシンドロームの研究は標準的な定義がないが，de Ferranti らは Adult Treatment Panel-Ⅲ（ATP-Ⅲ）基準を基にして，小児のメタボリックシンドロームの定義を提案した。またわが国では，平成 18 年度厚生労働省班会議（大関武彦主任研究者）において，小児肥満症の検討委員会（日本肥満学会）の資料を参考にし，わが国の小児のための基準として**表 4-2** が提案されている。今後わが国でも提案された基準に基づく多くのデータが集まると予想されるので，その頻度は明らかになるであろう。われわれの 1 地区での 2002 年の検討では，現基準とは異なるが，小学生において 1.4% という頻度であった。De Ferranti らの米国の NHANES-Ⅲの小児の対象集団では 9.2%，また最近のカナダ生まれのカナダ人小児 10〜19 歳

を対象とした成績では，ATP-Ⅲ基準を用いて18.6%とかなり高頻度となっていたが，その他の報告では4〜11.5%である。成人におけるATP-ⅢやWHOの基準を用いたGoodmanらの成績では，10歳代の小児について前者が4.8%，後者にて8.4%とかなりの相違を見せている。この対象集団ではヒスパニック系のデータが欠如しており，過小評価の傾向も指摘されており，MetSの出現頻度を決定するためには，人種の違いを考慮する必要性が強調されている。

小児のメタボリックシンドロームは，われわれの外来での印象では12歳過ぎの中学生以降に多く発生していると思われるが，Sabinらのイギリスにおける小児肥満の外来での検討でも同じく，平均年齢は11.2歳となっている。肥満小児のすべてがメタボリックシンドロームとなるのではないが，どのような因子がメタボリックシンドロームをもたらすかについては，糖尿病の家族歴と低出生体重児という2つの項目のみであったという。この点からしても，小児期における対応としては家族歴や出生歴を明確にし，人生の早期からの対応も必要になるが，メタボリックシンドロームを発症する思春期前からの介入は必須となろう。

2．学童期にてメタボリックシンドロームに関係すると考えられる栄養学的検討

1）牛乳摂取の意義

Blackら[12]は，思春期前の小児について，長期に牛乳摂取ができない小児は低身長で，肥満傾向にあることを述べている。またBlanaruら[13]は，牛乳をベースにした人工乳に混ぜたアラキドン酸が豚仔の骨塩量を増すことを確かめている。このような牛乳と成長に関する研究の報告はほかにもなされているが，われわれも縦断的な前方視的研究にて，牛乳摂取がもたらす身長増進効果と抗動脈硬化性についての検討を行った[3]。

対象は122人（男児60人，女児62人），平均年齢9.5±0.2歳である。身長，体重を測定し，肥満度（相対体重；文部科学省の学校保健統計からなる年齢別性別身長別の標準体重から）を求めた。酵素法にて血清総コレステロール（TC），HDLコレステロール（HDL-C），トリグリセリド（TG）を測定し，Friedewald式にてLDLコレステロール（LDL-C）を算出した。1日牛乳摂取のアンケートは，250 ml未満，250〜500 ml，500〜1,000 ml，1,000 ml以上の4群に分けて聞き取った。同一対象に3年後，同様の計測とアンケートを行った。

結果：92人（男児47人，女児45人；最初のサンプルの75.4%）が2回目の調査にも参加した。初回の身長，体重，肥満度平均値は，2回目の参加者と非参加者との間で有意差を認めていない。牛乳摂取群は，結果的に500 ml以上摂取の高摂取群（16.5%；B群）と500 ml未満（83.5%；A群）の低摂取群との2群に分類した。この2群間における身長，体重および相対体重の平均値の3年間の変化は，それぞれ21.3±1.1 vs. 18.8±0.5 cm，13.3±0.8 vs. 13.3±0.5 kg，−5.6±2.9 vs. −2.6±0.8%であった。このうち2群間で有意差を示したのは身長のみであった（p=0.042，Mann-Whitney U test）。3年間の牛乳摂取が血清脂質に与える変化については，2群間で推計学的に有意差を示さなかったが，TCでのみ高摂取群で低下の傾向がみられた（−19.5±6.3 vs. −6.7±2.2 mg/dl，p=0.0696）。

身長の伸びと牛乳摂取の関係について，1984年にTakahashiは，日本人の成長が1950年代から加速したことの因子として牛乳摂取の重要性を推測している。特に思春期における身長の増加が際立っていた。Jirapyinyoらは，横断的研究にて青年期女子の身長は牛乳摂取と両親の身長が貢献していることを報告している。Bonjourらは，思春期前の女児についてカルシウム

を強化した食物摂取が，無作為二重盲検のプラセボ対照試験にて有意に身長を伸ばすことを検証した。カルシウムは，それ自体骨の代謝に重要な役割を演じており，牛乳や乳製品が骨量や骨塩量を増やすことが多くの研究で報告されている。これらに含まれるカルシウム以外の種々の生理活性物質として，インスリン様成長因子-Ｉ，ミルクホエー蛋白，transforming growth factor β2（TGFβ2）なども骨代謝に関係している。TGFβ2 はヒトの前駆脂肪細胞の分化を抑制し，かつリポジェニック酵素のグリセロ-3-リン酸脱水素酵素活性も抑制している。

本研究について，身長の伸びに大きな影響を及ぼす性成熟度や，両親の身長などの調査は行われておらず，牛乳の影響のみであるとはいい難い。ただし，既報のごとく小学 4 年生時には，牛乳摂取と，食生活，家族歴についてのアンケートとの間に有意な関連性は認められなかった。血清脂質についても，B 群では TC の低下量が大きい傾向があり，動脈硬化促進への影響は少ないと考えられた。Pereia らの青年期における牛乳，乳製品摂取とインスリン抵抗性症候群に関する 10 年間の前方視的研究においても，特に最初過体重であったものは，乳製品を多くとればとる群ほど 10 年間における肥満，耐糖能異常，高血圧になる割合が有意に低いことが示されている。また，摂取回数の最低群と最高群との 2 群間でも，後者は複数の危険因子を保有するインスリン抵抗性症候群となる割合が有意に低いことも認められている。この理由として，乳製品に含まれるカルシウムの作用や，乳製品をとることでファーストフードの摂取が減ることなどが推測されている。

2）長鎖多価不飽和脂肪酸（PUFA）の意義

脂肪酸，特に PUFA は，小児の栄養として成長や発達，各種の病態に重要な役割を演じている。ヒト血漿中の PUFA は，リポ蛋白中の脂質成分を構成している。一方，血漿中の遊離脂肪酸（FFA）は，脂肪組織に蓄えられていた TG が分解され血中に放出されたものであり，肝に取り込まれ脂肪産生にも回り，また一方で心筋や平滑筋の主要なエネルギー源となる。肥満者では FFA の血中濃度は上昇しており，この意味でも運動によるエネルギー消費の増大を図ることは，肝における取り込みを抑えることにもなり，β 酸化を促進し，運動による除脂肪組織の発達は安静時エネルギー消費の増加にも貢献すると考えられる。

ヒト血漿中の代表的な脂肪酸にはパルミチン酸（C16：0），パルミトレイン酸（C16：1n-7），ステアリン酸（C18：0），オレイン酸（C18：1n-9），リノール酸（C18：2n-6），アラキドン酸（C20：4n-6），エイコサペンタエン酸（C20：5n-3，EPA），ドコサヘキサエン酸（C22：6n-3，DHA）がある。リノール酸はアラキドン酸の前駆体であり，動物の体内では合成されないため摂取する必要があり，必須脂肪酸と呼ばれる。残りのほとんどのものは，肝において糖や脂肪酸の代謝から合成される。脂肪酸の鎖長の延長化（elongation）や不飽和化（desaturation）などがミクロゾーム系の酵素によりなされる。

内臓脂肪蓄積を前程とするメタボリックシンドロームにおいては，上述した PUFA がさまざまな役割を演じていることがわかってきた。

a．肥満と n-6 系の関係

肥満におけるリノール酸から始まる n-6 系の代謝経路（図 **4-4**）においては，Δ6 desaturase（D6D）活性が亢進し，リノール酸からアラキドン酸への合成の up-regulation が観察される。これは過剰脂肪蓄積に伴う β 酸化の亢進に見合う PUFA の需要と供給のバランスによるものと解釈されている。最近われわれは，この機構の障害される 1 つの例として，肥満小児に intestinal fatty acid binding protein（I-FABP）2 遺伝子のコドン 54 に alanine（Ala）が threo-

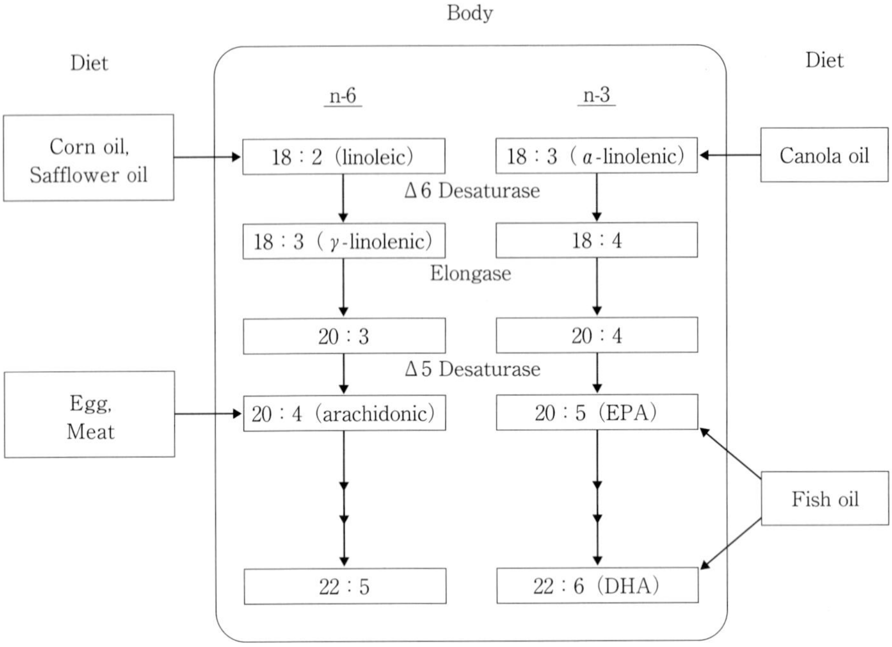

図 4-4　長鎖多価不飽和脂肪酸の鎖長化と不飽和化
EPA：eicosapentaenoic acid，DHA：docosahexaenoic acid

nine（Thr）に置換したThrホモの対立遺伝子を有すると，D6D活性が障害され，β酸化の亢進に見合うだけの十分なアラキドン酸の供給がなされず，低アラキドン酸血症を示すことを見出した[14)]。アラキドン酸は，インスリンを介した血糖の取り込みを促進することが知られているが，こうしたD6D活性の障害は，Dasが指摘しているように，将来におけるインスリン抵抗性症候群へ進展する可能性がある。また，遺伝性高トリグリセライド血症のラットでインスリン抵抗性の動物モデルでも，D6Dが障害されるとアラキドン酸が低下し，インスリン抵抗性の特徴を示すのである。

b．内臓脂肪変化とn-3系脂肪酸の役割

内臓脂肪蓄積と炎症性サイトカインとの関連性が指摘されている。n-3系脂肪酸，特にDHAには抗炎症性効果が期待される。われわれはDHAの抗炎症効果について，外来に通院する21例（男女比16：5）の小児と若年者の肥満者における検討を行った。対象は平均年齢12.3±3.1歳，治療前のBMIは31.0±3.6 kg/m^2，肥満度63.7±19.1%と高度肥満が中心である。肥満治療期間は4週以上を対象とした。治療前後の腹囲差（ΔWaist）の中央値3 cm以上減少群を改善群，その他を非改善群とした。結果は次のとおりであった。

①治療後において改善群は非改善群と比べて，DHAは有意に高かった。また改善群は血中の飽和脂肪酸（SFA）は低く，一価不飽和脂肪酸（MUFA）も低く，PUFAは増加した。これらはいずれも有意の変化を示した。

②治療後において改善群と非改善群を比べたところ，改善群の治療後のDHA増加は，重回帰分析にて年齢などとは独立して，ΔWaistと有意な相関を示した（p=0.002）。

これらの結果は，魚類摂取の多いと予想される肥満児において，DHAなどのn-3系long

chain PUFA が血漿中に高値であったことを示していた。すなわち DHA などの n-3 系 PUFA は，肝において脂質合成の基となる sterol response element stimulatory binding protein（SREBP-1c）の mRNA 発現を阻害し，内臓脂肪から由来する高感度 CRP への抗炎症作用などが近年推測されてきており，このような生理活性作用として脂肪蓄積性の減少効果などが反映し，肥満が改善しやすいと考えられた。また魚食により肉食への偏りが減り，SFA の血中濃度が改善群では非改善群と比べ有意に低いことも関連すると考えられる。

c．血漿パルミトレイン酸は内臓脂肪蓄積の起源である

肝におけるパルミトレイン酸は，パルミチン酸から stearoyl CoA desaturase（SCD）により産生される MUFA である。近年この脂肪酸が遺伝的支配の強い脂肪酸であることから，内因性 lipogenesis として注目されてきた。成人における研究で，パルミトレイン酸は内臓脂肪蓄積と強く相関することが示されている。生活習慣として飲酒や喫煙の影響を受けない小児肥満について，メタボリックシンドロームの前提とされる内臓脂肪蓄積のメカニズムはどうであろうか？　これを知るために，肥満と非肥満の同年齢の小児を対象にケースコントロールスタディを行った。肥満小児では，非肥満小児と比べてパルミトレイン酸，オレイン酸および SCD 活性指標であるパルミトレイン酸/パルミチン酸比は有意に高値を示した。体脂肪率%（BI 法），ウエスト/身長比，ウエスト/ヒップ比は，重回帰分析にていずれもパルミトレイン酸の有意の寄与因子であった。また体脂肪率，ウエスト/ヒップ比やレプチンのなかで，唯一ウエスト/ヒップ比は SCD 活性の決定因子であった。

内因性 lipogenesis として，パルミトレイン酸は小児肥満の内臓脂肪蓄積と相関しており，SCD 活性の亢進はレプチンによる十分な抑制がなされないレプチン抵抗性が関与すると推測される。

●文　献

1）Barker, D. J. P.：Fetal origins of coronary heart disease. BMJ, 311：171-174, 1995.
2）McLarren, D. S.：Textbook of Pediatric Nutrition, 3rd edition. Churchill Livingstone, London, 1991.
3）岩田富士彦，佐藤良行，山崎弘貴，他：牛乳摂取が児童，生徒の動脈硬化危険因子に及ぼす影響に関する検討．小児保健研究，56：655-659，1997.
4）五十嵐勝朗：今日の小児栄養，中外医学社，東京，1992.
5）Cole, T. J.：Children grow and horses race：Is the adiposity rebound a critical period for later obesity? BMC Pediatr., 4：6, 2004.
6）Rolland-Cachera, M. F., Deheeger, M. and Bellisle, F.：Early adiposity rebound is not associated with energy or fat intake in infancy. Pediatrics, 108：218-219, 2001.
7）Kwiterovich, P. O. Jr., Cockrill, S. L., Virgil, D. G., et al.：A large high-density lipoprotein enriched in apolipoprotein C-I：A novel biochemical marker in infants of lower birth weight and younger gestational age. JAMA, 293：1891-1899, 2005.
8）Fowden, A. L. and Forhead, A. J.：Endocrine mechanisms of intrauterine programming. Reproduction, 127：515-526, 2004.
9）Wong, W. W.：Cholesterol feeding during early infancy and its effects on cholesterol homeostasis. *In* Lipids in Infant Nutrition. 1st. ed., ed. by Huang, Y. S. and Sinclair, A. J., AOCS Press, Champaign, Illinois, 1998, pp. 148-155.
10）岡田知雄：小児の高脂血症と肥満とメタボリックシンドローム．内分泌・糖尿病科，24：511-

517, 2007.
11) 岡田知雄, 宮下理夫, 原光彦, 他：小児循環器におけるメタボリックシンドローム―栄養からみた視点―. 日小児循環器会誌, 23(6)：3-10, 2007.
12) Black, R. E., Williams, S. M., Jones, I. E., et al.：Children who avoid drinking cow milk have low dietary calcium intakes and poor bone health. Am. J. Clin. Nutr., 76：675-680, 2002.
13) Blanaru, J. L., Kohut, J. R., Fitzpatrick-Wong, S. C., et al.：Dose response of bone mass to dietary arachidonic acid in piglets fed cow milk-based formula. Am. J. Clin. Nutr., 79：139-147, 2004.
14) Okada, T., Sato, N., Kuromori, Y., et al.：Characteristics of obese children with low content of arachidonic acid in plasma lipids. Pediatric Int., 49：437-442, 2007.

［岡田　知雄］

5 呼　　吸

呼吸器系の主な機能はガス交換であり，二酸化炭素を多く含む静脈血を，酸素に富む動脈血として身体各臓器に分配できるようにすることである。しかし，この機能は肺のみでは行われないことはもちろんであり，心・血管系の機能が大きな役割を果たすことはいうまでもない。

小児期の呼吸の特徴としては，分娩を境とする変化があることであり，胎児期の肺の問題，第一呼吸の開発の問題，およびその後の適応過程が含まれていることである。このほかに発育という問題があり，小児の呼吸生理を複雑なものにしている。

本章では小児期全般の呼吸の生理についてふれるとともに，新生児期の呼吸生理の問題についても述べてみたい。

I．呼吸運動

肺の空気の出入りは，主に胸部の随意筋による胸郭の拡張・縮小により生じる大気圧と肺内圧の差によって換気が行われる。この運動は主に肋骨と横隔膜の運動によって行われ，肋骨を挙上・下降させて胸腔の前後径を増減し，横隔膜を収縮・拡張させて胸腔を拡張・縮小する。

1．吸気運動

吸気のさいには肋骨は挙上するが，これは主に2つの肋骨間に付着している外肋間筋が収縮するためである。ほかにも斜角筋，胸鎖乳突筋，僧帽筋など数種の筋肉も呼吸筋として働くが，これらは主に大きな吸気運動や呼吸困難などのときに働く。また，横隔膜も収縮して腹部臓器を押し下げるので，胸腔は下方に向かって広がる。この横隔膜の運動は大きく，この運動のみでも十分に呼吸を営めるほどである。

2．呼気運動

安静呼息では，胸郭は自己の重量と弾性により自然に下降し，横隔膜は腹圧によって押し上げられるので特別な筋肉の働きは不要にみえるが，内肋間筋の収縮による肋骨の下降も大きく関与する。また，努力呼息では下後鋸筋が胸郭を引き下げるように作用し，腹直筋は腹圧を高めて横隔膜の挙上を助ける。なお，肺の収縮には肺の弾力線維のほかに表面張力が強く作用する（後述）。

3．新生児・幼若乳児の呼吸運動

この時期は横隔膜が比較的よく発達しているが，肋骨は弱くしなやかで，しかもその走行は水平であり，胸骨も高い位置にあるために腹式呼吸が主である。成長するに従って胸骨も下方に位置するようになり，また筋肉の発達や胸郭の発達，肺重量の増加なども加わり，満2歳ごろより胸式呼吸も加わるようになり，3〜7歳では併合型をとるが，肋骨の発達（石灰化）などにつれて以後次第に胸式呼吸に移行する。

Ⅱ．呼吸の機序

呼吸器の主要な機能は，肺胞と動脈血内の酸素および二酸化炭素ガス分圧を最適のレベルに維持することである。この機能は吸気と呼気により行われ，新鮮な空気が肺胞に入り，ほぼ同量の肺胞ガスが出ていく。換気は周期的に行われるが，これは肺内圧と胸郭内圧が関与する。

1．肺内圧

肺内圧は吸気時には普通は2〜3 mmHgの陰圧であるが，最大は70 mmHgにも及ぶ。呼気時には2〜3 mmHgの陽圧で，最大は100 mmHgぐらいである。呼吸はこの両方の圧の範囲内で営まれる。この肺内圧は気道の狭窄を起こすような疾患では低下し，咳のときは高まる。

次に肺の内圧を左右する種々の因子について述べる。

1）肺気量

肺の内圧を左右する肺気量は4つの基本的な肺気量（volume，単肺気量）と，これが2つ以上組み合わさった4つの肺容量（capacity，複肺気量）より構成される。その定義と説明を表**5-1**と図**5-1**に示す。これらの詳しい基準値などについては後述の肺機能の項を参照されたい。

乳幼児では十分な空気量を保持するために呼吸数で補う。1回換気量×呼吸数を分時換気量とよぶ。

成長に伴い，肺の大きさと肺胞数は増加する。すなわち，出産時に2,400万個あった肺胞は4歳では2億5,000万個，成人では2億9,600万個となる。肺の成長は乳幼児期には肺胞の新生が主で，学童時には細胞の大きさが主体となっている。肺の大きさは全年齢を通じて身長に比例する。また，各肺気量分画の相対的な大きさも全年齢を通じて同じである。すなわち，残気量は全肺気量の約25%，機能的残気量は約40%，安静呼吸時の1回換気量は約8%である。

2）肺活量

肺活量は肺機能測定の方法のなかでは最も容易であり，またその実用価値も大きい。しかし，その測定には被検者の協力が必要であり，4〜5歳以上でないと正確な値は得にくい。

むしろ最大吸気量を肺活量の代用にしたほうがよい。一般には成人男子では4,000 m*l*，女子では2,800 m*l*とされている。この値は年齢や身長で異なるが，詳細は後述する。

肺活量は肥満，呼吸器疾患，心疾患などで低下する。一般に肺活量が正常標準値の15%以下はX線検査などを含めた精査を要し，25%以下の低下は重症患者の存在が考えられる。

3）死　腔

死腔とは，ガス交換に直接関係のない空間をいい，ここにある空気を死腔気という。すなわ

表 5-1　肺気量分画の説明[10]（一部改変）

肺気量分画		略号	定　義	組　成
予備吸気量	inspiratory reserve volume	IRV	安静吸気位から，さらに吸入しうる最大量	
1回換気量	tidal volume	TV	各換気周期において吸入あるいは呼出されるガス量	
予備呼気量	expiratory reserve volume	ERV	基準位より呼出しうる最大ガス量	
残気量	residual volume	RV	最大呼出を行った後における肺内ガス量	
最大吸気量	inspiratory capacity	IC	基準位から吸入しうる最大ガス量	IRV＋TV
機能的残気量	functional residual capacity	FRC	基準位における肺内ガス量	ERV＋RV
肺活量	vital capacity	VC	1回の吸入あるいは呼出により肺から出入りしうる最大のガス量	IC＋ERV
全肺気量	total lung capacity	TLC	最大限の吸気を行ったときの肺内ガス量	VC＋RV

ち，1回の呼吸で吸い込んだ空気の全部が肺胞でガス交換を行うわけではない。死腔気の組成は，吸気時のものは外気と等しく，呼息時のものは肺胞ガス組成と等しい。

死腔量には解剖学的死腔量と生理学的死腔量とがある。前者は上気道から終末細気管支に至る解剖学的にガス交換に関与しない部分であり，後者は機能的には直接ガス交換に関与しない死腔と同様の性質をもつ肺胞死腔を含んだ場合の名称で，より生理的な死腔量といえる。

死腔量が増加するのは深吸気，1回換気量増加，運動，呼吸停止，肺気腫，呼吸窮迫症候群(RDS)，肺毛細管の栓塞，高齢者などであり，立位から仰臥位への体位変換，低酸素，肺切除・気管支切除，気管支喘息などでは減少する。

4）呼吸数

肺の換気は呼吸の深さと呼吸数により定まる。呼吸数は環境条件，体位，年齢，性，体温，運動などで変動する。一般に新生児 40〜50，乳児 30〜40，幼児 20〜30，学童 18〜20，成人 16〜18 が1分間の呼吸数とされている。そして，その速さや深さにより正常呼吸，速い呼吸，遅い呼吸，呼吸促迫，呼吸減弱，無呼吸，呼吸困難などに分けられる。

2．胸腔内圧

胸腔内圧は陰圧であり，成人では吸気時には −10 mmHg，呼気時には −5 mmHg を示す。肺はこの胸腔の陰圧により拡張し外気を吸引するので，胸膜腔に空気が入り気胸を起こすと，肺は縮小し呼吸不能となる。

出生前には肺は虚脱しており，その潜在内圧は外気圧と同じであるが，最初の呼吸により次第に圧差が生じる。しかし 1〜4 日目では陰圧はみられず，8 日目で −0.4 mmHg ぐらいになるにすぎない。早期乳児期には，平静時は胸腔内圧と外気圧はほぼ等しいので，開胸しても肺の虚脱はあまり起こらない。

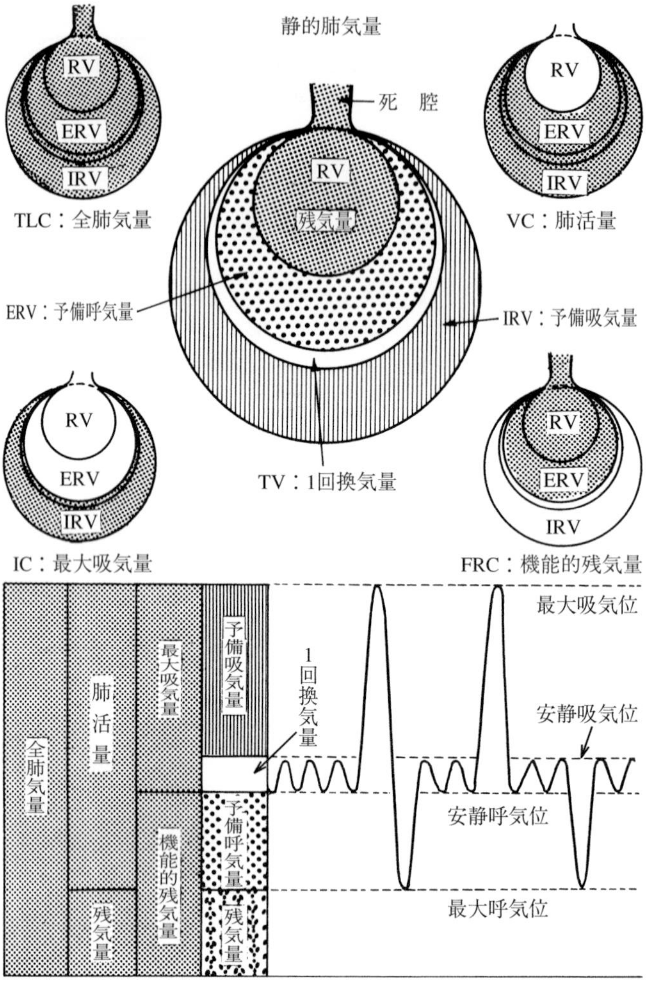

〔文献2)より引用，一部改変〕

図 5-1　肺気量分画

Ⅲ．呼吸の調節

呼吸運動には肺の弾性，呼吸筋の運動による胸郭の拡張・収縮が関係するが，さらにこれに内部的・外部的原因による呼吸の回数，量，深さ，周期の変化が伴う。これらの呼吸運動の調節メカニズムについて概略を述べる。

1．呼吸中枢

呼吸中枢は，延髄の背側に位置し主に吸気を司る背側呼吸ニューロン群，延髄の腹側でやや側方に存在し吸気と呼気双方にかかわる腹側呼吸ニューロン群，そして橋上部背側に位置し呼吸数や呼吸パターンの調整を行う呼吸調節中枢などのニューロン群から構成されている。

基本的な呼吸のリズム形成は，背側呼吸ニューロン群からの周期性活動電位によるとされ，呼吸調節中枢からの信号によって吸気時間が制限され呼吸数が増加する。腹側呼吸ニューロン群の活動性は安静換気時には認められず，換気量の増加時に呼吸調整に深くかかわるとされる。

2．化学性調節

1）中枢性化学性調節

延髄腹側表面下に位置する化学感受性領域のセンサーニューロンは，特に水素イオン濃度の変化により興奮する。水素イオンはこのニューロンを直接刺激する重要な因子であるが，血液脳関門を容易には通過できない。一方，二酸化炭素は化学感受性ニューロンを直接刺激できないが，血液脳関門を自由に通過でき，水と反応し炭酸となり分解され，結果として水素イオンが産生され化学感受性ニューロンを刺激する。酸素濃度変化は呼吸中枢への直接作用効果に乏しいが，末梢性化学受容体に働き，神経の上行性経路を介して呼吸中枢に至り呼吸を調節する。血中の二酸化炭素減少は呼吸を停止させ，その間血中の酸素分圧（PO_2）低下と二酸化炭素分圧（PCO_2）の上昇をきたして呼吸は再開する。

代謝により二酸化炭素や種々の酸性物質が産出されると血液はアシドーシスとなり，pH は低下（水素イオン濃度上昇）する。pH が低下してアシドーシスになると呼吸は刺激されて増大し，そのためには二酸化炭素は排除され PCO_2は低下し，$NaHCO_3/CO_2$は大となるために pH は上昇する。逆に pH が上昇（水素イオン濃度低下）してアルカローシスになると呼吸は減弱し，二酸化炭素が蓄積して pH は低下するようになる。

2）末梢性化学性調節

頸動脈洞は両側の総頸動脈分岐部に位置し，上行性経路は Hering 神経から舌咽神経を介して延髄の背側呼吸ニューロン群に連絡している。大動脈体は大動脈弓部に沿った部位にあり，上行性経路は迷走神経を介して背側呼吸ニューロン群を刺激する。これらの組織には，血液の酸素分圧に敏感な化学受容体があり，PO_2が 70 mmHg 以下の酸素欠乏状態になると刺激されて興奮し，呼吸の促進をもたらす。したがって，普通の生理的状態ではこの反射は起こらず，PO_2が著明に低下したときのみ反応する。PCO_2や pH の変化に対して，これらの受容体は PO_2に対する変化ほど敏感ではない。

3．神経反射性の呼吸調節

脳幹における呼吸中枢の機能は，脳幹外から求心性衝撃によっても制御される。気管支や細気管支壁中の筋組織にある伸展受容体は肺の過膨張により刺激され，迷走神経を介して上行性に背側呼吸ニューロン群を刺激する。これにより漸増性吸気刺激を停止させ，肺のさらなる過膨張を抑制する。この反射を Hering-Breuer 反射とよぶ。また，迷走神経を介する呼吸調節には，肺活量を一定に保とうとする緊張反射，あるいは呼吸位置反射という反射がある。これは横隔膜を挙上させ，肺容積を小さくしようとすると，肺が縮小するにつれて吸息中枢の興奮が高まり，吸息筋の緊張を高めて吸息位をとり，肺の容積は小さくならない。迷走神経は呼吸の数や深さ，肺容量を調節しているが，血液ガスとは直接関係しない。

ほかに温度，接触などの皮膚に与える外部感覚刺激や筋・関節からの刺激も呼吸に影響を及ぼす。たとえば，痛覚や寒冷刺激は呼吸促進に働き，強い突然の寒冷刺激は深い吸気性の呼吸停止を起こさせる。

呼吸運動はその他，意識，感情などの精神活動によっても影響される。

4．咳嗽反射

刺激によって咳を起こす気道の部位は，主に気管と気管支で，特に気管分岐部の刺激は激しい咳を誘発する。また，咳嗽中枢を興奮させる迷走神経は，胸膜および横隔膜にも分布しているので，これらの部分の刺激や病変でも咳は出る。鼻腔，口腔および咽頭の刺激はくしゃみや嘔吐を起こさせるが，咳は起こさない。

咳嗽中枢は延髄の呼吸中枢の近くにあり，粘膜から求心性に中枢が刺激される。咳嗽中枢の興奮は，まず相当量の空気の吸い込みを起こさせ，次に喉頭蓋を閉鎖させ，声帯を強く閉じさせて，すべての腹筋を強く収縮させ胸腔に向かって横隔膜を強く押し上げると同時に，肋間筋などの他の呼吸筋をも強く収縮させる。そのため肺の内圧は急激に上昇する。そして喉頭蓋および声帯が急に広く開き，肺内の空気を一挙に外に出させる。以上のような機序で咳が出るのである。

Ⅳ．第一呼吸の開発

子宮内より外界に出た新生児が最初に行う適応は呼吸である。最初の呼吸開始が上手にいかないと，その後さまざまな障害を起こすことになる。元気な「うぶ声」をあげられるかどうかは出生時の肺の状態，すなわち胎児期からの肺の発達やその生理状態を知らないと理解できないことが多い。ここでは胎児期の肺の問題をも含めて第一呼吸の開発について述べる。

1．胎児の呼吸生理

胎児の肺は，子宮内では胎児の身体発育には大きな役割を果たしてはいない。しかし，出生までの間に肺は出生時に適応できるように，その機能を完成していなければならない。この適応がうまくいかない場合は，呼吸障害として症状が現れる。新生児期には胎児期肺の特徴がまだ残っている。

1）胎児肺の発達

胎児の肺の原型は胎生第3週より生じ始め，ガス交換を行わない気管は第16週までに完成し，その後は細気管支の呼吸性細気管支への移行を伴いながら発達していく。ガス交換を行うための肺毛細血管は，第20週ごろより発達を始め，肺胞の発達とともにその周囲で発達する。第24週以降に肺胞が形成され始めると，肺胞の上皮細胞は2種類に分化する。肺胞の表面を覆っている薄い上皮細胞（Ⅰ型細胞）がほとんどを占めるが，そのところどころに大きな顆粒を有する肺胞細胞（Ⅱ型細胞）が局在している。このⅡ型細胞が肺表面活性物質（pulmonary surfactant；以下サーファクタント）の産生・貯蔵の場所である。

肺サーファクタントは，主に飽和レシチンを主成分とするリン脂質と少量の中性脂肪と蛋白からなる。蛋白成分はサーファクタント特異蛋白（surfactant protein；以下SP），SP-A，SP-B，SP-C，SP-Dが報告されている。サーファクタントは胎児が200 gに達するころより出現し始め，第32週ごろより急に産生が盛んとなり肺胞中へ分泌される。そして肺胞面に広がって表面張力を低下させるように働くが，この表面上の薄層の存在が新生児の生命を保つために非常に大切となってくる。このようにして第28週ごろには肺胞はほとんど形成され，また血管系の発達も進み，母体外での生存が可能な程度の酸素と二酸化炭素の交換ができるようにな

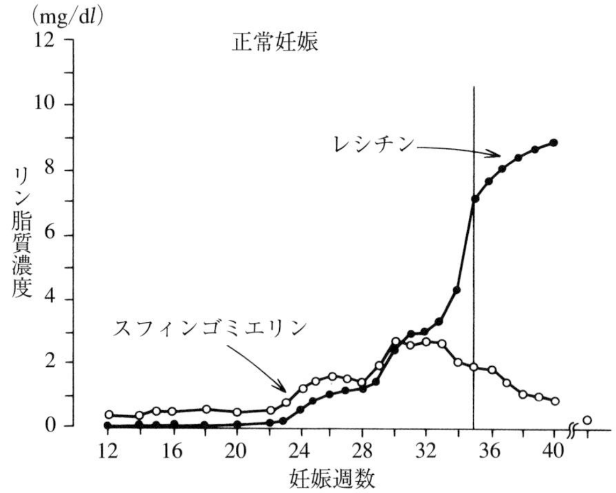

図 5-2　妊娠週数と羊水中のレシチンとスフィンゴミエリン濃度の変化（Gluck）

る。しかし，30 週までには肺胞表面にまでサーファクタントが広がらないので，サーファクタント欠乏を病因として呼吸障害を呈する呼吸窮迫症候群（RDS）の発症がみられやすい。産生されたサーファクタントは肺胞腔中に分泌されるので，それを含む肺胞数は胎児の口腔より羊水中に出る。したがって，羊水中のサーファクタントを測定することにより肺の成熟度を推測できる。

薄層クロマトグラフィを使って羊水中の脂質を分離すると，レシチンとスフィンゴミエリンに分けられる。在胎 30 週まではスフィンゴミエリンのほうが羊水中では優勢な脂質であるが，35 週よりレシチンが急激に増加し，スフィンゴミエリンはやや減少する（図 **5-2**）。したがって，この両者の比レシチン/スフィンゴミエリン比（L/S 比）は妊娠末期には 2.0 以上となる。羊水分析をしてこの L/S 比が 2.0 以上ならばサーファクタントの分泌は良く RDS の発生の危険はないが，L/S 比が 1.5 以下の場合には RDS の発症の危険は大である。

なお，臨床的には羊水にエタノールを加えて気泡の発生をみるエタノール振とう試験や，羊水を泡立てて生じた microbubble の数によって判定するマイクロバブル試験が用いられている。出生時には成熟児の肺の内表面積は 2.8 m^2，肺胞の数は 2,400 万個に達する。

2）胎児呼吸様運動と肺内容

妊娠第 3 期で，全時間の 30％において間欠的に胎児の呼吸様運動が観察される。この胎児期の呼吸様運動は胎児肺の成長にきわめて重要な因子であり，呼吸様運動の減弱・欠如は肺低形成の原因になる。胎児の呼吸様運動はほぼすべて横隔膜の収縮によるもので，液体の微量移動を伴う。胎児肺は能動輸送により液体を分泌し，気道は生後の機構的残気量に匹敵する約 30 ml/kg の液体で満たされている。この液体は肺液（lung fluid）とよばれ，その量は上気道での抵抗によりバランスがとれている。羊水流出による羊水腔内圧の低下は肺液の流出につながり，そのバランスが崩れれば肺成長に影響を及ぼし，肺低形成の原因になる。肺液は，羊水や血漿に比して pH は低く，Cl や Na の濃度は高く，蛋白含有量は少ない。したがって，肺液が単に羊水に由来するものであるとは考え難く，呼吸様運動により吸収された羊水のほかに肺自体から分泌されたものと考えられ，その低い蛋白濃度や表面活性作用より出生時の肺の拡張を容易にし，肺胞への空気の導入を助けるものと考えられている。

肺液の大部分は，分娩時に産道を通過するさい胸郭の圧迫により頭部が娩出されたときに口や鼻から排出される。その量は7〜42 m*l* といわれている。残りの肺内液は出生後呼吸をすると急速に吸収される。胎児が娩出されると肺は膨らみ，絞り出された肺内液の分量の代わりに空気が入り込む。最初の呼吸の始まる前に胎児が咳込むことがあるのは胸郭の絞り出しのためと思われる。

3）胎児の肺循環および肺血管

胎児の血液の大部分は卵円孔および動脈管を介して迂回して通っており，肺動脈血流量は左・右心室の全拍出量の10〜15%にすぎない。胎児は胎児循環である左右短絡と胎盤のガス交換の能率の悪さなどの条件のために常に低酸素血症の状態であり，その酸素分圧（PaO_2）は20 mmHg にすぎない。成人に比して高度の低酸素血症でありながら，代謝性アシドーシスにならずに成長を続けられるのは酸素解離の効率のよい胎児血色素（Hb-F）を有するためである。

胎児の肺血管は，低いPaO_2のために収縮しているので肺血管抵抗は著しく高い。一方，動脈管は低いPaO_2のために拡張して，胎児循環を形成している。そして，第一呼吸が開発されるまでは循環は胎児循環の形式をとり，呼吸開始後に胎外循環の形をとるようになる。

2．出生時における呼吸の変化

成熟新生児は，出生後速やかな第一呼吸の開発による肺の拡張と，これに続く呼吸運動によりガス交換が確立される。この第一呼吸の開発は，単一の刺激で起きるのではなく，産道通過時の胸郭の圧迫，胎盤血行の変化，胎盤剝離による影響，外界との接触の影響などの複数の刺激効果によるとされる多因子刺激説，そして，胎内環境因子である，暖かいことや暗いこと，水につかっていること，相対的低酸素症，臍帯血流が存在することなどがむしろ胎内での呼吸抑制因子で，出生後にその抑制が外れる胎内呼吸抑制説とがある。現在のところ，この第一呼吸の開始のメカニズムについては解明されていない。

1）産道通過時の胸郭圧迫の影響

産道を通過するとき胸郭が圧縮されることは，頭部が娩出されたときに，肺胞や気道内に存在する肺内液の一部が口および鼻から噴出することからも明らかである。また，X 線的にみても，胎内にいるときはほぼ水平の走行を示す肋骨が，産道通過時には脊柱に対して鋭角をなすことなどからわかる。

このときの食道内圧は100 cmH_2O 近くにも達する著明な陽圧を示す。胸部の娩出とともに食道内圧は直ちにほぼ大気圧に戻り，肺は急速に空虚となり，肺内に空気間隙を生じる。圧縮されていた胸郭は自分の弾力で形態や容積が元に戻るために，排出された肺内液の一部分が若干（7〜42 m*l*）の空気で置き換えられる。この量は，生後数日の新生児の機能的残気量1/3〜1/4に相当し，おそらくは呼吸開発による肺の伸展に大きな役割を演じるものと考えられている。この後，第一呼吸が開発される前に，舌咽筋の運動でいわゆる「空気飲み込み」(frog-breathing) が起きて5〜10 m*l* の空気が気道内に取り込まれる。しかし，この空気は咽頭部までしか入っていかないので，大きな呼吸効果があるとは思えない（glosso-pharyngeal respiration）。このように，少量の空気が気道に入ることが第一呼吸を誘発する直接の原因となるわけではない。

2）分娩時における胎児血の変化の影響

分娩時の子宮収縮，胎盤の剝離，臍帯圧迫などのほかに，母体の分娩による影響により分娩末期には胎児の経胎盤によるガス交換の減少，すなわち PaO_2 低下，$PaCO_2$ 上昇，pH 低下を起こし分娩が進むにつれて次第にアシドーシスとなり，出生時には種々の程度の分娩時仮死がもたらされる。この PaO_2 の低下は化学的刺激となり，血中酸素分圧減少に敏感な頸動脈，大動脈の化学受容体を刺激し，さらには脳幹の呼吸中枢を刺激する。また，胎児血の二酸化炭素蓄積による PaO_2 の上昇およびそれによる pH 低下（水素イオン濃度上昇）も化学的刺激として直接呼吸中枢を刺激する。

3）外部感覚刺激の影響

娩出後の温度や湿度の低下，明るさの変化，接触，子宮内の低重力からの解放などの新しい外部感覚刺激に児の自己受容体性神経性刺激が脳幹の呼吸中枢を興奮させる。これらのうち，特に温感刺激が重要であると考えられている。

4）その他の影響

分娩時の嫌気性解糖による血中乳酸値の上昇や pH 低下，母体のプロゲステロンの影響などもあるが，大きな影響を及ぼさない。

いずれにせよ，ほとんどの新生児は出生後 1 分以内に第一呼吸を開始するわけであるが，第一呼吸による胸腔内圧は大気圧下で－10〜－70 cmH_2O の陰圧であり，これにより 20〜80 ml の空気が肺に侵入し，そのうち 0〜30 ml の空気が残気として第一呼吸後に肺に残る。肺胞の最初の拡張にこのような高い圧が必要なのは，気道中の液体を移動させるときに生じる高い粘液抵抗と，気相と液相が初めて広く接するために生じる表面張力に打ち勝つためであり，肺組織そのものの抵抗は微弱なものにすぎない。そして呼吸が繰り返されるうちに小さな陰圧でもすむようになり，生後 5 分には安静呼吸時の圧変化は－6〜－8 cmH_2O となる。

最初の吸気の後，新生児は部分的に開いている声帯を通して呼出を行うので，第一声「うぶ声」が起きる。最初の肺の拡張に要する仕事は安静時呼吸時のそれよりは大きいが，生後 1 日に行う数回の号泣時の仕事量より少ない。最初の数呼吸後，肺は十分に均等に拡張し，機能的残気量は最終的な値の 2/3 に達する。

第一呼吸により，空気は始めに左下肺部に入り，次いで急速に肺全体に広がる。これは左側の横隔膜の動きがよいためと考えられる。最初の数回の呼吸の間に肺内液の半分以上は吸収され，残りも 1 日以内に吸収される。そして肺の拡張に伴って肺血管抵抗が減少し，ここに肺循環と体循環の関係が明確になる。

3．肺の表面張力について

前述のごとく肺は収縮しようとする肺組織による力と，表面張力による収縮力を有している。前者の力は弱いので，肺胞を縮ませようとするのは主に表面張力である。たとえば，シャボン玉は石けん液の表面張力のために収縮傾向を示すが，このような表面張力に由来する圧はシャボン玉の半径に比例し，圧力と球の半径の間には次のごとき Laplace の式が成り立つ。

表面の圧力＝2×表面張力の半径

これは肺胞についてもあてはまる。すなわち，球の半径が小さくなれば，より大きな圧が必要となるわけであり，肺胞の半径は小さいのでこの力は無視できない大きさとなる。肺胞内の張力が均等であるとすれば，小さい肺胞の内圧は大きい肺胞の内圧より高くなければならず，その結果，小さい肺胞から大きい肺胞へガスが流れ込み，小さい肺胞は萎縮してしまい虚脱し，大きい肺胞は過膨張の状態となる。

したがって，大きさの異なる肺胞が安定した状態を保つには，そこに何らかの作用がなければならない。このために肺胞表面に存在するのが前述のサーファクタントであり，肺を縮小するときには弱い表面張力で肺の虚脱を防ぎ，拡張期には大きな表面張力で肺の過膨張を防いでいる。呼吸窮迫症候群（RDS）はこのサーファクタントの欠乏により発症する疾患である。

V．酸素の輸送（肺外呼吸）

酸素は，血液の液体部分に生理的に溶解している溶解酸素と，ヘモグロビン（Hb）と化学的に統合したHbO_2として血液中に存在する。酸素の摂取される量は血液が接している酸素分圧により異なる。このことは酸素―ヘモグロビン解離曲線によって知られる。肺胞気の酸素は13～14％であり，その分圧は105 mmHg である。動脈血は溶解酸素として 0.3 m*l*，HbO_2として 20.75 m*l*（Hb 値 16.53 g/d*l* として血液 100 m*l* に対して）を組織に運んでいる。動脈血中の酸素分圧は 100 mmHg であり，安静時の筋の分圧は 20 mmHg であるから，その圧差により酸素は細胞内に入る。そして，血中酸素分圧が 40 mmHg に低下すると赤血球中のHbO_2中の酸素の解離が起こり，3.5 m*l* の酸素を放つことになる。この量は血漿内にたまらず組織内に拡散していく。

酸素分圧 40 mmHg の混合静脈血が肺胞（分圧 105 mmHg）を通ると，圧差により酸素は肺胞上皮，毛細管上皮を通って血漿内に流入する。溶解酸素量は増加し酸素分圧は 100 mmHg となる。Hb は血漿から酸素を取ってHbO_2となる。このように 95％ O_2飽和血（酸素分圧 100 mmHg）となり，肺から出て動脈内に入る。

小児では酸素欠乏が比較的容易に起こり，無酸素血症を起こす。胎児は生理的にも比較的無酸素血症であり，生後しばらくはこの状態が続くために酸素の輸送に多くの赤血球を必要とする。

Ⅵ．二酸化炭素の輸送

吸気には二酸化炭素はほとんど含まれていない（0.04％）ので，静脈血，肺胞気，動脈血の二酸化炭素は組織代謝で生じたものである。二酸化炭素分圧は肺胞気と動脈血で 40 mmHg であり，安静時の静脈血では 46 mmHg，運動時には 60 mmHg まで上昇する。二酸化炭素量は動脈血中 53 m*l*/d*l*，静脈血中 55 m*l*/d*l*（安静時）で，運動時には 65 m*l*/d*l* 以上になる。

活発に代謝を行っている細胞では，組織の PCO_2は毛細管中の動脈血 PCO_2よりも大きいので，二酸化炭素は細胞から血漿へと拡散する。血漿中でごく少量の二酸化炭素が水と反応して炭酸を生じる（$H_2O+CO_2 \rightleftarrows H_2CO_3$）。この H_2CO_3は解離して $H^+ + HCO_3^-$となり，H^+が血漿緩衝系の緩衝作用を受ける。組織から血漿に入った二酸化炭素の多くは赤血球中に入る。そしてHb と化合したり（2～10％），H_2CO_3を形成したりする。還元 Hb は酸化 Hb よりも二酸化炭素を結びつける力が強いので，血液中の二酸化炭素と結合する力は血液が酸素を失うことによって強められる。組織と接触する血液が酸素を失うとともに二酸化炭素を吸収する力を増すことは，組織呼吸にとっては好都合である。

二酸化炭素がとられて H_2CO_3が多くできると pH は上昇する。この上昇は Hb の同時還元や重炭酸塩形成により代償される。逆のことは肺で起きる。また，血漿中の重炭酸塩は強酸中和のための予備アルカリとして作用する。

Ⅶ．小児の肺機能

肺機能とは全身組織から戻った静脈血が肺に至り酸素を得，二酸化炭素を放出して動脈血となり全身へ戻る過程のガス交換に関与する部分を指す。

1．呼吸機能検査

小児の呼吸機能検査として，ピークフローメータやスパイロメータを用いた評価が一般的である。しかし，乳幼児期には患者の協力が得られないので検査が不可能である，各種のパラメータが数値的に小さくわずかな変化で異常値になる，低年齢では正常値としてよいデータがないなどの問題がある。呼吸機能検査は学童期（6歳以上）になってようやくその評価が行われる。その評価の方法の詳細は他書に譲るが，前述（呼吸の機序の項）した肺気量などの換気能力を評価するために種々の方法が用いられる。スパイロメータで最大吸気位から最大呼気位までゆっくりと呼出したときのガス量は肺活量とよばれた。この試技をほぼ最大努力で行うときは努力呼出曲線（forced expiratory curve）とよばれ，努力肺活量（forced vital capacity；FVC），1秒量（forced expiratory volume in one second；FEV_1）をはじめとする時間肺活量など，安静時とは別の指標が得られる（**表5-2**，**図5-3**）。

小児期にはこれらの値が成長に従って変化するのは当然である（**表5-3**）。肺活量は肺機能を知るうえで重要な数値の1つであるが，年齢や身長によって変化する。肺活量の予測式にはいろいろな式があるが，ここに代表的な換算式をあげる。

＜Kennedy S＞

肺活量＝$115.94X_1 - 4348$ ml（X_1＝身長インチ）

＜金上ら＞

女子

11～13歳

肺活量＝〔(1.70×年齢)－6.70〕×身長cm

14～17歳

肺活量＝(年齢＋3.10)×身長cm

男子

11～13歳

肺活量＝〔(1.40×年齢)－1.20〕×身長cm

14～19歳

肺活量＝〔(0.48×年齢)＋17.18〕×身長cm

なお，年齢別の肺活量を**表5-4**に示す。

2．血液ガス分析

生体の肺機能の状態を最もよく反映する検査法であり，すべての年齢層で行える。特に重症な呼吸器疾患では繰り返し行われる。

表 5-2　換気諸量の定義[10]（一部改変）

換気諸量		略号	定義
時間肺活量	timed vital capacity	FEVt	最大吸気位より一定時間（たとえば1秒）に呼出しうる最大のガス量
最大努力換気量	maximum voluntary ventilation	MVV	1分間に行いうる努力性最大の換気量
換気量	minute ventilation	$\dot{V}_E$	1分間に吸入あるいは呼出されるガス量
1回換気量	tidal volume	TV	各換気周期において吸入あるいは呼出されるガス量
換気数	respiratory rate	RR	1分間に行われる換気の回数
換気予備量	breathing reserve	BR	MVV—$\dot{V}_E$
換気予備率	ventilation reserve	VR	$\frac{BR}{MVV}\times 100$（%）

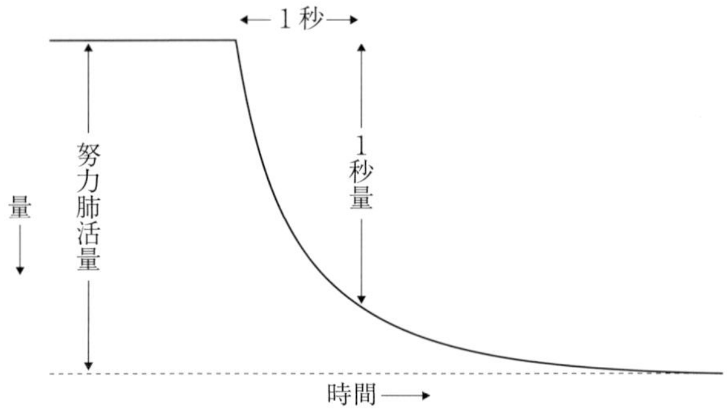

図 5-3　努力呼出曲線（時間-量曲線）と1秒量[15]
呼出の最初の1秒で出るのが1秒量(FEV_1)である。
努力肺活量（FVC）も得られる。

表 5-3　呼吸機能諸値

	新生児	5 歳	10 歳	15 歳	成人
呼吸数（回/分）	30	24	20	16	12
1回換気量（ml）	20	100	225	375	450
死　腔（ml）	8	35	75	125	150
分時換気量（ml/分）	600	2,400	4,500	6,000	6,000
死腔/1回換気量	0.4	0.35	0.33	0.33	0.33
肺胞換気量（ml/分）	360	1,560	3,000	4,200	4,200
最大吸気圧（cmH_2O）	100		100		125
最大呼気圧（cmH_2O）	150		200		250
最大吸気流量（l/分）	8	75	160	325	400
最大呼気流量（l/分）	10	110	210	400	500

表 5-4　年齢別健康人の肺活量

年　齢	肺活量（ml）（海老名）		肺活量（l/m^2）（田多井）			
	男	女	男		女	
			M	S	M	S
7	1,181	1,125				
8	1,326	1,181	1.62	0.26	1.45	0.22
9	1,531	1,281	1.73	0.24	1.58	0.28
10	1,669	1,459	1.83	0.22	1.58	0.22
11	1,845	1,613	1.87	0.20	1.74	0.25
12	2,071	1,820	1.89	0.24	1.76	0.21
13	2,106	1,939	1.93	0.26	1.76	0.25
14	2,683	2,188	2.04	0.27	1.73	0.24
15	3,124	2,315	2.01	0.26	1.71	0.32
16	3,597	2,583	2.21	0.32	1.73	0.25
17	3,674	2,553	m^2—体表面積			
21〜30	4,108	2,624				

表 5-5　動脈血ガス分圧の基準値

PO_2（mmHg）	95〜100	(95.48±3.68)
PCO_2（mmHg）	>40	(37.09±1.67)
pH	7.40	(7.39±0.1)

1）動脈血液ガス分析

動脈血ガスは酸素と二酸化炭素の運搬を含めて，肺機能の最終結果を表す。動脈血ガス分析の目的は動脈血の pH，二酸化炭素分圧（PCO_2），酸素分圧（PO_2）などを測定し，肺胞でのガス交換が円滑に行われているか否かを判定することである。**表 5-5** に基準値を示す。

測定値は採血時の状態で異なるので注意しなければならない。採血時に啼泣していたか，過換気の状態か，無呼吸の状態か，などを観察する。また酸素投与中や人工呼吸器使用中であれば，そのさいの条件も記録しておくことが必要である。

2）動脈血化毛細血管血液ガス分析

動脈血の採血が困難なときに，動脈穿刺の代わりに指尖，足尖などを加温，マッサージなどで動脈化した毛細血管を穿刺し，毛細ガラス管で採血して血液ガスを測定する。動脈血値とよく一致するといわれているが，呼吸障害児では動脈血値を正確には反映しない。

3）経皮的ガス分析

新生児で主に用いられる。皮膚に貼付したセンサーを通じて，酸素および二酸化炭素分圧（$tcPO_2$，$tcPCO_2$）を経時的にモニタリングができる。採血をせずに行えるので便利である。

●文　献

1）馬場一雄：成長の生理学，医学書院，東京，1996.
2）Comroe, J. H., 村尾誠，他・訳：肺—臨床生理学と肺機能検査法，医歯薬出版，東京，1977.

3）本田良行，他：臨床呼吸生理学，真興交易医書出版部，東京，1977.
4）雉本忠市：新生児の肺機能．小児医学，7：517，1974.
5）藤原哲郎：肺サーファクタント．小児医学，7：576，1974.
6）前多治雄：新生児の呼吸生理．小児医学，10：521，1977.
7）望月政司：呼吸器系の発達．小児医学，11：25，1978.
8）松村忠樹：新生児学叢書（Ⅵ），新生児の呼吸生理と障害，医学書院，東京，1967.
9）遠城寺宗徳，他・監：現代小児科学大系；呼吸器，中山書店，東京，1975.
10）寺道由晃：肺機能検査．小児内科，9：77，1977.
11）Rudorph, A. M., Barnett, H. L. and Eihorn, A. M.：Pediatrics；The newborn infant The Lung. Appleton-Century-Crofts, New York, 1977.
12）戸苅　創，他：第一呼吸の発来と呼吸調節．日新生児会誌，25：715，1989.
13）小川雄之亮，他・編：新生児学，メディカ出版，大阪，1995.
14）Guyton, A. C., Hall, J. E., 早川弘一，他・訳：ガイトン臨床生理学，医学書院，東京，2005.
15）日本呼吸器学会肺生理専門委員会・編：臨床呼吸機能検査，第7版，メディカルレビュー社，東京，2008，p. 24.

［阿部　忠良・湊　通嘉］

6 循　　環

1628年，イギリスの医学者・生理学者 William Harvey（1578〜1657）は，有名な“Exercitatio anatomica de motu cordis et sanguinis In animalibus”（動物の心臓ならびに血液の運動に関する解剖学的研究）を著した。Harvey は自分自身の観察と実験事実に基づき，「血液は循環している」ということを実証した。『血液は，静脈→心臓→動脈と一方向性に流れ，それを駆動しているのは心臓であり，血液の逆流を阻止しているのは静脈と心臓の弁である』というエビデンスを軸にして，可能な限りの観察と実験結果から『血液循環論』を導き出した。この発見が近代の循環器学のあけぼのであり，その考えに基づいて循環器学が発達してきたのである。

Ⅰ．小児循環：胎児循環と出生後の循環

小児が小型の成人ではないように，小児循環は小型の成人循環ではない。ヒトは受精卵から母胎内で胚となり胎児となって生育，出生し，新生児，乳児期を経て成人へと成長していくが，この間に循環においても胎生早期から心血管系の発生が始まり次第に分化，発達を遂げ，徐々に成人型の循環に到達する。胎生期には心血管系の発生，原始心（heart tube）の発生，ループ形成，中隔の形成という，形態的にも機能的にも大きな変化が循環系にもたらされる。また，出生は胎盤からの離脱，呼吸の開始という大変動を循環系に与え，出生前後の循環の様相は一変する。

出生前後の循環を理解することは，小児の循環器疾患を理解するうえできわめて重要なことである。

図 6-1 は胎児循環の図である。**図 6-2** は出生後の循環の図である。胎児の循環と出生後の循環とは大きな違いがあるが，その違いは次のようなものである[1)]。

胎児循環では，

①心内および心外での短絡が存在する。つまり静脈管，動脈管，および卵円孔の開存により，左心系と右心系の間に交通が存在するということである。

②右室，左室の機能は同じである。動脈管の存在により，肺動脈と大動脈の間に交通があり，右室も左室と同様に体循環に関与している。

③右室は，出生後に比べて高い血管抵抗の部分に血液を送り出している。つまり，出生後は血管抵抗の低い肺へ血液を駆出しているが，胎生期には主に血管抵抗の高い体循環に血液を駆出しているということである。

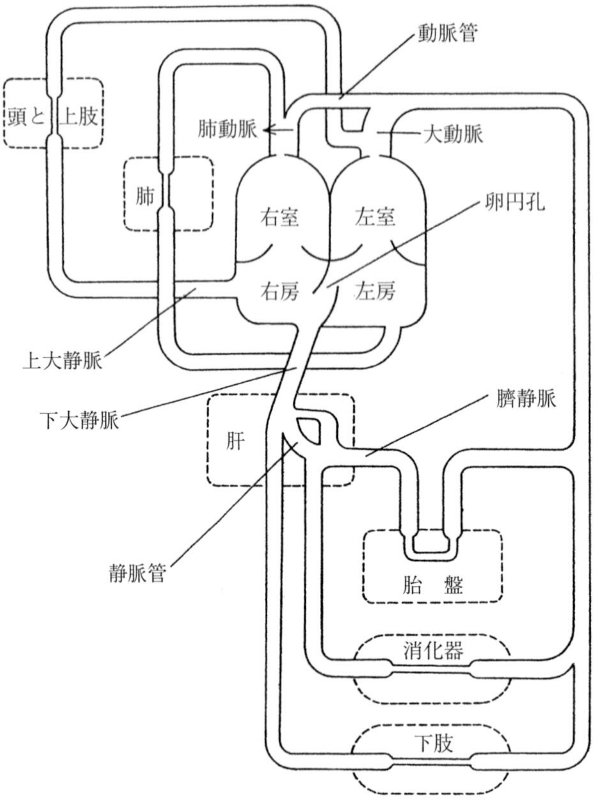

図 6-1　胎児循環の構造[2)]

④右室から肺への血流はきわめて少量である。
⑤肺はガス交換に関与していない。
⑥ガス交換は胎盤で行われる。

1．胎児循環

胎児では胎盤においてガス交換が行われ，そこで血液に酸素が供給されている。胎盤からの血液は，臍静脈から肝臓，肝静脈を経由して下大静脈に流入する。また，一部は臍静脈から肝臓を経由せず，静脈管を経由して下大静脈に流入する。胎盤からの血液がいかなる割合で肝臓，もしくは静脈管を経由するか，それはヒトの胎児では明確にされてはいない。ヒツジの胎児においては 20～80%が静脈管を経由するといわれている[4)]。

下大静脈から右房に還流する血液量は，全静脈血量の 65～75%である。下大静脈の血液は右房に流入し，その約 2/3 は心房中隔に存在する卵円孔を通じ左房に入る。ここで，肺静脈からの血液と一緒になる。肺静脈からの血液量は，全静脈血量の約 8%である。左房に還流した血液は左室を経由し，大動脈に流れ，これは主に冠動脈，上肢，頭部，脳にいく。この血流のうち，冠動脈へ流れた血液は冠静脈洞から再び右房に還流するが，残りは上大静脈から右房に返る。

上大静脈からの血液のうち，ごく一部は卵円孔を経て左房に流入するが，大部分は下大静脈，冠静脈洞からの血液と一緒になって右室に流入する。この血液は，肺静脈主幹に駆出される。

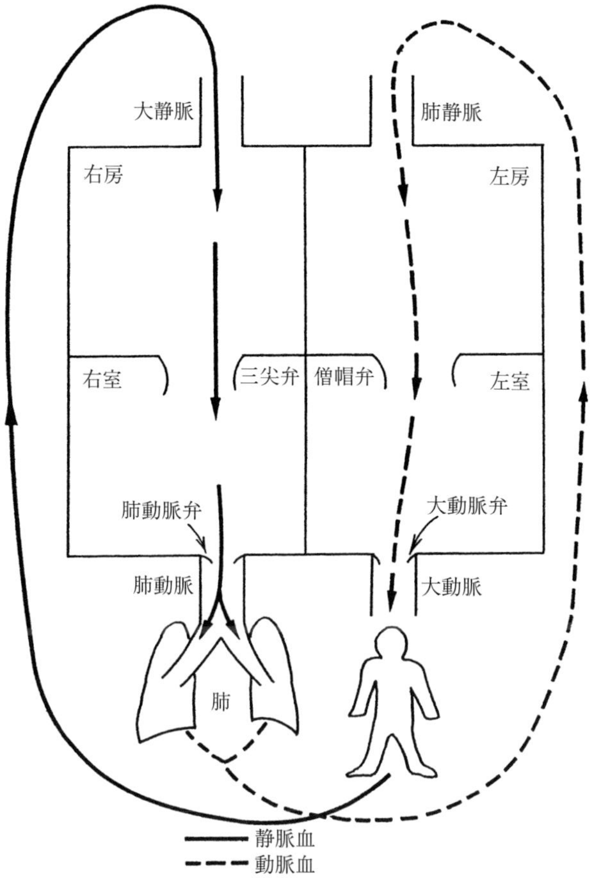

図 6-2 出生後の循環

このうち少量が肺循環にいき，大部分は動脈管を経由して大動脈に流入し，下肢，腹部臓器，胎盤に流れていく。

下大静脈から右房に還流する血液は，胎盤を経由してきたものであるから，上大静脈を経由してきた血液に比べて酸素飽和度は高い。その酸素飽和度はおよそ70%である。それに比べて，上大静脈から還流した血液の酸素飽和度はおよそ40%である。

右房に還流した多くの血液は，卵円孔を経由して左房に流れるわけであるが，その血流の大部分は下大静脈から還流した血液である。つまり，酸素飽和度の高い血液が左房，左室，大動脈を経由して頭部に流れる結果になる。また，上大静脈から還流した酸素飽和度の低い血液は主に右室に流入し，肺動脈，動脈管を経由し，下行大動脈から胎盤にいき，酸素を得ることになる（図 **6-3**）。

出生前においては，右室圧，左室圧はほぼ同じである。つまり，肺動脈圧と大動脈圧は同じである。これは，動脈管が大きく，その径は大動脈に等しく，肺動脈から大動脈に血液を送るのに必要な血管として働いているからである。

2．出生後の循環の変化

出生後の循環の変化は生後数分の間に起こる。これは，ガス交換が胎盤から肺に移ることに

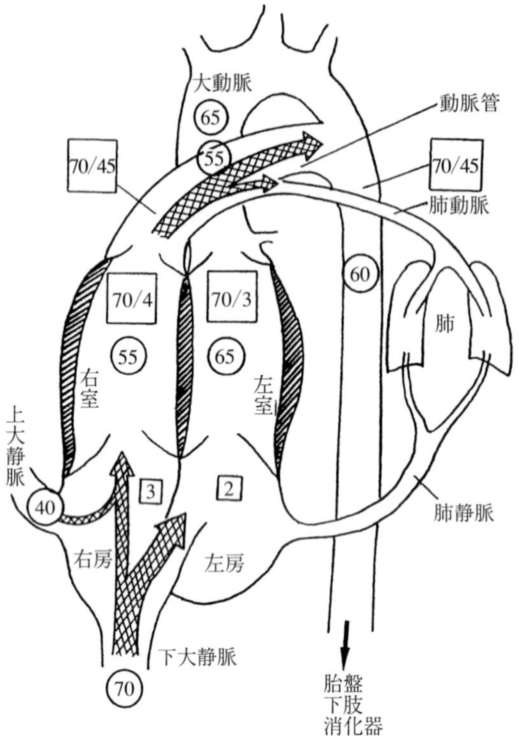

図 6-3　胎児の循環（心内圧と酸素飽和度）
○内：酸素飽和度，□内：収縮期圧/拡張期圧(mmHg)，房の圧は中間圧のみを示す

よる。

臍帯が結紮されて，胎盤への循環が離されることにより，下行大動脈に流れる血液量は減少する。これは，後に述べる血管抵抗の変化によるものである。その結果として，下大静脈を経由して右房に還流する血液量も減少する。

生後に静脈管は閉鎖するのであるが，この閉鎖機序は現在明確にされていない。後述する動脈管と違い，静脈管は血液の pH，PO_2，PCO_2などに影響を受けないといわれている。実験的には，非常に高濃度のノルアドレナリンによって収縮するといわれている。

胎児期に右房から左房に交通していた卵円孔も，生後，機能的に閉鎖する。解剖学的に閉鎖するのは，相当の時間を経てからである。胎盤は，胎児の血流に対する血管抵抗の一部を負担する部分であるが，ここはそれ以外の部分に比べて低血管抵抗である。胎盤が除去されることにより，低抵抗の部分がなくなるわけである。つまり，児自身の体血管抵抗の部分のみが残ることになる。低抵抗の部分がなくなるため，高抵抗の部分だけが残り，からだの血管抵抗としては胎児期よりも上昇するわけである。これを理解するには，電気における抵抗と同じように考えればよい。つまり，高抵抗と低抵抗が並列に並んでいると考えればよい。このとき，低抵抗部分を除去すれば,全体の抵抗としては２つの抵抗が並列に並んでいるときよりも高くなる。

からだの抵抗が上昇するために，からだへの血流量は減少し，右房に還流する血液量は減少する。その結果，右房圧は低下する。

一方，肺で呼吸が開始されると，肺の血管抵抗は極度に低下し，肺への血流量は増加する。その結果，左房に還流する血液量は増加し，左房圧は上昇する。

心房中隔の構造をみるとき，図 **6-4** に示すように，中隔はドアのようになっており，左房側

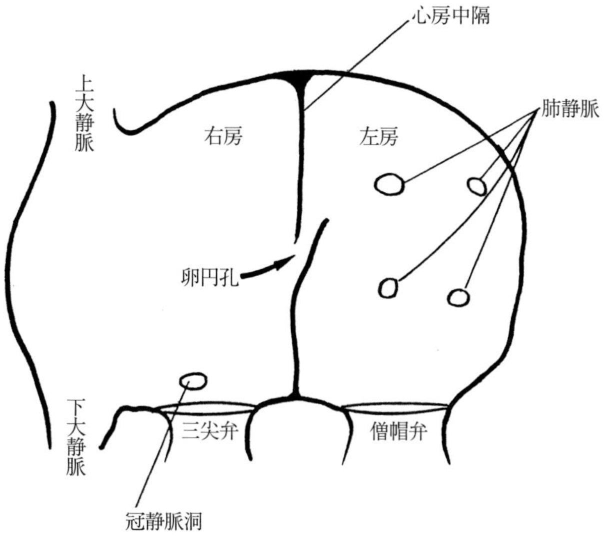

図 6-4　心房中隔の構造

に開く構造になっている。胎児期では右房への血流量が多く，右房圧が左房圧より高いために，そのドアが左房側に開き，その隙間が卵円孔となり右房から左房へ血液が流れる。出生後では，前に述べたように左房圧が上昇するために，心房中隔は右房側に押されドアが閉まるような形になり，卵円孔は閉鎖し，心房間における短絡が消失する。これが卵円孔閉鎖の機序である。

動脈管の閉鎖も大きな変化である。動脈管を閉鎖させる因子はいくつか知られているが，最もそれに大きく関与しているのはプロスタグランジンEである。プロスタグランジンは動脈管を開存させる作用がある。生後，肺への血流が増加すると，プロスタグランジンは肺で代謝され，血中のプロスタグランジンは急激に低下する。プロスタグランジンが低下すると，動脈管は閉鎖するのである。

動脈管を閉鎖させる因子として，肺呼吸によるガス交換に伴う動脈血酸素飽和度の上昇がある。動脈管は酸素に対して収縮する反応があり，そのために生後，閉鎖する。肺呼吸が不完全で，ガス交換が十分でなく，動脈血酸素飽和度が低い場合，動脈管が閉鎖しないことがある。正常の成熟児では，生後10〜15時間ぐらいで動脈管の中膜筋層の収縮により壁が厚くなり，内腔が狭くなり，機能的には閉鎖する。その後，数日の間に血栓の線維化が始まり，完全な解剖学的閉鎖が完成する。

動脈管の閉鎖に関して，プロスタグランジン，血中の酸素量が大きく関与していることは事実であるが，その他，神経学的な機序，化学的な機序も関与している。現在までの実験的データからはアドレナリン，ノルアドレナリン，アセチルコリン，ブラディキニン，アンギオテンシン，インドメサシン，アスピリンなどが関与していることが明らかになっている。

Ⅱ．肺循環の変化

出生前と出生後を比較したとき，体循環の変化は当然のことながら肺循環の変化もきわめて大きい。その変化を理解するために，まず肺動脈圧，肺血流量，肺血管抵抗の関係を理解する必要がある。

肺動脈圧（Pp）は，肺血流量（Qp）と肺血管抵抗（Rp）との積で表される。つまり Pp＝Qp×Rp という関係が存在する。肺動脈圧を電圧に，肺血流量を電流に，そして肺血管抵抗を電気抵抗に置き換えるならば，これは電気のオームの法則と全く同じである。

胎児では，肺呼吸を行っていないため肺に血液がいく必要がない。したがって，肺血流量は非常に少ない。ヒツジの胎児による実験では，妊娠中期においては両心室拍出量の 4％しか肺にいかない。妊娠末期でも 8％程度にとどまる。なぜ肺は血流を阻止しているのであろうか。それは肺血管抵抗が高いからである。これは，肺血管床の発育の問題と，末期肺動脈の収縮の問題に起因している。妊娠初期においては，肺血管床の発育が未熟である。肺の割面をみると，肺全体に対する肺血管の占める割合が成人に比べて少ない。そのために肺血管抵抗が高くなり，肺に血液が流れにくいわけである。妊娠の終わりに近づいて肺血管床の発育が進むと，肺血管抵抗は下降し始め，肺への血流が増加し始めるわけである。

また，肺動脈は生理的・化学的因子に対して非常に敏感である。特に酸素に対して感受性が高い。低酸素状態では肺動脈は収縮し，内腔が狭くなり，血液に対して高抵抗となるため肺への血流が阻害される。事実，胎内においては出生後に比較して低酸素の状態にあり，肺動脈は収縮し，高い血管抵抗の状態である。この時期においては当然，肺動脈圧も高い。

分娩により胎盤が切り離され肺呼吸をするようになると，出生前に比べて血中の酸素分圧が上昇し，肺は高酸素の状態に存在することになる。このことより肺動脈の収縮は解除され，肺血管抵抗は低下し，肺への血流量は増加するわけである。肺呼吸により肺胞が開き，肺動脈への圧迫がなくなり，そのための肺血管抵抗低下も 1 つの因子になっている。肺血管抵抗の低下に伴って肺動脈圧も下降する（図 **6-5**）。

肺血管抵抗，肺動脈圧は出生後急激に下がるが，成人の程度に達するまでには数週間の期間を必要とする。これは肺動脈の筋層の厚さに関係している。胎児期には肺動脈中膜の筋層が厚く，弾力性に乏しい。出生後は中膜の筋層が次第に薄くなり，血管は弾力的になり，血液は流れやすくなる。左右短絡を伴う心疾患の場合，通常，成人においては肺血流量が正常の 3 倍近くになっても肺動脈圧は正常である。つまり，それほど肺動脈は弾力性に富み，容易に拡張するわけである。しかし，新生児，乳児においては弾力性が乏しいため，軽度の肺血流量の増加でも肺動脈圧は上昇する。

肺血管抵抗がほぼ成人の程度に達するには 6〜8 週間を要するが，その後も多少の変化を続け，2〜3 年後に全く成人と同じになる。

胎児期において，肺動脈主幹には大量の血液が流れるが，その大部分は動脈管を経て大動脈にいくことはすでに述べた。左右肺動脈にいく血流量は非常に少ないため，左右肺動脈の発育は悪く，径は小さい。生後，動脈管が閉鎖し，肺動脈主幹に流れた血液が全部左右肺動脈に流れるようになると，左右肺動脈は成長する。それまでの一時期，肺動脈主幹と左右肺動脈との間に軽度であるが狭窄を生ずることがある。

Ⅲ．出生後の循環

出生後は肺呼吸に移り，卵円孔，動脈管，静脈管は閉鎖する。そして，次のような循環になる。

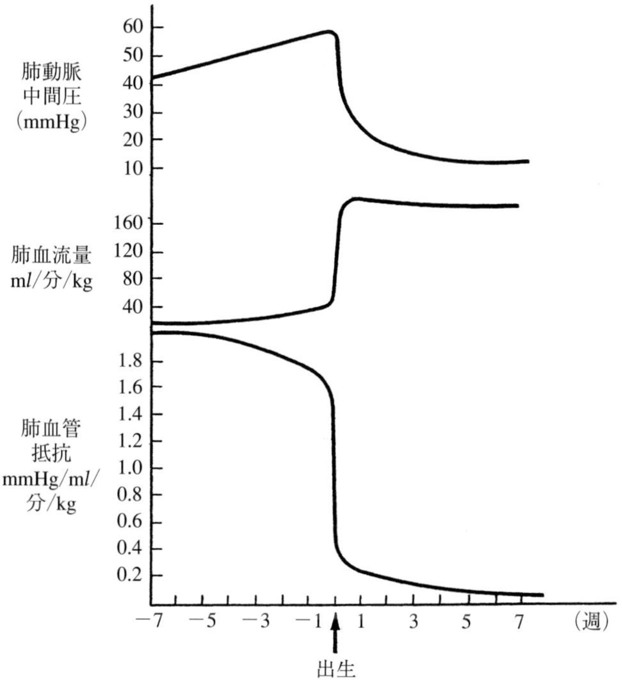

図 6-5　出生前後の肺動脈圧，肺血流量，肺血管抵抗の変化

体循環に流れた血液は静脈血となり，上大静脈，下大静脈，冠静脈洞を経由して右房に還流する。右房から三尖弁を経由して右室に入り，右室から肺動脈弁を経て肺動脈に駆出される。その血液は左右肺動脈から左右の肺へいく。そこでガス交換が行われ，動脈血となり，左右2本ずつの肺静脈を経由して左房に還流する。そこから僧帽弁を経て左室に入り，左室から大動脈弁を経て大動脈に駆出される。そして，この血液は体循環に回る。

右室から単位時間内に肺に流れる血液の量を肺血流量（Qp）とよぶ。また，左室から単位時間内に体循環に流れる血液の量を体血流量（Qs）とよぶ。肺に流れた血流はそのまま左房から左室に流れ体血流となるわけであるから，正常心においては肺血流量と体血流量は等しい。つまりQp＝Qsという関係が成立する。肺・体血流量比（Qp/Qs）は1.0になる。この事実はあたりまえのことであるが，先天性心疾患で右左，もしくは左右の短絡を伴う疾患を考えるときに非常に重要なことなのである。

次に，心内を流れる血液の酸素飽和度について述べる。静脈血は上大静脈，下大静脈，冠静脈洞から右房に返るが，下大静脈の酸素飽和度は他に比較して多少高い。これは腎静脈が流れ込むためである。腎においては酸素消費量が少ない。右房で完全に混じった血液はそのまま肺に流れるわけで，右房，右室，肺動脈の血液の酸素飽和度は原則として同じである。通常，70%ぐらいである。これは，血中ヘモグロビンの70%が，酸素と結合している酸化ヘモグロビンであるという意味である。

肺からの血液は左心系に流れるが，この場合も肺静脈，左房，左室，大動脈は同じ血液が流れるため，この間の酸素飽和度は同じである。通常，95〜98%ぐらいである。この右心系，左心系における酸素飽和度の関係は，これも短絡を伴う先天性心疾患を考える場合に非常に重要

表 6-1　正常心内圧

右 房 圧：	（中間圧）	1～5 mmHg		
左 房 圧：	（中間圧）	3～10 mmHg		
右 室 圧：	収縮期圧	20～30 mmHg	拡張末期圧	1～5 mmHg
左 室 圧：	収縮期圧	80～130 mmHg	拡張末期圧	3～10 mmHg
肺動脈圧：	収縮期圧	20～30 mmHg	拡張期圧	10～20 mmHg
大動脈圧：	収縮期圧	80～130 mmHg	拡張期圧	60～90 mmHg

である。

1．心内圧

心臓は収縮する。心房が収縮する時相では心室は拡張し，心室が収縮する時相では心房は拡張している。それぞれの時期における心臓内の圧力は，正常心においてはほぼ一定である。**表 6-1** は一般的な心臓の各部分における正常圧である。新生児期においては先に述べたごとく，肺血管抵抗が高いために肺動脈圧，右室圧はやや高い。

心内圧において記憶すべきことは，心房の中間圧と心室の拡張末期圧はほぼ同じであるということである。つまり右房の中間圧と右室の拡張末期圧，および左房の中間圧と左室の拡張末期圧は同じである。ここで中間圧というのは，1 心周期の圧力を平均化した圧力を意味している。また心室の収縮期圧と大血管の収縮期圧も同じである。つまり右室の収縮期圧と肺動脈の収縮期圧，および左室の収縮期圧と大動脈の収縮期圧は同じなのである。

2．心機能

心臓の機能をいかに評価するか。これは容易ではない。最近，電子工学の発達により，多くの複雑な機械を駆使しその機能を評価しようという試みがなされている。

心機能を評価する方法として，一般に用いられるのが心拍出量と駆出率である。

心拍出量は，単位時間内に左室から体循環に送り出される血液の量である。正常心においては，先に述べた体血流量と同じ意味になる。一般的に，1 分間に送り出される量を心拍出量としている。これは 1 回の心収縮によって左室から拍出される量（1 回拍出量）に 1 分間の心拍数を乗じたもので表される。心拍出量は個人のからだの大きさによって異なる。したがって心拍出量を比較する場合，それを一定化するため体表面積に対する値を使う。これは心拍出量を体表面積で除した値で心係数とよばれる。正常心係数の下限はおよそ 2.5 l/分/m^2である。

拡張期に左室に満たされた血液の何パーセントが収縮期に駆出されるか。これも左心機能に関係した問題である。拡張期の左室容量から，収縮期の左室容量を引いたものが 1 回拍出量である。この 1 回拍出量を左室の拡張期容量で除した値が駆出率である。正常心では 60～75% の駆出率である。

前に述べたように，1 回拍出量と心拍数を乗じたものが心拍出量である。1 回拍出量が減少した場合，つまり駆出率が低下した場合，その代償として心拍数が増加し，心拍出量を一定に維持しようとする。また心拍数が少なくなった場合，駆出率が高くなり，1 回拍出量が増加し，心拍出量が維持される。この代償機構がうまく維持されなくなると，いわゆる心不全の状態に陥ることになるわけである。

Ⅳ．短絡ということ

先天性心疾患のなかの多くは短絡を有する。短絡とは何であろうか。正常心においては，動脈血が静脈血に混入したり，あるいは静脈血が動脈血に混入したりすることはない。しかし先天性心疾患ではこのようなことが容易に起こっている。何らかの理由によって動脈血が静脈血の流れの中に，あるいは静脈血が動脈血の流れの中に混入することを短絡とよんでいる。

短絡のなかには右左短絡と左右短絡がある。これは右心系に静脈血が，左心系に動脈血が流れているという事実からきた名称であると思われる。右左短絡というのは静脈血が動脈血中に流れ込む場合をいい，左右短絡というのは動脈血が静脈血中に流れ込む場合をいう。これは，静脈血と動脈血との関係において考えるべきものであって，心臓の右側と左側という考えではない。たとえば内臓逆転の場合，心臓の右側，左側が逆になっている。つまり解剖学的右房，右室は左側にあり，解剖学的左房，左室は右側に存在する。動脈血は解剖学的左房，左室，つまり右側に存在する心房，心室を通過する。静脈血は解剖学的右房，右室，つまり左側に存在する心房，心室を通過する。この場合に心内で動脈血が静脈血に混入したとしても，要するに心臓の右側から左側に短絡したとしても，これを右左短絡とはよばない。動脈血が静脈血に混入するのであるから，これは左右短絡である。

Ⅴ．先天性心疾患について

前述したように，小児の心疾患の多くは先天性心疾患，つまり心臓の奇形である。その頻度は出生 1,000 に対して 8～10 で，まれなものではない。実際に小児科での循環器疾患の占める割合は相当なものである。

前項では正常の循環について述べたが，以下，日常よくみる典型的ないくつかの心奇形を取り上げて，その血行動態について述べることにする。

1．心室中隔欠損

この疾患は，先天性心疾患のなかで最も多い疾患で，全先天性心疾患の 20～25％を占める[5)]。これは右室と左室とを仕切る心室中隔が，何らかの原因で胎生期に完全に閉鎖せず，欠損孔が存在し，そのために右室と左室の間に交通路が存在する疾患である。

先に述べたように，左室の収縮期圧は右室の収縮期圧よりはるかに高い。そのため収縮期に欠損孔を通じて，左室から右室に血液が流入する。右室には収縮期の負荷がかかることになる。右室に流入した血液は，肺動脈を経由して肺にいくから肺の血流量は増加する。肺にいった血液は動脈血になり，左房へ還流する。左房へ還流する血液の量は増加しており，そのために左房の拡大が起こる。左房の血液は，拡張期に左室に流入するから拡張期における左室の負荷がもたらされる。左室の血液は，収縮期に一部は心室中隔欠損を通って再び右室に流れ込み，残りは大動脈を経由して体循環に回る。

図 6-6 は，実際に経験した心室中隔欠損の血流量を図示したものである。肺血流量（Qp）は図 6-6 に示したごとく，右房に還流した静脈血と左室から右室に短絡した血流量の和で，この例の場合は 5.0 *l*/分である。この血流はそのまま左房に還流するが，これの一部は左室におい

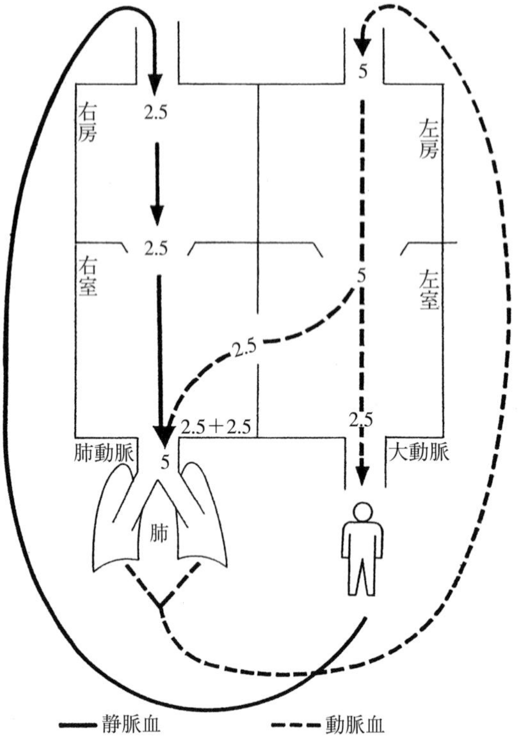

図 6-6　心室中隔欠損の血流量の 1 例
数字は血流量を示す（l/分）

て欠損孔を通じて右室にいく。したがって，大動脈に流出する量，つまり体血流量（Qs）は左房への還流量（これは肺血流量と同じである）から短絡量を引いた量になる。この例の場合，心室中隔欠損を通じての左右の短絡量は 2.5 l/分，体血流量も 2.5 l/分である。

正常心においては，肺血流量（Qp）と体血流量（Qs）とは同量で，肺・体血流量比（Qp/Qs）は 1.0 であることは前項で述べた。心室中隔欠損においては，左右短絡のために肺血流量が増加し，体血流量が減少しているため，Qp/Qs は 1.0 以上になる。この例の場合では，Qp/Qs＝5/2.5＝2.0 になるわけである。

図 6-7 は，この例の心臓の各部分における血液酸素飽和度と，心内圧を図示したものである。これも前項で述べたことであるが，正常心の右心系では大静脈から肺動脈に至るまで同じ酸素飽和度であるはずである。また，左心系では肺静脈から大動脈に至るまで同じ酸素飽和度であるはずである。心室中隔欠損の場合，心室レベルで右心系，つまり酸素飽和度の低い静脈血の中に酸素飽和度の高い動脈血が流れ込むわけであるから，右室での血液の酸素飽和度はそれ以前，すなわち右房，大静脈に比べて高くなる。どれほど高くなるかは，左室からの短絡量によって決定される。左右短絡を有する心疾患の場合，右心系のどの部分において酸素飽和度が上昇するかを確認することにより，左右短絡が存在する場所を明確にすることができる。

この例では，大静脈，右房ともに 69％の酸素飽和度であるが，右室で 81％と，12％の酸素飽和度の上昇が認められる。このことから，右室に動脈血が流れ込んでいるということが明らかになるわけである。

次に心内圧について考えてみる。この例では肺動脈圧が収縮期 46 mmHg で，正常に比べて

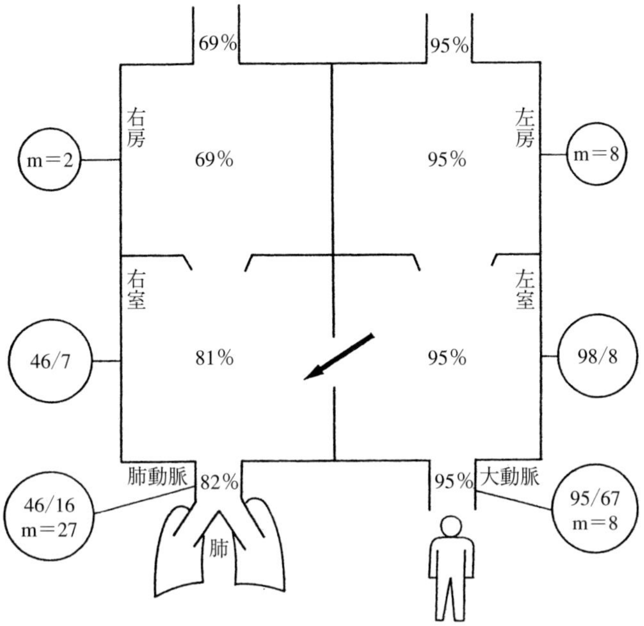

図 6-7　心室中隔欠損の心内各部分の酸素飽和度（%）と心内圧

○内は圧（mmHg）を示す：収縮期圧/拡張期圧，m：中間圧，%：酸素飽和度，矢印：短絡の方向を示す

高い。これは，軽度であるが一応肺高血圧症の範疇に入る。なぜ肺の圧が高くなっているか。前に述べたように，肺動脈圧は肺血流量と肺血管抵抗の積である。この例の肺血管抵抗の計算方法はここでは述べていないが，正常範囲内にある。したがって，この場合の肺高血圧は肺血流量の増加によると理解できる。

肺血管抵抗が高くなった状態を閉塞性肺病変とよぶ。このような状態に陥ると，次第に肺への血流が阻害され，ある程度以上になると右室圧が左室圧とほぼ同じか，あるいはそれより高くなり，心室中隔欠損を通じて右左の短絡，つまり静脈血が動脈血に混入するようになる。このような状態を Eisenmenger 症候群とよぶ。

肺血管抵抗の値は非常に大切である。これは手術の適応を決定するからである。肺血管抵抗が高い患者の手術予後は，それが低い場合に比べて非常に悪い。肺血管抵抗が一定の値以上に高い場合は，手術を行ってはならない。

2．心房中隔欠損

心房中隔欠損は，全先天性心疾患の約 10%を占めている[5]。解剖学的に分類すると，その欠損孔の位置によっていくつかに分類される[3]が，とにかく右房と左房を仕切る心房中隔が完全に閉鎖せず，欠損孔が存在し，そのために右房と左房の間に交通路が存在する疾患である。

図 6-8 は心房中隔欠損の一例である。一般に左房圧が右房圧よりやや高い。したがって，左房から右房に欠損孔を通じて静脈血が流入する。右房の血流量は増加し，そのため右房圧は上昇し，右房と左房の中間圧はほぼ等しくなる。右房の血液は拡張期に右室に流入するから，右

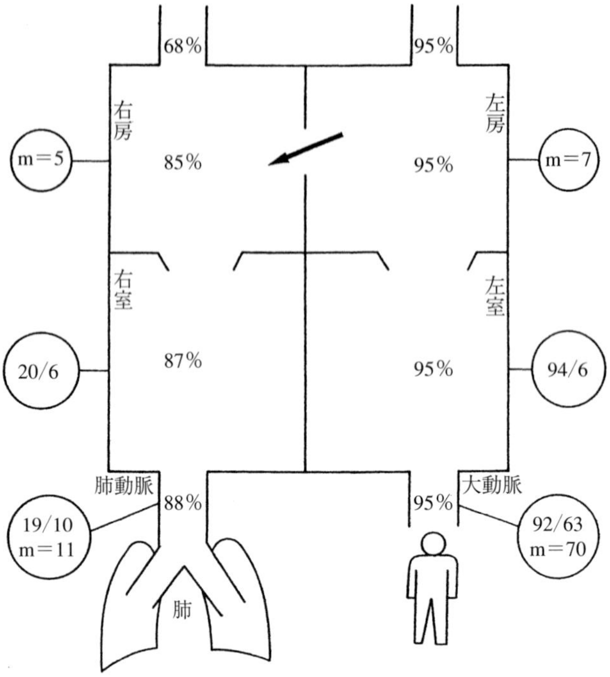

図 6-8　心房中隔欠損の例
○内は圧（mmHg）を示す：収縮期圧/拡張期圧，m：中間圧，%：酸素飽和度，矢印：短絡の方向を示す

室の拡張期負荷が起こる。右室の血液は肺動脈に流れ，肺血流量は増加する。肺からの血液は左房に還流し，そこで再び左房から右房への短絡が生じ，残りが左室を経由して体循環に回るということになる。

体血流量と肺血流量の関係は，心室中隔欠損と同様に考えればよい。単に短絡の位置が心室レベルから心房レベルに変わっただけである。

血液の酸素飽和度においては，右房に動脈血が流れ込むから，右房以降で酸素飽和度の上昇が認められる。

心室中隔欠損と同様，この疾患でも肺動脈圧は上昇する。しかし，心房中隔欠損においては心室中隔欠損ほど肺動脈圧は上昇しない。短絡の位置が違っただけで，なぜ肺高血圧が起こりにくいのであろうか。これは明確ではない。

3．動脈管開存

非常に多い疾患である。全先天性心疾患の約15%を占めている[5)]。何らかの原因で生後，動脈管が閉鎖せず，大動脈と肺動脈の間に交通路が存在する疾患である。

これも通常，左右短絡を有する疾患である。その短絡の場所が心室中隔欠損，心房中隔欠損と異なり，心内ではなく大血管のレベルであることが大きな違いである。

図 **6-9** は動脈管開存の例である。酸素飽和度の上昇は，肺動脈に動脈血が流れ込むわけであるから，肺動脈において初めて認められる。肺血流量，体血流量の関係は，これも心室中隔欠損と同様に考えればよい。肺動脈圧は心室中隔欠損と同様，高くなりやすい。

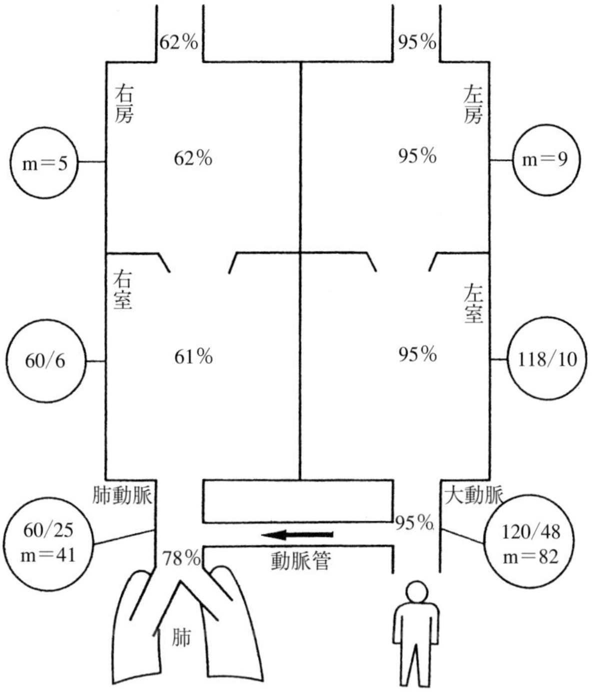

図 6-9　動脈管開存の例
○内は圧（mmHg）を示す：収縮期圧/拡張期圧，m：中間圧，%：酸素飽和度，矢印：短絡の方向を示す

この疾患では，連続性雑音とよばれる特徴のある雑音が聴取される。もちろん連続性雑音はこの疾患以外でも聴取されるが，連続性雑音を聴取する場合，そのほとんどがこの疾患である。心雑音は，その時相によって収縮期雑音，拡張期雑音に分けられるが，連続性雑音とよばれるものは，収縮期から拡張期にかけて連続して聞かれる雑音である。

なぜ連続性雑音が聴取されるのか。動脈管開存の場合の雑音は，血液が大動脈から肺動脈に短絡するときに生ずる音である。大動脈と肺動脈の間に，収縮期においても拡張期においても相当の圧較差が存在し，そのために収縮期でも拡張期でも大動脈から肺動脈に血液が流入するから連続性雑音が聴取されるのである。

低出生体重児は動脈管の開存を高頻度に合併する。これは心疾患というよりも，むしろ未熟性によるものである。本来ならばまだ胎内にいるべき時期に出生したのであるから，動脈管が開存していることは当然のことなのである。胎内においては不可欠である動脈管ではあるが，生後これが存在すると，大動脈から肺動脈への短絡により体循環への血流量が低下し，心不全の状態を引き起こす。また逆に，肺への血流量が増加するために，肺の負担が増加し呼吸障害を引き起こす。低出生体重児の動脈管開存に対しては，プロスタグランジンEの合成阻害剤であるインドメサシンなどを投与して，動脈管を閉鎖させるのが一般的である。

4．Fallot 四徴

これはチアノーゼを伴う心疾患のうち最も多いもので，全先天性心疾患の約10%を占めてい

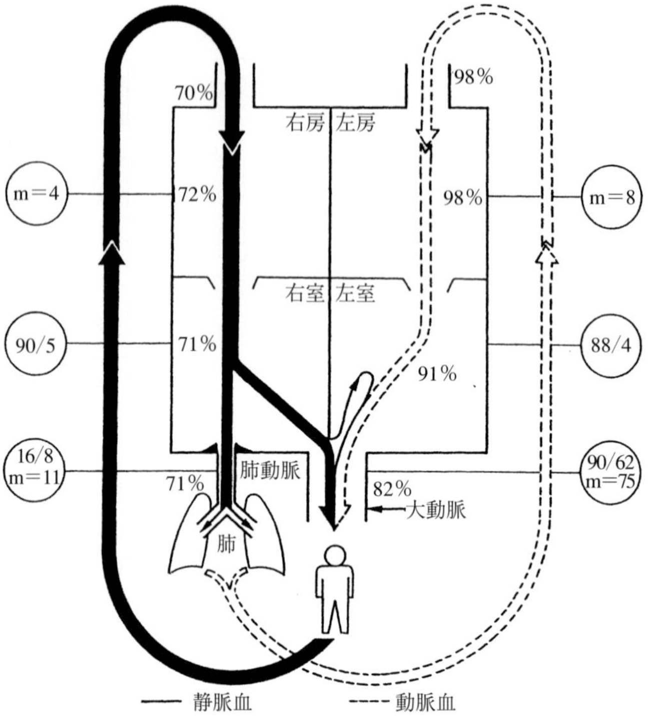

図 6-10 Fallot 四徴の例

○内は圧（mmHg）を示す：収縮期圧/拡張期圧，m：中間圧，%：酸素飽和度

る[5)]。

四徴とよばれる所以は4つの大きな異常，つまり肺動脈漏斗部狭窄，心室中隔欠損，大動脈の心室中隔への騎乗，右室肥大を伴っているからである[6)]。

図 **6-10** は，この疾患の血行動態を示した例である。右房に還流した血液は右室に流入する。その血液の一部は，正常の血流と同じように肺動脈を経由して肺循環に回る。また一部は騎乗した大動脈に流入し，体循環に回る。肺動脈の狭窄が高度になればなるほど肺への血流量は減少し，右室から大動脈へ流れる血流量は増加することになる。肺循環にいった血液は動脈血となり，左房，左室を経由して大動脈に流れ出る。体循環へは右室からの静脈血と左室からの動脈血が一緒に流れることになり，体血流量は増加する。肺血流量は減少し，体血流量が増加している状態であるから，肺体血流量比（Qp/Qs）は当然 1.0 未満になる。

この臨床的重症度の1つの指標として，チアノーゼの程度がある。チアノーゼというと，単に右左短絡量つまり静脈血の動脈血への流入量のみを考えがちであるが，それと同時に肺血流量を重要視しなくてはならない。右左短絡量と肺血流量の和が体血流量になるから，肺血流量の減少しているもの，つまり動脈血量の少ないものは右室から大動脈にいく血流量が多く，チアノーゼの程度がひどくなる。また，肺血流量があまり減少していないもの，つまり動脈血量の比較的多いものは右左短絡量が少なく，チアノーゼの程度は軽くなる。肺にいく血流量は何によって決定されるか。それは肺動脈狭窄の程度によって決まる。つまり Fallot 四徴の重症度は，肺動脈狭窄の程度によって決定されるといえる。

次に心内圧について考えてみよう。右室の拡張期には右房から右室に血液が流入する。右室はどうにかして，この血液を外に送り出さねばならない。右室の出口は肺動脈狭窄で細くなっている。もう一方の出口として大動脈がある。大動脈では体血圧の高い圧を維持する必要があるし，右室はその圧の一部を負担しなくてはならない。また細い肺動脈に血液を送り込むためにはどうしても高い圧が必要である。このような理由により右室圧は極度に高くなる。通常，右室の収縮期圧は左室とほぼ同じである。これは Fallot 四徴に右室肥大を伴う理由でもある[7)]。

Fallot 四徴では，無酸素発作とよばれる発作を起こすことがある。突然，呼吸が荒くなり，チアノーゼが増強し，ときに意識喪失を伴う。生命を失うこともある。これは肺動脈漏斗部が突然に収縮して肺動脈狭窄の程度がひどくなり，そのために肺への血流が阻害されるためである。肺へ血液がいかなくなれば，当然，動脈血量が少なくなるわけで，からだへの酸素運搬量が低下するためにこのような状態に陥ることになる。Fallot 四徴で聴取される心雑音は，肺動脈狭窄の部分から発する雑音である。無酸素発作の場合，ここを通過する血流量が減少するために心雑音は小さくなる。発作前の雑音をよく知っておくことが大切である。

5. 完全大血管転位

大血管転位は，その型によってＤ型（完全大血管転位）とＬ型（修正大血管転位）に分けられる。ここではＤ型について述べることにする。これの頻度は，出生 10 万に対して 20～30[8)] でまれではない。新生児の心疾患として，緊急を要する重要な疾患である。その血行動態は，先に述べたいくつかの心疾患と異なり，全く特異的である。

まず大血管転位とはいかなる解剖学的異常であるかを述べる。心臓の解剖を考える場合，心房，心室，大血管の関係を考える。完全大血管転位の場合，心房と心室との関係は正常である。右房は右室に，左房は左室に関連している。しかし大血管，つまり肺動脈，大動脈と心室との関係は異常である。大動脈が右室から，肺動脈が左室から起始しているのである。

図 6-11 は，完全大血管転位の血行動態を示したものである。体循環を回ってきた血液は右房を経て右室に入る。右室から大動脈が起始しているから，右室に還流した血液は大動脈に流れ，肺循環にいくことなく再び体循環を循環することになる。一方，肺循環を循環してきた血液は左房を経て左室に入る。左室からは肺動脈が起始しているため，左室に還流した血液は再び肺に流れることになる。つまり肺循環と体循環が独立して並列に存在しているため，２つの循環が交差することがないのである。動脈血が体循環に流れないし，静脈血が肺循環に流れないわけである。

このような循環であっても，生後しばらくは生きている。それは肺循環と体循環との間に何らかの短絡が存在していて，動脈血が体循環に流れていくからである。その短絡量により症状の発現時期，程度が決定される。短絡の位置は卵円孔，もしくは心房中隔欠損であり，また場合によっては心室中隔欠損，動脈管開存である。

この疾患の多くは，生後 24～48 時間ぐらいでチアノーゼが増強し，全身状態が悪化する。この場合，直ちに心臓カテーテル法を施行し診断を決定するわけであるが，それと同時に Rashi-kind のカテーテルとよばれるバルーンがついたカテーテルを卵円孔から左房に挿入し，造影剤でバルーンを膨らませ，カテーテルを力強く引くことにより心房中隔に裂目をつくり心房内における短絡量を増加させ，症状の改善を図ることが一般的に行われている（**図 6-12**）[9)]。この方

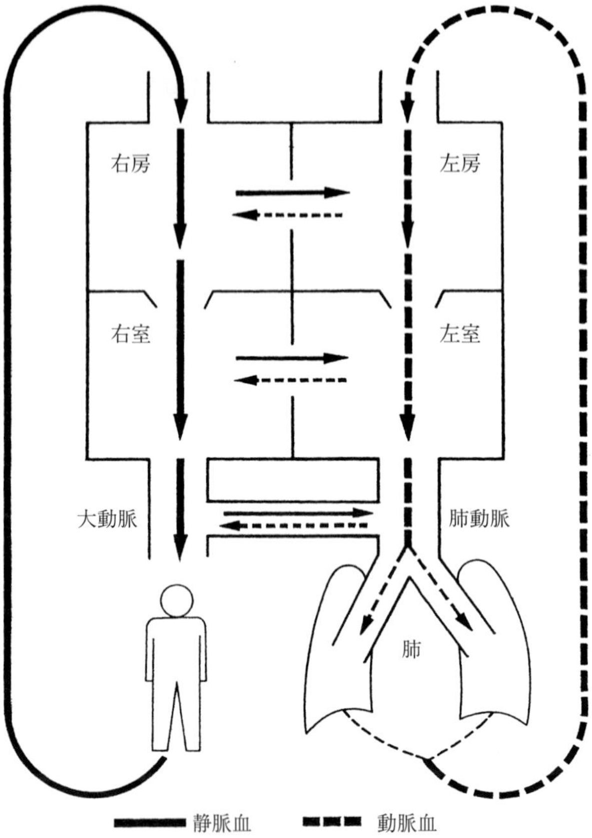

図 6-11　大血管転位の血行
心房内，心室内あるいは動脈管で短絡が存在する

法は balloon atrial septostomy（BAS）とよばれている。

6．総肺静脈還流異常

全先天性心疾患の 1～2%を占め[5]，頻度としてはあまり高くない疾患である。しかし，その血行は非常に興味のあるものである。正常心では，肺からの動脈血は左右両肺から 2 本ずつの肺動脈によって左房に還流する。しかし，この疾患では全部の肺静脈が左房にではなく，他の異なる場所に還流している。肺静脈が還流する部位によっていくつかの型に分けられるが，そのなかで最も多いのは左腕頭静脈に還流するものである。

図 **6-13** は，左腕頭静脈に還流する型の血行動態を示した例である。静脈が 4 本集まって水平静脈を形成する。そこから垂直静脈とよばれる正常では存在しない静脈を経由して左腕頭静脈に還流する。そこで静脈と一緒になり，上大静脈に流れ右房に還流する。この血液の一部は，三尖弁を経由して右室から肺動脈に流れるが，残りは心房中隔欠損もしくは卵円孔を経由して左房に流入し，左室，大動脈を経由して体循環に回る。

心房中隔欠損，もしくは卵円孔の大きさが左心系，つまり体循環に流れる動脈血の量を決定し，その臨床症状を決定する 1 つの因子になる。また，垂直静脈の太さおよび垂直静脈と腕頭静脈との結合部の狭窄の存在の有無も臨床症状を決定する大きな因子である。垂直静脈が細い場合，あるいは狭窄が存在する場合に肺からの血液が流れにくくなり，肺うっ血を起こし，重

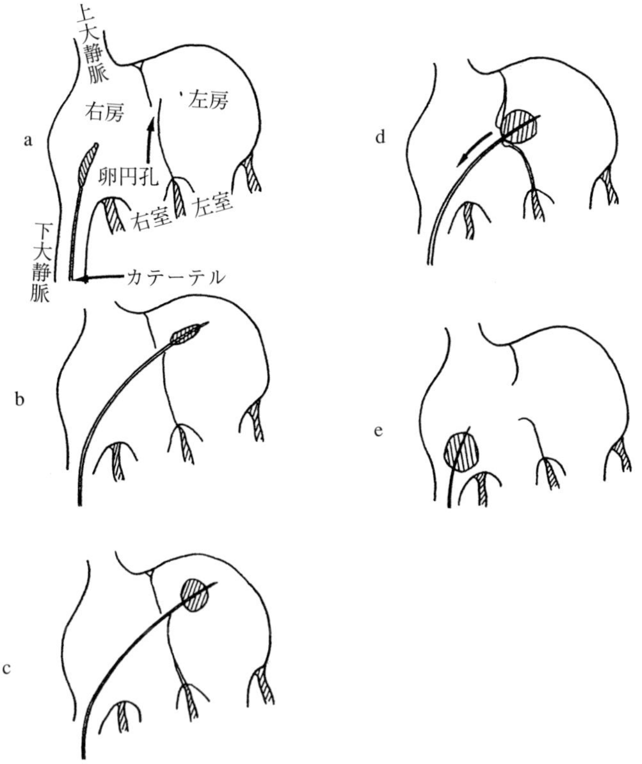

図 6-12 大血管転位のときの balloon atrial septostomy (BAS) の方法

a：バルーンカテーテルを右房に入れる。b：卵円孔を通してカテーテルを左房に入れる。c：バルーンを造影剤でふくらませる。d：カテーテルを力強く引く。e：心房中隔が破れる

症な臨床症状を呈することがある。大血管転位の場合と同様に，balloon atrial septostomy を施行することにより，右房から左房への血流を増加させ，つまり静脈血をより多く体循環にいかせ，ある程度の状態の改善を得ることができる。

Ⅵ. 心疾患に対して最も注意すべきこと

小児の生理という点から心疾患をみたとき，最も注意すべきものは何であろうか。心疾患が存在しても，必ずしもそのすべてが重症であり，緊急を要するわけではない。ある症状が出現して，初めてそれが緊急性を要することになるわけである。その症状とは，第一に心不全症状であり，第二に低酸素状態を示唆する症状である。

心不全は，つまり十分な心拍出量がない状態であるから，からだへの十分な酸素，栄養の供給が行われず，かつからだでの代謝産物の除去が十分に行われない状態である。生理学的にみた場合，これはきわめて異常な状態であり，生命に大きな影響を及ぼす可能性が大である。

低酸素状態を示唆する症状はチアノーゼである。チアノーゼは心疾患によってのみ起こるも

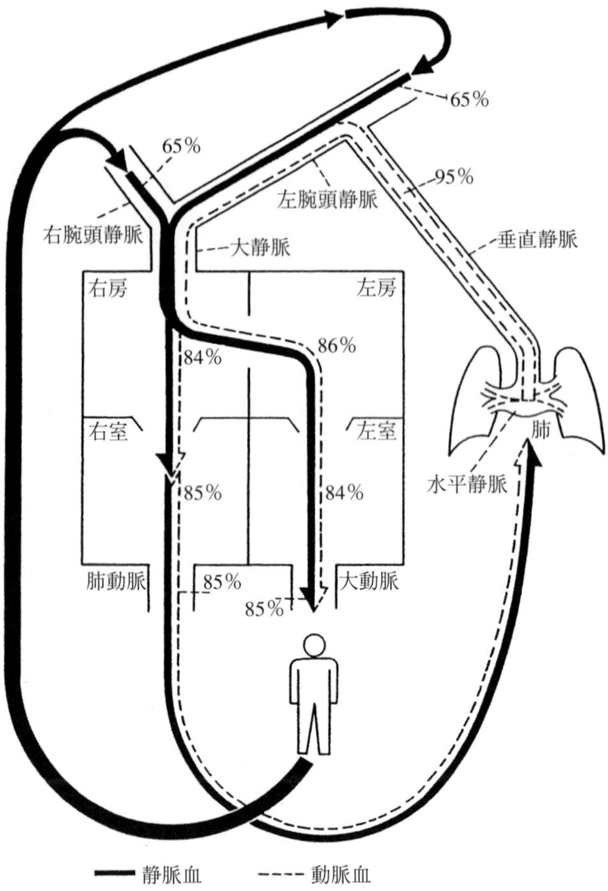

図 6-13　総肺静脈還流異常の例

のではないが，心疾患によってこれが生ずるということは，多くの場合，右左短絡の存在を意味している。低酸素状態ということは，つまり体組織に対する酸素の供給が十分でないということを意味し，これも心不全と同様，きわめて異常な生理的状態にある。

心不全，低酸素状態に対する目を養うことが重要である。

●文　献

1）中村禎里：血液循環の発見，岩波書店，東京，1977.
2）Watson, H.：Pediatric cardiology. C. B. Mosby, St. Louis, 1968.
3）Adams, F.H. and Emmanouilides, G. C.：Moss' Heart Disease in Infants, Children and Adolescents. Williams and Wilkins, Baltimore, 1983.
4）Rudolph, A. M.：Congenital Diseases of the Heart. Year Book Medical Publisher, Chicago, 1974.
5）Nadas, A. S. and Fyler, D. C.：Pediatric cardiology. W. B. Saunders, Philadelphia, 1972.
6）Willius, F. A. and Key, T. E.：Classics of cardiology, a collection of classic works on the heart and circulation with comprehensive biographic acounts of authors. Dover Publishers, New

York, 1988.
7) Barrat-Boys, B. G., Neutze, J. M. and Harris, E. A.：Heart disease in infancy；Proceedings of the second international symposium. Churchill Livingstone, Edinburgh, 1973.
8) 原田研介：大血管転位. medicina, 15：1066, 1978.
9) Rashikind, W. J. and Miller, W. W.：Transposition of the great arteries；Results of palliation by balloon atrio septostomy in thirty-one infants. Circulation, 38：453, 1963.

［宮下　理夫］

7 消化・排便

I．消　化

人間が生きていくためには栄養摂取が不可欠である。栄養摂取を科学的にとらえると「食物に含まれている，体に必要な化学物質である栄養素を，体内に取り込む行為」と定義できる。つまり食事の目的は栄養素を得ることであり，栄養素の役割は大きく3つに分けられる。①エネルギー源，②細胞の修復，③代謝の働きを助ける，ことである。生理的な栄養の摂取は消化管を介したものである。消化管の機能は口から摂取した食物を下部消化管に運搬し，その過程で体内に吸収しやすい形に消化し，吸収し残存物を排泄することにある。

小児の栄養生理を考えるさいに，各栄養素の消化吸収のメカニズムとともに，胎児を含めた年齢に応じた消化管の解剖学的な発達，消化機能および酵素系の発達を考慮する必要がある。特に乳幼児期は栄養生理学的見地から，液体成分のみの栄養摂取から固形食摂取に至るまで大きく変貌する期間である。本章では消化管のもつ機能について発達過程を含めて概説する。

1．消化管の形態的発達

消化管は原腸に由来する。原腸は，胚子が頭部・尾部から折りたたまれたさいに，内胚葉に取り囲まれた卵黄嚢腔の一部から形成される。4週ごろからその発生はみられ，口腔から肛門に至る消化管と肝臓や膵臓などの腺器官に分化する。原腸の頭部および尾部からそれぞれ前腸・後腸が形成される。その中間にある卵黄嚢と連結している部分が中腸である。消化管の上皮および腺器官の実質は内胚葉由来，腸管壁の筋・結合組織・腹膜は中胚葉由来である[1)]。

1）前腸の分化・発達

a．口腔の発生

妊娠3週ごろから，前腸の対側にある外胚葉・羊膜腔が巻き込まれ口窩といわれる陥凹を生じる。前腸と境界をなす外・内胚葉膜を口咽頭膜とよび，胎生4週ごろに消失し，一次口腔となる。一次口腔からは，外胚葉より口腔前庭・口腔前部・舌尖・舌体上皮・口腔に開口する腺組織が発生する。内胚葉から口腔後部・舌根部上皮が形成される。

b．食道の発生

妊娠4週ごろから，前腸の腹側に呼吸器の原器である呼吸器憩室が出現する。その背側部が食道に発達する。粘膜側には妊娠10週ごろに線毛円柱上皮が発生し，妊娠20～25週ごろにかけて重層扁平上皮に置き換わる。輪状筋は妊娠2か月，縦走筋は妊娠3か月ごろ発生する。食道の全長は出生時で10 cm，成人で25 cm程度となる。

c．胃の発生

胎児の胃は，妊娠6週ごろに胸部で前腸が紡錘状に拡張して腹腔内に下降する。胃の体彎と小彎の形成は，胃の腹側に比べて背側の成長が速いために生じる。その後，長軸を軸として右方向に90°回転し，小彎が右側へ，体彎が左側へ，噴門部が左下方，幽門部が右上方に移動し，胃の長軸が身体の長軸に対してほぼ直交し，妊娠8〜9週ごろに成人の位置と同じになる。胃の輪状筋，縦走筋はそれぞれ妊娠8週および9週ごろに形成され，妊娠16〜18週ごろに幽門部まで輪状筋と縦走筋が形成される。胃内筋層の神経叢は妊娠11週ごろに認められる。形態学的または組織学的には妊娠28週ごろまでに成人の胃と同様になる。

2）中腸の分化・発達―十二指腸の発生

十二指腸の大部分を含む小腸から横行結腸の右半分は中腸から発生する。妊娠7週ごろから急速に増大し，回旋を始め，妊娠8週に生理的臍帯ヘルニアを起こし，空腸から横行結腸脾彎曲部まで陥入する。妊娠12週になると小腸から順に腹腔内に戻り，270°反時計回りに回転する。妊娠12週には輪状筋と縦走筋が出現する。神経芽細胞は頭側から尾側に移動し妊娠14週までに直腸に認められ，口側の神経叢は肛門側より早く成熟する。運動を支配するAuerbach神経叢は分泌腺を支配するMeissner神経叢より成熟が早い。

出生時の腸の長さは4 mで，6/7を小腸が占める。

2．羊水と消化管の発達

胎児は母体から臍帯を介して経静脈栄養を受けている。一方，腸粘膜の成長因子を含む羊水を嚥下することによって出生後に開始される経腸的な栄養に対して備えている。しかし新生児・乳児の消化吸収能は成人と比較して未熟で，出生後の乳汁栄養の刺激により構造的にも，機能的にも発達していく[2]。

羊水中に存在する生理活性物質には抗菌物質，免疫物質と並んで細胞増殖因子がある。特に羊水中に存在して発達期の消化管に作用する細胞増殖因子が報告されている（**表7-1**）。羊水中の細胞増殖因子は未熟な消化管の成長・発達に関与していると考えられている。これらの因子は複合的に作用し，単独で存在する場合と比較して数倍の活性をもつことが判明している。

3．消化管機能の発達と母乳栄養

細胞増殖因子は母乳中にも存在している。このため，母乳を用いて生後早期から経腸栄養を開始することは，消化管ホルモンの分泌を促進し，腸管粘膜の成長および消化吸収を促進すると考えられ，母乳を用いたminimal enteral nutritionの重要性が指摘されている[2]。

4．消化器系の一般構造

図7-1に消化器系とそれに付属する器官の主な解剖学的構成を示す。消化管は両端が口と肛門で開口した管腔臓器で，体内にあるとはいえ外部環境の延長線上にある。消化管は口腔，咽頭，食道，胃，小腸（十二指腸，空腸，回腸），大腸（上行結腸，横行結腸，下行結腸，S状結腸），直腸，肛門に分けられる。成人では消化管の総延長は約5.5 mにものぼる。付属器官として歯，舌，唾液腺，膵臓，肝臓，胆嚢がある[3]。

表 7-1　羊水中に存在する細胞増殖因子

erythropoietin
EGF：epidermal growth factor
IGF-Ⅰ：insulin-like growth factor-Ⅰ
HGF：hepatocyte growth factor
VEGF：vascular endotherial growth factor
FGF：fibroblast growth factor
TGF-α：transforming growth factor-α

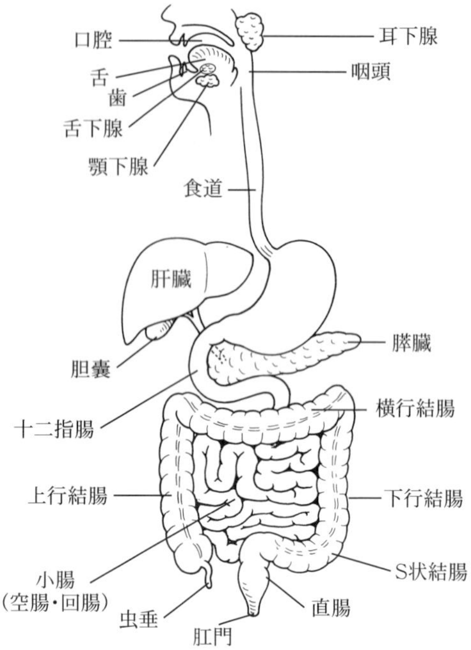

図 7-1　消化管と主な付属器官

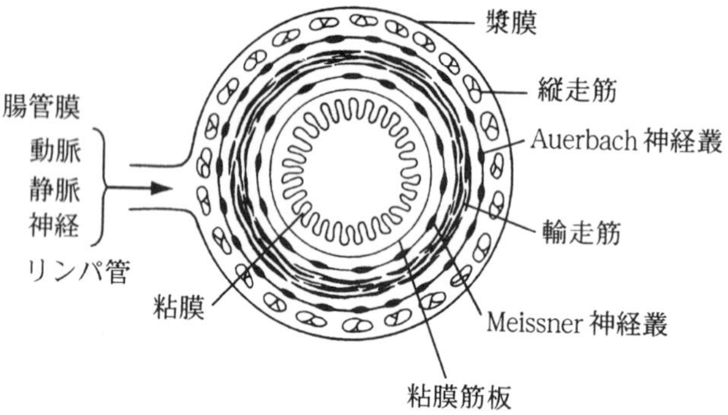

図 7-2　消化管の構造

5．胃腸管壁の組織学的特徴

咽頭後部から始まり肛門に終わる消化管壁の基本的構造は，図 7-2 に示すように内側から順に，粘膜，粘膜下組織，筋層（輪走筋層，縦走筋層），漿膜から構成されている。

漿膜は胃腸管を被覆し内側腹膜を形成している。

筋層は縦走と輪走の 2 種類が異なる層に配列し，収縮により食物と消化酵素を混和し，腸管内の移動を円滑に行う役割を担っている。管腔臓器のそれぞれの移行部に輪走筋が肥厚して括約筋を形成している。肛門直上には内肛門括約筋と外肛門括約筋があり，排便機能の一端を担っている。

粘膜下組織はコラーゲンやエラスチンなどの結合組織，血管とリンパ組織と粘膜下腺によって構成される。

粘膜は上皮細胞層，基底層，粘膜筋板からなる[4)]。

6．管腔臓器の機能

1）口腔と食道

食物は口腔内で唾液と混和されて嚥下により食道へ送られる。食道はこれを受けて蠕動により胃に食物を送り込む。切歯から食道入口までは新生児で 6 cm で，食道は咽頭から噴門までをいい，新生児で 10 cm，成人で 25 cm である[5)]。

新生児では吸啜によって口腔内に乳汁を吸い込む。吸啜反射は胎児においても認められるが，この反射は non-nutritive sucking とよばれている。non-nutritive sucking は嚥下のない吸啜だけの運動で，成熟児では 1 秒間に 2 回の吸啜を 4～13 回ほど続け，数秒間休んで繰り返す運動である。新生児が乳房から母乳を飲む反射は nutritive sucking とよばれ，舌で乳首および口腔蓋に押しつけて，後方から前方にしごき出す圧出要素と，口腔底を広げて口腔内の容積を広げることにより，口腔内に陰圧を作って吸い出す吸飲要素から構成されている。この動作は 1 秒間に 1 回程度の吸啜運動を連続して行う。吸啜によって乳汁が咽頭に達すると嚥下反射が引き起こされる。嚥下反射は，喉頭蓋が気管を塞ぎ，食道のほうのみに乳汁を送り込む反射である。この吸啜-嚥下運動の協調は 32～34 週ごろ完成する。それ以前の早産児は吸啜-嚥下運動の協調がうまくいかず，気管内にミルクを誤飲する危険がある。このため 32 週以前の早産児では経管栄養が必須である。その一方では，乳児嚥下と称して新生児の喉頭蓋は解剖学的に鼻咽頭と接し高い位置にあり，喉頭蓋の周囲を流れ食道に流入するため鼻呼吸をしている限りにおいては，新生児は呼吸を止めなくても授乳することが可能である[6)]。

a．咀　嚼

口腔は胃腸管で唯一骨格によって形成されている。咀嚼とは固形の食べ物を口腔内で飲み込める程度の大きさに噛み砕く行為を指す。

離乳期以降は唾液腺からの分泌液と咀嚼により，適切な大きさの食塊を形成することで嚥下が可能となる。

b．唾液腺と唾液

唾液腺は 3 対の唾液腺（**表 7-2**）からなり，唾液酵素は唾液腺房細胞の分泌顆粒から分泌される。その分泌量（**図 7-3**）は生後 6 か月ごろから増加し，1 日あたり生後 1 年目で 50～150 m*l* となり，学童では 500 m*l*，成人で 1,500 m*l* にものぼる。唾液は pH 7 前後で，その成分は主に舌リパーゼと唾液 α アミラーゼの 2 種類の消化酵素とムチンという糖蛋白からなり，それ以外に分泌型 IgA やリゾチームを含む[3)]。

唾液の役割は多岐にわたる（**表 7-3**）。

c．嚥　下

嚥下とは食べ物を飲み込んで口腔から食道に送り込む行為をいう。小さな顆粒状のものは唾液分泌がないと食塊の形成ができず口腔内に分散し付着するため嚥下困難となる[4)]。

気管は構造上，常に開いており，逆に食道は閉じている。嚥下を行うときは，呼吸を止め，喉頭蓋を閉じて気管にフタをして，口腔の天井にある軟口蓋を咽頭壁に押しつけ，食道の入口部の筋肉を弛緩させ，食べ物が食道内に容易に入りやすくする一連の動作をほぼ自動的に，無

表 7-2　唾液腺

腺名	組織系	分泌物	全唾液量に占める割合（%）
耳下腺	漿液性	水溶性	20
顎下腺	混合性	中等度粘稠性	70
舌下腺	粘液性	粘稠性	5

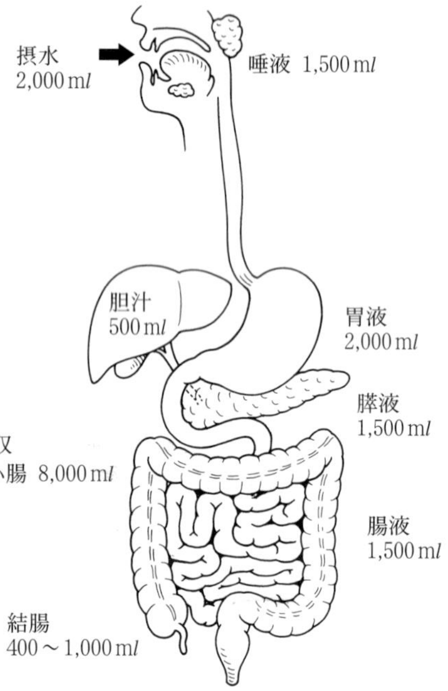

図 7-3　消化管での分泌と吸収

表 7-3　唾液の役割

嚥下のために食物の形を整える
食物成分を溶かし味覚器に味覚を起こす
なめらかな発声
口腔内殺菌
う歯の予防
胃酸の中和

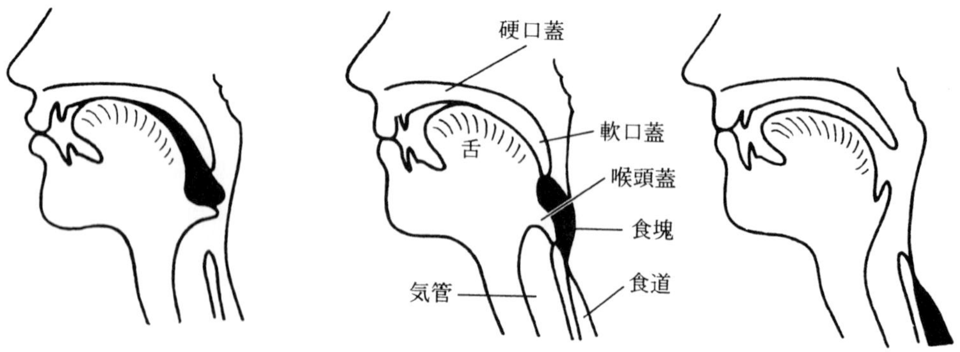

図 7-4　嚥下運動

意識に行っている。これを嚥下反射という（図 **7-4**）。

成人では随意運動により口腔内の食物を舌の上に集めて後方の咽頭に送る。反射的に咽頭筋の運動を引き起こし食物は食道に送られる。食道は機能的に上食道括約部，体部，下食道括約

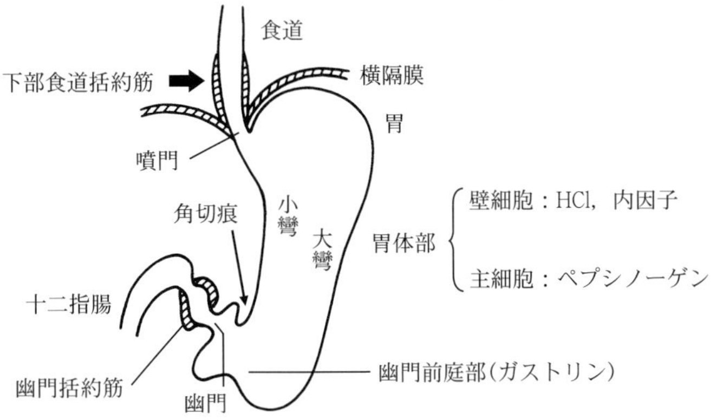

図 7-5　胃の肉眼的形態

部の3部位に分けられる。上食道括約筋は咽頭-食道移行部で，この部位は嚥下と同時に弛緩し食物を通過させる。このとき嚥下物の口側に第一次蠕動が生じ，食道筋の蠕動性の輪状収縮ができ，およそ4 cm/秒の速度で食道内を通過する[4)]。生後1週間以降は成人と同様な蠕動波パターンを示す[5)]。生後12時間以内はこの蠕動は嚥下運動と非協調的である。

下部食道括約筋は食物の輸送に伴い弛緩し，食物が通過すると収縮して胃からの逆流を防いでいる。新生児期から乳児期にかけて，この下部括約筋の収縮が機能的に未熟であり，摂取物が乳汁であるため容易に逆流し新生児の溢乳の原因となる。

直立姿勢では，液体および半流動性の食物は重力により蠕動波より早く落下する。幼児期以降は，嚥下のさいに呼吸運動が一時抑制され，声門が閉じ誤飲を予防する。

2）胃

胃の肉眼的形態を図 **7-5** に示す。固形性を失った食物は胃に入るとしばらくの間，停滞し胃酸，粘液，ペプシンと混ざり消化作用を受ける。消化を受けた食物は一定の割合で十二指腸に送り出される。胃は食物が流入し始めると初期は弛緩し，ある程度の充満がみられると，胃体部から輪状の収縮として蠕動が生じ，幽門方向へ向かう。幽門輪まで到達すると，幽門は閉じて，胃内容は再び胃体部へ戻されて，攪拌され一部は消化される。

新生児の胃は立位をとっており，加齢とともに水平位をとるようになる。胃の容量は出生時30～60 m*l* であるが，生後急速にその容量は増加する[5)]。

a．胃の構造

組織学的には，胃粘膜面には種々の分泌細胞が含まれる。胃粘膜表面上皮は1層の円柱上皮で，胃粘膜を保護するためのアルカリ性の粘液を産生する分泌細胞がある。上皮層には腺の出口である胃小窩が多数認められる。

胃腺には4種類の細胞があり，胃の部位によりその分布が異なる。主細胞と胃酸分泌細胞は胃体部に多い。

①頸部粘膜細胞：胃腺の開口部に位置する。表層の上皮細胞に覆われ，特有の粘液を分泌する。

②主細胞：胃腺の基底部にあり，蛋白分解酵素ペプシンの不活性型のペプシノーゲンを分泌する。

表 7-4　胃内容排泄時間に影響を及ぼす因子

1．在胎週数：短いほど遅延
2．生後日齢：短いほど遅延
3．体位：仰臥位は腹臥位より遅延
4．栄養法：人工乳は遅延
5．脂肪含有量：多いほど遅延
6．胎内発育遅延児
7．全身状態：腸管血流が減少する病態で遅延

③壁細胞：胃体部の腺には塩酸と内因子を分泌する壁細胞があり，主細胞の間に存在する。
④腺内分泌細胞：ガストリンを分泌する。ガストリンは血中に入り，胃腸管の運動と胃液分泌の調整に関与している[3]。

b．胃　液

胃腺の分泌液を胃液とよぶ。塩類，水，塩酸，ペプシノーゲンと内因子などが含まれており，成人で2～3 *l* 程度分泌されている。

c．胃の運動性

食物が食道から胃内に流入すると，胃底部と胃体上部が弛緩して胃内に収まる。引き続き胃体下部に蠕動が起こり，胃内容を混和し少量ずつ十二指腸に送り込む。胃内滞留時間は食物の内容により異なり，炭水化物，蛋白質，脂肪の順に停滞時間が長くなる。

生後数日の新生児では有効な蠕動はみられず，胃内容の排出は胃の緊張と食物の力学的圧力によってなされる。生後1か月を超えると規則的な蠕動運動が観察される[7]。

新生児の胃内容排泄時間に影響を及ぼす因子について**表 7-4** に示す。

3）小　腸

小腸は胃腸管のなかで消化と吸収を行う最も重要な部位である。長さは新生児では1.5～2 m，成人で4 m であり，十二指腸，空腸と回腸の3部位に分けられる。胃で一部消化された食物は，小腸粘膜からの分泌物，膵液，胆汁と混合され水分，塩類，ビタミン類とともに吸収される。水分の最大吸収部位は小腸である。食物は3～5時間で小腸を通過する。

十二指腸は25 cm で肝臓からの胆汁，膵臓からの外分泌液に加えて小腸粘膜分泌液などと混合される。

空腸は Treitz 靱帯以下 1.5 m，回腸は 2.5 m の長さがあり，回腸末端は回盲弁があり結腸につながる。

小腸粘膜の表面はすべて絨毛で覆われている。各絨毛は長さ 0.5～1 mm の突起で，その表面は単層の円柱上皮細胞で覆われており，絨毛内部には毛細血管とリンパ管が網目をなしている。表層の上皮細胞の表面遊離縁は微細な微絨毛になっている。微絨毛は中性およびアミノ基を有する糖に富む無定型の層である糖衣で覆われている。微絨毛は刷子縁を形成している。微絨毛膜表面は各種の二糖類加水分解酵素，ペプチダーゼ，核酸加水分解酵素を含み消化作用をさらに進める。

輪状ひだ，絨毛，微絨毛の存在により，小腸の吸収面積は単純構造と比較して600倍に拡大する[4]。

小腸の運動は外因性の神経支配の影響を受けず，腸平滑筋による律動性収縮と蠕動の2つがある。律動性収縮にはさらに輪状筋が強く収縮する分節運動と，主に縦走筋が収縮する振り子運動がある。分節運動は消化酵素と食物を混和して，小腸粘膜表面に消化産物を密着させる働きがある。十二指腸では1分間に12回，空腸・回腸では8回ぐらいの頻度で収縮が起こる。振り子運動の意義は明確でないが，腸に内容物が少ないときに起こる運動で，縦走筋の収縮により縦軸方向の短縮が起こる。内容物を輸送する働きに乏しい[8)]。

蠕動は見かけ上，輪走筋のみが収縮しているような運動であるが，実際は縦走筋と輪状筋が協調して起こる運動である。この収縮は口側から肛門側へ伝搬し，内容物を肛門側に輸送する働きをする。

4）大　腸

食物は回腸から回盲弁を経て盲腸へ移行し，上行結腸，横行結腸，S状結腸，直腸，肛門管へと移動し肛門から便として体外へ排泄される。成人の大腸の長さは1.3 m である。

大腸の主な機能は水分と電解質の吸収である。Na^+は能動的に吸収され，その結果生じる浸透圧勾配により水が吸収される。さらに，結腸に存在する細菌叢はビタミンK，ビタミンBの合成に関与している。

盲腸と結腸に，結腸ひもという外側筋の縦走筋層による縦走する3本の帯を形成する。結腸の平滑筋の特徴として，結腸隆起というポケット状の嚢状のひだが存在する。直腸では縦走筋の幅広いひだが2個存在するが，結腸隆起は存在しない。盲腸，結腸，直腸上部の粘膜表面は滑らかで絨毛がない。

5）盲腸と虫垂

盲腸は回腸-盲腸弁から結腸までの盲端の管である。ヒトでは消化的役割はない。盲腸の後内側表面についているのが虫垂である。

6）結　腸

食物残渣の貯蔵庫として機能し，水分の吸収に大きく寄与しており，1.2 m の長さがある。

7）直　腸

直腸は長さ15 cm の筋性の管である。通常は空虚であるが蠕動で直腸に糞便が移動してくると排便を促す。直腸は，内および外肛門括約筋をもつ長さ3 cm の肛門管を通じて外界と通じている。

7．炭水化物，蛋白質，脂肪の消化

1）管内消化と終末消化

管内消化は口腔，胃，消化管腔内で行われる消化を指す。終末消化は管内消化により生じた中間消化産物が，消化酵素により吸収され得る最終産物まで分解されたものをいう[8)]。粘膜上皮細胞の微絨毛の膜表面で行われる膜消化と，細胞内で行われる細胞内消化がある。

2）炭水化物の消化

炭水化物は唾液と膵液中のアミラーゼによってマルトース（麦芽糖）に分解される。マルトースは小腸粘膜の上皮細胞の刷子縁に存在するマルターゼによって2分子のグルコース（ブドウ糖）に分解される。ショ糖と乳糖は管内消化を受けず，インベルターゼとラクターゼによる膜消化を受けてグルコースとフルクトースおよびグルコースとガラクトースに分解される。アミラーゼは，①唾液腺由来，②膵分泌由来，③母乳由来があり，唾液腺のアミラーゼは妊娠20週ごろから活性を認める。一方，膵アミラーゼは遅れて妊娠22週ごろから活性を認めるが，その後も活性値の上昇は少なく，新生児では膵アミラーゼ活性は早産，正期産児ともにきわめて低く，十分な活性の獲得は2歳以降と考えられる。

また，小腸粘膜の刷子縁膜にはグリコアミラーゼがあり，膵アミラーゼと異なりでんぷんやグリコーゲンをグルコースまで分解する。アミラーゼと異なり生後1か月で成人に匹敵する活性を有する。母乳中のアミラーゼは酸による活性低下は少なく，新生児期の膵アミラーゼ活性の低値を補っている。

一方，二糖類分解酵素は乳汁中の糖質が乳糖などの二糖類が主体であるため，新生児の糖質消化の主体となる。インマルターゼ，マルターゼ，スクラーゼは出生時成人と同様の酵素活性をもっている。

種々の原因で腸粘膜の最上部にあるブラッシュボーダーが消失すると，一時的にラクターゼ欠損症となり二次性乳糖不耐症となる。通常では乳糖は回腸中央部までの間にほぼ吸収されるが，乳糖不耐症の状態で乳糖がより下部の腸管まで達すると，乳糖が発酵して下痢や腹部膨満の原因となる。

3）蛋白質の消化

蛋白質は胃内でペプシンによって消化が始まる。膵臓から分泌され，小腸で活性化されたトリプシン，キモトリプシン，カルボキシペプチダーゼにより蛋白質の大部分がオリゴペプチドに，一部がアミノ酸に分解される。オリゴペプチドは，吸収上皮細胞の刷子縁膜に存在するアミノペプチダーゼによってアミノ酸に分解され吸収される。オリゴペプチドの一部は細胞膜を通過し細胞内に吸収されて，細胞内にあるオリゴペプチダーゼによってアミノ酸に分解される。

アミノ酸の刷子縁膜および側底膜での吸収機構は，グルコースの吸収と同様に行われる。

4）脂肪の消化

食物中に含まれる脂質には中性脂肪，リン脂質，ステロイド類および脂溶性ビタミン（A，D，E，K）がある。量的に最も多いのは中性脂肪である。腸管は食物由来の脂質以外にも胆汁中に含まれる胆汁酸やコレステロール，あるいは脱落上皮由来の脂質も処理しなければならない。これら脂質の多くは再吸収され，便中には摂取量の5%未満の脂肪しか排泄されない。

脂肪は水に不溶性で，十二指腸内で小さな油滴（エマルジョン）として存在する。リパーゼは油滴の表面に吸着され，トリグリセリドを脂肪酸とモノグリセリドに分解する。モノグリセリドと脂肪酸に胆汁酸が加わり，脂質集合体（ミセル）が形成されて小腸栄養吸収上皮細胞へ到達する。小腸栄養吸収上皮細胞内では，取り込まれた脂質分解産物は再び元の脂質に再合成され，集合し油的を形成し，そこにアポリポ蛋白が加わりリポ蛋白となる。最も主要なリポ蛋白はカイロミクロンで，最終的には上皮細胞の側底膜よりエクソサイトーシスされ，腸リンパ系を経て血中に入る[8)]。

新生児では，脂肪の消化は舌下部のEbner腺から分泌された舌リパーゼが重要な役割をなす。舌リパーゼは胃内の酸性環境下でも強い活性を示し，トリグリセリドの脂肪酸のエステル結合を分解する。膵リパーゼと異なり脂肪球の内側へ入り込んで，その作用を発揮する。その結果，小腸での膵リパーゼの作用を受けやすくする。膵リパーゼが作用するためには膵から分泌する補リパーゼの働きを必要とし，トリグリセリドの1位と3位の脂肪酸のシアル結合を分解し，脂肪酸とモノトリグリセリドとする。

母乳に含まれるbile-salt-stimulated lipaseは，前述したように胃酸で不活化されることなく小腸に運ばれ，胆汁刺激を受けて脂肪酸のシアル結合を分解する。膵リパーゼがトリグリセリドの1位と3位脂肪酸のシアル結合を分解するのに対して，1位，2位，3位のいずれにも作用してトリグリセリドをグリセオールと脂肪酸に分解する。さらに膵液中のホスフォリパーゼAがリン脂質に作用して，膵リパーゼが脂肪球内部に入りやすくする。以上のように形成された脂肪酸，モノグリセリド，グリセロールは，胆汁酸やコレステロール，リン脂質と脂質集合体を形成し吸収され，細胞内で再びトリグリセリドに生成され，アポ蛋白とともにカイロミクロンとなりリンパ管に注ぐ。一方，短鎖および中鎖脂肪酸は胃から直接吸収されて，門脈を経て肝臓に運ばれる。

脂質の代謝においては，脂肪酸のβ酸化のさいにはミトコンドリア内に輸送されるカルニチンの作用が重要であるが，トリグリセリドはミトコンドリア内移動をするさいにもカルニチンを必要としない。このため，胆汁分泌量およびカルニチンが少ない未熟児や胆汁うっ滞を伴う新生児では，エネルギー増加を目的として使用される。

8．消化管における非免疫系防御機能

消化管は経口摂取された食物を消化・吸収するだけではなく，病原微生物，抗原性蛋白質の侵入を防ぐ役割を担っている。ここでは非免疫システムについて解説する。

有害物質の排除システムとして，消化管の蠕動運動の亢進や消化液分泌の亢進による下痢・嘔吐は，有害物質を速やかに体外に排泄する機能として重要である。

消化液中の胃酸や唾液中のリゾチームなどの消化酵素は，菌体細胞壁の蛋白質を消化したり蛋白質の抗原性を消失させる作用をもつ。

消化管粘膜を覆う粘液はムチンを多く含み粘膜保護作用を有する。粘性をもった粘膜は，蛋白質や病原体が粘膜表面に直接接触することを妨げ粘膜細胞の障害性を防いでいる。粘液内の糖蛋白は病原微生物を包み込み，粘膜細胞表面の受容体に結合できないようにしている。また分泌型IgAは，粘膜表層においての感染防御機能として働いている[8]。

Ⅱ．排　便

排便は通常24時間に一度行われる生理的活動である。便の75%は水分で，残りは食物残渣および消化管の脱落上皮細胞や腸内細菌の菌体やその死骸で構成される。幼児の場合，大便は1日に5 g/kgあり，成人では200 g/日に増加する。排便の異常は下痢と便秘に大別される。

1．排泄機能

直腸は通常糞便はなく空虚である。結腸のみでみられる大蠕動により直腸内に糞便が移送されると，壁が伸展され平滑筋が刺激され便意をもよおす。内肛門括約筋は交感神経の緊張性刺激で収縮し，副交感神経刺激で弛緩する。外肛門括約筋は横紋筋で，その支配神経は陰部神経活動で収縮している。外肛門括約筋は随意筋で常時緊張状態にあり，直腸が伸展状態になると収縮力が強まり，内・外括約筋は弛緩し直腸内容物は排泄される。これが排便反射である（**図7-6**）。

実際の排便は反射と随意行動の両方を含む複雑な過程で行われており，排便反射を意識的に抑制することも可能であり一時的に便意が消失する。しかし直腸にさらに糞便が移動することにより再び便意がもよおされ，最終的には便意を抑えきれず，反射が進行し排泄が行われる。

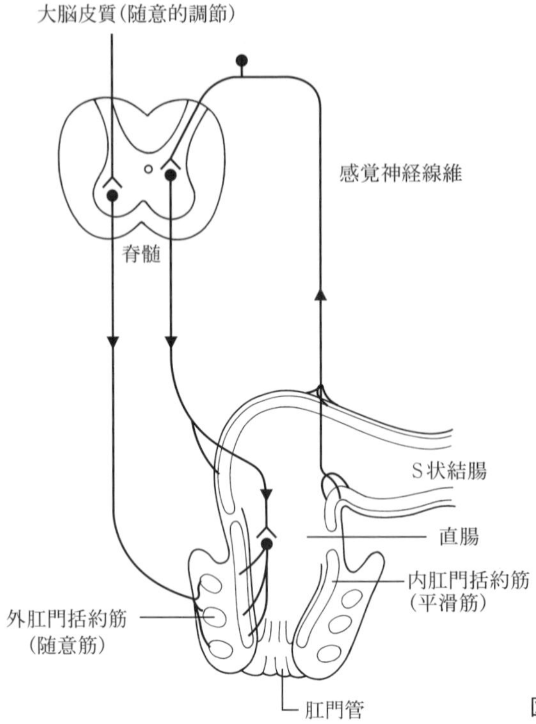

図 7-6　排便にかかわる神経経路

排便反射の求心路は骨盤神経で，中枢は仙髄と橋にある。遠心路は骨盤神経と陰部神経である。

便の排泄は，補助的には声門の閉鎖と同時に腹筋と横隔膜の随意的収縮により，腹腔内圧の上昇が起こり糞便の排泄を促す。

肛門管粘膜の擦過によっても陰部神経の求心路として排便反射が増強される。

幼児期以降，随意的に外肛門括約筋を作用させて排便をコントロールすることが可能となる。排便が不適当な場合，排便抑制の刺激が大脳に働きかけ，そこから遠心性の刺激が脊髄の排便中枢に伝導されて排便反射が抑制される。すなわち副交感神経を抑制して交感神経優位になることより，直腸を弛緩して内肛門括約筋を収縮させる。さらに，陰部神経を介して随意筋である外肛門括約筋の収縮を高める。便意が強いときには，肛門挙筋を収縮させて肛門周囲の閉鎖を維持する[9]。

2．排便の異常

1）下　痢

下痢は，大便中への水分および電解質の過剰な喪失により，糞便中の水分比率が高まり，固形状の形を失い，水様ないし粥状になった状態をいう。通常，排便回数も増加するが，1 回の排便でも大量の水様便が出れば下痢と考えてよい。

病態生理学的には腸の溶質輸送の障害である。①分泌異常，②浸透圧異常，③運動異常のいずれかの複合的要因により生じる。一般的には腸管運動の亢進を伴うことが多い。

成人では，小腸では 1 日に 10 l 吸収し，大腸では 0.5 l 程度で，小腸での水分吸収量が非常に多い。このため小腸での障害では大量の下痢を起こす傾向があり，大腸の障害では少量の下痢と頻回の便意をもよおすことが多い。

下痢で問題になるのは急速な水分喪失に伴い，脱水からショックに陥る可能性があることである。また，慢性の下痢でも電解質異常を伴うことである。

2）便　秘

便秘とは2週間以上続く排便遅延または排便困難と定義される。一般的には排便は24時間ごとに起こる。これが3～4日以上に1回の排便となった場合，排便遅延という。このような排便リズムでは便性は固く，その直径が太く，便の先端が特に固くなる。機能性便秘と続発性便秘に大別される。

機能性便秘は，疼痛を伴う腸運動のさいに刺激を避けようとして，排便の随意的な保留を行うことが原因となる。

新生児期から乳児期初期に多い続発性便秘はHirschsprung病，偽性腸閉塞，甲状腺機能低下症に付随することが多い。二分脊椎などで腸以外の神経に異常のある脊髄神経損傷も注意すべきである。

●文　献

1）石毛崇，友坂剛：消化管の発達．「周産期医学」編集委員会・編，周産期の栄養と食事，東京医学社，東京，2005，pp. 271-275.

2）篠原公一，山城雄一郎：新生児の消化管機能の発達．「周産期医学」編集委員会・編，周産期の栄養と食事，東京医学社，東京，2005，pp. 276-280.

3）鈴木一宏，中野昭一・訳：消化器系．植村慶一・監・訳，オックスフォード生理学，原書2版，丸善，東京，2005，pp. 391-432.

4）鈴木裕一・訳：消化管機能の制御．岡田泰伸・訳者代表，ギャノング生理学，原書22版，丸善，東京，2006，pp. 503-535.

5）村上龍助：新生児の適応生理―消化管．小川雄之亮，他・編，新生児学，第2版，メディカ出版，大阪，2000，pp. 202-215.

6）仁志田博司：栄養の基礎と臨床．仁志田博司・編，新生児学入門，第3版，医学書院，東京，2004，pp. 168-183.

7）東海林宏道，清水俊明：新生児の消化吸収機能の発達．周産期医学，37：1373-1377，2007.

8）丸山芳夫，高木都，鈴木裕一，他：消化と吸収．本郷利憲，廣重力，豊田順一・監，標準生理学，第6版，医学書院，東京，2005，pp. 609-758.

9）祢屋俊昭，古我知成：消化・吸収．二宮石雄，他・編，スタンダード生理学，第2版，文光堂，東京，2007，pp. 231-254.

［細野　茂春］

8 体液，腎，排尿

約 40 億年前に誕生したと考えられている原核単細胞生物は，約 17 億年の歳月をかけて核をもつ真核単細胞生物へと進化し，さらに約 10 億年前にようやく人類と同じ多細胞生物になったと考えられている。その後，生物は進化の過程において，海水から淡水での生存が可能となり，最終的に陸上での生存が可能となった。魚類は海水から淡水への環境変化に適応するため，薄い体液を体外へ排泄させることが必要となり，えら（腎臓）の機能を発達させることによりそれを可能とした。さらに生存の場が淡水から陸上へと移行する過程で両生類や爬虫類が発生し，最後に鳥類と哺乳類が誕生したと考えられている。魚類にとって外部環境である海水は，ほぼ一定した環境であったのに対し，陸上はきわめて不安定な環境であり，陸上生物は生存するために安定した体内環境を維持しなければならなかった。

19 世紀にクロード・ベルナールは体内に存在する生存環境を内部環境とし，20 世紀初頭にアメリカの生理学者キャノンが，内部環境を一定に保つ働きを「ホメオスタシス（恒常性）」〔同一の（homeo）状態（stasis）を意味するギリシャ語から造語〕と命名したが，生物は進化の過程で安定した細胞外環境，つまり体液の恒常性を獲得することで，陸上での生存が可能となった。

体液の恒常性とは体液量と体液の組成（イオン組成，pH，浸透圧など）の安定化であり，これらを維持するシステムで大きな役割を果たしているのが腎臓である。本章では体液の性状と，その恒常性を維持するための腎臓の機能について解説し，最後に排尿のメカニズムについて解説する。

Ⅰ．体液の区分と組成

1．体液区分

体重に占める体内水分量，すなわち体液（total body water；TBW）は表 **8-1**[1)] に示すように，細胞外液（extracellular fluid；ECF）と細胞内液（intracellular fluid；ICF）に分けられる。

2．体液量

TBW の割合は性別，年齢，体格によって異なるが，一般的に脂肪の多い女性や肥満者は低く，組織間質液の多い乳児は高い。図 **8-1**[2)] に示すように胎児の TBW は非常に高いが，乳児期

表 8-1　各体液区分の水分量（%体重）[1]

区　分	成人男性	成人女性	乳　児
体液（total body water：TBW）	60	50	75
細胞内液（intracellular fluid：ICF）	40	35	45
細胞外液（extracellular fluid：ECF）	20	15	30
間質液（interstitial fluid）	15	11	26
循環血漿（circulating plasma）	5	4	4

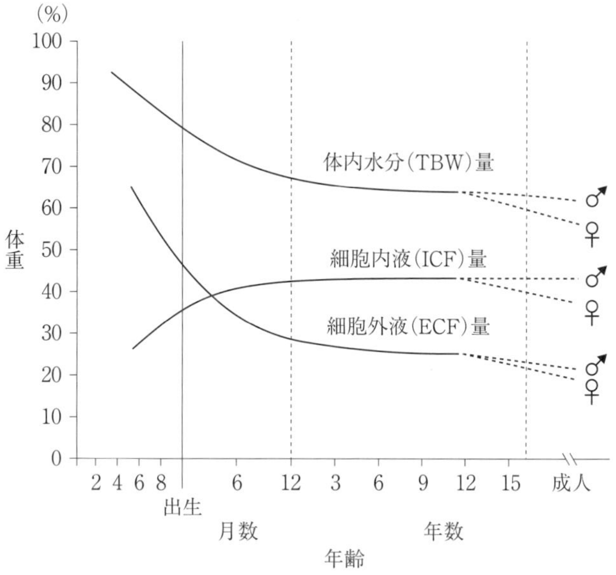

図 8-1　胎児期から成人における体内水分量の変化[2]

には 75%，幼児期には 60% まで減少し，思春期までその割合は変化しない。平均的成人男性の TBW は体重の約 60% であるが，平均的成人女性の TBW は脂肪の水分含有率が低いため，約 50% まで減少する。

3．血漿量

体液のうち ECF は循環血漿（circulating plasma）と間質液（interstitial fluid）に分けられるが，血漿量は細胞外液のうち，循環系に存在する血液の液体成分であり，通常体重の約 5% である。血液量は通常体重の約 8% であり，血液量＝80 ml/kg で求められるが，新生児や乳児ではそれより多く，低出生体重児では体重の約 10% 程度である。血漿量は脱水症や低アルブミン血症などで減少し，心不全などで増加する。

4．間質液

間質液は主に結合組織内に含まれる液体成分であるが，これには骨や軟骨内の水分も含まれる。通常体重の約 15% 程度であるが，ネフローゼ症候群などの低アルブミン血症から浮腫を呈した状態や心不全，肝不全などで増加する。

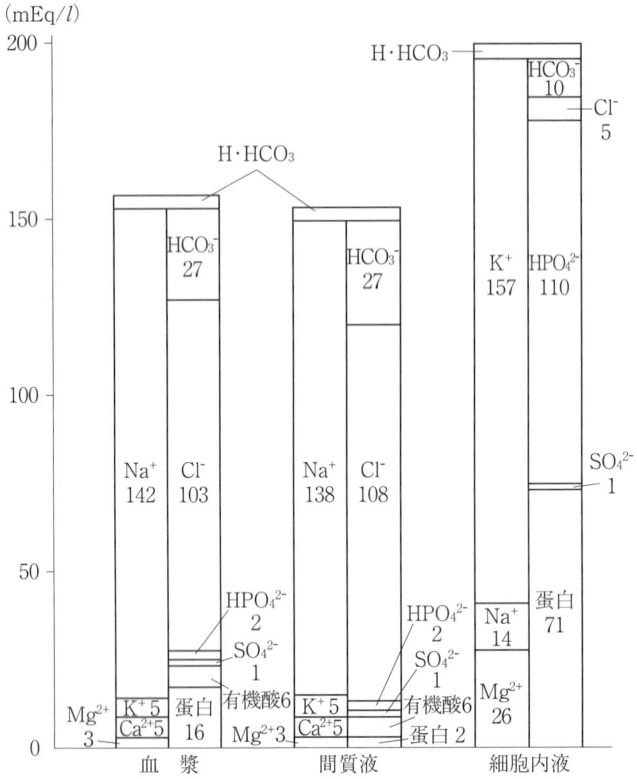

図 8-2　細胞外液（血漿，間質液）と細胞内液のイオン組成[3)]

5．体液の組成

ECF と ICF のイオン組成を図 **8-2**[3)]に示す。ECF の組成では，血漿は間質液と比較して蛋白質含有量が多いが，イオン組成はほぼ等しい。一方，ECF と ICF のイオン組成は全く異なる。ECF の主要なイオンは Na^+，Cl^-，HCO_3^-であるのに対し，ICF の主要なイオンは K^+，HPO_4^{2-}，蛋白質である。ECF 中で主要な陽イオンと陰イオンは Na^+と Cl^-であるが，ICF 中の Na^+と Cl^-の濃度は ECF と比較すると低い。ICF 中で最も多い陽イオンは K^+であり，その細胞内濃度は ECF 中の約 30 倍である。ECF に Na^+が多く，ICF に K^+が多いのは，ほぼすべての細胞膜に Na^+-K^+ポンプが存在し，細胞エネルギーを用いて Na^+を細胞外に汲み出し，K^+を細胞内に取り入れるからである。

一方，ECF と ICF の陰イオンの相違は，細胞膜を透過しない細胞内成分によるところが大きい。細胞内での細胞膜を透過しない陰性荷電蛋白の存在が，Donnan 平衡による細胞内外におけるイオンの不均衡分布をもたらす。Donnan 平衡とは，膜を透過できない蛋白質のような高分子電解質が隔膜の一方に存在するときに，膜を自由に透過できる低分子イオンが膜の両側で異なる濃度でつり合う現象である。

このような細胞内外のイオン組成の相違は，臨床の場でわれわれが測定する血清電解質濃度が，必ずしも常に体内含有量を反映しているわけではないことを意味している。たとえばカリウムとリンは細胞内濃度が高いため，それらの血清濃度が体内含有量を正確には反映していないことがある。また糖尿病性ケトアシドーシスはインスリン不足により，カリウムの細胞内への取り込みが阻害され血清カリウム濃度が高値となるが，これはカリウムが細胞内プールから細胞外へ移動したためであり，体内カリウム含有量が増加したわけではない。

Ⅱ．体液浸透圧

体液の浸透圧は溶質濃度の総和で決まるが，水分は細胞膜を自由に通過するため，ECF と ICF の浸透圧は平衡状態にある。どちらかで浸透圧濃度が変化すると，水分移動により速やかに浸透圧平衡状態になる。血漿浸透圧濃度（Posm）は 275～295 mOsm/kgH_2O で，血漿の主要な溶質濃度を用いて下記の式から概算する。

$$Posm = 2 \times [Na^+] + [血糖値]/18 + [BUN]/2.8$$

血糖値と血中尿素窒素値（BUN）は mg/d*l* 単位で測定し，それぞれ 18 と 2.8 で除することで mmol/*l* に換算される。

細胞外腔に存在する物質が血漿浸透圧形成に有効であるが，尿素は細胞膜を容易に透過するため，細胞内外の尿素濃度はほぼ等しくなる。そのため水分の移動は生じず，尿毒症の際には細胞内外の浸透圧不均衡は生じない。またグルコースは細胞内外の平衡を保つことはないため，浸透圧形成に有効である。よって実効浸透圧濃度は下記の式から概算する。

$$Posm = 2 \times [Na^+] + [血糖値]/18$$

この実効浸透圧濃度が ECF と ICF の間の水分の移動を生じさせる。

Ⅲ．体液量と体液浸透圧の調節

体液量と体液浸透圧を一定に保つために，人体はさまざまなシステムにより調節している。

1．口　渇

血漿浸透圧が上昇すると，視床下部の浸透圧受容体により大脳皮質が刺激され，飲水行動を引き起こす。また血漿浸透圧が維持されていても，血漿循環量が減少したときには，同様に口渇が促進され飲水行動が引き起こされる。血漿循環量減少により口渇が促進されるためには，中等度以上の血漿循環量の減少が必要なのに対し，血漿浸透圧では 1～2%程度の浸透圧の上昇だけで口渇は促進される。

2．ADH（AVP，バソプレシン）

視床下部の視索上核と傍室核で合成され，脳下垂体後葉で貯蔵される（図 **8-3**）[4]。ADH 分泌は血漿浸透圧濃度の上昇や血漿循環量の減少により促進され，血漿浸透圧が 1%程度上昇しただけでも分泌される。ADH は腎集合管細胞の V2 受容体に結合し，cAMP 合成を介して，腎集合管における水再吸収を亢進させ，濃縮尿を排泄する。また逆に血漿浸透圧濃度が低下すると ADH 分泌は低下し，その結果，水再吸収が抑制され低張尿が排泄される。

3．レニン-アンギオテンシン-アルドステロン系

レニンは傍糸球体装置が腎血流量低下を感知することで分泌され，肝臓で産生されたアンギ

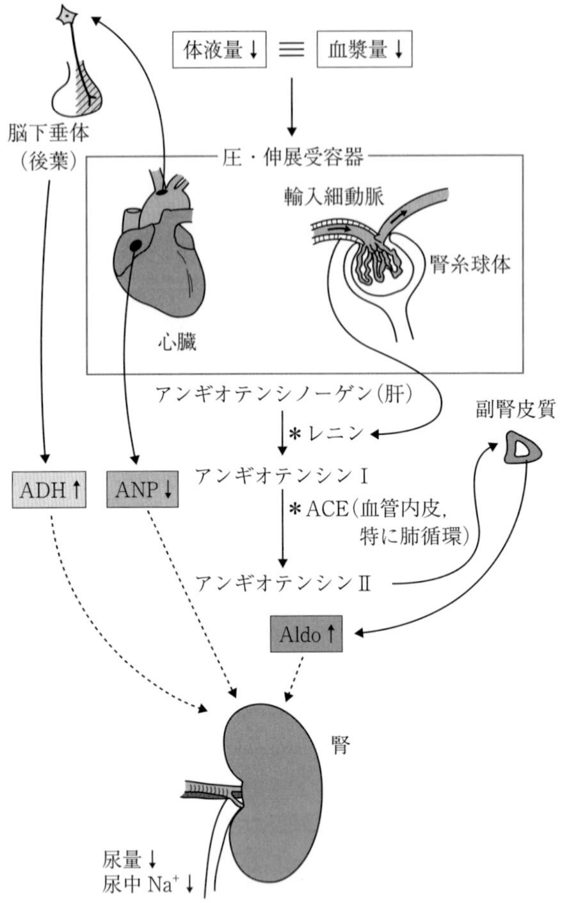

図 8-3　体液量と体液浸透圧の調節[4)]

オテンシノーゲンをアンギオテンシンⅠに変換させる（図 8-3）。さらにアンギオテンシンⅠは肺循環でアンギオテンシン変換酵素によりアンギオテンシンⅡに変換され，アンギオテンシンⅡは近位尿細管で水とナトリウム再吸収を亢進させる。アンギオテンシンⅡは副腎皮質アルドステロン分泌を亢進させ，アルドステロンは遠位尿細管・集合管においてナトリウム再吸収を促進させる。さらにアンギオテンシンⅡは強力な血管収縮作用をもち，循環血漿量低下時に血圧を維持させる働きももつ。

4．ANP（心房性ナトリウム利尿ペプチド）

循環血漿量の増加により，心筋が伸展するとANPが分泌される（図 8-3）。ANPはレニン-アンギオテンシン系を抑制し，アルドステロン分泌を抑制するとともに，腎集合管におけるナトリウム再吸収を阻害し，ナトリウム利尿を増加させる。

Ⅳ．体液恒常性維持における小児の特殊性

小児は成人と比較して容易に脱水症になりやすいが，その理由として小児の特徴を理解する必要がある。以下にその特徴をまとめる。

表 8-2　各体重の必要水分量と熱消費量

体　重	必要水分量（熱消費量）
0～10 kg	100 ml/kg （100 kcal/kg）
11～20 kg	1,000 ml＋50 ml/kg （1,000 ml＋50 kcal/kg）
20 kg～	1,500 ml＋20 ml/kg （1,500 ml＋20 kcal/kg）

表 8-3　体重あたりの不感蒸泄量（ml/kg/日）

喪失水分量	新生児～6 か月	6 か月～5 歳	5～10 歳	思春期
不感蒸泄量	40	30	20	10

表 8-4　腎濃縮力の発達[5)]

	GFR（ml/分/1.73 m^2）	最大濃縮力（mOsm/kg）
新生児（未熟児）	14±3	480
新生児（成熟児）	21±4	800
1～2 週	50±10	900
6 か月～1 歳	77±14	1,200
1～3 歳	96±22	1,400
成人	118±18	1,400

①小児は図 8-1 に示すように，体重に占める体液量が多く，その比率は年少であるほど大きい。

②必要水分量はエネルギー産生量に支配されるが，熱量 1 kcal を産生するために，1 ml の水分が必要である。小児は**表 8-2** に示すように，幼少であるほど体重あたりの必要水分量と必要エネルギー量が多く，水分代謝の回転が早い。そのため哺乳量低下などの水分摂取量低下や，下痢や嘔吐による水分喪失の影響が成人と比較して大きい。

③小児は**表 8-3** に示すように，体重あたりの不感蒸泄量が多い。

④小児は**表 8-4**[5)]に示すように，腎における尿濃縮力が成人よりも未熟であり，濃縮尿を排泄して，必要な水分を体内に保持することが成人より困難であり，脱水症になりやすい。

V．ナトリウムの代謝と調節

ナトリウムは細胞外の主要な陽イオンで，細胞外液量と浸透圧を決定する主要な陽イオンである。血清ナトリウムは 135～145 mEq/l であるのに対し，細胞内ナトリウム濃度は 10～20 mEq/l と低濃度で維持されている。これは Na^+-K^+-ATP アーゼにより，細胞内から細胞外へナトリウムが汲み出されることで維持され，この濃度勾配によりさまざまな物質が細胞内へ流入することが可能となる。1日のナトリウム摂取量は2〜3 mEq/kgであり，そのうち5%以下が便中に排泄される。また汗には5〜40 mEq/l程度，下痢便には35〜65 mEq/l程度のナトリウムが含まれる。グルコース存在下では，グルコース-ナトリウム共輸送系により，腸管におけるナトリウム吸収が増加する。経口補液にグルコースが含まれるのはこのためである。

高血糖時は細胞内から細胞外へ水分の移動が生じるが，そのため血清ナトリウム濃度が希釈され，偽性低ナトリウム血症が生じる。糖尿病性ケトアシドーシスのような高血糖時の血清ナトリウム濃度は，下記の補正式を用いて評価する。

$$[Na^+]\ 補正値 = [Na^+] + 1.6 \times ([血糖値] - 100)/100$$

この［Na^+］補正値は，高血糖が是正された後，高血糖に伴って生じた細胞内から細胞外への水分移動も是正された状態での血清ナトリウム濃度を意味する。つまり高血糖時には，高血糖に伴い血漿膠質浸透圧は上昇するにもかかわらず，高ナトリウム血症（体内ナトリウム含有量の増加）が生じることを意味している。

血清ナトリウム濃度が上昇すると血漿浸透圧が上昇し，その結果，視床下部の浸透圧受容体により口渇とADH分泌が刺激される。ADHは腎集合管での水再吸収を促し，口渇による飲水行動とともに血清ナトリウム濃度を低下させる。乳児では口渇後の飲水行動を自分でできないため，高ナトリウム血症に陥りやすい。

高ナトリウム血症では，血漿浸透圧が上昇するため細胞内から細胞外へ水分が移動する。そのため細胞内脱水を生じ，著しい口渇感を認める。中枢神経系の症状として悪心，不機嫌，易興奮性，意識障害，痙攣などを認め，さらに細胞内脱水より脳容積が縮小すると硬膜下出血，くも膜下出血などをきたすことがある。

一方，血清ナトリウム濃度が低下すると，血漿浸透圧は低下し，ADH分泌が抑制され，水再吸収が低下する。その結果，尿量が増加し，血清ナトリウム濃度は上昇する。体液喪失型の低ナトリウム血症では，循環血漿量の低下を認めるためADH分泌は抑制されず，さらにレニン-アンギオテンシン-アルドステロン系により，遠位尿細管および集合管におけるナトリウム再吸収を亢進させる。また腎外性のナトリウム喪失による低ナトリウム血症では，尿細管でのナトリウム再吸収は亢進され，尿中ナトリウム濃度は0〜10 mEq/lまで低下する。逆に腎外性のナトリウム喪失による低ナトリウム血症存在下で，尿中ナトリウム濃度が20 mEq/l以上のときは，尿細管機能障害を考える必要がある。

低ナトリウム血症では，血漿浸透圧が低下するため細胞外から細胞内へ水分が移動する。緩徐に低ナトリウム血症が進行したときには症状は発現しにくいが，急速に低ナトリウム血症が進行したときには細胞内浮腫をきたし，特に血清ナトリウム濃度が120 mEq/l以下のときには頭痛，悪心，嘔吐，意識障害，痙攣，昏睡などの脳浮腫症状を認める。また急激な脳圧亢進は脳ヘルニアの原因となりうる。低張液を急速に静注したときに生じる水中毒では，神経症状をきたしやすいので注意が必要である。

1．高ナトリウム血症

高ナトリウム血症（血清ナトリウム濃度＞150 mEq/l）は，その原因として**表8-5**に示すように3つに分類される。

①過剰性高ナトリウム血症：食塩中毒，重炭酸ナトリウムによる代謝性アシドーシスの補正時などで生じる。

表 8-5　高ナトリウム血症の成因

・ナトリウム過剰 　食塩中毒 　重炭酸ナトリウム過剰投与 　高アルドステロン症 ・水分喪失 　尿崩症（中枢性，腎性） 　不感蒸泄量の増加（ラジアントウォーマや光線療法など） ・水分喪失＞ナトリウム喪失 　腎外喪失（下痢，嘔吐など） 　腎性喪失（マンニトールなどの浸透圧利尿，糖尿病，尿細管再吸収障害など） 　皮膚からの喪失（熱傷，発汗過多など）

表 8-6　低ナトリウム血症の成因

・体液減少性低ナトリウム血症 　腎外喪失（下痢，嘔吐，熱傷など） 　腎性喪失（利尿薬，尿細管間質性腎炎，急性尿細管壊死など） ・体液不変性低ナトリウム血症 　ADH 不適切分泌症候群（SIADH） 　水中毒（心因性多尿，低張性輸液過剰，希釈調合乳，水泳レッスンなど） 　糖質コルチコイドや甲状腺ホルモンの不足など ・体液増加性低ナトリウム血症 　うっ血性心不全，ネフローゼ症候群，腎不全，肝硬変など ・高浸透圧性低ナトリウム血症 　高血糖やマンニトールなど

②水分喪失性高ナトリウム血症：中枢性や腎性尿崩症による低張性多尿による水分喪失，ラジアントウォーマや光線療法などによる不感蒸泄増加などにより，水分喪失することで発症する。

③水分不足性高ナトリウム血症：嘔吐や下痢などによりナトリウムと水分を喪失したさいに，水分摂取量が不十分なときに発症する。

2．低ナトリウム血症

低ナトリウム血症（血清ナトリウム濃度＜130 mEq/l）は，体液量減少の有無と血漿浸透圧の差により，**表 8-6** に示すように 4 つに分類される。

①体液減少性低ナトリウム血症：利尿薬の多用や尿細管再吸収障害などによる腎性，急性胃腸炎などによる下痢，嘔吐および発汗などによる腎外喪失性により，水分・ナトリウムが喪失した場合に，不十分に水分だけ補正されたときに発症する。

②体液不変性低ナトリウム血症：希釈性の低ナトリウム血症で，急性水中毒，ADH 不適切分泌症候群（SIADH）などが原因としてあげられる。急性水中毒は低張性経静脈的輸液過剰による医原性のもの，心因性多尿症，希釈調合乳による哺乳などにより発症する。また糖質コルチコイドや甲状腺ホルモンは ADH 分泌抑制作用があり，それぞれ不足することで

ADH 分泌過剰となり発症する。

③体液増加性低ナトリウム血症：ネフローゼ症候群，腎不全，うっ血性心不全，肝硬変などの原因により，体液量とナトリウムがともに過剰であるが，水分が相対的に増加している状態である。低アルブミン血症や心拍出量の減少に伴い，水分が血管外へ漏出するため循環血漿量が減少し，その結果 ADH 分泌亢進，レニン-アンギオテンシン-アルドステロン系が働き，ナトリウムと水分の再吸収が亢進し発症する。

④高浸透圧性低ナトリウム血症：マンニトールや高血糖などのナトリウム以外の物質により高浸透圧となった場合，細胞内から細胞外へ水分が移動し，希釈性の低ナトリウム血症を発症する。ただし，低ナトリウム血症の臨床症状は，ナトリウムの低下そのものに起因するものではなく，血漿浸透圧の低下により発生するものであることから，高浸透圧性低ナトリウム血症では無症状である。

Ⅵ．カリウムの代謝と調節

カリウムは細胞内の主要な陽イオンで，細胞内カリウム濃度は約 150 mEq/l と体内カリウムの 90%を占める。食物から 2〜3 mEq/kg/日摂取しており，その大半は小腸で吸収される。体内総カリウム量は約 40〜50 mEq/kg であるが，その大部分は筋肉中に含まれ，筋肉量が増大すると体内カリウム量も増加する。血清カリウムは 3.5〜5.0 mEq/l に維持されているが，体内カリウム全体の 0.4%を占めるのみであり，臨床的に測定する血清カリウム濃度は体内カリウム量をほとんど反映しない。摂取したカリウムの約 90%は尿中に排泄されるため，カリウム代謝における腎臓での役割は重要である。

カリウムの細胞内外での濃度勾配は Na^+-K^+-ATP アーゼにより，細胞内から細胞外へナトリウムが汲み出されると同時に，カリウムを細胞外から細胞内へ取り入れることで維持される。この濃度勾配によりカリウムチャネルが開放され，細胞内からのカリウムの放出が可能となる。また細胞静止電位を発生させ，神経伝達や筋収縮を可能とする。

インスリンや β アドレナリン刺激薬は Na^+-K^+-ATP アーゼを活性化することで，細胞内へカリウムを取り込み，血清カリウム濃度を低下させる。またアシドーシスでは高カリウム血症，アルカローシスでは低カリウム血症となる。

血清カリウム濃度が上昇すると，インスリンや副腎カテコラミンの分泌が促進され，血清カリウムは細胞内へ取り込まれ，血清カリウム濃度は低下する。糸球体で濾過されたカリウムの 90%は近位尿細管と Henle ループで再吸収されるが，その後アルドステロンの作用により皮質集合管でカリウム分泌が促進され，血清カリウム濃度を調節している。

高カリウム血症では，一過性に膜が脱分極し膜興奮性が亢進するが，その後，持続的な高カリウム血症ではむしろ膜興奮性の低下をきたし，神経筋伝達の障害による知覚異常や筋力低下，さらに血清カリウム濃度が 7.0 mEq/l 以上のときには心筋興奮伝達障害による不整脈が出現するので注意が必要である。

一方，血清カリウム濃度が低下するとアルドステロンの分泌は抑制され，皮質集合管でのカリウム分泌も抑制され，血清カリウム濃度は維持される。

低カリウム血症では，細胞内カリウムは細胞外へ移動するため静止膜電位が低下し，神経・筋の伝達速度を低下させる。そのため筋力低下，痙攣，心電図異常，不整脈などを認める。さ

表 8-7　高カリウム血症の成因

・カリウム過剰
経静脈投与過剰
輸血
・細胞内からの移動
アシドーシス
インスリン欠乏
組織崩壊（横紋筋融解症，腫瘍崩壊症候群，溶血など）
・排泄量低下
腎不全
低アルドステロン症（副腎疾患，低レニン血症）

表 8-8　低カリウム血症の成因

・腎外性喪失
下痢や発汗など
・腎性喪失
尿細管機能障害（尿細管性アシドーシス，尿細管間質性腎炎，Giteleman 症候群，Bartter 症候群など）
利尿薬（ループ利尿薬やサイアザイド系利尿薬）
高アルドステロン症（高レニン血症，副腎過形成などによる高アルドステロン血症）
・細胞外から細胞内への移動
インスリン投与，βアドレナリン刺激薬，アルカリ血症など

らに血清カリウム濃度が2.5 mEq/l未満のときには，麻痺や麻痺性イレウスを認めることがある。

1．高カリウム血症

高カリウム血症（血清カリウム濃度>5.0 mEq/l）の原因は，**表 8-7** に示すように3つに分類される。

①過剰摂取による高カリウム血症：輸血やカリウム製剤の静注など。

②細胞内から細胞外への移動による高カリウム血症：アシドーシスやインスリン作用不足，横紋筋融解，溶血，腫瘍崩壊症候群など。

③腎からの排泄量減少に伴う高カリウム血症：カリウム排泄の大部分は腎臓が担っているため，循環血漿量の低下，腎機能低下，低アルドステロン症，スピロノラクトンなどのカリウム保持性利尿薬の使用などにより高カリウム血症を生じる。

2．低カリウム血症

低カリウム血症（血清カリウム濃度<3.5 mEq/l）の原因は，**表 8-8** に示すように3つに分類される。

①体外喪失による低カリウム血症：これには下痢や発汗など腎外性喪失と，利尿薬，尿細管

性アシドーシス，高アルドステロン症などによる腎性喪失で生じる。

②摂取不足による低カリウム血症：飢餓や神経性食思不振症などで生じる。

③細胞外から細胞内への移動による低カリウム血症：外因性インスリン投与やストレス時の内因性カテコラミン分泌および外因性βアドレナリン刺激薬の使用により，カリウムの細胞内への輸送は促進される。また代謝性アルカローシスも同様に細胞内へのカリウム取り込みを促進させる。

Ⅶ．カルシウムの代謝と調節

体内におけるカルシウムの99%はハイドロキシアパタイトとして骨に存在し，血清カルシウムの約50%はイオン化カルシウムとして，残りの約45%は蛋白結合型，約5%はリン酸イオンやクエン酸イオンの結合型として存在する。このうちイオン化カルシウムが生理学的活性をもち，カルシウムの生理的機能と骨代謝に関与している。

蛋白結合型カルシウムの約90%はアルブミン結合型であり，イオン化カルシウム濃度は高アルブミン血症で減少し，低アルブミン血症で増加する。よってネフローゼ症候群や肝疾患に伴う低アルブミン血症時の血清カルシウムの評価は下記のPayneらの補正式が有用である。

$$\text{補正 Ca}(\mathrm{mg/d}l) = \text{Ca 測定値} - \text{血清 Alb 実測値}(\mathrm{g/d}l) + 4$$

またカルシウムはpH依存的にアルブミンに結合するため，アシドーシス時にはアルブミンへの結合は減少して，イオン化カルシウム濃度は増加し，アルカローシス時にはイオン化カルシウム濃度は減少する。

血清カルシウムは副甲状腺ホルモン（PTH），ビタミンD，カルシトニンなどにより，8.9～10.1 mg/dlの範囲に調節されている。またイオン化カルシウムの基準値は4.4～5.1 mg/dlである。

血清カルシウムは糸球体濾過後，約90%が再吸収される。その60%が近位尿細管，20%がHenle係蹄上行脚，15%が遠位尿細管，残りは集合管でわずかに再吸収される。近位尿細管とHenle係蹄上行脚では，カルシウム再吸収がナトリウム再吸収とともに起こり，そのためループ利尿薬などによりHenle係蹄におけるナトリウム再吸収が阻害されると，尿中へのカルシウム排泄量が増加する。尿中へのカルシウム排泄を主に調節しているのがPTHであり，PTHは近位尿細管での1α-水酸化酵素活性を促進し，産生された1,25-ジヒドロキシビタミンDはHenle係蹄上行脚と遠位尿細管に作用して，カルシウム再吸収を促進させる。

高カルシウム血症を起こす原因としては，副甲状腺機能亢進症などのPTH作用の亢進，ビタミンD過剰，骨からの放出などがあげられる。

低カルシウム血症を起こす原因として，副甲状腺機能低下症などのPTH作用の低下，ビタミンD欠乏症，細胞内からのカルシウム流出，カルシウム摂取不足，新生児低カルシウム血症などがあげられる。

Ⅷ．リンの代謝と調節

体内におけるリンの約85%程度は結晶として骨に存在し，血漿中のリンは1%未満である。ECFでのリンは1%に過ぎないため，血清リン濃度は体内総リン貯留量を反映していない。血

表 8-9　年齢別の血清リン基準値

年　齢	血清リン値（mg/dl）
0〜5 日	4.8〜8.2
1〜3 歳	3.8〜6.5
4〜11 歳	3.7〜5.6
12〜15 歳	2.9〜5.4
16〜19 歳	2.7〜4.7

清中では約 70％が有機リンであり，これらは酸に不溶性なため測定されず，定量されるのは血清リン酸塩中のリンである。血清リン酸塩のうち約 15％が蛋白に結合し，残りは糸球体濾過が可能で，そのほとんどは遊離リン酸塩として存在している。血清中のリンの基準値は表 **8-9** のように年齢により異なるが，その主な調節は腎臓が担っている。血清リン酸塩の約 90％が糸球体で濾過されるが，その 70〜90％が近位尿細管で再吸収される。リン酸塩の近位尿細管細胞への輸送は，ナトリウム-リン酸塩共輸送体を介して取り込まれる。血清カルシウムの低下により PTH が分泌されるとリン酸塩の再吸収は抑制され，尿中へのリン酸塩排泄量が増加する。

高リン血症の症状は，全身性の石灰化と続発性低カルシウム血症の症状である。その原因としては，腎不全，副甲状腺機能低下症などの PTH 作用低下による近位尿細管でのリン再吸収増加，さらにリンは細胞内含有率が高いため横紋筋融解症や腫瘍溶解症候群，溶血などがあげられる。特に腎機能の低下は高リン血症の重症度と相関関係を示す。

低リン血症の代表的な症状は，くる病である。その原因としては，副甲状腺機能亢進症，Fanconi 症候群などの近位尿細管機能障害からのリン再吸収が障害される疾患などがあげられる。リンは ATP の重要な構成成分であり，血清リン濃度 1.5 mg/dl 未満の重度な低リン血症では，横紋筋融解症，溶血，呼吸不全，心不全，振戦や感覚異常などの神経症状など全身のあらゆる症状をきたす。

Ⅸ．マグネシウムの代謝と調節

マグネシウムは細胞内で 3 番目に多い陽イオンである。体内マグネシウムの 50〜60％は骨，25％は筋，その他は軟部組織に存在し，血清中には 1％程度しか存在しない。血清マグネシウム濃度は 1.5〜2.3 mg/dl に保たれており，新生児を除いて年齢差は認めない。血清マグネシウム濃度は腸管からの吸収，腎尿細管での再吸収，骨からの動員などにより調節されているが，腎からの排泄の調節が主な調節因子である。

糸球体で濾過されたマグネシウムのうち，約 15％が近位尿細管，約 70％が Henle 係蹄上行脚，約 5〜10％程度が遠位尿細管で再吸収される。これは近位尿細管でその大部分が再吸収されるナトリウムやカルシウムと異なる。特定のホルモン調節系はないが，PTH により尿細管でのマグネシウム再吸収を亢進する。

高マグネシウム血症は血清マグネシウム濃度 4.5 mg/dl 以上で発症し，神経筋接合部におけるアセチルコリン分泌を抑制することにより反射低下，麻痺などの症状をきたす。また血管拡張作用のため，潮紅や低血圧をきたす。その原因のほとんどが摂取量の過剰により発症する。

低マグネシウム血症は血清マグネシウム濃度 0.7 mg/dl 未満で発症し，その症状は続発性低カルシウム血症の症状である。その原因は主に消化管もしくは腎からの喪失である。腎からの喪失では薬剤性の尿細管障害や Gitelman 症候群や Bartter 症候群などの遺伝性腎疾患があげられる。

X．酸–塩基平衡

血液中の pH は 7.35～7.45 の狭い範囲で保たれており，これは生理的活動に重要な細胞内酵素やその代謝過程が正常に機能するために必要な pH 濃度である。pH 濃度の調節とは，つまり水素イオン（H^+）濃度の調節であり，それは主に肺と腎で調節され，生存可能な pH 最大幅は 6.8～7.8 とされる。

細胞外液の pH が低下（水素濃度の上昇）することを酸血症（acedemia），細胞外液の pH が上昇（水素濃度の低下）することをアルカリ血症（alkalemia）という。また pH が低下または上昇する過程を，それぞれアシドーシス（acidosis），アルカローシス（alkalosis）という。呼吸器系の異常により PCO_2が低下もしくは上昇することを，それぞれ呼吸性アシドーシスもしくは呼吸性アルカローシスといい，また同様に細胞外液中の HCO_3^-が低下もしくは上昇することを，それぞれ代謝性アシドーシスもしくは代謝性アルカローシスという。

以下の式のように酸とは水素イオン（H^+）を放出する供与体（HA）であり，塩基（A^-）とは水素イオンを受け取る物質をいう。

$$HA \leftrightarrow H^+ + A^-$$

1．重炭酸塩–炭酸緩衝系

酸や塩基が体内に増加したときの急激な pH の変化を和らげるために，体内には生理的バッファーが存在し，それは重炭酸塩バッファーと非重炭酸塩バッファーとに分けられる。主な緩衝系は以下に示すような重炭酸塩（HCO_3^-）–炭酸（H_2CO_3）緩衝系に依存している。

$$CO_2 + H_2O \leftrightarrow H^+ + HCO_3^- \leftrightarrow H_2CO_3$$

この重炭酸塩（HCO_3^-）と炭酸（H_2CO_3）の比が pH を決定し，それは Henderson–Hasselbalch の式から以下のように示される。

$$pH = pK + \log[HCO_3^-]/[H_2CO_3]$$

この反応の生体内での pK 値は 6.1 で，37℃条件下で CO_2が血漿中で示す圧力（mmHg）と CO_2の溶解濃度（mmol/l）の可溶性定数は 0.03 であり，H_2CO_3は CO_2分圧（PCO_2）に 0.03 を乗じたもので算出される。よってこの式は以下のように置き換えることができる。

$$pH = 6.1 + \log[HCO_3^-]/0.03 \times PCO_2$$

この式に正常時の平均値である PCO_2 40 mmHg，HCO_3^- 24 mmol/l を挿入すると，

$$\begin{aligned} pH &= 6.1 + \log 24(\text{mmol}/l)/0.03 \times 40(\text{mmHg}) \\ &= 6.1 + \log 24(\text{mmol}/l)/1.2(\text{mmol}/l) \\ &= 6.1 + \log 20 \\ &= 7.40 \end{aligned}$$

となる。つまり，細胞外液の pH が一定に保たれるためには，血中の HCO_3^-と PCO_2の比が一定である必要がある。したがって，pH を一定に保つためには PCO_2増加時には HCO_3^-が増加し，HCO_3^-減少時には PCO_2が減少して，pH の変化を最小限に抑えている。

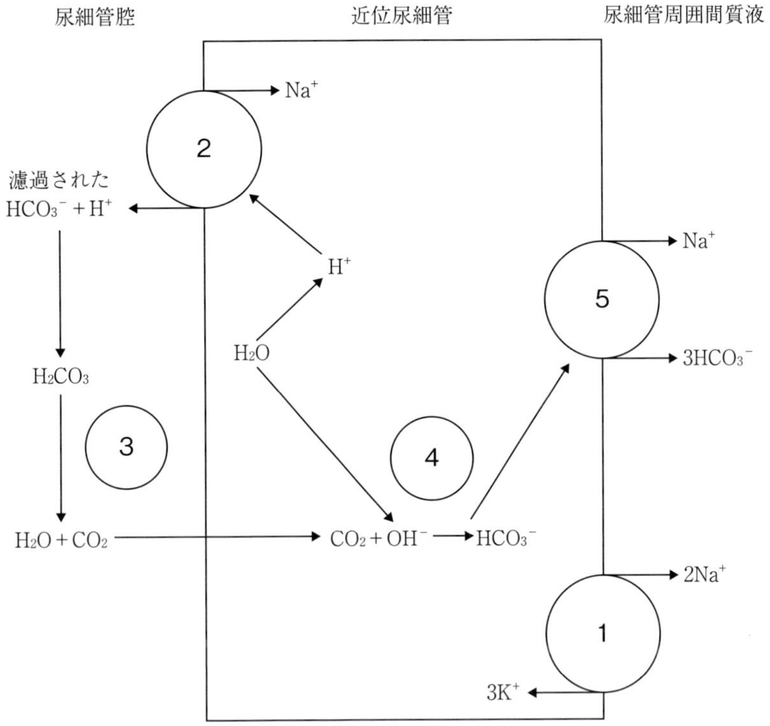

図 8-4　近位尿細管における HCO_3^- の再吸収の機序[2)]

この重炭酸塩-炭酸緩衝系が重要な理由としては，この系が他の系より量的に多いこと，また肺と腎という，それぞれ独立した2つの臓器により調節されていることがあげられる。PCO_2 は肺におけるガス交換で調節され，HCO_3 は腎での産生排泄により調節されている。

2．腎における酸-塩基平衡の調節

正常な小児では蛋白代謝や炭水化物と脂肪の不完全代謝の結果，2〜3 mEq/kg/日の水素イオン（H^+）が産生される。そのうち2/3はアンモニア（NH_3）と結合してアンモニウムイオン（NH_4^+）として，その他は滴定酸として主にリン酸塩に取り込まれて排泄される。腎では以下の3つの機序により尿への水素イオン排泄，つまり尿の酸性化を調節している。

1）重炭酸塩の再吸収と産生

尿の酸性化には原尿中の重炭酸塩（HCO_3^-）の再吸収と，体内での HCO_3^- の産生により血中 HCO_3^- 濃度を一定に保つ必要がある。腎糸球体で濾過された HCO_3^- は，近位尿細管で約85%が再吸収され，残りのほとんどはHenle係蹄上行脚で再吸収される。この HCO_3^- の再吸収には，尿細管腔への H^+ の分泌が重要である。**図 8-4**[2)] に近位尿細管における HCO_3^- の再吸収の機序を示す。Na^+-H^+ 交換輸送体により H^+ は尿細管腔へ分泌され，濾過された HCO_3^- と結合し，炭酸（H_2CO_3）を産生する。H_2CO_3 は管腔内の炭酸脱水素酵素により水（H_2O）と二酸化炭素（CO_2）に分解され，CO_2 は細胞内に拡散し，細胞内の炭酸脱水素酵素により細胞内の OH^- イオンと結合して HCO_3^- を産生する。産生された HCO_3^- は基底膜側に存在する $3HCO_3^-/Na^+$ 共輸送体により血中へ輸送される。

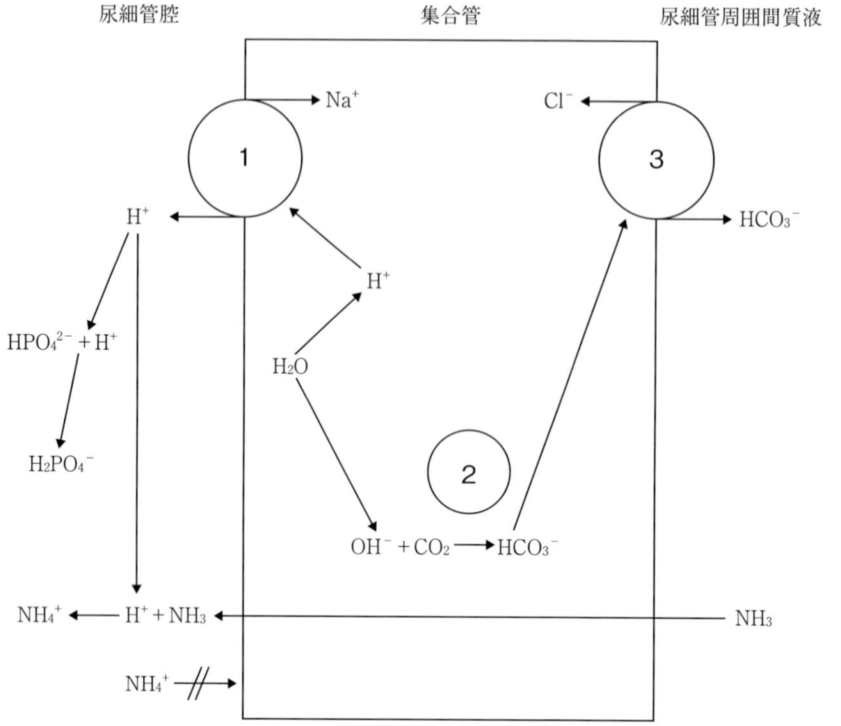

図 8-5　アンモニア排泄と滴定酸排泄[2)]

2）尿中バッファー

集合管は H^+ の主要な排泄部位であるが，集合管の H^+ ポンプは尿 pH を 4.5 未満に低下させることができないため，H^+ の排泄には尿中のバッファーが不可欠である。尿中バッファーとして図 **8-5**[2)] に示すように，アンモニア排泄と滴定酸排泄の 2 つの機序が重要である。

3）アンモニア排泄

NH_3 の緩衝能は H^+ と結合し，NH_4^+ を形成する反応による。

$$H^+ + NH_3 \rightarrow NH_4^+$$

この反応の pK 値は 9.4 であり，原尿中では大部分が NH_4^+ として存在する。近位尿細管細胞内で 1 分子のグルタミンから 2 分子の NH_3 が生成され，近位尿細管腔へ分泌される。分泌された NH_3 は，Na^+-H^+ 交換輸送体により分泌された H^+ と結合して NH_4^+ となるが，一度 Henle 係蹄上行脚で再吸収され，髄質間質の NH_3 濃度を上昇させる。髄質間質で高濃度となった NH_3 は，集合管腔内に拡散すると集合管細胞から分泌された H^+ と結合し，その大部分が再び NH_4^+ となるが，集合管細胞は NH_4^+ に対して不透過性なため，一度分泌した NH_4^+ の集合管腔から髄質間質への逆拡散が防止される。このようにして，NH_3 は尿中の有効なバッファーとなり，H^+ の排泄に重要な役割を果たす。

4）滴定酸排泄

もう 1 つの重要な尿中バッファーは，尿中リン酸塩である。生体内でリン酸塩は，HPO_4^{2-} または $H_2PO_4^-$ という形で存在するが，これは下記のようにバッファーとして機能する。

$$H^+ + HPO_4^{2-} \rightarrow H_2PO_4^-$$

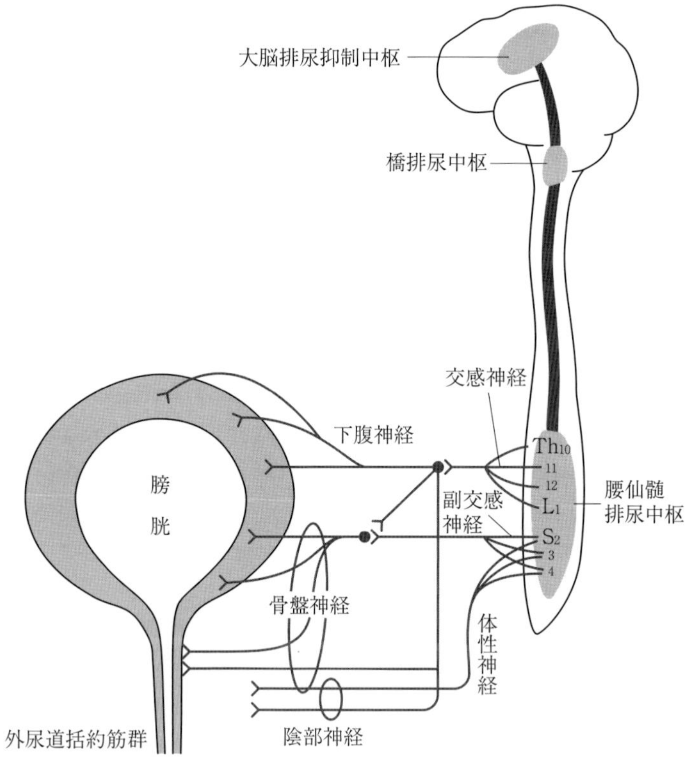

図 8-6　排尿調節にかかわる神経支配[6)]

この反応の pK 値は 6.8 で，尿中 pH 5～7 付近の集合管腔ではリン酸塩が有効なバッファーとなる。しかし，尿中へのリン酸塩排泄を調節する機構がないため，そのバッファー作用はその尿中濃度のみに依存する。

XI．排尿のメカニズム

排尿機能とは蓄尿機能と排尿機能（狭義）とに大別される。すなわち蓄尿機能とは失禁することなく膀胱内に尿を貯める機能で，排尿機能（狭義）とは膀胱内に蓄えた尿を必要時に残尿なく排出する機能である。これらの機能は交感神経（下腹神経），副交感神経（骨盤神経），体性神経（陰部神経）により調節されている（図 **8-6**）[6)]。

1．蓄尿機能

交感神経の作用により膀胱体部の排尿筋は弛緩し，膀胱三角部筋，膀胱頸部，尿道括約筋は収縮する。

2．排尿機能

副交感神経の作用により膀胱体部の排尿筋は収縮し，膀胱三角部筋，膀胱頸部，尿道括約筋は弛緩する。

3．排尿調節

大脳と脳幹に存在する排尿中枢と，その下位に存在する腰仙髄排尿中枢により排尿調節されている。排尿機能（狭義）は新生児期に完成し，残尿なく排尿が可能となるが，蓄尿機能は乳児期までは大脳から橋排尿中枢への抑制機能が未熟なため，少量の尿貯留により反射的に膀胱収縮が生じ，排尿してしまう。

4．自立排尿

18 か月ごろには蓄尿機能はほぼ完成し，また尿意を表現することが可能となってくる。腎濃縮力は 2 歳ごろまでに完成し，反射的排尿は 2 歳半ごろに消失する。よって 2 歳半ごろから自立排尿が徐々に可能となる。

膀胱内に尿が貯留し膀胱壁が伸展すると，主に副交感神経を介して腰仙髄排尿中枢に伝えられる。反射的に交感神経が興奮し，膀胱括約筋の弛緩と内尿道括約筋の収縮を起こすことで，膀胱内の蓄尿が可能となる。また同時に体性神経の興奮により外尿道括約筋が収縮し，尿漏出を抑制する。

成人では膀胱内蓄尿量が 150～200 ml に達すると尿意を感じるようになる。400～500 ml 以上になると急激に膀胱内圧が上昇し，排尿反射が出現する。大脳皮質感覚野で尿意を起こし，また脳幹排尿中枢から副交感神経が興奮し，膀胱壁の収縮が起こる。同時に体性神経の抑制から外尿道括約筋の弛緩を起こし，排尿が促進される。

●文　献

1）Edelman, I. S. and Leibman, J.：Anatomy of body water and electrolytes. Am. J. Med., 27：256-277, 1959.

2）Greenbaum, L. A.：電解質異常と酸塩基平衡異常．衛藤義勝，五十嵐隆，大澤真木子，他・監・編，ネルソン小児科学，原著第 17 版，エルゼビア・ジャパン，東京，2005，pp. 197-251.

3）河原克雅：体液の区分と組成．本郷利憲，廣重力，豊田順一，他・監，標準生理学，第 6 版，医学書院，東京，2005，pp. 760-761.

4）河原克雅：ナトリウム（Na^+）ホメオスタシスと細胞外液量の調節．本郷利憲，廣重力，豊田順一，他・監，標準生理学，第 6 版，医学書院，東京，2005，pp. 763-764.

5）野正貴予，伊藤雄平：水・電解質調節機構の特徴—新生児．小児内科，35：1762-1765，2003.

6）五十嵐隆：小児腎疾患の臨床，改訂第 3 版，診断と治療社，東京，2008，pp. 253-258.

［齋藤　宏］

9 血　液

血液は，さまざまな成分から構成され，主には血球成分と血漿成分に分類される。血球成分は，赤血球，白血球，血小板から構成されている。それぞれの主な機能は，赤血球は全身の組織に酸素を運搬供給し，二酸化炭素を肺へ運搬する。白血球は生体の感染防御に関与し，血小板は止血，凝固の機能を有する。いずれも生体内で重要な役割を有している。

本章では，これらの血球の発生，分化，成熟，出生後の年齢的変動，これら血球の機能，さらに造血系を中心とした貧血の病態に関して述べる。

Ⅰ．胎生期の造血と血球（図 9-1）

われわれの血液中に存在する赤血球，白血球，血小板は，いずれも一定の寿命で崩壊し，日々新たに産生される数億千個の血球とのダイナミックな turn over が繰り返されている。このように自己複製能をもち，種々の血球に分化していく血球の源が多能性造血幹細胞である。この造血幹細胞は胎生初期の大動脈（aorta）と生殖巣（gonads）と遺残器官である中腎（mesonephros）領域に発生することが明らかになった。

胎生期の造血は，初期の卵黄嚢，中期の肝臓（脾臓），後期の骨髄へと移り変わる。

1．卵黄嚢造血（中胚葉性造血）

胎生 15〜18 日目に造血は始まり，一次造血とよばれ，産生されるのは，ほとんど胚型赤芽球である。胎生 6〜8 週ごろまで続き，10 週には完全に消失する。

特徴は，多能性幹細胞は存在するが，産生されるのは胚型赤芽球のみで，一次造血とよばれる。胚型赤芽球は，成体型赤血球（ヒトでは胎児型赤血球）と形態的に異なり，成体型と比較して体積は 4〜5 倍ある。胚型赤芽球は胎生 10 週にほとんど消失し胎児型赤血球が出現してくる。

2．肝・脾臓造血

胎生 4〜6 週ごろから始まり，胎生 3〜6 か月にかけて造血の主要臓器となる。8 週目ごろになると胎児型赤血球が産生される。

肝造血は，赤血球産生が主体をなし，顆粒球，巨核球の産生頻度は著しく低い。赤血球産生は肝細胞索で行われ，内皮細胞で脱核後，血流に入る。肝造血が盛んになると，核を有する胚

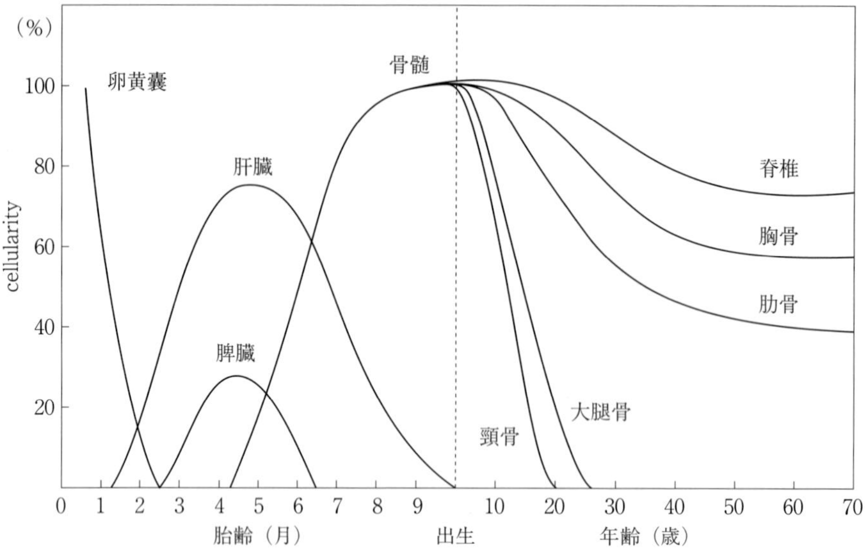

図 9-1　髄内および髄外造血の経時的変化[1)]

型赤芽球から無核の胎児型赤血球に変化していく。

肝臓は胎生 20〜24 週まで最も主要な造血臓器として機能しており，その後，骨髄に造血幹細胞は移動していくものと考えられる。

脾臓での造血機能は，ほぼ肝臓と同様で胎生 3〜7 か月にかけて行われるが，肝臓の 1/3 程度である。幹細胞は赤芽球系，骨髄芽球系，巨核芽球系細胞に分化する。胎生 17 週ごろからリンパ球が出現し，リンパ球が増殖するにつれて顆粒球系細胞が消失していく。

3．骨髄造血

妊娠 20 週ごろから骨髄での造血が始まり，脾臓，肝臓では，それぞれ妊娠 28 週，36 週までに造血は終了し，完全に造血の場は骨髄に移行する。

妊娠 8〜9 か月ごろに肝造血に代わって主体を占めるようになる。骨髄では，さまざまな血球が作られるが，顆粒球系の造血が有意である。

Ⅱ．血球の分化と成熟（図 9-2）

すべての血球の源の細胞は多能性幹細胞とよばれ，分化して機能をもつ能力（多分化能）と，かつ幹細胞が幹細胞を生み出すという自己再生能力をもつ細胞と定義される。このような細胞は，骨髄細胞 10^5個に 1 個程度しか存在しない。

この多能性幹細胞は自律的に生存が維持されるのではなく，これを取り巻く骨髄内の「微小環境」が大きな役割を担っており，生態学的適所ということでニッチ（niche）と呼んでいる。

幹細胞から各系統（赤血球系，骨髄系，巨核球系）への分化制御に関しては，特異的な造血因子としての種々のサイトカインにより分化が方向づけられていることも明らかになってきている。

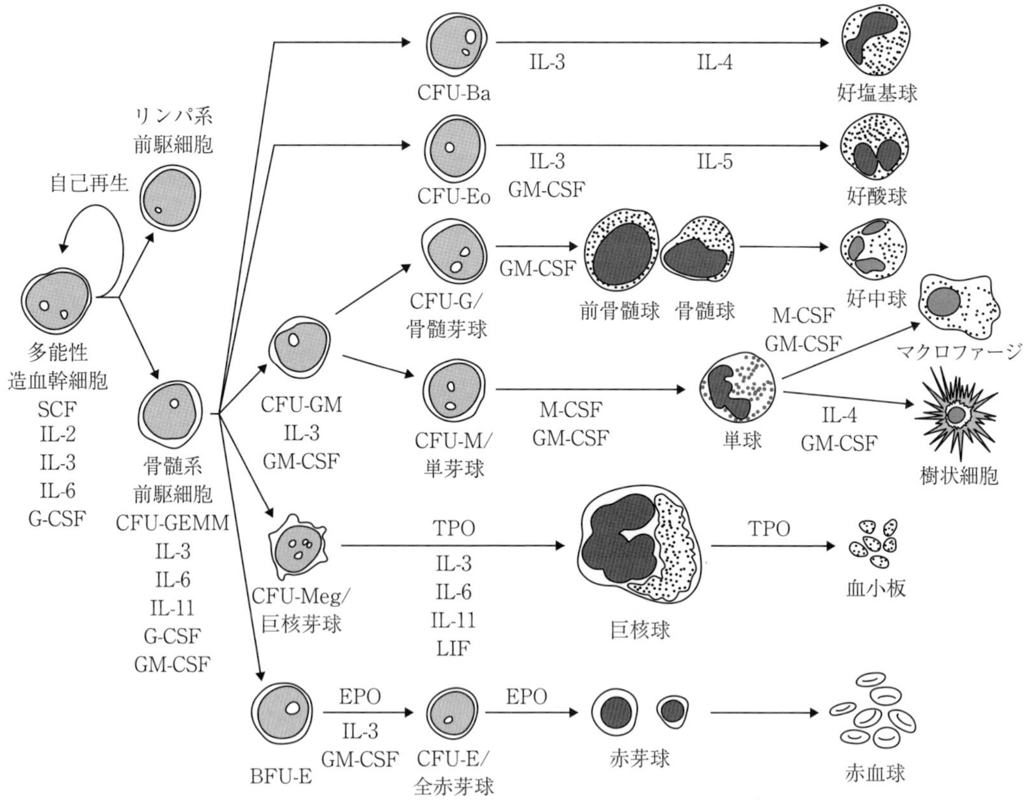

図 9-2　骨髄における造血細胞の分化と造血因子の作用点[2)]

SCF：stem cell factor, G-CSF：granulocyte colony-stimulating factor, CFU-GEMM：granulocyte-erythrocyte-macrophage-megakaryocyte colony-forming unit, GM-CSF：granulocyte macrophage colony-stimulating factor, CFU-GM：granulocyte-macrophage colony-forming unit, CFU-Meg：megakaryocyte colony-forming unit, BFU-E：erythroid burst-forming unit, EPO：erythropoietin, CFU-Ba：basophil colony-forming unit, CFU-Eo：eosinophil colony-forming unit, CFU-G：granulocyte colony-forming unit, CFU-M：macrophage colony-forming unit, CFU-E：erythroid colony-forming unit, M-CSF：macrophage colony-stimulating factor, TPO：thrombopoietin, IL：interleukin, LIF：leukemia inhibitory factor

このサイトカイン（表 **9-1**）は，ストローマ細胞，リンパ球やマクロファージから産生され，お互いにネットワークを形成し，幹細胞の分化増殖をコントロールしている。

赤芽球系前駆細胞に作用するサイトカインは腎臓で産生され，エリスロポエチン（erythropoietin；EPO）とよばれ成熟赤血球へ分化させる。

顆粒球系単球系前駆細胞作用するサイトカインは，顆粒球コロニー刺激因子（granulocyte-colony stimulating factor；G-CSF）により好中球に分化させ，interleukin-5（IL-5）により好酸球，マクロファージコロニー刺激因子（macrophage-colony stimulating factor；M-CSF）により単球へ分化する。

巨核球/血小板系への分化が方向づけられた前駆細胞は，主に肝臓で産生される特異的な造血因子トロンボポエチン（thrombopoietin；TPO）により血小板産生が誘導される。

表 9-1　造血に関与する主なサイトカインの特徴[1)]

名　称	分子量(kDa)	染色体座	主な作用	主な産生細胞
EPO	36	7q11-q22	CFU-E の増殖・分化を促進，アポトーシスを抑制	腎傍尿細管細胞
G-CSF	21	17q21-q22	好中球系造血前駆細胞の増殖・分化を促進，成熟好中球の機能亢進	ストローマ細胞
TPO	60	3q27	巨核球系造血前駆細胞の増殖・分化と巨核球の成熟を促進，血小板機能を亢進	肝
GM-CSF	22	5q21-q32	顆粒球・マクロファージ系造血前駆細胞の増殖・分化を促進	T リンパ球，ストローマ細胞
M-CSF	45～90（二量体）	5q33.1	マクロファージとその前駆細胞の増殖・分化を促進，マクロファージの機能を亢進	マクロファージ，ストローマ細胞
SCF	36	12q22-q24	造血幹細胞・肥満細胞の増殖を促進，他のサイトカインの作用増強	ストローマ細胞
LIF	45	22q14	造血幹細胞の増殖促進，胎児性幹細胞の分化抑制	ストローマ細胞
fit 3 ligand	22	19q13.3	造血幹細胞の増殖促進，他のサイトカインの作用増強	ストローマ細胞
IL-1α	17	2q12-q21	造血幹細胞の増殖促進，他のサイトカインの産生を刺激	マクロファージほか
IL-1β	17	2q13-21		
IL-2	15～30	4	T 細胞の増殖，LAK 細胞の誘導	T リンパ球
IL-3	14～30	5q23-31	造血幹細胞，各種造血前駆細胞，肥満細胞の増殖を促進	T リンパ球
IL-4	15～19	5q31	B 細胞の活性化，肥満細胞・T 細胞の増殖促進	T リンパ球
IL-5	50（二量体）	5q23-31	好酸球の増殖・分化の促進，アポトーシスの抑制	T リンパ球
IL-6	26	7p21-q14	造血幹細胞の増殖促進，血小板産生促進，B 細胞の増殖・分化促進	T リンパ球，マクロファージ，ストローマ細胞
IL-7	20～28	8q12-q13	pre B 細胞の分化促進，成熟 T リンパ球の増殖促進	ストローマ細胞
IL-8	6～8	4q12-q21	好中球の走化活性促進	好中球，ストローマ細胞
IL-9	40	5q31.1	肥満細胞，BFU-E の増殖促進	T リンパ球
IL-10	35～40	1	巨核球，造血幹細胞の増殖促進，T 細胞・単球のサイトカイン産生を抑制	活性化リンパ球，マクロファージ
IL-11	23	19q13.3-13.4	造血幹細胞の増殖・分化，巨核球の増殖・成熟を促進	ストローマ細胞
IL-12	70（二量体）	5q31-33 3q12-13	造血幹細胞の増殖促進，抗腫瘍活性，NK 活性亢進	マクロファージ，B リンパ球
IL-13	17	5q31	造血幹細胞の増殖促進，B 細胞の分化促進	T リンパ球
IL-14	53	—	活性化 B 細胞の増殖誘導	T リンパ球
TNF-α	52（三量体）	6p21.3	造血前駆細胞の増殖・分化の抑制	マクロファージ，B リンパ球
TGF-β1	25（二量体）	19q13	造血幹細胞の増殖・分化の抑制	血小板ほか
MIP-1α	8	17q11-q21	造血幹細胞の増殖抑制	活性化マクロファージ
INF-γ	20	12q24.1	造血幹細胞の増殖抑制	T リンパ球

Ⅲ．出生後の血球の変化（表 9-2）

1．赤血球

赤血球数は，出生直後に 600 万/μl 前後と異常に高値を示し，生後 2～3 か月ごろには 400 万/μl 前後と生涯のうちで最低となり，14 歳で成人値に達する。

ヘモグロビンは，出生時には 19 g/dl と高いが，その後，急速に低下し 2～3 か月には 11 g/dl と最低になる。4 か月ごろから再び増加していき，思春期には性差が明瞭となり成人値に達する。

出生時のヘモグロビンは胎児型ヘモグロビンが約 60％を占めるが，1 歳ごろには成人型ヘモグロビンがほとんどを占める。

2．白血球

白血球数は，出生時には 17,000/μl（8,000～38,000/μl）と高値で，その後，減少して 4～5 歳で 8,000/μl 前後となる。白血球百分率が特徴的で，出生時には好中球が 80％以上を占めるが，生後 1 週ごろ逆転してリンパ球優位となる。4～5 歳で再び逆転して，その後は好中球優位となる。

3．血小板数

出生直後はやや減少しているが，1 週間以内に速やかに成人値に近づいていく。

このように小児期の造血はダイナミックに変化していくが，これには生後さまざまな抗原に対応する免疫系の獲得，成長に伴う影響，造血幹細胞の増殖・分化に関与するサイトカインの産生の変化などが関係していると考える。

Ⅳ．血球の機能

1．赤血球

正常な赤血球は，平均直径が 7.8 μm，厚さは最も厚い周辺部分で 2.5 μm，中心部で 1 μm 以下の周辺部が盛り上がった両凸円板型（ドーナツ型）を呈する。赤血球が毛細血管を通り抜けるさいは顕著に変化し，他の細胞のように破裂することはない。

赤血球は骨髄で産生され，前赤芽球，赤芽球となり，細胞内では核が消失し，ヘモグロビンが産生され網状赤血球となって血流中に入り，赤血球に分化する。

前述したように，腎臓から産生される赤血球造血因子エリスロポエチンにより調節されている。

赤血球の重要な機能はヘモグロビンの運搬である。このヘモグロビンが肺胞で酸素と結合し，酸化ヘモグロビンとなり組織へと運ばれ，末梢組織で酸素を放出する役割をしている。

ヘモグロビンは酸素と適度な親和性を保持しており，酸素解離曲線は特徴的な S 状曲線を示

表 9-2　各年齢の正常血液像[6)]

年　齢	血色素量 (g/100 ml)		赤血球数 (×10^6) (μl)		ヘマトクリット (%)		平均赤血球直径 (μ)	平均赤血球容積 (μ³)		平均赤血球血色素量		平均赤血球血色素濃度 (%)		網赤血球数 (%)	白血球数 (μl)	顆粒球 (%)	リンパ球 (%)	単球 (%)	栓球数 (μl)
	平均	標準偏差	平均	標準偏差	平均	標準偏差	平均	平均	標準偏差	平均	標準偏差	平均	標準偏差	平均	平均	平均	平均	平均	平均
Birth (Cord)	17.1	1.5	4.9	0.4	53	5	8.0	100	5	35	2	32	1	3.0	20,000	70	20	10	350,000
3 days to 2 mo	14.6	2.9	4.2	0.7	43	9	7.7	103	10	21	3	34	1	0.3	12,000	31	63	6	300,000
2 to 4 mo	11.1	1.0	3.9	0.4	34	3	7.3	87	5	29	2	33	1	1.5					
4 to 8 mo	12.3	0.9	4.2	0.3	37	3		88	6	29	2	33	1	0.5	12,000	31	63	6	300,000
8 to 12 mo	11.8	0.7	4.3	0.2	37	1	7.2	86	4	28	2	32	1	0.5	12,000	36	58	6	
1 to 1 ½ yr	11.7	0.8	4.3	0.2	36	2		85	3	28	2	32	1	0.5	11,000	40	54	6	
1 ½ to 2 yr	12.7	1.0	4.3	0.2	38	2		89	4	29	2	33	1	0.5	10,000	45	49	6	
2 to 3 yr	12.7	0.8	4.4	0.2	39	2		88	4	28	1	33	1	0.5					
3 to 4 yr	13.2	0.8	4.4	0.3	40	3		89	5	30	1	33	1	0.5					
4 to 5 yr	13.4	1.0	4.4	0.2	40	2	7.2	91	3	30	2	33	1	0.5	8,000	60	34	6	300,000
5 to 6 yr	13.3	0.7	4.4	0.2	40	2		90	4	30	1	33	1						
6 to 7 yr	13.3	0.8	4.4	0.2	40	2		90	4	30	1	33	1						
7 to 8 yr	13.3	0.7	4.4	0.2	40	2		91	5	31	2	33	1	0.5	8,000	62	32	6	
8 to 9 yr	13.6	0.7	4.4	0.2	41	2		92	4	31	1	33	1						
9 to 10 yr	13.9	0.7	4.5	0.2	41	2		92	4	31	1	34	1						
10 to 11 yr	14.0	0.9	4.5	0.3	42	2		92	4	31	1	34	1						
11 to 12 yr	14.2	0.8	4.6	0.2	42	2		92	3	31	1	34	1	0.5	8,000	65	29	6	300,000
12 to 13 yr	14.5	0.9	4.7	0.2	43	2		93	4	31	2	34	1						
Adult men	16.5	0.8	5.4	0.3	48	2	7.5	89	4	31	1	34	1	0.5	7,000	65	29	6	300,000
Adult women	14.5	0.7	4.6	0.2	43	2	7.5	93	4	31	2	33	1	0.5	7,000	65	29	6	300,000

* 多数の資料から集計，特に Merritt and Davison（Am. J. Dis. Child., 46：990, 1933), Mugrage and Andresen（Am. J. Dis. Child., 51：775, 1936), Guest, Brown, and Wing（Am. J. Dis. Child., 56：529, 1938), and observations of Josephs.

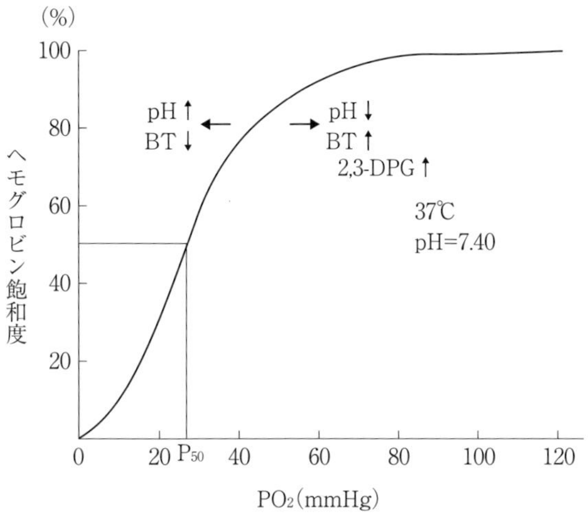

図 9-3　酸素解離曲線[3)]

す。組織内では酸素分圧が低いため，酸素はヘモグロビンから離れ組織内へ，反対に二酸化炭素はヘモグロビンと結合し肺に運搬される（図 **9-3**）。

酸素と結合するヘモグロビンは重要な物質である。ヘモグロビンは鉄を含んだ赤い色素ヘムと蛋白質のグロビンが結合した分子で，1 分子中にヘムを 4 個含む。ヘモグロビンは酸素と結合してオキシヘモグロビンに変化し鮮やかな赤色に変わる。酸素が外れるとデオキシヘモグロビンになり暗赤色に変わり，一酸化炭素が結合した場合は，もっと鮮やかなピンク色がかった赤色になる。

赤芽球や網状赤血球が鉄を取り込み，ヘモグロビンを産生するため，鉄の供給は重要なことである。

赤血球寿命は約 120 日で，老化赤血球は脾臓内で捕捉され溶血または貪食される。

溶血などで赤血球が破壊されると，ヘモグロビンは鉄，グロビン，ヘム色素の 3 つに分解される。鉄，グロビンは再利用される。ヘム色素はビリルビン（間接）となり，肝臓に取り込まれ抱合型ビリルビン（直接ビリルビン）となる。溶血性貧血では，肝細胞の処理能力を越えると間接ビリルビンが血中に増加する。

2．白血球

白血球の重要な機能は，重大な感染症や炎症の部位に運搬され，感染源から生体を防御することである。この防御システムは白血球と白血球由来の組織細胞からなり，①貪食によって直接侵入物を破壊する，②抗体や感作リンパ球を産生する。これらの一つ，または両者の作用によって侵入者を破壊し，不活化する。

通常，白血球は多核白血球，好酸球，好塩基球，単球，リンパ球，ときに形質細胞の 6 種類に分類される。顆粒球や単球は外敵を主に貪食することにより生体を防御する。リンパ球や形質細胞は主に免疫系に作用する。

好中球と単球は，漏出により血管の孔を通り抜け，アメーバ運動により組織間を運動する。

組織に炎症が起こると炎症部位に走化性を引き起こす物質が形成され，炎症部位に好中球が

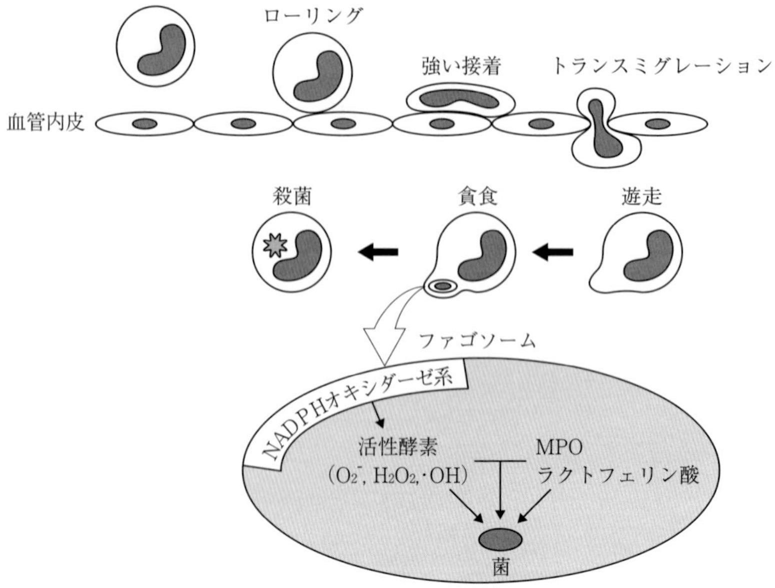

図 9-4　好中球機能の一連の過程[1)]

引き寄せられる。これら食細胞の膜には抗体や補体の受容体があり，細菌は，本体＋IgG 抗体＋補体で貪食される。細菌は異物として貪食された後，好中球とマクロファージ中に含まれている蛋白分解酵素リソゾームにより消化される（図 **9-4**）。

好酸球は好中球の機能とほぼ同様であるが，種々の炎症疾患，寄生虫感染にさいして増加してくる。

好塩基球は顆粒中にヒスタミンとヘパリンを有しており，アレルギー反応に関与している。

病原菌，ウイルスに対する防御機構の一つとして，好中球，単球，またはマクロファージなどによる食作用以外に重要なのは，リンパ球が関与する免疫機序である。免疫機序では，大きく液性免疫と細胞性免疫とに分かれる。リンパ球はＢリンパ球とＴリンパ球に分かれる。さらにＴリンパ球はヘルパーＴ細胞，サプレッサーＴ細胞とキラーＴ細胞に分類される。

液性免疫に関与するのは，主にＢリンパ球，形質細胞である。侵入してきた細菌，ウイルスの抗原を組織のマクロファージが貪食し，隣接するＢ細胞に提示する。これは同時にヘルパーＴ細胞にも提示され，Ｂリンパ球の活性化に関与する。活性化したＢリンパ球がさらに成熟して形質細胞に分化し，侵入してきた細菌，ウイルスに対する抗体を産生する。さらに，特定の抗原に反応するＢリンパ球のクローンである記憶細胞が産生され次に同じ抗原が侵入すると，はるかに強力な抗体が産生される。

なお，Ｂ細胞によって免疫反応を生ずるためにはＴ細胞が存在することが必要で，これはヘルパーＴ細胞とよばれ，逆にＢ細胞の増殖を抑制するのはサプレッサーＴ細胞とよばれている。ヘルパーＴ細胞は，Ｔ細胞のなかで最も多く全体の 3/4 以上を占め，事実上すべての免疫機能の主な調整役として働く。ヘルパーＴ細胞とサプレッサーＴ細胞は，調節性Ｔ細胞として分類される。

細胞性免疫に関与するのは，主にＴリンパ球である。Ｔ細胞が特定の抗原により刺激され

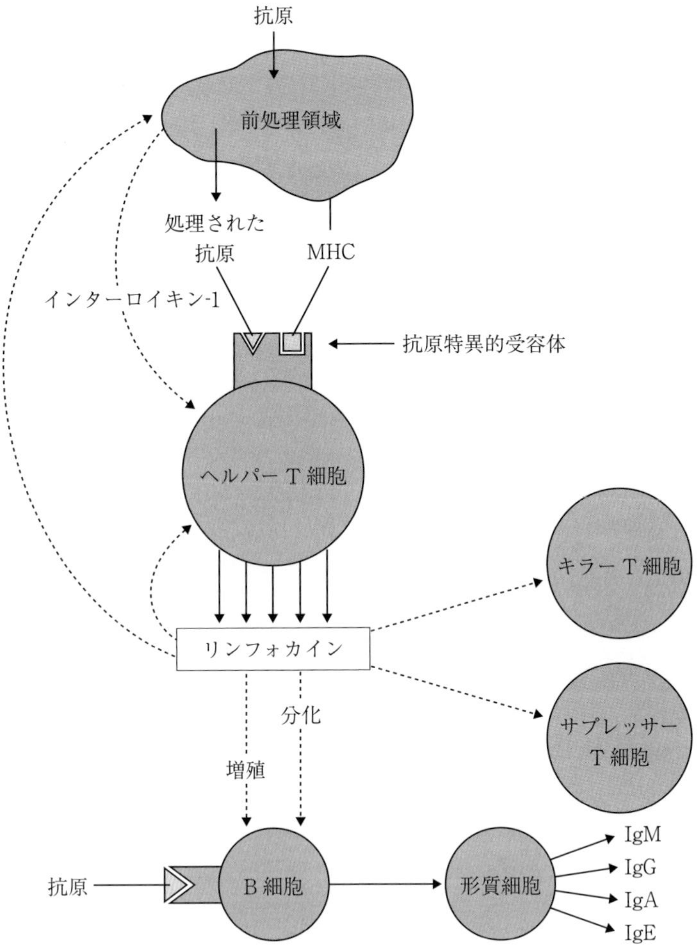

図 9-5　免疫機構の調整[4)]

るとリンパ芽球に変化し，感作された T 細胞に分裂する。B 細胞のときと同様に記憶細胞が産生される。T 細胞の免疫機序は，T 細胞が特異的抗原に反応して産生・放出するサイトカインとよばれる可溶性蛋白による機序と，非自己を認識し直接これに障害を与える機序がある。このように直接抗原を攻撃するリンパ球はキラー T 細胞という。キラー T 細胞は，細菌やウイルスだけではなく，癌細胞，移植した心臓の細胞，その人自身の体には異物であるような他の細胞も攻撃することが可能である（図 **9-5**）。

免疫機構が正常であれば，自分自身の組織を細菌やウイルスとは区別して認識する。ヒトの免疫系は，その人自身の抗原に対する抗体や活性化 T 細胞はほとんど産生しない。この現象は自分自身の組織に対する自己寛容と認識されている。

3．血小板

次項（V）で詳述する。

V．出血と止血機序

1．止血機序

「止血」とは，血液の損失を防ぐことである。血管が破綻するといくつかの機序により止血が完成する。すなわち，①血管の攣縮，②血小板血栓の形成，③血液凝固の結果，後に起こる血餅の形成，④血餅中に出現する線維組織による血管破綻部位の永久的閉鎖である。

2．血管攣縮

血管が破綻すると，直ちにその傷による刺激が血管を収縮させ，血流は減少する。この収縮は，神経反射，局所的な筋の攣縮，損傷された組織，および血小板から放出される液性因子などにより引き起こされる。

細小血管での血管収縮は，血小板より放出される血管収縮物質であるトロンボキサン A_2 によるところが大きい。この局所的血管攣縮は数分から長ければ数時間も続き，その間に血小板血栓と血液凝固が完成する。

3．血小板血栓の形成（図 9-6）

1）血小板の物理的・化学的性状

血小板は小さな円形，卵円形の円盤状をしており，直径は2～4 μm で，骨髄中の大きい造血細胞である巨核球から産生される。

血小板は核をもたずに分裂はしないが，以下にあげるような細胞として多くの機能をもっている。

①筋細胞と同様なアクチン，ミオシンなどの収縮蛋白質をもち血小板を収縮させる。

②大量カルシウムイオンを有する。

③ミトコンドリアおよび酵素系をもち ADP（adenosine 5'-diphosphate），ATP（adenosine 5'-triphosphate）を産生する。

④血管や周辺組織の反応を引き起こす局所ホルモンのプロスタグランジンを産生する。

⑤血液凝固にかかわる重要な蛋白質であるフィブリン安定化因子をもつ。

⑥血管内皮細胞，血管平滑筋細胞，線維芽細胞の分裂・増殖を刺激する成長因子をもち，損傷された血管の修復を助ける。

血小板の細胞膜も重要である。その表面は糖蛋白で覆われ，血小板は正常な血管内皮には付着せずに，損傷した血管壁，特に内皮細胞や深部のコラーゲンに接着する。

このように血小板は活性をもった構造物であり，血液中での半減期は8～12日であり，寿命がつきると網内系に取り込まれる。

2）血小板血栓の機序

血小板が損傷を受けた血管表面に接触すると，その性状を劇的に変える。まず，膨張を始め表面から多数の偽足を出す。収縮蛋白質が収縮することにより大量の ADP，トロンボキサンを作り出し，これらが周りの血小板を活性化し，血小板同士が癒合する。このようにして次から次へと膨大な数の血小板が巻き込まれ，血小板血栓が形成される。その後に起こる血液凝固

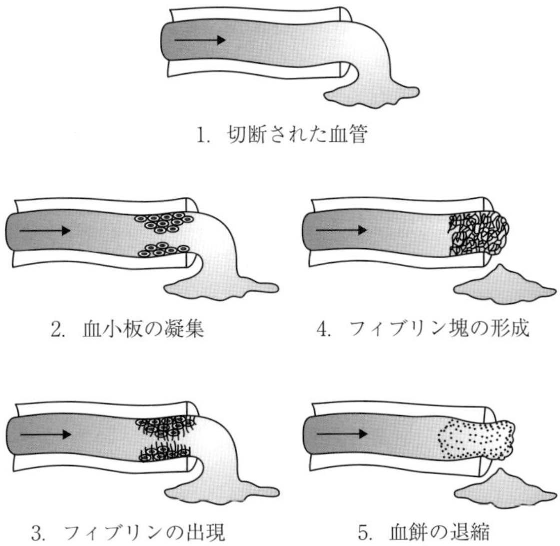

図 9-6 損傷血管での血液凝固過程[4)]

機序により出現するフィブリンが，この血小板塊に付着し頑丈な血栓となる。

3）損傷血管での血液凝固

止血の3番目の機序は血餅の形成である。血餅は血管の傷が大きければ15～20秒で，傷が小さければ1～2分で形成され始める。

血管の傷がそれほど大きくなければ，破れた血管は3～6分以内に血餅で満たされる。20分から1時間後には血餅は退縮し，これにより血管はより強固に閉鎖される。

4）線維化あるいは血餅の溶解

血餅ができた後，以下の2つのうちどちらかが起こる。

①線維芽細胞が浸潤し，血餅全体を結合組織に置き換える。

②溶解する。

通常は①の後に器質化が進行し，1～2週間の後に線維組織に置き換わる。

4．血液凝固機構

生体内において血管内を流れている血液は通常は凝固しないが，血管壁に損傷が起きた場合，血管内に血液凝固を惹起する物質が混入した場合，血管外に血液が出た場合などに血液は凝固する。血液が凝固することは，結局はフィブリン塊が出現して血液が流動性を失うことである。フィブリン塊が出現するには，複雑な生化学的反応が進行することが必要で，その反応機序を血液凝固機序といい，これに関与する因子を血液凝固因子という。

1）血液凝固因子

血液凝固機序に関与する因子は，現在13の蛋白とリン脂質とカルシウムイオンが知られている。血液凝固因子を表 **9-3** に示した。13の蛋白因子のうちでⅡ，Ⅶ，Ⅸ，Ⅹ，Ⅺ，Ⅻ，プレカリクレインの7因子は，蛋白分解酵素の酵素源として血中に存在して，血液凝固のさいには，それぞれ活性化されプロテアーゼとなって作用する。組織因子（Ⅲ），Ⅴ，Ⅷ，高分子キニノー

表 9-3　凝固因子とその同義語[4)]

凝固因子	同義語
フィブリノーゲン	第Ⅰ因子
プロトロンビン	第Ⅱ因子
組織因子	第Ⅲ因子：組織トロンボプラスチン
カルシウム	第Ⅳ因子
第Ⅴ因子	プロアクセラリン：不安定因子：Ac-グロブリン（Ac-G）
第Ⅶ因子	血清プロトロンビン変換促進因子（SPCA）：プロコンバーチン：安定因子
第Ⅷ因子	抗血友病因子（AHF）：抗血友病グロブリン（AHG）：抗血友病因子 A
第Ⅸ因子	血漿トロンボプラスチン構成因子（PTC）：Christmas 因子：抗血友病因子 B
第Ⅹ因子	Stuart 因子：Stuart-Prower 因子
第Ⅺ因子	血漿トロンボプラスチン前駆物質（PTA）：抗血友病因子 C
第Ⅻ因子	Hageman 因子
第ⅩⅢ因子	フィブリン安定化因子
プレカリクレイン	Fletcher 因子
高分子キニノーゲン	Fitzgerald 因子：HMWK
血小板	

ゲンはプロテアーゼの凝固因子として活性を促進する蛋白性補助因子である。残りのⅩⅢ因子はトランスグルタミナーゼとして作用し，フィブリン（Ⅰ）はゲル形成で血液を凝固させる。

13 の蛋白因子のうち，組織因子（Ⅲ）とⅧ因子以外はすべて肝臓で産生される。ⅩⅢ因子は巨核球から産生される。肝臓で産生される因子のうちⅡ，Ⅶ，Ⅸ，Ⅹの 4 因子は，これらの産生にビタミン K の働きを必要とするのでビタミン K 依存性凝固因子とよばれている。

血液凝固因子の生物学的半減期は一般に短い。Ⅶ因子は 4〜6 時間，Ⅴ，Ⅷ因子は 10〜24 時間，Ⅸ因子は 18〜30 時間，Ⅰ，Ⅱ，ⅩⅢ因子は 3〜6 日と推定される。

2）血液凝固機序

血液凝固機序を模式図にしたのが図 **9-7** である。血液凝固機序は通常内因系，外因系に分けて考える。内因系は，組織因子が関与せずに，単に固相（異物面）に接触することにより始動する凝固機序であり，外因系は組織因子によって惹起される凝固機序である。

内因系血液凝固は，血管内皮以外，たとえば血管内皮下の基底膜，結合組織，あるいはガラス面などのいわゆる異物面に接すると，Ⅻ因子（Hageman 因子）の活性化に引き続き一連の血液凝固の活性化が引き起こされる。

外因系血液凝固は，損傷した血管壁あるいは血管外組織から，組織因子あるいは組織トロンボプラスチンと呼ばれる物質の放出で始まる。これらの組織は，細胞膜のリン脂質と重要な蛋白分解酵素を含むリポ蛋白質からできており，細胞膜のリン脂質とⅦ因子が反応し複合体を作り反応が進んでいく。

3）血液凝固の制御作用

生体内で血液凝固が無限に進行するのを防ぐための歯止めの制御機構も存在する。①食細胞系による複合体の処理，②抗凝固因子による活性凝固因子の不活化，③トロンビンによる負の

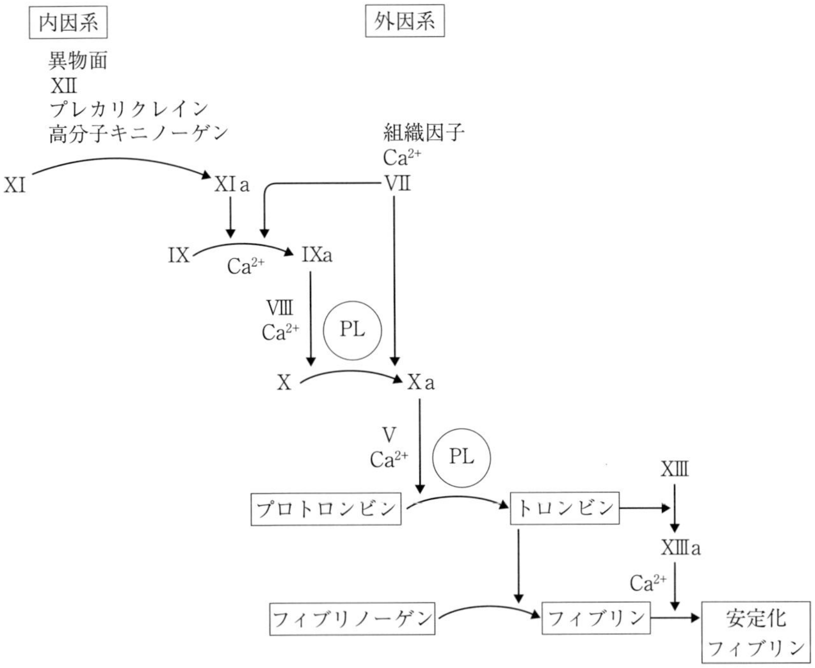

図 9-7　血液凝固機序[7)]
PL：リン脂質（活性化血小板，活性化白血球など）

フィードバックなどがある。抗凝固因子として血中にアンチトロンビンIII（AT III）が存在し，複合体を形成し，それぞれの凝固因子活性を阻害する。

トロンビンは血管内皮細胞膜上の蛋白と結合し，プロテインCを活性化し，凝固反応の進展を抑制する。

4）線維素溶解現象

血液凝固の結果，出現したフィブリン塊は，体内で多かれ少なかれ，ある程度溶解される運命にある。これを線維素溶解現象（線溶）という。線溶は主としてプラスミンにより行われる。血中ではプラスミノーゲンとして存在する。また，逆に線溶系の反応が進まないような線溶阻止因子も存在する。

5）主な先天性および後天性止血障害疾患

止血機構は，血管の収縮，血小板の機能，凝血，線溶，血管周囲の結合織の状態などが密接に関連して統合されている。出血性素因に関係する疾患は，先天性，後天性に分類できるが，障害原因により凝固障害症，血小板機能障害症，血管障害症に分類できる（**表 9-4**）。

日常しばしば経験するのは特発性血小板減少性紫斑病，再生不良性貧血，血管性紫斑病，播種性血管内凝固異常症候群などが多く，先天性疾患は伴性劣性遺伝する血友病が多い。

VI．出生後の凝固因子

新生児期，生後3〜4日までは，腸内が無菌のためビタミンKの合成が行われない。したがって，ビタミンKを補酵素として肝において合成されるII，VII，IX，Xの各凝固因子活性の低下

表 9-4 出血性疾患の分類[1)]

Ⅰ．先天性疾患

1．血管障害症
- 遺伝性出血性毛細血管拡張症（Osler 病）
- Ehlers-Danlos 症候群
- Marfan 病

2．血小板障害症
- 血小板減少症
  - 非免疫性
    - Fanconi 貧血
    - 低形成性血小板減少症
    - Kasabach-Merritt 症候群
  - 免疫性
    - ITP/SLE の母親からの新生児
    - 薬剤性
    - 同種免疫性新生児血小板減少症
- 血小板機能異常症
  - 粘膜障害：Benard-Soulier 症候群
  - 放出障害：Hermansky-Pudlak 症候群
    Wiskott-Aldrich 症候群
    Chediak-Higashi 症候群
  - 凝集異常：血小板無力症
    無フィブリノーゲン血症

3．凝固障害症
- 第Ⅰ因子（フィブリノーゲン）欠乏症および異常症
- 第Ⅱ因子（プロトロンビン）欠乏症および異常症
- 第Ⅴ因子（プロトロンビン）欠乏症および異常症
- 第Ⅶ因子（プロトロンビン）欠乏症および異常症
- 第Ⅷ因子（プロトロンビン）欠乏症および異常症（血友病 A）
- Von WilleBrand 病
- 第Ⅸ因子（プロトロンビン）欠乏症および異常症（血友病 B）
- 第Ⅹ因子（プロトロンビン）欠乏症および異常症
- 第Ⅺ因子（プロトロンビン）欠乏症および異常症
- 第Ⅻ因子（プロトロンビン）欠乏症および異常症

Ⅱ．後天性疾患

1．血管障害症
- 血管性紫斑病
- 壊血病
- 単純性紫斑病

2．血小板障害症
- 特発性血小板減少性紫斑病（ITP）
- 再生不良性貧血
- 悪性腫瘍（白血病を含む）
- 骨髄線維症，結核，放射線
- 薬剤（抗生物質，ベンゾール，その他）
- 血栓性血小板減少性紫斑病（TTP）
- 溶血性尿毒症症候群
- 全身エリテマトーデス

3．凝固障害症
- 新生児一次性出血症
- ビタミン K 欠乏症
  - 乳児特発性ビタミン K 欠乏症
  - 続発性ビタミン K 欠乏症
- 肝疾患
- 播種性血管内凝固異常症候群
- 線維素溶解現象

が著しい。これらのことにより，プロトロンビン時間，部分トロンボプラスチン時間が生理的に延長している。

未熟児では，肝機能の未熟性が相まってさらにこの傾向が強くなる。こうした新生児の生理的凝固機能低下は，プロトロンビン時間では約 1 週間，部分プロトロンビン時間で 2〜9 か月，Ⅱ，Ⅶ，Ⅹ因子で 2 週〜1 か月，第Ⅸ因子で 3 か月以内には成人値に達するといわれている。フィブリノーゲン，第Ⅴ，Ⅷ，ⅩⅢ因子は，成熟新生児では生直後より正常成人の正常域にある。このように，新生児期の凝固障害を診断するにはその特性を知っておかなければならない。

Ⅶ．造血系における貧血の病態生理

1．臨床病態生理

赤血球数が減少することによって貧血が出現する。貧血の定義は，血液中のヘモグロビンの濃度，赤血球数，ヘマトクリット値が基準値未満に低下した状態で，血液単位容積中のヘモグロビン血中濃度の低下をいう。

赤血球の主な生理機能は，赤血球中のヘモグロビンによって酸素を肺から体中に運搬することである。ヘモグロビンの減少により酸素運搬が障害され，組織の低酸素が生じ諸臓器組織の機能障害が引き起こされる。貧血の諸症状は，ヘモグロビンの減少による酸素運搬能の低下によるものである。

酸素の欠乏により影響の受けやすい重要臓器，特に脳，心筋へ欠乏した酸素を多く運搬するため血流増加が起き，血流を速くするように，心拍出量が増加する。貧血の増加とともにエリスロポエチンは産生が増加する。

貧血が進むと，顔色不良，倦怠感，疲れやすい，食欲がない，運動時の息切れ，動悸，頭痛，めまい，耳鳴り，冷感，微熱などがみられるが，Hb 値が 4.0 g/d*l* 以下まで低下すると心不全を起こす危険性がある。しかし急激な出血の場合は，Hb 値が 4.0 g/d*l* 以上でも重篤な症状をきたすこともある。逆に，慢性に進行する貧血の場合は，かなり Hb 値が低下しても本人の自覚症状は顕著ではなく，激しい運動などをしなければ日常生活には問題がないこともある。

病態生理学的分類は，貧血の病因あるいは発症機序に基づいたもので，貧血の病態を理解するうえでは有用である。貧血の病因を大別すると，①赤血球の産生低下，②赤血球の成熟障害，③溶血性，④出血に分けられる（**表 9-5**）。

2．赤血球産生の低下をきたす貧血

赤血球の産生を促すエリスロポエチンは，主に腎臓から産生される糖蛋白ホルモンである。エリスロポエチンは，貧血と低酸素でその産生が増加する。慢性腎不全や低栄養が続くとエリスロポエチンが低下し貧血をきたす。現在は，遺伝子組み換え型エリスロポエチンが製造され，腎性貧血をはじめとした貧血治療薬として使われている。

他の大きな原因として，骨髄機能不全の病態がある。顆粒球系，赤血球系，血小板系がともに機能不全をきたす原因不明の特発性再生不良性貧血がある。発症頻度は，人口 100 万人あたり 5 人前後と推定される。先天性の再生不良性貧血には，骨格系の奇形，低身長などを合併する常染色体劣性遺伝の Fanconi 貧血がある。一方で，放射線障害や薬剤や肝炎によって発症する続発性再生不良性貧血もある。

赤血球系統の幹細胞の機能不全による赤芽球癆があり，先天性には，人口 100 万人あたり 4～7 人の発症頻度である Diamond-Blackfan 貧血，後天性では伝染性紅斑の原因ウイルスである Parvovirus B19 の感染に慢性溶血性疾患患児が罹患すると赤血球系統だけの産生抑制が生じる。

表 9-5　病態生理学的な貧血の分類（1）

Ⅰ．赤血球の産生低下	Ⅱ．赤血球の成熟障害
1．エリスロポエチン産生低下	1．赤芽球の核成熟障害（巨赤芽球性貧血）
慢性腎不全	ビタミン B_{12}欠乏
低栄養	先天性障害（吸収，代謝障害）
甲状腺機能低下	後天性障害
下垂体機能低下	食事による欠乏，薬剤
2．骨髄機能不全	小腸障害
再生不良性貧血	葉酸欠乏
先天性	先天性吸収障害（吸収，代謝障害）
Fanconi 貧血	後天性障害
Shwachman-Diamond 症候群	食事による欠乏，薬剤
Dyskeratosis congenital	小腸疾患，薬剤（メソトレキセート）
後天性	その他
放射線被曝，薬剤，アルコール	骨髄異形成，赤白血病
ウイルス：肝炎，EB ウイルス	ビタミン B_1欠乏症
特発性（自己免疫性）	ビタミン B_6欠乏症
発作性夜間血色素尿症，低栄養	2．赤芽球の細胞質成熟障害
赤芽球癆	鉄欠乏性貧血
先天性：Diamond-Blackfan 貧血	食事の欠乏，慢性出血
後天性	鉄の利用障害
Transient erythroblastopenia of childhood	グロビン合成障害
胸腺腫，悪性リンパ腫	α，β サラセミア
ウイルス：Parvovirus B19	鉄芽球性貧血
骨髄癆	先天性
白血病，リンパ腫	後天性
組織球症候群，大理石病	アルコール，骨髄異形成，薬剤
	鉛中毒

〔文献 1）より引用，一部改変〕

3．赤血球成熟障害をきたす貧血

赤血球成熟障害をきたす貧血は，赤芽球の核の成熟障害と細胞質の成熟障害とに分類される。

赤芽球の核の成熟障害は，ビタミン B_{12}や葉酸が欠乏することにより，DNA 合成が選択的に障害され巨赤芽球性貧血をきたす。巨赤芽球は細胞の大きさが正常より大で，核の成熟が細胞質の成熟に比して遅れるため核質が繊細な赤芽球をいう。

欠乏する原因としては，摂取不足，小腸疾患などによる吸収障害などが考えられる。小児領域では，乳児期に壊死性腸炎や腸重積症のため回腸切除を受けた患児に発症することがあり注意が必要である。

赤芽球の細胞質の成熟障害では，鉄欠乏によりヘム合成障害を認め，ヘモグロビンの生合成障害をきたし，赤芽球の細胞質のきわめて乏しい貧弱な形態を示す。これが鉄欠乏性貧血であり，思春期の女子に多い。

サラセミアは，α 様グロビン，β 様グロビンとの遺伝的な生合成不均衡によって生じ，α，β，

表 9-5　病態生理学的な貧血の分類（2）

Ⅲ．溶血性貧血

1．赤血球外の異常
- 抗体によるもの
  - 自己免疫性溶血性貧血（温式抗体）
    - 特発性，リンパ増殖症
  - 自己免疫性溶血性貧血（冷式抗体）
    - 特発性，感染症
  - 発作性寒冷ヘモグロビン尿症
  - 新生児同種免疫
    - Rh（D）溶血性疾患
    - ABO 式溶血性疾患
  - 輸血反応
- 重症熱症
- 血管障害（赤血球破砕症候群）
  - 大血管
    - 弁置換，グラフト置換
    - 大動脈狭窄
  - 小血管
    - 播種性血管内凝固異常症候群
    - 血栓性血小板減少性紫斑病
    - 溶血性尿毒症症候群
  - 動静脈奇形
    - Kasabach-Merritt 症候群
  - 薬剤：マイトマイシン C，シクロスポリン
- 機械的障害
  - 行軍ヘモグロビン尿症
  - 心肺バイパス
- 感染症
  - 赤血球への寄生虫：マラリアなど
  - 毒素：蛇，蜘蛛

2．赤血球内の異常
- 赤血球膜の異常
  - 膜構造異常
    - 遺伝性球状赤血球症
    - 遺伝性楕円赤血球症
    - 遺伝性変形赤血球症
  - 膜蛋白異常
    - 発作性夜間血色素尿症
  - 血液型抗原欠乏
  - 光線酸化作用：骨髄ポルフィリン症
  - 膜脂質の異常
    - 有棘赤血球貧血
    - ビタミン E 欠乏症
- ヘモグロビン異常
  - 構造異常
    - 不安定ヘモグロビン
    - ヘモグロビン S
    - ヘモグロビン C
  - 合成障害：サラセミア症候群
- 赤血球代謝異常
  - 先天性解糖異常
    - ヘキソキナーゼ
    - ピルビン酸キナーゼ(PK)異常症など
  - 後天性解糖異常
    - 悪性腫瘍，骨髄異形性
  - グルコース-6-リン酸脱水素酵素（G6PD）欠乏症
  - グルタチオン代謝異常症
  - ヌクレオチド代謝異常症
  - アデノシンデアミナーゼ過剰産生

Ⅳ．出　血

- 体内
  - 脳出血（未熟児），脳血腫，肺出血
  - 腹腔内出血，後腹膜内出血
- 体外（消化管出血を含む）

〔文献 1）より引用，一部改変〕

γ サラセミアなどと分類される。部分的な遺伝子の欠損や異常グロビンの産生によりヘモグロビンの生合成障害を認める貧血で小球性貧血をきたす。赤血球の形態異常（標的，大小不同，奇形）が認められることもある。

1925 年にこの疾患が診断されたとき，患者達の祖先がイタリア，ギリシャ，シリアなどの地中海沿岸地方の出身者であったことからサラセミア（地中海貧血）と呼ばれるようになった。しかし，この疾患にはさまざまな亜型が存在し，地中海沿岸地方のみならず中東，中近東，東南アジア，日本などに存在することが明らかになった。

赤芽球の細胞質の成熟障害は，鉄欠乏以外にヘム合成経路の障害によりミトコンドリア内に

鉄沈着をきたす。これにより，赤芽球の核内に環状に鉄が沈着する。これが鉄芽球性貧血である。ヘモグロビンの合成障害により小球性低色素貧血をきたす。さらに鉄の利用障害により肝臓，脾臓，心臓などの臓器に鉄が沈着する。先天性，遺伝性（X 連鎖）と後天性（原発性と二次性）に分類される。

4．溶血を伴う貧血

赤血球崩壊の亢進に基づく貧血がみられる。代償的に，骨髄での造血亢進に基づく網状赤血球数の増加と，骨髄での赤芽球系の過形成像と，破砕赤血球成分の処理の結果により間接ビリルビンの増加を認める。

1）赤血球外の異常

赤血球に対する自己抗体の存在によって生じる溶血性貧血で，抗体の種類によって温式，冷式自己免疫性溶血性貧血，発作性寒冷ヘモグロビン尿症に分類される。温式自己免疫性溶血性貧血で検出される貧血は，原則として IgG 抗体で，補体と関連し溶血を起こす。寒冷凝集素は，ほとんどが IgM 抗体で補体と関連し溶血を起こす。

母児間で血液型の不一致があると，母体が胎児赤血球のみがもつ血液型抗原に感作され，それに対する IgG 同種抗体ができる。この抗体が経胎盤性に胎児血中に移行して，胎児の赤血球と結合して障害を与え溶血を起こす。これを新生児溶血性疾患とよび，このうち Rh 式血液型不適合妊娠の場合が重要であるが，ABO 式血液型不適合妊娠による場合もある。

赤血球は，過度の物理的損傷を受けると断片化しやすく血管内溶血を起こす。心臓，大血管の異常に関連した原因で起こる。開心術後の弁置換術後に起こることがある。小血管内でも赤血球破砕に関連した溶血性貧血，血小板減少や小血管内の血栓を起こす病態がみられ，播種性血管内凝固異常症候群，血栓性血小板減少性紫斑病や溶血性尿毒症症候群にも認められる。

マイトマイシン C やシクロスポリンなどの薬剤でも赤血球を傷害し溶血を生じる。

2）赤血球内の異常

赤血球膜の異常，ヘモグロビン異常，赤血球代謝異常症に分類される。

赤血球膜の異常症は，先天性溶血疾患が多く，遺伝性球状赤血球症が代表的疾患である。常染色体優性遺伝をきたすことが多いが，弧発例も認められる。

後天性溶血疾患では発作性夜間血色素尿症が代表的であるが，溶血だけではなく，白血球，血小板の異常も認める。赤血球膜蛋白質の異常で起こる。ポルフィリン症はヘム合成系の酵素活性が遺伝的あるいは後天的に減少することにより発症する。先天性骨髄ポルフィリン症は常染色体性劣性遺伝で，重篤な皮膚の光線過敏症を合併する。

ヘモグロビン異常症は，ヘモグロビンの生成障害，または構造異常によって生じるサラセミア，不安定ヘモグロビン症などがある。

赤血球代謝異常症は，主に赤血球機能を保つための代謝系酵素異常により赤血球寿命が短縮し溶血を起こす。代表的な疾患には，先天性解糖系酵素異常症のピルビン酸キナーゼ異常症やグルコース-6-リン酸脱水素酵素欠乏症などがある。

5．出血を伴う貧血

出血とは外傷，手術その他の原因により，血管外に血液が流出する現象である。急性の大量出血をきたすと循環血漿量が減少し，心血管の虚脱，不可逆性ショックなどを起こす。一方，循環赤血球の減少により組織への酸素運搬が障害され心臓を含めた多くの臓器障害をきたす。

出血後，赤血球造血刺激因子のエリスロポエチンの上昇を認め，赤血球造血が盛んになり，減少した赤血球は回復する。

おわりに

小児は成人と異なり，年齢とともに病態生理は変化するため，血液疾患の診断をするさいには，十分，年齢因子を考慮しなければならない。本章では，血液細胞の発生過程を概説したが，最近の研究では，造血ネットワークを担当するさまざまな刺激因子が複雑に関係し，日常の造血を行っていることが明らかになっており，このことを理解することは重要である。

●文　献

1）浅野茂隆：三輪血液病学，第3版，文光堂，東京，2006.
2）駒田美弘：血液・造血器疾患—正常と分化．小児科学，第3版，医学書院，東京，2008，p. 1272.
3）戸島洋一，栗山喬之：呼吸機能と肺機能検査．標準呼吸器病学，第1版，医学書院，東京，2000，p. 26.
4）Guyton, A. C. and Hall, J. E.：Textbook of Medical Physiology. eleventh ed., Elsevier Saunders, Pennsylvania, 2006.
5）本郷利憲，廣重力：標準生理学，第6版，医学書院，東京，2005.
6）三間屋純一：小児生理学，第2版，へるす出版，東京，1994.
7）齋藤英彦：血小板の生理．血液病学，第4版，医学書院，東京，1996，p. 251.

［陳　基明］

10 聴覚と視覚

ヒトは他の哺乳動物と異なり，言葉を話し，文字や記号を認識・理解するなどコミュニケーション能力が高度に発達・進化し，霊長類の頂点に存在する。聴覚，視覚の発達はヒトの知覚のなかでも，ヒトの高次脳機能を理解，解明するうえで特に重要である。最近の脳科学の進歩は目覚ましく，「クオリア（Qualia）」の概念の出現，視覚発達にある種の蛋白質が関与しているなど，多くの知見が集積されてきている。一方，小児科臨床の現場では，聴力障害，視力障害を含めた多くの発達障害をみることは少なからずあり，視聴覚の小児期の発達生理を理解していることが求められる。ここでは，正常小児の聴覚，視覚の発達生理の概略を述べる。

Ⅰ．聴覚の発達

1．聴覚系の構造と機能

聴覚系の感覚器は外耳，中耳，内耳からなる。ヒトの外耳は耳介と外耳道からなり，耳介は音声など外界の刺激音を音圧を上げて集音し，音源の定位にも役立っている。

外耳道を通過した音は鼓膜に達し，中耳内の3つの耳小骨を介し鼓膜へと伝えられる。ここで鼓膜の振動によって，空気の振動のエネルギーは内耳のリンパ液の振動へと変換される。内耳は，蝸牛，半規管，前庭よりなり，蝸牛内の基底板の上に並ぶコルチ器の有毛細胞によって，リンパ液の振動は神経細胞の電気エネルギーへと変換される。このとき，最も強く振動する基底膜の位置は決まっており，鼓膜に近い位置では高周波数の音，蝸牛の奥のほうで低周波数の音に対して反応する。ヒトでは通常，20 Hz から 15,000 ないし 20,000 Hz が可聴域とされており，小児期は老人と比較し可聴域は広い。感覚器で変換された神経電気信号は脳幹諸核を経由し，聴放線から聴覚皮質領野へと伝達される。

2．中枢聴覚伝導路の発生[1)2)]

神経細胞の産生と遊走・分化，軸索の伸長とシナプスの形成，神経伝導路の髄鞘化などが，下部脳幹から聴皮質に向かって順次進行する。聴覚伝導路の中継核の発生は胎生初期に起こり，蝸牛神経核，オリーブ核は胎生約6週，下丘は約7〜9週，内側膝状帯では8〜9週である。聴皮質を含めて大脳新皮質の構築がおおむね整うのは胎生28週ごろとなる（図10-1）。

神経細胞の産生・遊走に平行して，軸索の伸長，シナプス形成から髄鞘化，シナプスの成熟

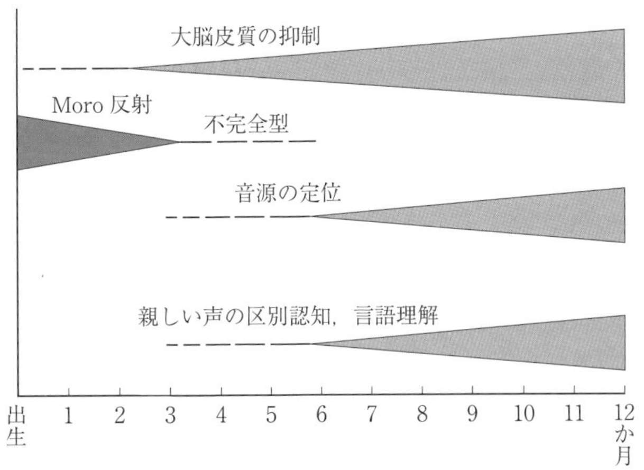

図 10-1　乳児期における聴覚の発達的変化[2)]

が起こる。蝸牛神経核から下丘にかけての軸索形成は胎生 16 週前後で開始され，26～29 週で髄鞘化が始まり，出生まで急速に進行する。以後，緩やかに進行し，ほぼ 1 歳で完成する。さらに上位の視床皮質路では，胎生 22～28 週で軸索の形成が起こり，髄鞘化は出生前後から始まり，2 歳ごろにほぼ完成する。また，聴皮質におけるシナプス形成は胎生 25 週ごろから進行し，生後 3 か月ごろに最大密度となる。

3．聴覚発達の概観

1）胎児期

人間では，胎児にも音刺激に対する反応として，胎動や心拍数の変化などが知られている[3)4)]。

胎児の超音波画像分析で音刺激に対する驚愕反応が，在胎 28 週でみられる。後述の早産児の聴性脳幹反応（auditory brain stem response；ABR）の反応出現時期と一致しており，反射的反応ではあるが，聴覚機能の出現は胎生 7 か月ごろと考えられている。

2）新生児・乳児期

新生児は，突然大きな音がすると，驚いて何かに抱きつくような，Moro 反射様の動作がみられたり，泣き出したり，まばたきしたりする。

2 か月ごろには，大きな音に対して随意動作をやめる。喃語が出始める。

3 か月ごろには，母親の声がすると表情に変化がみられ，次第に音源に向かって頭部や視線を移すようになる。

4～5 か月ごろには，ラジオやテレビの音に振り向いたり，父母の声を区別するようになる。

6～7 か月になると，話しかけたり歌を聞かせたりすると，母親の顔を注視するようになる。

8～9 か月になれば，耳もとの時計の音に気づき，遠くからの呼び声に関心を示す。

10～11 か月には，音のリズムに合わせた動作をする。

12～15 か月には，簡単な命令や指示を理解し行動する。また，有意語を数語話す。

要約すると，新生児・乳児早期には，ある程度大きな音刺激に対して，Moro 反射様の動作，瞬目反射などの聴覚反射が認められる。その後，大脳皮質の発達に伴ってこれらの聴覚反射は次第に抑制され，より高次元の行動反応に置き換えられる。また，音の感度も発達し，より小

表 10-1　乳児の聴覚発達チェックリスト（その 1）[11)]

月　齢	番号	項　目
0 か月児	1	突然の音にビクッとする（Moro 反射）
	2	突然の音に眼瞼をギュッと閉じる（眼瞼反射）
	3	眠っているときに突然大きな音がすると眼瞼が開く（覚醒反射）
1 か月児	4	突然の音にビクッとして手足を伸ばす
	5	眠っていて突然の音に目をさますか，泣き出す
	6	眼が開いているときに急に大きな音がすると眼瞼が閉じる
	7	泣いているとき，または動いているとき声をかけると，泣き止むかまたは動作を止める
	8	近くで声をかける（またはガラガラを鳴らす）とゆっくり顔を向けることがある
2 か月児	9	眠っていて急に鋭い音がすると，ピクッと手足を動かしたり，まばたきしたりする
	10	眠っていて，子どものさわぐ声や，くしゃみ，時計の音，掃除機などの音に眼をさます
	11	話しかけると，アーとかウーと声を出して喜ぶ（またはニコニコする）
3 か月児	12	眠っていて突然音がすると眼瞼をピクッとさせたり，指を動かしたりするが，全身がビクッとなることはほとんどない
	13	ラジオの音，テレビのスイッチの音，コマーシャルなどに顔（または眼）を向けることがある
	14	怒った声や，やさしい声，歌，音楽などに不安そうな表情をしたり，喜んだり，またはいやがったりする
4 か月児	15	日常のいろいろな音（玩具，テレビの音，楽器音，戸の開閉など）に関心を示す（振り向く）
	16	名前を呼ぶとゆっくりではあるが顔を向ける
	17	人の声（特に聞きなれた母親の声）に振り向く
	18	不意の音や聞きなれない音，珍しい音に，はっきり顔を向ける
5 か月児	19	耳もとに目覚まし時計を近づけると，コチコチいう音に振り向く
	20	父母や人の声，録音された自分の声など，よく聞き分ける
	21	突然の大きな音や声に，びっくりしてしがみついたり，泣き出したりする
6 か月児	22	話しかけたり歌をうたってやると，じっと顔を見ている
	23	声をかけると意図的にサッと振り向く
	24	テレビやラジオの音に敏感に振り向く

さな音に対する反応がみられるようになり，さらに言語としての音の理解，使用の初期の発達が認められる。

3）幼児期

1 歳半～2 歳ごろには，耳から数 cm 離れた時計の音を聞き，よく聞くコマーシャルのメロディーを口ずさみ，単語の数は 10 語くらいに増え，次第に 2 語文，3 語文を話すようになる。

3 歳ごろには，音の方向をだいたい聞き分けることができ，自分の名前を答えられる。

4 歳ごろには，いくつかのメロディーを口ずさみ，前置詞を使って話すことができる。

5 歳ごろには，純音を聞き分け，正確にまねることができる。物の動作についてかなりの語彙をもち，単語の意味を質問する。

表 10-2　乳児の聴覚発達チェックリスト（その 2）[11]

月　齢	番号	項　目
7 か月児	25	隣の部屋の物音や，外の動物のなき声などに振り向く
	26	話しかけたり歌をうたってやると，じっと口もとを見つめ，時に声を出して応える
	27	テレビのコマーシャルや，番組のテーマ音楽の変わり目にパッと向く
	28	叱った声（メッ！　コラッ！　など）や，近くで鳴る突然の音に驚く（または泣き出す）
8 か月児	29	動物のなき声をまねるとキャッキャッといって喜ぶ
	30	きげんよく声を出しているとき，まねてやると，またそれをまねて声を出す
	31	ダメッ！　コラッ！　などというと，手を引っ込めたり，泣き出したりする
	32	耳もとに小さな音（時計のコチコチ音など）を近づけると振り向く
9 か月児	33	外のいろいろな音（車の音，雨の音，飛行機の音など）に関心を示す（音のほうにはっていく，または見回す）
	34	「オイデ」，「バイバイ」などの人のことば（身振りを入れずにことばだけで命じて）に応じて行動する
	35	隣の部屋で物音をたてたり，遠くから名前を呼ぶとはってくる
	36	音楽を聞かせたり，歌をうたってやると，手足を動かして喜ぶ
	37	ちょっとした物音や，ちょっとでも変わった音がするとハッと振り向く
10 か月児	38	「ママ」，「マンマ」または「ネンネ」など，人のことばをまねていう
	39	気づかれぬようにして，そっと近づいて，ささやき声で名前を呼ぶと振り向く
11 か月児	40	音楽のリズムに合わせて身体を動かす
	41	「……チョウダイ」というと，そのものを手渡す
	42	「……ドコ？」と聞くと，そちらを見る
12～15 か月児	43	隣の部屋で物音がすると，不思議がって，耳を傾けたり，あるいは合図して教える
	44	簡単なことばによるいいつけや，要求に応じて行動する
	45	目，耳，口，その他の身体部位をたずねると，指を指す

6 歳になると，比較的まとまった文章を話し，一部の抽象的な思考ができる。

幼児期には，音の感度，方向性，弁別，認知などの面で著しい発達が認められるが，なかでも言語理解の面での飛躍的発達を見逃せない。

4．聴覚発達の評価

聴覚は単に聴力を意味するのではなく，音に気づき，音の強さ，種類，音色，音の高さ，リズムなどを区別し，認知するといったさまざまな内容を含んだ複雑な機能である。この聴覚の発達を，正確に評価するのは容易なことではないが，以下の方法が考えられる。

まず第一は，聴器，中枢性聴覚伝導路，聴覚領を含む大脳皮質などの形態学的発達を，機能と結びつけて考える解剖学的方法

第二に，聴力などの聴覚の要素を分析的，定量的に評価する方法

第三は，音刺激に対する個体の行動反応を，発達神経学的視点から評価する方法

第四は，種々の電気生理学的方法を用いて，音刺激に対する反応をみる方法

表 10-3　在胎週数別 ABR 各波潜時[12)]

G. A. (wks.)		Ⅰ	Ⅲ	Ⅳ・Ⅴ	Ⅰ-Ⅳ・Ⅴ	No.
28	MEAN	3.55	7.30	10.80	7.25	1
29	MEAN	2.67	6.65	8.45	5.78	2
30	MEAN	2.63	5.65	8.21	5.57	4
	S. D.	0.34	0.25	0.36	0.20	
31	MEAN	2.53	5.73	8.38	5.85	4
	S. D.	0.28	0.36	0.22	0.18	
32	MEAN	2.51	5.60	8.16	5.42	5
	S. D.	0.20	0.23	0.22	0.49	
33	MEAN	2.76	5.30	7.63	4.86	3
	S. D.	0.23	0.10	0.24	0.02	
34	MEAN	2.40	5.48	7.35	5.11	4
	S. D.	0.10	0.25	0.15	0.21	
35	MEAN	2.30	5.30	7.55	5.25	2
36	MEAN	2.14	5.11	7.14	5.00	5
	S. D.	0.06	0.39	0.35	0.34	
37	MEAN	2.10	4.77	6.95	4.85	3
	S. D.	0.18	0.27	0.35	0.51	
38	MEAN	2.15	4.86	7.35	5.20	6
	S. D.	0.16	0.29	0.12	0.12	
39	MEAN	2.15	5.00	7.00	4.86	4
	S. D.	0.11		0.36	0.44	
40	MEAN	2.24	4.86	7.18	4.94	5
	S. D.	0.23	0.33	0.33	0.17	
41	MEAN	2.12	4.97	7.10	4.98	11
	S. D.	0.12	0.28	0.19	0.20	
42	MEAN	2.10	4.60	7.07	4.97	2

msec

などである。

1）聴力の発達

聴覚の閾値を知るのが聴力検査の目的であるが，成人の場合と異なり発達しつつある新生児・乳幼児にあっては，行動を指標として聴力の評価を行わざるをえない。遊戯聴力検査，条件詮索反応聴力検査，聴性行動反応検査などがそれである。

新生児では，定量的聴力測定に限界があるが，60 dB 以上の強い音には反応する[5)]。このさい，500 Hz 以下の低周波数の音によく反応し[6)7)]，また，純音よりも混合音がより有効な聴覚刺激になるという[8)]。

乳児期では，井村[9)]の成績によると 500～4,000 Hz の音刺激に対する閾値の平均は，0～1 か月 60 dB，1～2 か月 56 dB，2～3 か月 38 dB，3～4 か月 28 dB，6～7 か月 26 dB，7～9 か月 25 dB，9～11 か月 25 dB，11～12 か月 19 dB となっている。

加我と田中[10)]の報告では，0～2 か月 90 dB，3 か月 70 dB，6 か月 40 dB，12 か月 30 dB，漸減して 4～5 歳で成人レベルの 0 dB となっている。

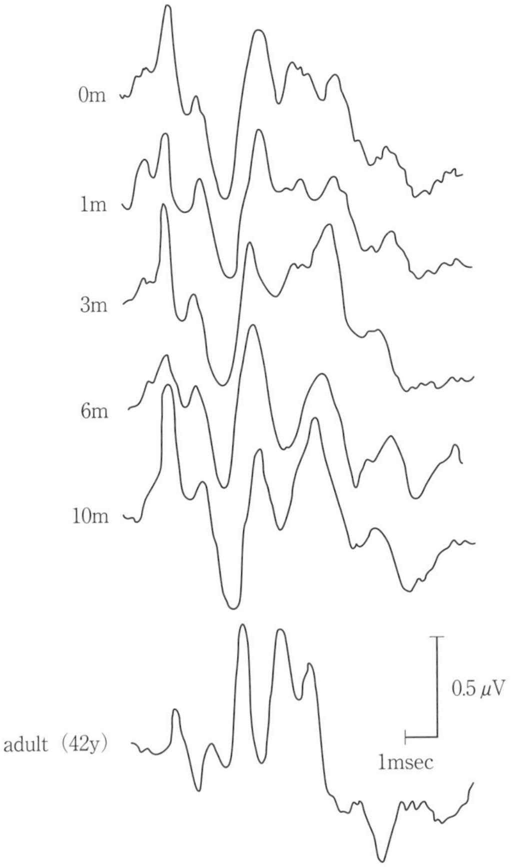

図 10-2　各月齢の ABR 記録例[14)]
音圧は成人の自覚閾値上 85 dB。乳児の各波の潜時は成人より延長している

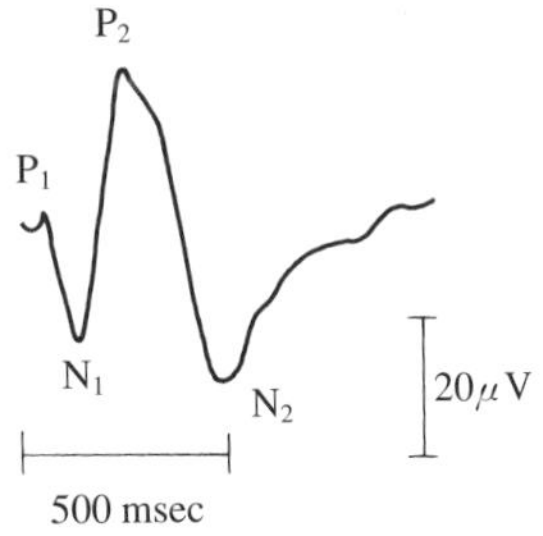

図 10-3　AER のシェーマ[33)]

2）聴性行動反応の発達

聴覚機能の質的発達は，聴覚刺激に対する行動反応を指標として，発達神経学的に評価し得る。

複雑な内容をもった聴覚の発達を，すべて定量的に評価することができない現在，このような方法は重要である。表 10-1，2 は田中と進藤[11)]によって作成された乳児聴覚発達チェックリストである。

3）電気生理学的聴覚検査法

一定の音刺激に対して大脳，脳幹，聴神経などから誘発反応を記録できる。

a．聴性脳幹反応（auditory brain stem response；ABR）

聴覚刺激により誘発される電位は，その潜時の長短によりいくつかに分類されるが，ABR はこのうちの速反応で，頭皮上から誘導される。意識レベルに左右されず，比較的容易に検査できるので，聴力障害のスクリーニングに広く用いられている。刺激時点から約 10 数ミリ秒以内に上向きの反応波が 6〜7 個みられる。Ⅰ波は聴神経，Ⅱ波以降は蝸牛神経核から下丘，Ⅵ波以降は視床および聴放線から誘発されると推定されている。

満期産新生児での再現性は良好である。在胎週数別の各波の潜時と脳幹伝導時間であるⅠ-Ⅳ・Ⅴ間潜時を表 **10-3** に示す。在胎 28 週では反応波がみられ，34〜35 週までは各波の潜時は短縮し，以後は満期産児とほぼ同じ潜時となる[12]。馬場[13]は，聴覚に関する神経機構は視覚の場合と異なり，出生までにかなり整備が進んでいるものと想像されると述べている。この反応の波形は，生後 3 か月ごろまでに成人にみられるパターンの基本ができあがり，1 歳半では成人と同じ反応波がみられる（図 **10-2**）[14]。

b．聴覚誘発反応（auditory evoked response；AER）

聴覚刺激に対する非特異的な大脳誘発電位で，頭皮上広範囲から導き出される潜時 50〜500 msec の緩反応である。頭頂部で特に振幅の大きいことから，頭頂部緩反応（vertex slow response）ともよばれる。図 **10-3** に AER のシェーマを示す。AER は在胎 23〜29 週で出現が認められ[15]，在胎 36 週で成熟新生児にみられる形態を備え，成人に近い波形を示すようになる[16)17]。

閾値については，Taguchi ら[18]の成熟新生児で 46〜56 dB，Suzuki ら[19]の 1 歳以下平均 45.2 dB，1 歳児 36.9 dB，2 歳児 30.3 dB，3 歳児 26.3 dB，4 歳児 25.9 dB の報告がある。

c．その他の新生児・乳児の難聴スクリーニング法

そのほかに，最近では短時間に検査が可能な耳音響反射（otoacoustic emission；OAE）や聴性定常状態誘発反応（auditory steady-state evoked response；ASSR）なども普及してきている。

Ⅱ．視覚の発達

1．視覚器の形態学的発達と視機能の発達[20]

新生児の眼軸長は成人の 70%（17 mm）に達しており，生後 1 年で急速に発達し，3 歳以降は緩やかに発達し，成人の 24 mm に達する。これは，主に眼球の後部組織の成長に伴うものであり，成人では球状となる（図 **10-4**）[21]。

出生時，前部視路にはきわめて多くの神経細胞が存在するが，その大部分はアポトーシスにより消滅する。視神経の有髄化は中枢から末梢の方向に進み，2 歳ごろに篩状板のところで止まり，完成する。

正常乳児では，生後 2〜3 か月以内に明順応網膜電図の振幅が著しく増大することから，この時期に機能的な変化が起こることが推定される。ヒトの視覚の感受性は，生後の 1 か月は低く，生後 2〜3 か月ごろから上昇し，1 歳 6 か月で最も高く，その後は徐々に減衰し 8 歳まで残存する。黄斑部中心窩は，出生時には未熟であるが，生後 15 か月でほぼ成熟し，5 歳ごろまでさらに成熟を続ける（図 **10-5**）[22]。

新生児の対光反射は，瞳孔が小さくわかりにくいが，出生直後から存在する。睫毛や眼瞼皮膚の刺激に対する閉瞼反応は強い。光刺激に対する瞬目は，生後 2〜3 か月で出現する。生後 5〜6 週ごろから追跡固視が可能となり，4 か月では動く物をつかもうとする。輻輳は生後 6 か月ごろから可能となる（表 **10-4**）[23]。

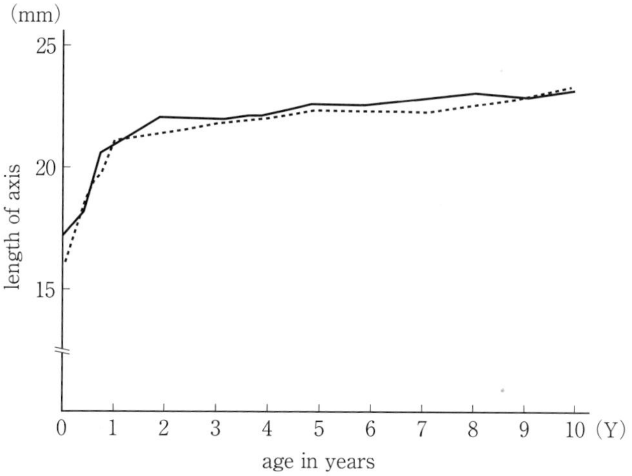

図 10-4　眼軸長の成長曲線[21)]
出生直後の眼軸長は約 17 mm で，1 歳児の平均で約 21 mm となる。実線は男児

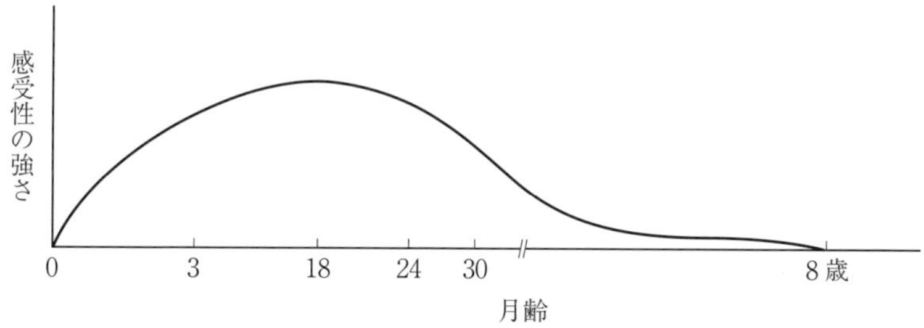

図 10-5　視覚の感受性期間[22)]
出生直後の 1 か月間は低く，その後次第に高くなり，1 歳 6 か月ごろを頂点に次第に減衰する。8 歳ごろまで続くと考えられている

2．視力の発達

視力とは最小分離能を表すものだが，3 歳以下の小児では，通常の自覚的視力検査法を行うことができない。

3 歳までの小児では，固視，追従運動を利用した方法や，縞模様の回転ドラム，布などで誘発される視運動眼球振盪を利用した方法で視力評価が行われる。

大山[24)]が，黒円または黒球を認めたことによって現れる態度により視力測定した成績は，1 か月光覚～眼前手動，8 か月 0.1，2 年 0.5～0.6，4 年 0.6，10 年 1.0 となっている。

湖崎ら[25)]によると，ランドルト環単独視表を用いた測定で，3 歳時 1.0～1.2 の結果があり，従来の報告よりもかなり良い成績を出している。幼小児の視力は，測定方法の差によって大きな相違が出るものと考えられる（**表 10-5，6**）。

いずれにせよ，5～6 歳で成人に近い視力を得る小児に，成人一般に使用される試視力表を用いた場合は，9 歳ごろにならないと成人レベルの視力が出ない。これは，幼児視力検査に用い

表 10-4　発達の年表[23]

年　齢	解剖学的発達	機能的発達
新生児	眼球前後径：17.5 mm 瞳孔間距離：45 mm 眼窩軸の角度：50° 中等度遠視，入角 10° まで	姿勢反射存在 主視方向 単眼性固視
2～3 週		単眼固視の眼球運動
6～8 週		両眼固視，共同運動の出現
3 か月		意識的固視
3～5 か月	中心窩発達の完成	平滑な共同運動，輻輳の出現，融像運動，良好な調節
6 か月		安定した輻輳
1　歳		良好な融像運動
1～1.5 歳	毛様筋発達	調節，輻輳のつながり
6～7 歳	遠視のピーク	
成　人	眼球前後径：24 mm 瞳孔間距離：58～66 mm 眼窩軸の角度：45° 正視，入角 3～5°	

表 10-5　小児の視力[24]

1 か月	光覚～眼前手動	10 か月	0.1～0.15
2 か月	眼前手動～0.01	1 年	0.2～0.25
3 か月	0.01～0.02	1 年半	0.4
4 か月	0.02～0.05	2 年	0.5～0.6
6 か月	0.04～0.08	4 年	0.6
8 か月	0.1	6 年	0.8
		10 年	1.0

表 10-6　幼児の視力[25]

	裸眼視力	視力 1.0 以上
3 歳児	1.0～1.2	65.2%（0.9 以上は 78.2%）
4 歳児	1.0～1.5	76.3%
5 歳児	1.0～1.5	80.9%

られる単独視標による“字ひとつ視力”と，成人用の集合視標による“字づまり視力”の差からくるものである。この現象は，幼児視覚における側方抑制の不全で説明されている[26]。

3．視覚発達の概観

1）胎児期

近年，胎児の眼球運動を超音波断層法により観察することが可能となった。妊娠 14 週ごろからみられるが，頻度は少なく散発的である。妊娠 24～25 週ごろになると，眼球運動は徐々にまとまりをもって周期的に出現してくる。妊娠 29～30 週以降は，その頻度が増加し，眼球運動期と無眼球運動期の区別が明瞭となってくる。さらに満期産近くでは，眼球運動期と無眼球運動期の交代性のウルトラディアンリズムが確立する。

胎児にも光を感知する能力があると考えられている[27]。

2）新生児・乳児期

新生児は，出生直後より光に対する反応がみられ，視線上の動く物体を注視する。また，光に対して頭を回転したり，瞬目したりする。未熟児でも強い光に対して顔をしかめたり，後弓反張位をとったりする。視覚刺激としては，一様な図形よりも複雑な図形パターンによりよく反応する[28]。

1～2 か月ごろには，水平方向に動く物体を目で追う。

3～4 か月ごろには，あらゆる方向に目を向けられるようになる。自分の手などの静止した物体を注視する。

5～6 か月ごろには，ボタンのように小さい物体をながめる。視野に入ったものをつかもうとする。

7～8 か月ごろには，母親の顔を区別できる。人見知りが始まる。

9～10 か月ごろには，そばにある小さな物体をみつけ，指でつまもうとする。

11～12 か月ごろには，ゆっくりと動く物体をスムーズに追視する。

13～16 か月ごろには，絵本に興味を示すようになり，絵の名前をいう。

以上の視覚を中心とした発達の過程からは，新生児期の単眼固視，3～4 か月から目立つ両眼固視，6 か月ごろの中心窩固視の完成に伴う視力の向上，12 か月ごろの眼球運動，屈折力，調節，視覚認知などの面の急速な発達がうかがえる。

3）幼児期

1 歳半～2 歳ごろには，2～3 の色を見分け，円を模倣して描き，米粒大の物体をみつける。

3 歳ごろには，絵のなかの要素を個別的に見分け，赤・青・黄・緑の区別ができる。模倣して十字を描く。

4 歳ごろには，数個の物を正しく区別して指し示し，遠近の区別がほぼできる。

5 歳ごろには，絵の内容を個別的にも，全体としても理解できる。物の厚み，深さなどの立体視ができる。

6 歳ごろには，斜線を使った画を描く。いつでも両眼視をする。

以上の幼児期の視覚発達の過程からは，視力，色彩覚，視野などの発達がうかがえるが，なかでも図形の認知，空間における位置など視覚認知の面での発達が著しい。

4．視覚誘発電位（visual evoked potential；VEP）

光刺激に対する大脳誘発電位で，視覚中枢に出現する特異反応と，非特殊感覚野に出現する非特異的反応の 2 つの部分からなる。**図 10-6** に VEP のシェーマを示す。

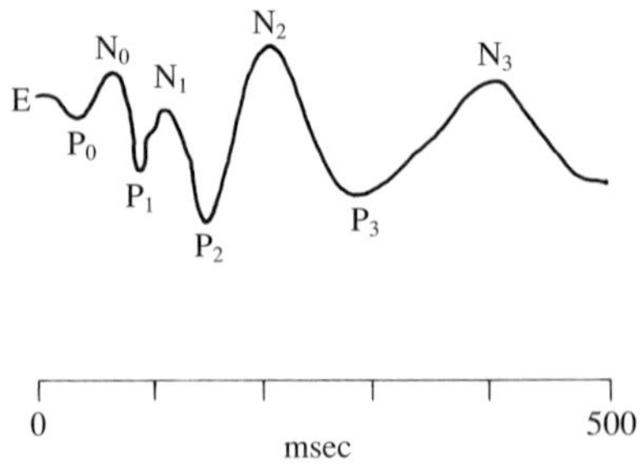

図 10-6 VEP のシェーマ[33)]

VEP は在胎 24〜25 週に出現し，在胎 37〜38 週で成熟新生児にみられるパターンを示す。その後，3 か月ごろに急激な潜時の減少がみられ，4 か月ごろには形態的に成熟するといわれる[29)30)]。

各年齢を通じて恒常的に出現し，振幅も高い第Ⅳ波が VEP 発達の指標として用いられることが多い。伴ら[31)]によれば，3 か月ごろに第Ⅳ波頂点潜時の急激な短縮が認められ，成人の域に近づくといわれる。

また，Marg ら[32)]による VEP を利用した視力測定の記録では，生後 8 週ごろに著しい視力向上がみられ，4〜6 か月でほぼ成人レベルの視力に達する。

●文　献

1）荒尾はるみ：聴覚の発達．周産期医学，36：283-287，2006.

2）鈴木篤郎，田中美郷：幼児難聴，医歯薬出版，東京，1984，pp. 20-24.

3）Murphy, K. P. and Smith, C. N.：Response of foetus to auditory stimulation. Lancet, 7236：972-973, 1962.

4）Johansson, B., Wedenberg, E. and Westin, B.：Measurement of tone response by human foetus. Acta. Otolaryngol., 57：188-192, 1964.

5）田中美郷：新生児聴力検査．日耳鼻（補冊），5：63-67，1969.

6）Hutt, S. J., Hutt, C., Lenard, H. G., et al.：Auditory responsibility in the human neonate. Nature, 218：888, 1968.

7）田口喜一郎：新生児聴覚スクリーニング．日耳鼻，75：20，1972.

8）Turkewitz, G., Birch, H. G. and Cooper, K. K.：Patterns of response to different auditory stimuli in the human newborn. Dev. Med. Child Neurol., 14：425, 1972.

9）井村春美：1 歳未満児の聴力発達に関する研究．日耳鼻，69：1280-1310，1966.

10）加我君孝，田中美郷：乳幼児の聴性脳幹反応と行動観察による聴力検査からみた発達的変化．脳と発達，10：284-290，1978.

11）田中美郷，進藤美津子：乳児の聴覚発達検査とその臨床および難聴早期スクリーニングの応用．Audiology Japan，21：52-71，1978.

12）高田昌亮：未熟児，新生児における聴性脳幹反応．新生児誌，22：811-821，1986.

13）馬場一雄：新生児の視覚・聴覚．新生児誌，20：293-301，1984.

14）矢野純，五十嵐明美，石田正人，他：正常出生児における新生児期・乳児期の ABR．Audiology Japan，24：96-101，1981.

15）Davis, H. and Ohnishi, S.：Maturation of auditory evoked potentials. Internat. Audiology, 8：24-33, 1969.

16）渡辺一功：新生児脳波およびポリグラフ；小児神経学の進歩．診断と治療，6：155-158，1977.

17）中下誠郎：発育脳における聴覚誘発反応の発達特性に関する研究；健康低出生体重児について．第1編．日児誌，82：139-145，1978.
18）Taguchi, K., Picton, T. W., Orpin, J. A., et al.：Evoked response audiometry in newborn infants. Acta. Otolaryngol. Suppl., 252：5-17, 1969.
19）Suzuki, T. and Origuchi, K.：Averaged evoked response audiometry in young children during sleep. Acta. Otolaryngol. Suppl., 252：18-28, 1969.
20）瀧畑能子：視機能の発達．周産期医学，36：427-431，2006.
21）山本節：小児遠視の経年変化と眼鏡矯正．眼紀，35：1707-1710，1984.
22）粟屋忍：形態覚遮断弱視．日眼会誌，91：519-544，1987.
23）植村恭夫：両眼視機能の生理と病態．弓削経一，他・編，視能矯正，第2版，金原出版，東京，1975，p. 115.
24）大山信郎：乳幼児の視力．日眼会誌附録，庄司教授還暦祝賀記念論文集，54：104-107，1950.
25）湖崎克，吉原正道：小児視力の特性．眼紀，15：117，1964.
26）足立興一：視標がよめることと固視ゆれ；斜視おぼえがき 26．眼紀，16：417，1965.
27）福島恒太郎，諸隈誠一，中野仁雄：胎児の眼球運動—固体リズムの発生と中枢神経系機能発達の指標として—．周産期医学，36：419-425，2006.
28）Fanz, R. L.：Pattern vision in newborn infants. Science, 140：296, 1963.
29）渡辺一功：大脳誘発反応の臨床的応用．小児外科・内科，8：995-1006，1976.
30）Ferriss, G. S., Davis, G. D., Dorsen, M. M., et al.：Changes in latency and form of the photically induced average evoked responses in human infants. Electroencephalogr. Clin. Neurophysiol., 22：305-312, 1967.
31）伴鶴一：正常小児における視覚誘発電位の発達に関する研究．日小児会誌，78：548-558，1974.
32）Marg, E., Freeman, D. N., et al.：Evoked potential measurement. Invest. Ophthalmol., 15：150-153, 1976.
33）Graziani, L. J. and Weitzman, E. D.：Sensory evoked potentials in the neonatal period and their application. Handbook of Electroencephalography and Clinical Neurophysiology. Elsevier Publ., Amsterdam, 1972, pp. 73-88.

［高田　昌亮］

11 味覚・嗅覚

味覚と嗅覚は大いに関連している。風邪をひいて嗅覚が鈍くなると，いつも食べている食品が違った味になったり，味がわからなくなることはよく経験されることである。味覚と嗅覚の受容器は化学受容器で，口の唾液や鼻の粘膜に溶ける分子によって刺激される。食物を食べるときに味覚を感じると同時に，食物からにおいの分子が揮発し嗅覚を感じ，両感覚が一体となって風味を作る。味覚と嗅覚は quality of life の要因として重要であるばかりでなく，個体の生命維持のために，安全な食物や環境の選択に重要な意義をもつと思われる。また，出生から小児期にかけて起こる味覚と嗅覚の発達は，嗜好の形成により将来の成人病予防の一助となったり，母子関係における有益な作用など，小児期特有の重要な特性をもっている。

I．味　覚

1．味蕾の構造，分布の発達

食物が口の中に入ると唾液などにより食物の化学物質が溶かされる。それが舌や軟口蓋に分布する味の受容器である味蕾にある味細胞を刺激する（**図 11-1**）[1]。その興奮が味覚神経を通って脳に伝わり，味として認識される。

味蕾は舌だけでなく軟口蓋，口蓋垂，咽頭，喉頭にも存在するが，大部分は舌面にある茸状乳頭，葉状乳頭，有郭乳頭に存在する。1 つの味蕾には味細胞が 50～100 個存在すると考えられ，刺激する味の種類は甘味，塩味，酸味，苦味，うま味の 5 種類が基本的味覚とされる。

味蕾の数は，胎生期から乳児期にかけて最も多く存在する。乳児では口腔内の味蕾総数は約 1 万個にも及ぶが，成人では約 5 千個である。分布範囲も減少し，特に舌中央部や頬粘膜部が減少する。これらのことから基本的味覚が最も鋭敏な時期は生後から乳児期であると考えられる[2]。

2．味覚の神経伝達路

視覚や聴覚は 1 対の脳神経で支配されるのに対して，味覚は鼓索，大錐体，舌咽，上喉頭神経の 4 対の脳神経により支配される（**表 11-1**）[2]。味覚は生存に必要な栄養物を摂取するために重要と考えられ，生存中に起こるかもしれない障害を多くの神経支配により緩和させているのかもしれない[2]。舌の前方 2/3 の味蕾（主に茸状乳頭）から出た味神経線維は，顔面神経の一

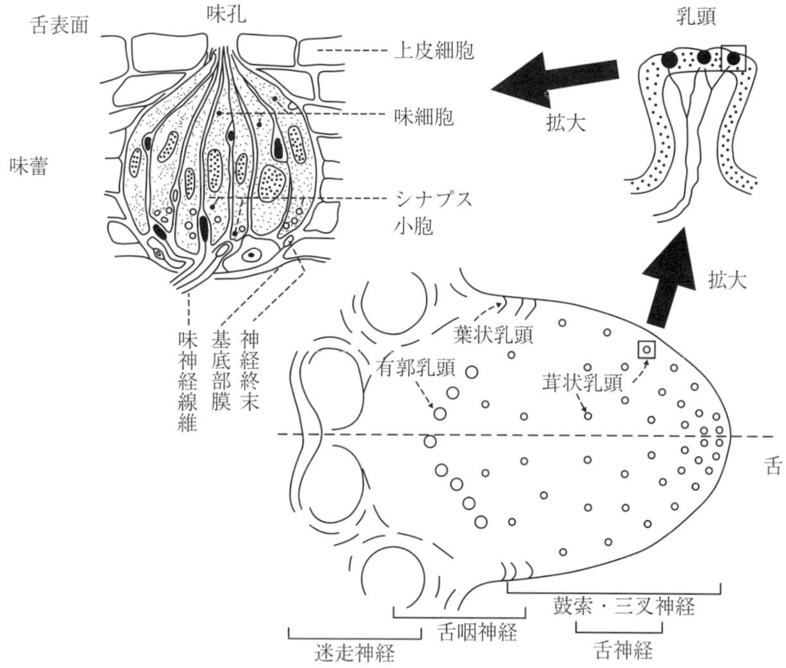

図 11-1　舌の神経支配，乳頭の分布および味蕾の構造を示す模式図
（標準生理学，第 6 版，医学書院，p. 302[1]より一部改変）

枝である鼓索神経を上行し脳幹に伝わる。また舌の後方 1/3 からの線維は舌咽神経を上行し脳幹に伝わる。これらの味神経線維は左右それぞれで延髄の孤束核に入る。ここで二次ニューロンとシナプスを形成し，内側毛帯を走行し視床に入る。さらにここで三次ニューロンとシナプスを形成し，大脳皮質の島-前頭弁蓋の味覚野に達する（図 **11-2**）[3]。

3．味覚の生物学的意義

基本的味覚のうち，甘味，うま味はエネルギーを，塩味はミネラルを摂取するシグナルであり，酸味は腐敗物の，苦味は毒物のシグナルと考えられる。味覚は動物が食物の安全性を確かめ，生命維持に必要なものを確実に摂取するための重要な感覚と考えられる。

4．味覚の発達

1）胎児期

ヒトにおいて，味蕾は胎生 7 週ごろから舌に発生し，胎生 13～15 週には味孔が出現して成人の味蕾と同様の形態になる[4]。胎生の早期から母親の羊水含有物質を味として感じている可能性がある。胎児 X 線造影時に苦味のあるリピオドールを羊水中に注入すると，8 か月の胎児では嚥下する羊水量が減少し[5]，甘いサッカリンでは嚥下回数が増加したという報告[6]がある。これらのことから胎生期からすでに味覚を有しており，好ましい味と嫌な味の識別がなされていると考えられる。また胎児期の母親の食物の味が羊水を介して胎児に伝わり，生後の乳児の嗜好に影響を与えるという研究[7]もある。

表 11-1 味覚神経の支配部位[2)]

	脳神経	支配部位
鼓索神経	Ⅶ（顔面神経）	茸状乳頭（舌）
舌咽神経	Ⅸ（舌咽神経）	葉状乳頭（舌） 有郭乳頭（舌）
大錐体神経	Ⅶ（顔面神経）	軟口蓋
上喉頭神経	Ⅹ（迷走神経）	咽頭，喉頭

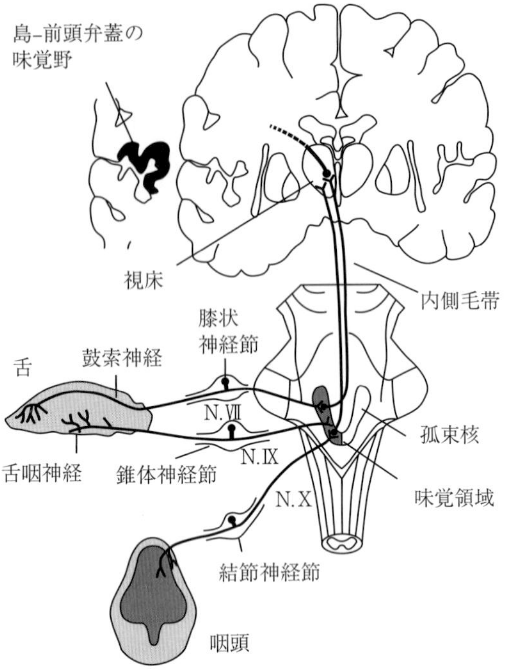

図 11-2 味覚伝導路の模式図
(Guyton, A.C. and Hall, J.E.：Textbook of Medical Physiology. 11th ed., p.666[3)] より一部改変)

2）新生児期

新生児・乳児の味覚に関する古典的研究は，Peiper によって総説されている[8)]が，種々の物質を与えた場合の表情の変化から，新生児にも味覚が存在することを最初に確認したのは，1826年の Jorg および Magendie であるという。以後，多くの研究者により新生児がすでに甘味，うま味，酸味，苦味を明確に識別できることが示されている。甘み溶液やグルタミン酸などのうま味溶液では表情が快反応を示し，苦味溶液や酸味溶液では嫌悪の表情を示す。これらは生後の味体験による学習効果ではなく，生まれつき嗜好が確立していると考えられる。しかし塩味については新生児期には嗜好がはっきりしない[9)-12)]という報告と，嗜好を認める[13)14)]という報告がある。

一方，新生児のこれらの味覚反応は反射（gustofacial reflexs）である，という考え方がある。Steiner は新生児の表情を観察し，先天的に全盲の児，無脳児，水無脳症児が同様の表情を示すことなどから味覚に対する表情は学習されるものではなく反射であり，その反射レベルは延髄にある，と推測している[15)]。さらに前川らは，重症脳障害児が味覚検査に対して強度の反応を示すこと，正常新生児において生後 3〜5 か月の間に反応の減弱傾向があることから，新生児の味覚反応は原始反射に類似した反射的味覚反応の可能性がある，と述べている[16)]。

3）乳幼児期

乳児期以降は普段の食生活が嗜好に大きい影響を与える。6 か月児において甘味溶液を日常的に飲用する児は，飲用しない児に比べ甘味溶液をより好む[17)]。乳児期に飲んだミルクの味の違いにより，数年後の食物の嗜好が異なる[18)]。新生児期から減塩を行うと，15 歳の時点でコントロール群より血圧が低かった，という報告がある[19]。一方動物実験でも，胎児期，乳幼児期の食経験がその後の味の嗜好に影響を与えることが示されている。ラットの妊娠中および仔の乳幼児期に食塩制限を行うと，食塩に対する味覚神経の反応性が減少し[20]，逆に食塩を多く投与すると離乳後に食塩摂取量が増大する[21]。母ラットに高ショ糖または高グルコース食を与え，その仔に同じ餌を与え続けると，高ショ糖を経験したラットでは高ショ糖食を，高グルコース食を経験したラットでは高グルコース食を好むようになる[22]。マウスの実験では，離乳期までに鰹だしを経験したマウスは成長した後，未経験のマウスよりも鰹だし溶液に対する嗜好が高まる[23]。

これらの研究は乳幼児期の食体験が，その後の嗜好の形成に大きく関与するばかりでなく，高血圧や肥満などの成人病予防の観点からも重要であることを示唆している。

4）小児期以降

3〜5歳の幼稚園児189名と平均年齢33.4歳のその母親の調査では，甘味，塩味，酸味，苦味の識別能は母親のほうがより敏感で，幼稚園児のほうが味に鈍感であった[24]。さらに3〜15歳までの1,097名の調査では，甘味，塩味の味覚識別能は8歳ごろまで徐々に敏感になり，苦味も同様の傾向であった。酸味は3〜5歳で鈍化したが6歳では敏感に認識しており，以後は大きな変化はなかった（**図11-3**）[25]。幼児から老人までの各年齢層の被検者が，甘味と塩味の最もおいしいと感ずる濃度を調べると，老人が最も濃い味を好み，幼児がこれに続き，中学生が一番薄い味を好んだ[26]。電気味覚計を用いた学童期以後の各年齢層の味覚閾値を調査した報告では，舌前方の電気味覚閾値は11〜15歳で最も低く敏感であり，その後は加齢とともに閾値が上昇し鈍感になっていく（**図11-4**）[27]。

5．味覚異常

味覚の検査法には濾紙ディスク法，電気味覚検査法などがある。これらを用いて舌の前方（鼓索神経領域），後方（舌咽神経領域），軟口蓋（大錐体神経領域）の左右合計6か所の検査を行うと，**表11-2**[28]のような原因疾患が鑑別できる。そのほかに感冒の後では軟口蓋炎により両側軟口蓋の味覚消失が起こる。また感冒に伴う嗅覚異常により風味が障害される。この場合には味覚検査は正常である。舌炎や舌苔では，肉眼的所見に一致して味覚障害が出現する。

Bromleyは味覚障害の原因を頻度別に分類している（**表11-3**）[29]。

Ⅱ．嗅　覚

1．鼻腔，副鼻腔の発育

鼻腔の幅と高さは出生時にはほぼ等しく，鼻腔底の高さも眼窩底とほぼ等しい。その大きさは生後半年で約2倍になる。それから思春期にかけて高さが増してくる。副鼻腔は出生時には発達が悪く，小さい上顎洞，篩骨洞のみが出現しており，成長とともに他の副鼻腔も出現し，大きさも増大してくる[30]。

2．嗅覚の神経伝達路

嗅覚受容細胞は鼻腔内上部の鼻中隔近くの嗅粘膜にある。嗅粘膜は成人では両側で5 cm^2の

味覚検査に用いた味質液別濃度

	濃度段階									
	1	2	3	4	5	6	7	8	9	10
甘味（精製白糖）	0.15	0.3	1.4	2.5	6.25	10	15	20	50	80
塩味（塩化ナトリウム）	0.15	0.3	0.775	1.25	3.23	5	7.5	10	15	20
酸味（酒石酸）	0.01	0.02	0.11	0.2	1.1	2	3	4	6	8
苦味（塩酸キニーネ）	0.0005	0.001	0.01	0.02	0.06	0.1	0.3	0.5	2.3	4

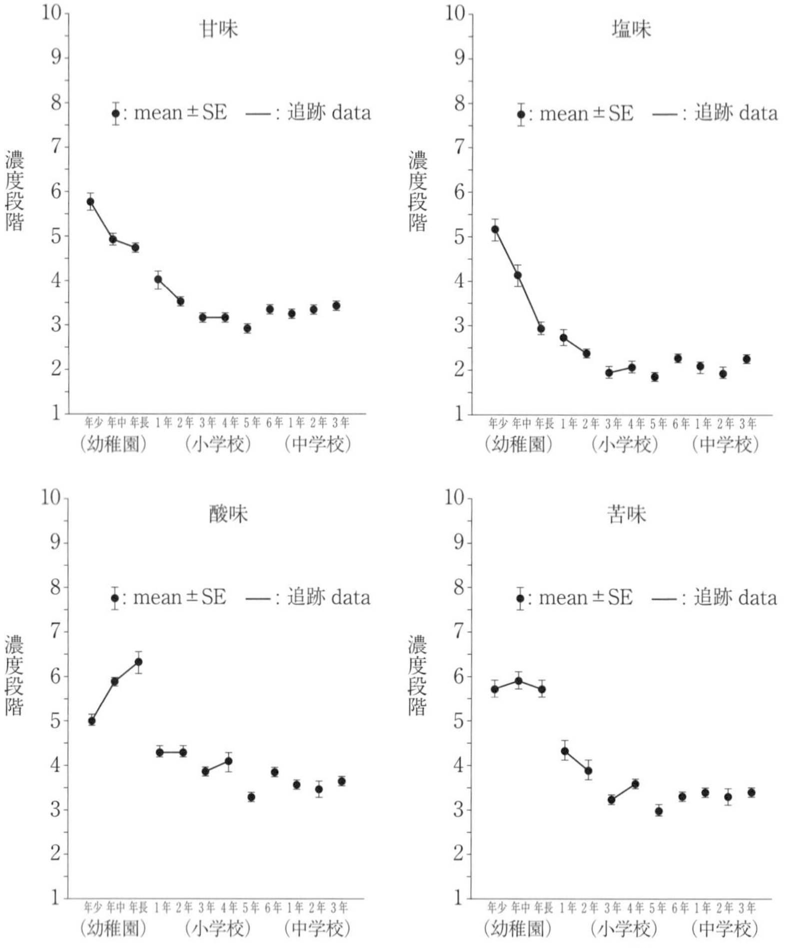

図 11-3　味覚識別能の 3〜15 歳の年齢による変化[25)]

広さであり，鼻粘膜全体の 1.25%に過ぎない[30)]。しかしイヌなど嗅覚の発達した動物では非常に広い面積である。嗅粘膜の構造は図 **11-5**[1)]のように，支持細胞の間に 1,000 万〜2,000 万個の嗅覚受容細胞がある。嗅覚受容細胞は一方がにおいを受容し，他方が中枢に伝達する双極性ニューロンである。嗅粘膜表面に向かって出た細い突起の先端は嗅小胞であり，ここから線毛が出ている。嗅粘膜の腺細胞から分泌された粘液に溶け込んだ物質のにおいを受容することができる。中枢へ向かう軸索は篩骨篩板をつき抜けて嗅球の嗅糸球体に達する。平均 26,000 個の嗅覚受容細胞が 1 個の嗅糸球体に収束している。嗅糸球体でシナプスを形成し，嗅索を通っ

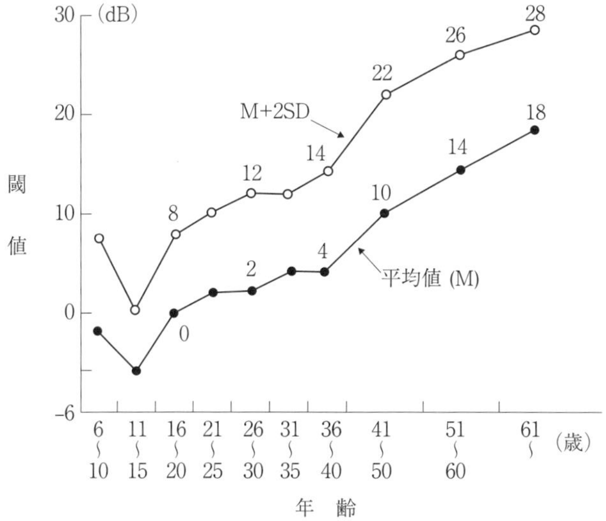

図 11-4　電気味覚（鼓索神経領域）の年齢的変化[27]

表 11-2　部位別味覚検査による鑑別診断表[28]

a．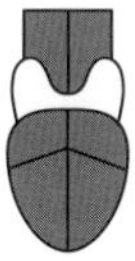	味蕾：老化，薬物の副作用，鉄欠乏性貧血，ペラグラ，ビタミン A 欠乏症，亜鉛欠乏症 心因性：転換ヒステリー 先天性：外胚葉形成異常症，Riley-Day 症候群など 内分泌性：糖尿病，甲状腺機能不全，副腎機能不全 外傷：Faber-Jung 症候群 ウイルス？：特発性味覚嗅覚不全 (Henkin)	d．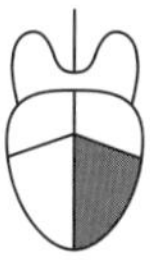	中耳手術，中耳真珠腫 Bell 麻痺，外傷（骨折，出血） 上咽頭腫瘍 三叉神経節電気凝固術 下顎神経伝達麻酔
		e．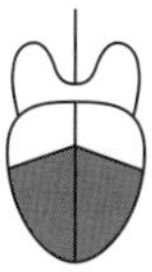	舌炎 舌苔 両側中耳手術
b．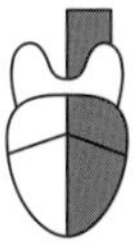	中枢伝導路：対側（？）皮質障害 視床：Head-Holmes 症候群 脳橋：出血（同側） 孤束核：菱形窩腫瘍 頭蓋底：Garcin 症候群	f．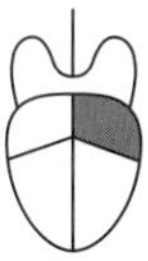	頸静脈孔症候群 Vernet 症候群 Villaret 症候群 舌咽神経痛症候群 口蓋扁桃摘出術
c．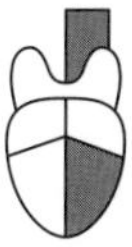	内耳道：聴神経腫瘍，小脳橋角部腫瘍，くも膜炎，錐体横骨折 膝神経節：Hunt 症候群	g．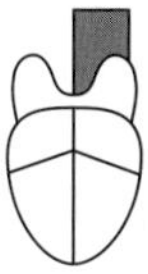	Sluder 症候群 翼突管神経切断術

■ 障害部位

て嗅覚皮質に達する。

ヒトは約 10,000 種のにおいを認知できるとされているが，嗅覚受容細胞の種類は 1,000 種類程度である。受容細胞の種類の 10 倍も多いにおいを識別できる理由は，嗅糸球体が特徴抽出器として作用していることによる。各嗅糸球体はただ 1 つの型の嗅覚受容細胞から入力を受

表 11-3　味覚障害の原因

多　い	やや多い	少ない
口腔，口腔周囲の感染 （カンジダ症，歯肉炎，ヘルペスなど） Bell 麻痺 薬物（表 11-5） 口腔内器具（義歯，補綴物など） 歯科処置（抜歯など） 加齢	栄養因子 （ビタミン B_3，B_{12}欠乏など） （亜鉛，銅欠乏など） 栄養不良 慢性腎不全 悪性疾患（癌，AIDS など） 肝疾患 腫瘍 頭部外傷 有害化学物質の曝露 （ベンゼン，ブチル酢酸，エチル酢酸，二硫化炭素，塩素，ホルムアルデヒド，トリクロルエチレン，ペンキ溶剤，硫酸など） 工業物質の曝露 （クロム，鉛，銅など） 頭頸部の放射線治療	心理状態 （うつ病，神経性食思不振症，大食症など） てんかん 偏頭痛 Sjögren 症候群 多発性硬化症 内分泌疾患 （副腎不全，Cushing 症候群，糖尿病，甲状腺機能低下症，汎下垂体機能低下症，偽性副甲状腺機能低下症，Kallmann 症候群，Turner 症候群など）

（Bromley, S. M.：Smell and taste disorders：A primary care approach. Am. Fam. Physician, 61：427-436, 2000[29] より一部改変）

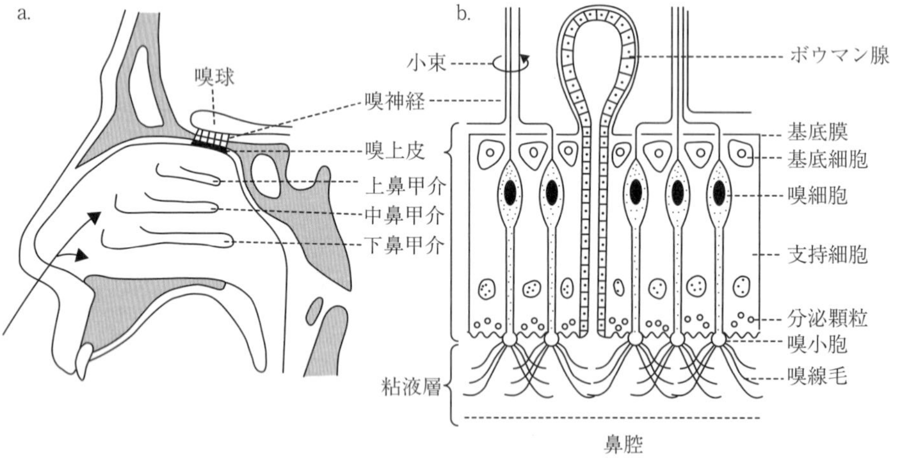

図 11-5　嗅粘膜の構造[1]
a. 鼻腔内における嗅上皮の位置と嗅球の関係，b. 嗅上皮の構造

け取るが，各嗅覚受容細胞は多数のにおい物質に応答し，単一のにおい物質は多種の型の嗅覚受容細胞によって識別される。このため各におい物質は嗅糸球体群をいろいろなパターンに活性化する。脳が嗅糸球体の活性パターンを認知していろいろなにおいを識別する[31]。においの刺激は第一脳神経（嗅神経）を伝わり脳へ伝えられるが，におい刺激に含まれる温かさ，冷た

さ，刺激性などの体性感覚は第五脳神経（三叉神経）の眼枝，上顎枝を介して脳へ伝わる。

3．嗅覚の発達

1）胎児期

胎児期におかれた状態により，出生後新生児が好ましいにおいや不快なにおいを区別することが示されている。Smotherman はラットの実験で，羊水内に刺激物である塩化リチウムを注入すると，生後塩化リチウムの臭いでラットの走るスピードが下がることを報告した[32]。ヒトにおいても，Schaal らは妊娠後期に香辛料のアニスを含んだデザートやクッキーを食べた母親から出生した児は，そうでない児と比較してアニスのにおいを好んだことを報告した[33]。また新生児は羊水のにおいを好むことが多くの報告で示されているが，Varendi らは羊水で湿らせた乳房とそうでない乳房では，新生児は羊水で湿らせた乳房を好むことを示した[34]。またMarlier らは日齢 2 と 4 の人工栄養の新生児において，ミルクのにおいより羊水のにおいを有意に好むことを示した[35]。これらは胎児期に母親の食物や羊水環境の嗅覚情報の学習がなされており，出生後も記憶されていることを示していると思われる。

2）新生児期

新生児の嗅覚能力についての研究では，Macfarlane の研究がよく知られている[36]。生後 5～6 日の児を仰臥位に寝かせて頭の両側に母親の乳パッドと使用前の乳パッドを置くと，児は母親のパッドのほうを向く。次に母親のパッドと他の母親のパッドを置くと，児は特異的に自分の母親のパッドのほうを向くという。山内も Macfarlane と類似の検査を行い同様の結果を得ているが，特に生後 1 か月児では高い確かさでにおいを区別していると結論した[37]。Sullivan らは新生児に母親のガウン，他の母親のガウン，清潔なガウン，ガウンなし，でにおいを嗅がせる実験を行った。泣いている児は母親のガウン，他の母親のガウンのにおいでより早く泣き止み，覚醒している児では自分の母親のガウンのにおいに対して最も mouthing（口をモグモグさせること）が持続したことを報告した。これらのことから母親のにおいは，ストレス下にある新生児に対する鎮静や，乳首の受け入れや哺乳の準備として有用であると述べている[38]。水野は日齢 1～2 の新生児に，初乳，人工乳，蒸留水，みかんの絞り汁のにおいを嗅がせる実験を行った。結果は初乳のにおいに対して最も mouthing が多かった[39]。さらに Varendi ら[40]，Romantshik ら[41]は新生児が母親のにおいを学習する期間は，出生後 30 分間程度の短い期間に感受性があることを報告し，これには生後の高いノルエピネフリン濃度が関与しているという。

一方，未熟児における研究として，Raimbault らは在胎 30～33 週の児において，修正 35 週で母乳のにおいを嗅がせた後に授乳を行うことにより授乳量が増え，入院期間も短くなることを報告した[42]。Marlier らは在胎 24～28 週の児におけるカフェインとドキサプラムが無効な無呼吸発作に，バニラの香りを嗅がせることにより無呼吸発作が有意に減少したことを報告した[43]。

このように新生児期においてにおいは，ストレスに対する自己鎮静や，自分の母親の母乳を見つけ吸啜を増やし母乳摂取量を増やすなど，生命維持にとって大切な役割を果たしているといえる。さらに，未熟児の無呼吸発作に対する新たな治療法の可能性が示唆される。

3）乳児期

Mizuno らは出生直後の 50 分以上の母子の skin-to-skin contact が，自分の母親の母乳のにおいをより強く認識させ，乳児期の母乳栄養の期間が平均で 1.9 か月長くなることを報告し

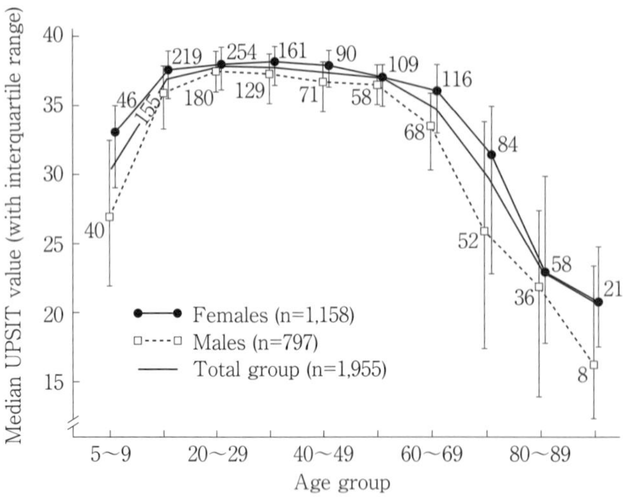

図 11-6　年齢性別ごとのペンシルバニア大学嗅覚識別テスト（UPSIT）点数[46]
図中の数値はサンプル数

表 11-4　嗅覚障害の原因

多　い	やや多い	少ない
鼻腔・副鼻腔疾患 （アレルギー性鼻炎，血管運動性鼻炎，慢性副鼻腔炎，鼻ポリープ，アデノイド肥大など） 上気道炎 頭部外傷 （前頭骨折，後頭部損傷，鼻骨骨折など） 喫煙 神経変性疾患 （アルツハイマー病，パーキンソン病，多発性硬化症など） 加齢	薬物（表 11-5） コカイン乱用（鼻腔吸入） 有害化学物質の曝露 （ベンゼン，ブチル酢酸，エチル酢酸，二硫化炭素，塩素，ホルムアルデヒド，トリクロルエチレン，セレン化水素，ペンキ溶剤，硫酸など） 工業物質の曝露 （灰，カドミウム，チョーク，クロム，鉛，ニッケルなど） 栄養因子 （ビタミン A，B_6，B_{12}欠乏など） 微量元素欠乏（亜鉛，銅など） 栄養不良 慢性腎不全 肝疾患 悪性疾患（癌，AIDS など） 頭頸部の放射線治療 先天性疾患 （先天性無嗅症，Kallmann 症候群など）	新生物，脳腫瘍 （骨腫瘍，前頭葉腫瘍，嗅溝，篩板付近の髄膜腫，側頭葉腫瘍，下垂体腫瘍，動脈瘤，メラノーマなど） 心理的状態 （詐病，統合失調症，うつ病，olfactory reference syndrome） 内分泌疾患 （副腎不全，Cushing 症候群，糖尿病，甲状腺機能低下症，一次性無月経，偽性副甲状腺機能低下症，Kallmann 症候群，Turner 症候群など） てんかん（てんかんの前兆） 偏頭痛（偏頭痛の前兆） 脳出血 Sjögren 症候群 SLE

（Bromley, S. M.：Smell and taste disorders：A primary care approach. Am. Fam. Physician, 61：427-436, 2000[29]より一部改変）

表 11-5 味覚・嗅覚に変化をきたすことが報告されている薬剤

抗生物質	抗ヒスタミン薬	抗躁薬
ampicillin	chlorpheniramine	lithium
azithromycin	loratadine	抗癌剤
ciprofloxacin	pseudoephedrine	cisplatin
clarithromycin	降圧薬と心血管作動薬	doxorubicin
griseofulvin	acetazolamide	methotrexate
metronidazole	amiloride	vincristine
ofloxacin	betaxolol	抗パーキンソン薬
tetracycline	captopril	levodopa
抗痙攣薬	diltiazem	抗精神病薬
carbamazepine	enalapril	trifluoperazine
phenytoin	hydrochlorothiazide	抗甲状腺剤
抗うつ薬	nifedipine	methimazole
amitriptyline	nitroglycerin	propylthiouracil
clomipramine	propranolol	高脂血症治療薬
desipramine	spironolactone	fluvastatin
doxepin	抗炎症薬	lovastatin
imipramine	auranofin	pravastatin
nortriptyline	colchicine	筋弛緩薬
chlorpheniramine	dexamethasone	baclofen
loratadine	gold	dantrolene
	hydrocortisone	
	penicillamine	

(Bromley, S. M.：Smell and taste disorders：A primary care approach. Am. Fam. Physician, 61：427-436, 2000[29] より一部改変)

た[44]。

Moore らは多くの研究を検討し，出生早期の skin-to-skin contact が生後 1～4 か月の母乳率や母乳栄養期間の延長に有用であると結論した[45]。

4）幼児期以降

1984 年の Doty らによる 5～99 歳の 1,955 人の被験者における嗅覚テストの結果では，5～9 歳児ではスコアが低いが 10 歳以降は良好であり，ピークは 20～40 歳代であった。全般的に女性が男性よりもスコアが高かった。60 歳代以降は急速にスコアが下がり，高齢になるほど嗅覚障害を有する割合が増えた（図 **11-6**）[46]。

4．嗅覚異常

嗅覚の異常には無嗅覚（嗅覚の欠如），嗅覚減退（嗅覚感受性の低下），および嗅覚不全（嗅覚のゆがみ）がある。嗅覚検査には，基準嗅覚検査（T & T オルファクトメーターを用いたにおい紙法），静脈性嗅覚検査，嗅覚誘発脳電位検査などがある。浅賀によると嗅覚障害は以下のように分類される[47]。

①呼吸性嗅覚障害：鼻内気流の異常のためにおい分子を含んだ空気が嗅粘膜に到達できない

ことによる。慢性鼻炎，鼻茸，鼻中隔彎曲症，慢性副鼻腔炎など，鼻腔内の形態異常や分泌物過多を伴う疾患できたし得る。

②嗅粘膜性嗅覚障害：嗅粘膜そのものに障害をきたしたことによる。慢性鼻炎，慢性副鼻腔炎，炎症性病変，鼻アレルギーなど。

③混合性嗅覚障害：①と②が同時にみられるもの。慢性副鼻腔炎など。

④中枢性嗅覚障害：嗅神経より中枢側での障害によるもの。ウイルス感染，頭頸部外傷，脳腫瘍など。

一方，Bromleyは嗅覚障害の原因を頻度別に分類している（**表11-4**）[29]。また，味覚，嗅覚に変化をきたすことが報告されている薬物についてもまとめているので，**表11-5**に示す[29]。

●文　献

1）小川尚：味覚と嗅覚．本郷利憲，廣重力，豊田順一・監，標準生理学，第6版，医学書院，東京，2005，pp. 300-316.

2）生井明浩：新生児・乳幼児期の感覚機能の発達—味覚．周産期医学，32(増刊号)：483-486, 2002.

3）Guyton, A. C. and Hall, J. E.：Textbook of Medical Physiology. 11th ed., WB Saunders, 2005, p. 666.

4）Bradley, R. M. and Stern, I. B.：The development of the taste bud during the foetal period. J. Anat., 101：743-752, 1967.

5）Liley, A. W.：Pathophysiology of Gestation. Academic Press, New York, 1972, pp. 157-206.

6）De Soo, K.：Das trinkende kind inm Uterus. Mschr. Geburtsch. Gynak., 105：88-97, 1937.

7）Mennella, J. A., Jagnow, C. P. and Beauchamp, G. K.：Prenatal and postnatal flavor learning by human infants. Pediatrics, 107(6)：E88, 2001.

8）Peiper, A.：Cerebral function in infancy and childhood. Consultants Burean, New York, 1963, pp. 44-49.

9）Desor, J. A., Maller, O. and Andrews, K.：Ingestive responses of human newborns to salty, sour, and bitter stimuli. J. Comp. Physiol. Psychol., 89：966-970, 1975.

10）Lawless, H.：Sensory development in children：Research in taste and olfaction. J. Am. Diet. Assoc., 85：577-582, 1985.

11）Beauchamp, G. K., Cowart, B. J. and Moran, M.：Developmental changes in salt acceptability in human infants. Dev. Psychobiol., 19：17-25, 1986.

12）Rosenstein, D. and Oster, H.：Differential facial responses to four basic tastes in newborns. Child. Dev., 59：1555-1568, 1988.

13）片岡まつ恵，二瓶健次：発達初期コミュニケーションの定量的検討1．今井秀雄・編，乳児の吸啜反応に関する研究，文部省研究班「コミュニケーション障害児の診断と教育に関する研究」平成元年度研究発表論文集，1990，pp. 13-14.

14）前川喜平：赤ちゃんの味覚と嗅覚．周産期医学，26：37-40，1996.

15）Steiner, J. E.：Human facial expressions in response to taste and smell stimulation. Adv. Child. Dev. Behav., 13：257-295, 1979.

16）前川喜平，副田敦裕，横井茂夫，他：新生児の味覚反応の意義に関する研究．小児科診療，12：2265-2270，1986.

17）Beauchamp, G. K. and Moran, M.：Dietary experience and sweet taste preference in human infants. Appetite, 3：139-152, 1982.

18）Mennella, J. A. and Beauchamp, G. K.：Flavor experiences during formula feeding are related

to preferences during childhood. Early Hum. Dev., 68：71-82, 2002.
19) Geleijnse, J. M., Hofman, A., Witteman, J. C., et al.：Long-term effects of neonatal sodium restriction on blood pressure. Hypertension, 29：913-917, 1997.
20) Hill, D. L.：Susceptibility of the developing rat gustatory system to the physiological effects of dietary sodium deprivation. J. Physiology, 393：413-424, 1987.
21) 梅津万里：ラットにおける発育過程の塩味経験が味覚に及ぼす影響．第17回味と匂のシンポジウム論文集，1983，pp. 105-108.
22) Marlin, N. A.：Early exposure to sugars influences the sugar preference of the adult rat. Physiol. Behav., 31：619-623, 1983.
23) 川崎寛也，山田章津子，伏木亨：離乳食としての鰹だし風味経験は後の鰹だしに対する嗜好性を高める．日本味と匂学会誌，9：367-370，2002.
24) 蓑原美奈恵，矢倉紀子，笠置綱清：幼児の味覚識別能に関する研究．小児保健研究，49：553-558，1990.
25) 蓑原美奈恵，矢倉紀子，笠置綱清：小児の味覚識別能に関する研究．小児保健研究，52：361-365，1993.
26) 小川文代：老人の味覚．老年病，6：75-80，1962.
27) 富山紘彦，冨田寛，奥田雪雄：電気味覚の正常値．日耳鼻，74：1580-1587，1971.
28) 冨田寛：味覚の検査法とその異常．小児医学，17：675-688，1984.
29) Bromley, S. M.：Smell and taste disorders：A primary care approach. Am. Fam. Physician, 61：427-436, 2000.
30) 市村恵一：鼻腔，副鼻腔の構造・発育・機能．小児内科，39：37-41，2007.
31) Ganong, W. F.・著，岡田泰伸・訳：医科生理学展望，20版，丸善，東京，2002，pp. 194-200.
32) Smotherman, W. P.：Odor aversion learning by the rat fetus. Physiol. Behav., 29：769-771, 1982.
33) Schaal, B., Marlier, L. and Soussignan, R.：Human fetuses learn odours from their pregnant mother's diet. Chem. Senses., 25：729-737, 2000.
34) Varendi, H., Porter, R. H. and Winberg, J.：Attractiveness of amniotic fluid odor：Evidence of prenatal olfactory learning? Acta Paediatr., 85：1223-1227, 1996.
35) Marlier, L., Schaal, B. and Soussignan, R.：Bottle-fed neonates prefer an odor experienced in utero to an odor experienced postnatally in the feeding context. Dev. Psychobiol., 33：133-145, 1998.
36) Macfarlane, A.：Olfaction in the development of social preferences in the human neonate. Ciba Found. Symp., 33：103-117, 1975.
37) 山内逸郎：匂いと味と母子相互作用．周産期医学，13(増刊)：1927-1931，1983.
38) Sullivan, R. M. and Toubas, P.：Clinical usefulness of maternal odor in newborns：Soothing and feeding preparatory responses. Biol. Neonate., 74：402-408, 1998.
39) 水野克己：新生児のにおいの識別の検討．チャイルドヘルス，5：58-60，2002.
40) Varendi, H., Porter, R. H. and Winberg, J.：The effect of labor on olfactory exposure learning within the first postnatal hour. Behav. Neurosci., 116：206-211, 2002.
41) Romantshik, O., Porter, R. H., Tillmann, V., et al.：Preliminary evidence of a sensitive period for olfactory learning by human newborns. Acta Paediatr., 96：372-376, 2007.
42) Raimbault, C., Saliba, E. and Porter, R. H.：The effect of the odour of mother's milk on breastfeeding behaviour of premature neonates. Acta Paediatr., 96：368-371, 2007.
43) Marlier, L., Gaugler, C. and Messer, J.：Olfactory stimulation prevents apnea in premature newborns. Pediatrics, 115：83-88, 2005.
44) Mizuno, K., Mizuno, N., Shinohara, T., et al.：Mother-infant skin-to-skin contact after

delivery results in early recognition of own mother's milk odour. Acta Paediatr., 93：1640-1645, 2004.
45) Moore, E. R., Anderson, G. C. and Bergman, N.：Early skin-to-skin contact for mothers and their healthy newborn infants. Cochrane Database Syst. Rev., 2003.
46) Doty, R. L., Shaman, P., Applebaum, S. L., et al.：Smell identification ability：Changes with age. Science, 226：1441-1443, 1984.
47) 浅賀英世：嗅覚の検査法とその異常．小児医学，17：663-674，1984.

[増 永　健]

12 体性感覚

感覚の種類は特殊感覚，体性感覚，内臓感覚に分けられる（表 **12-1**）。特殊感覚とは，目，耳，鼻といった特殊化した検出器官でとらえられる感覚，内臓感覚は体の最も深部にある内臓でとらえられる感覚である。体性感覚とは，皮膚とこれに続く粘膜の接触刺激で起こる表面感覚と，皮膚と内臓の中間にある固有の部位，筋・腱・関節などがとらえる深部感覚に分けられる。体性感覚を伝える神経線維には，太い有髄の A 線維から細い無髄の C 線維までがある。A 線維は，さらにその太さにより α，β，γ，δ の 4 種類に分けられる。太い線維ほど閾値が低く，また順応しやすい傾向がある。深部感覚および触覚は Aα および Aβ 線維，痛覚は Aδ と C 線維，冷覚は Aδ 線維，温覚は C 線維が伝えると考えられている。

Ⅰ．表面感覚

皮膚に適刺激を与えるとき，その感覚が起こる皮膚の部位を感覚点という。1 cm^2あたりの感覚点の数は痛点 100～200 個，触点 25 個，冷点 6～23 個，温点 0～3 個の順である。

1．触覚・圧覚

皮膚に変形を与える力を加えると触覚が生じる。弱い変形がそのまま続く場合には，その感覚は消失する。広い面積に持続的な大きな変形を加えると圧力として感じ，毛端が軽く変形する程度の力ではくすぐったさとして感じる[1)]。成人の手の先ではわずか 1/1,000 mm の変形でも感覚が生じる。触覚の閾値は刺激の部位により異なっている。口唇，指先，舌端などが低く，

表 12-1　感覚の種類

Ⅰ	特殊感覚 special sensation
	1）視覚 vision，2）聴覚 audition，3）味覚 guastation，4）嗅覚 olfaction，
	5）平行（迷路）感覚 equilibrium or vestibular sensation
Ⅱ	体性感覚 somatic sensation
	1．表面感覚 superficial sensation
	1）触覚 touch・圧覚 pressure，2）痛覚 pain，3）温覚 warmth・冷覚 cold
	2．深部感覚 deep sensation（筋，腱，関節）
Ⅲ	内臓感覚 visceral sensation

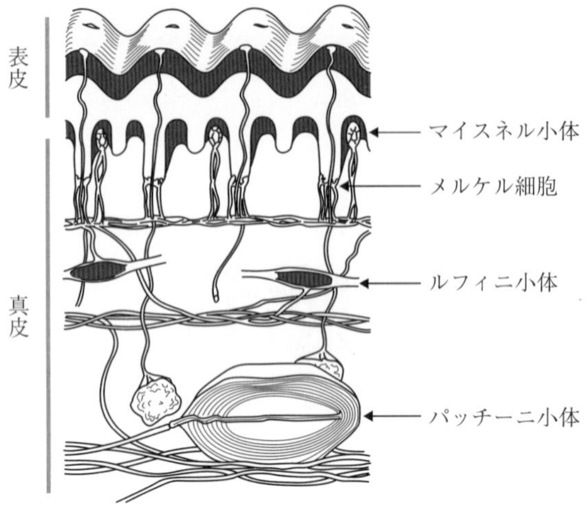

図 12-1　感覚受容器
(Darian-Smith, 1984)

体幹では高い。

1）受容器（図 12-1）

a．マイスネル小体

手の指先，指紋のある領域でわずかな変形を察知するのに大きな働きをもつ。マイスネル小体は真皮が表皮に突出した隆起内にある。表面と直角に長軸をもち，底部が真皮深層を向いた長い杯状の被膜構造の中に特殊化した第一次ニューロンの神経終末がある。皮膚表面の変化には敏感で深部の変化は察知しにくい。年齢とともに形が球形からより長球形となり，また数は減少し，指先では 10 歳で 1 mm^2あたり約 50，30 歳で 30，50 歳で 10 くらいに減るといわれている。

b．メルケル細胞

持続性の触覚を受容する。指紋隆起部の直下，真皮中に表皮が乳頭状に入り込んでいる先端部に集団で存在する。

c．ルフィニ小体

皮膚を平行に引き伸ばすような刺激に対し反応する。真皮の中層にあり，長さ 500 μm から 1 mm 以上，紡錘形の被膜に包まれている。これと同様な受容器は皮膚だけでなく，関節靭帯，腱膜などにも存在し，ゴルジの腱器官も同様の構造である。

d．パッチーニ小体

圧覚や振動覚を検出する。パッチーニ小体はやはり手の指先や指腹，手掌に多く，皮下の脂肪組織に存在する。マイスネル小体同様，受容器の中心には第一次ニューロンの末端を含んでいる。また消化管の外表面近くの脂肪層や大網の脂肪層にも分布し，食事による胃腸の伸展圧迫を受容し満腹感の成因の 1 つとなる。

2）伝導路（図 12-2）[2)]

頸部以下の体性感覚を伝える神経はすべて後根から脊髄に入る。この後，

①脊髄視床路：識別性の低い触覚，圧覚，温覚は後角に入り第二次ニューロンに変更した後，反対側の前索・側索を上行して視床に入る。視床で第三次ニューロンに変わり大脳皮質の

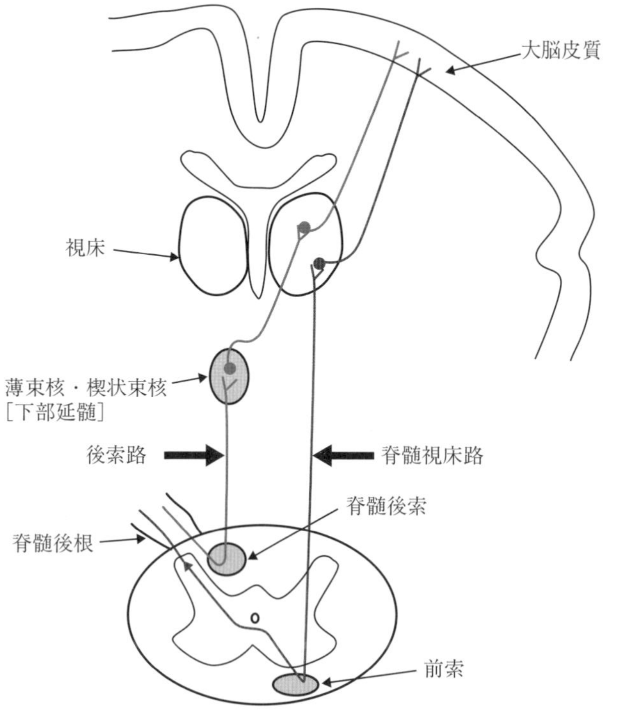

図 12-2　体性感覚伝導路模式図[2)]

感覚野に伝わる。

②後索路：識別性の高い触覚と深部感覚はニューロンを変えずにそのまま同側の後索を上行し，延髄下部の薄束核，楔状束核に入る。ここで第二次ニューロンに変わった後，視床に達し，脊髄視床路と同様にニューロンを変えて大脳皮質に至る。

顔面の皮膚・粘膜で生じた触覚刺激は，識別性にかかわらず，橋の三叉神経主知覚核で第二次ニューロンに変わる。このニューロンは枝分かれしており，左右の視床核経由で両側の大脳皮質に伝わる。

体性感覚野は両側中心溝の後部，中心後回にある（図 **12-3**）。上半身の責任領域は下半身よりもはるかに広く，特に手先や顔面の領域が広い。

3）発　達

触覚は出生時かなりよく発達しており，特に口唇，鼻粘膜，舌，手掌，足蹠の順によく発達している。早産で出生した新生児から体性感覚誘発電位が記録されている[3)]。末梢神経から脊髄後索―内側毛帯―視床中継核という上行路によって発する電位は在胎 25 週ですでに小さいながら記録され，この潜時，つまり反応速度は胎児期後期に短縮していく。生後もこの潜時は 2 歳ごろまで急速に短縮し，その後 8 歳ごろまでゆるやかに短縮し，10 歳代半ばから後半にかけ成人値に近づく。くすぐったいという感覚は腋下において最も早く 3 か月ごろから出現するといわれる[1)]。

2．痛　覚

痛覚は全身あらゆるところで生じる。脳が意識することのできる刺激のうち最も不快な感覚

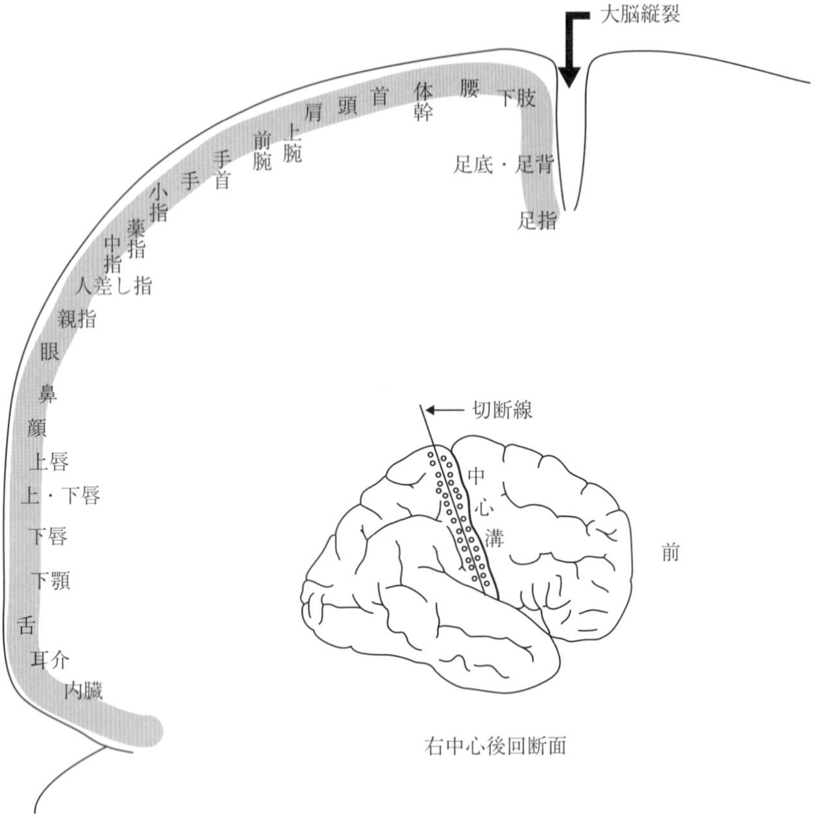

図 12-3　体性感覚野における部位別局在

であるが，体内，体外の危険の察知や逃避のために不可欠な感覚でもある。機械的，電気的，温度的，化学的刺激など，どの刺激でも閾値を超えると痛みとして感じる。大なり小なり実際に起こっている組織損傷が感知されることがほとんどだが，伝導経路のどこかで実際の損傷部位と異なる部位を痛みの発現部位としてとらえてしまうこともある。内臓病変により起こる皮膚の痛み（関連痛），肘頭を刺激すると小指に痛みを感じる現象などがこれらにあたる。またかゆみは痛覚の一部であるが，皮膚のみで起こる。

1）受容器

痛覚に特有の受容器はない。全身のあらゆる血管の外壁に存在する感覚神経（第一次ニューロン）の終末で感知される。したがって血管の損傷や変形，炎症箇所で生じるサイトカインは神経線維を脱分極させ痛みを生じる。皮膚や粘膜には血管壁から離れた神経終末も存在する。

2）伝導路

触覚・圧覚の項で述べた脊髄視床路を形成する。ニューロンの中継箇所では1対1にすべての刺激が伝わるわけではなく，一部は筋運動支配の神経に作用し反射運動を起こし，一部は内臓の運動や情動を左右する。また第二次ニューロンに痛み刺激と触覚刺激が同時に伝わると，上行する痛み刺激が減弱する。痛みの部位をさする行為は疼痛緩和に意味がある。

3）発　達

妊娠後期に行われた羊水穿刺に際して，胎児の皮膚を針で刺激すると心拍数の変化がみられる[4)]。出生後の痛みについては，概して感受性は乳児期，特に新生児においてはその後の年齢層に比べ低いとみられている。福島（1953）は熱輻射線痛覚計により痛覚閾値の年齢変化を調べ，閾値は年齢とともに低下し，新生児の閾値は 6 歳児の閾値の 3～4 倍であることを示した。また乳児では授乳中には閾値が高くなることが認められる。痛みに伴う行動の年齢変化について McGraw（1941）によれば，乳児が針の穿刺に対して初めは全身運動で反応し，12 か月ごろまでに限局した身体部位の防御反応を示すようになる。また針を見ただけで泣き出す予測的行動は 7～12 か月の間に出現するようになるという。

3．温 覚

温覚には，寒い，暑いといった持続的，静的な感覚と，熱が加わったり，奪われたりしたときに感じる動的な感覚とがある。動的な皮膚温の変化には，温度変化の幅，変化の速度，変化を受け取る面積，そして変化前の初期温が影響する。腋窩体温計の示す数値として，約 17℃までの低温は涼しいまたは冷たい，約 43℃までの高温は暖かいまたは熱いという感覚を起こすが，その範囲を超えると温度刺激は痛覚も生じる。

1）受容器

冷刺激と温刺激を感知する線維はそれぞれ別の自由神経終末と考えられている。触覚ニューロンの末端部分の一部，クラウゼ小体とよばれる構造は，冷刺激を受容するとされる。

2）伝導路

外来刺激による温覚は脊髄視床路を伝わる。体内の温度変化は間脳の視床下部が血液の温度を感知し，蓄熱や放熱の反射をもたらす。

3）発 達

新生児において温度感覚はかなり発達している。新生児の前額に冷刺激を与えると呼吸状態の変化を生じ，さまざまな温度の水を入れた金属を皮膚に当てると表情，身体運動の変化がみられる。しかし成人の感受性とは比較にならず，新生児では約 20℃以下および 40℃以上で初めて反応を示す程度のものであり，8 か月になると，30～43℃の範囲で 6～7℃の温度差を感知する[5)]。

Ⅱ．深部感覚

身体各部相互の位置，運動，抵抗，重量などの感覚がこれに含まれる。関節の動きは明確に大脳へ伝えられる。肩や大腿では 1 度/秒の速度で動くと変化を感じうる。

1．受容器

1）筋紡錘

骨格筋の中に存在する長さ 6～8 mm の感覚受容器で，錘外筋線維に対して平行に存在し，2～10 本の筋線維が紡錘形の結合組織に包まれた形をしている。1 つあたり約 40 本もの神経線維が達している。うち 1/3 は運動神経の終末，2/3 が第一次感覚ニューロンの終末となっており，筋のわずかな伸展を感知する。

2）ゴルジ腱器官

伸展を受容する第一次ニューロンの終末部が多様に枝分かれした構造をとり，腱に作用する張力を感知する。

3）ルフィニ小体，パッチーニ小体

触覚・圧覚の項で触れたこれらに類似の構造が関節周囲に存在し，振動や伸展を受容する。

2．伝導路

脊髄後索路を上行し視床を経由して大脳皮質後中心回に至る。感覚線維は脳幹・脊髄で反射経路を形成し，姿勢保持や運動に役割を果たす。

3．発　達

深部感覚によって起こる反射は，緊張性頸反射のように乳児期のみにみられるものがある。これらの反射の消失の過程は，刺激がより上位中枢に統合されるという深部感覚発達の過程ととらえることができる。

●文　献

1）馬場一雄・編：成長の生理学，医学書院，東京，1966.
2）大村裕・編：概説生理学動物的機能編，改訂第2版，南江堂，東京，1988，pp. 70-94.
3）津本忠治：脳と発達—環境と脳の可塑性—，朝倉書店，東京，1988，pp. 100-104.
4）福島修：新生児の感覚検査．臨床婦人科産科，7：452-463，1953.
5）前川喜平：新生児乳児の感覚機能と認知能力．小児科診療，50：22-27，1987.

[荒川千賀子]

13 運動機能

小児の運動機能は，発育と発達による変化をみていることと表現できる。発育は形態的な大きさや量の増大（具体的には身長，体重など），発達は機能面の向上（運動能力，体力など）を意味する。通常の乳幼児健診や学校健診では発育と発達を個々に評価することが主体であるが，運動機能の評価は発育と発達の両方が関与して成立する[1]。本章では，乳幼児の運動機能の主たる評価である運動発達と学童期から思春期に至るスポーツに関する生理学に分けて述べる。

I．運動発達（乳幼児の運動機能）

運動発達は大きく分けて２つのグループに分けられる。すなわち，大きい運動（たとえば首の座り，寝返り，はう，歩くなど）と細かい運動（手の操作など）である。さらに大きい運動では，寝返り，つかまり立ち，歩く，走るなどの動的運動と姿勢の発達などの静的運動に分けて考えたほうが理解しやすい。運動発達は人種，環境，遺伝的素因，いろいろな病気，経済的ないし社会的要因など，いろいろな条件によって異なり，かなり幅のあるものである。

1．運動発達の正常範囲

わが国の成書における運動発達の正常値は，首の座りは3～4か月，寝返りは6～7か月，お座りは7か月，つかまり立ちは9か月，つかまり歩きは10～11か月，ひとり立ちは12か月，ひとり歩きは12～14か月と記載されている。

Denver Developmental Screening Test（DDST）[2]は，対象とする子どもの発達が正常であるかどうかを確かめるために作成されたスクリーニング用の発達検査であり，検査用具が簡単で検査時間が短く，しかも検査方法が容易であることから，よく用いられる。この検査はすべての項目において，25%，50%，75%，90%の通過率の月齢が示され，小児の発達のおよその水準がわかる。DDSTはデンバー市の1,036例（男543例，女493例）の正常児に対する105項目にわたる発達項目の通過状態を示したものである。DDSTの内容を図**13-1**に示す。わが国におけるDDSTは，上田ら[3]が24か月までの975例（男485例，女490例）の子どもにおける標準化を行っている（図**13-2**）。大きい運動でのわが国（東京都）とデンバー市の子どもたちの違いは，「頭をあげる」「胸をそらす」「寝返り」などでかなりの違いがみられる。これらの項目においては，日本の子どもたちにかなりの遅れが目立つ。しかし，「立とうとする」の90%通過

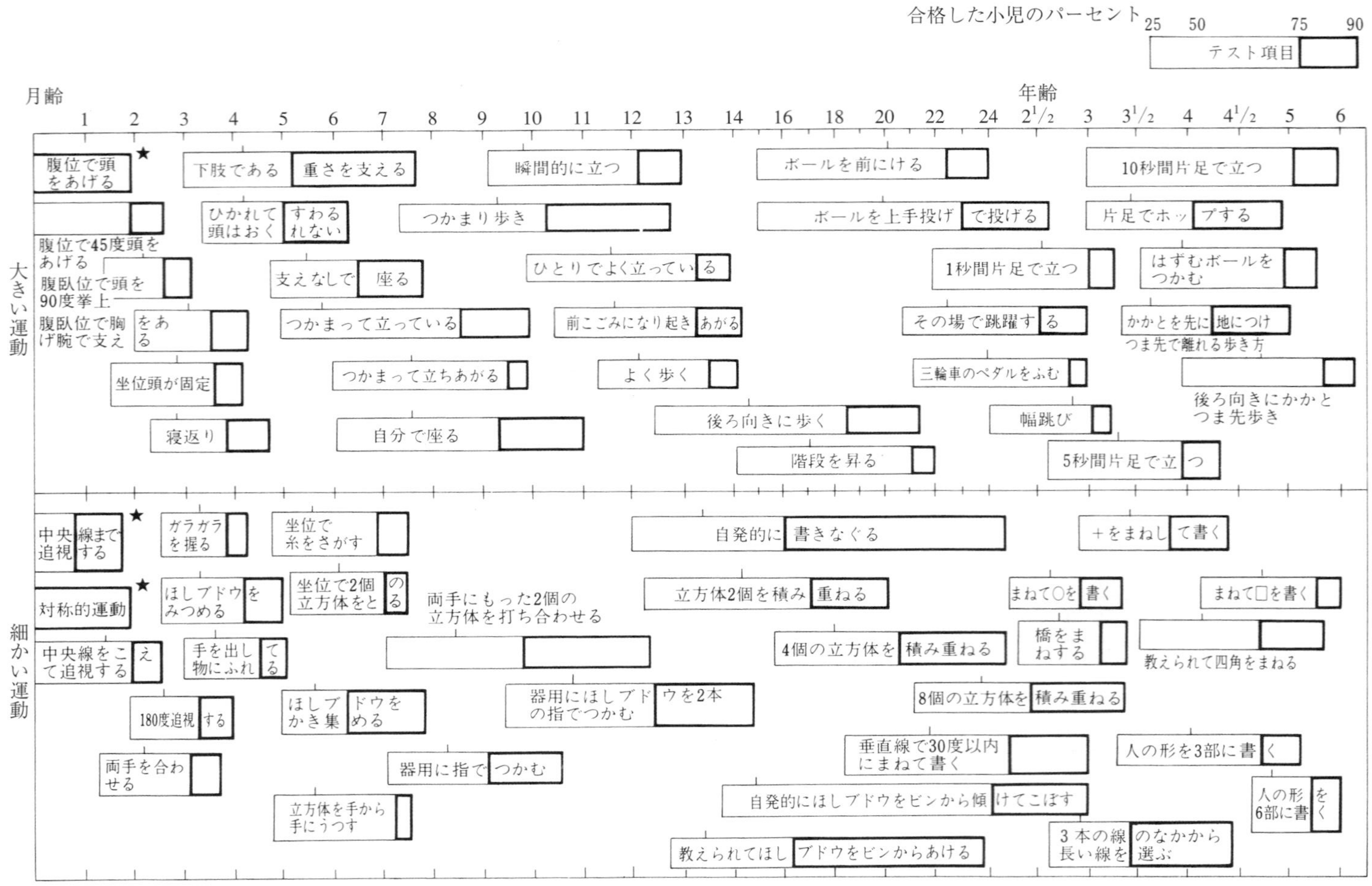
合格した小児のパーセント
25 50 75 90
テスト項目
月齢
1 2 3 4 5 6 7 8 9 10 11 12 13 14 16 18 20 22 24
年齢
2 1/2 3 3 1/2 4 4 1/2 5 6
大きい運動
腹位で頭をあげる ★
腹位で45度頭をあげる
腹臥位で頭を90度挙上
腹臥位で胸をあげ腕で支える
坐位頭が固定
寝返り
下肢で重さを支える
ひかれて頭はおくれない
すわる
支えなしで座る
つかまって立っている
つかまって立ちあがる
自分で座る
瞬間的に立つ
つかまり歩き
ひとりでよく立っている
前こごみになり起きあがる
よく歩く
後ろ向きに歩く
階段を昇る
ボールを前にける
ボールを上手投げで投げる
1秒間片足で立つ
その場で跳躍する
三輪車のペダルをふむ
幅跳び
5秒間片足で立つ
10秒間片足で立つ
片足でホップする
はずむボールをつかむ
かかとを先に地につけつま先で離れる歩き方
後ろ向きにかかとつま先歩き
細かい運動
中央線まで追視する ★
対称的運動 ★
中央線をこえて追視する
180度追視する
両手を合わせる
ガラガラを握る
ほしブドウをみつめる
手を出して物にふれる
坐位で糸をさがす
坐位で2個の立方体をとる
ほしブドウをかき集める
立方体を手から手にうつす
両手にもった2個の立方体を打ち合わせる
器用に指でつかむ
器用にほしブドウを2本の指でつかむ
自発的に書きなぐる
立方体2個を積み重ねる
4個の立方体を積み重ねる
8個の立方体を積み重ねる
垂直線で30度以内にまねて書く
自発的にほしブドウをビンから傾けてこぼす
教えられてほしブドウをビンからあける
まねて○を書く
橋をまねする
+をまねして書く
3本の線のなかから長い線を選ぶ
まねて□を書く
教えられて四角をまねる
人の形を3部に書く
人の形を6部に書く

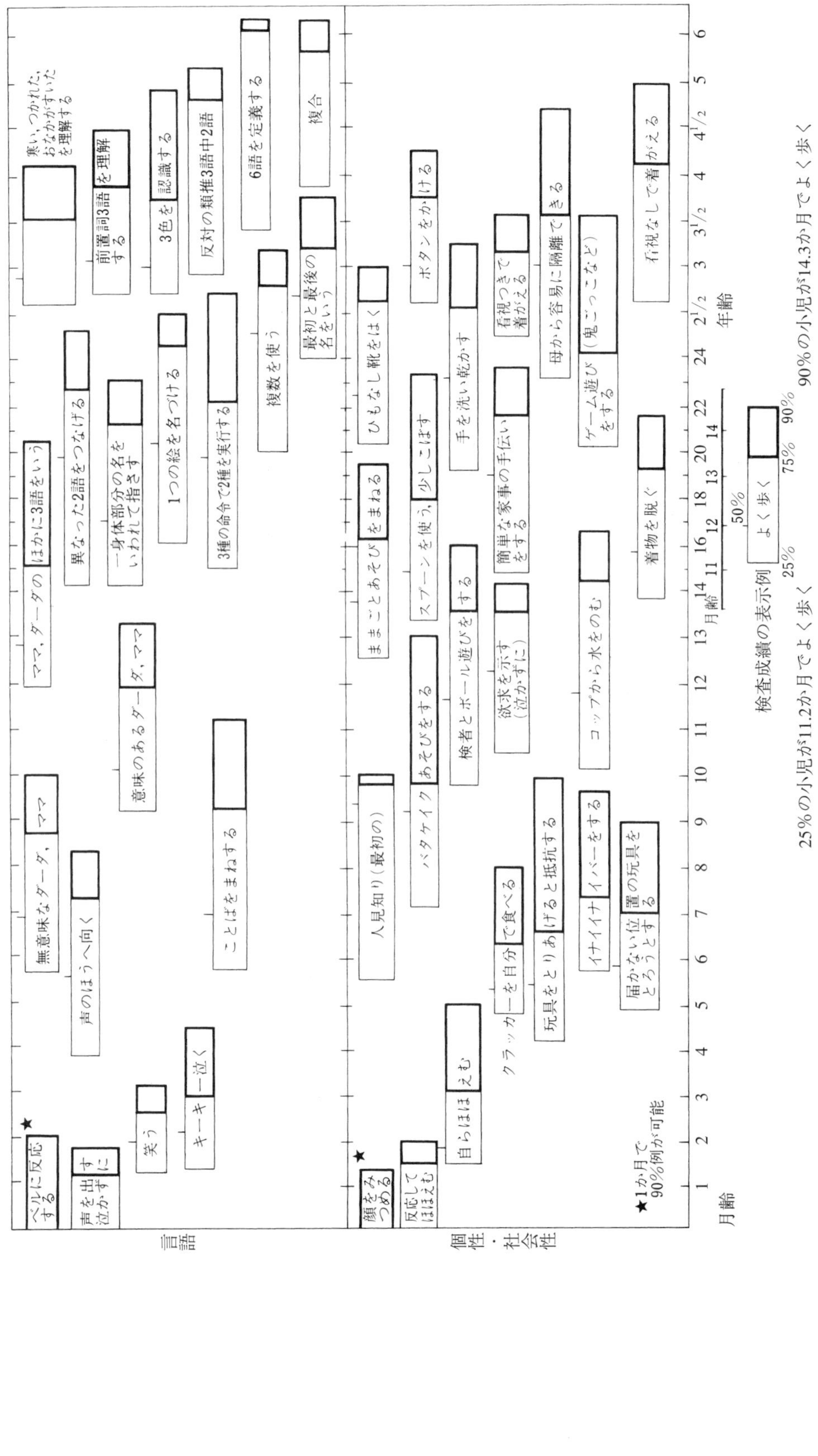

図 13-1　デンバー式発達スクリーニングテスト（DDST）

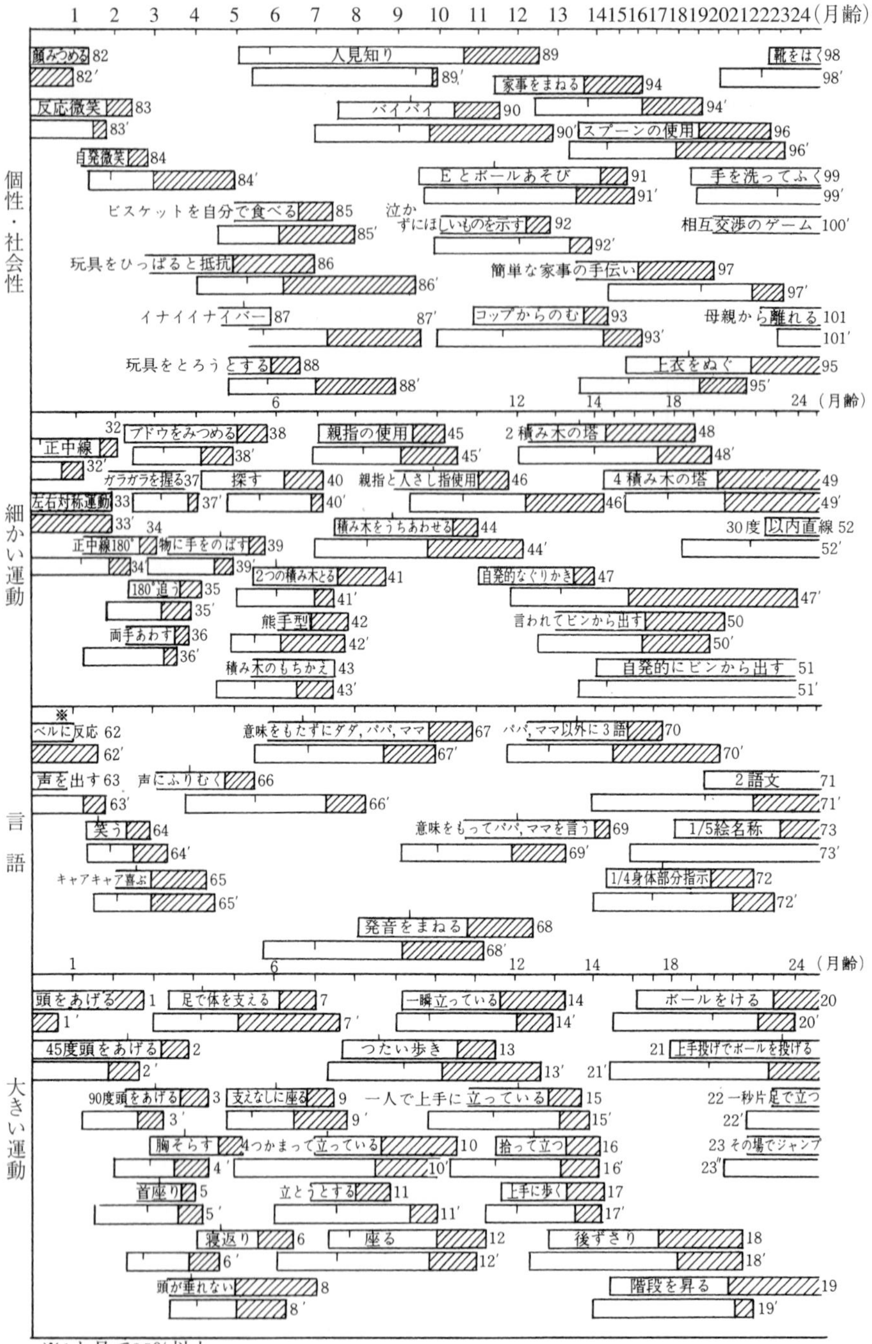

※1か月で95％以上

上のbar：日本，下のbar：米国。なお，barの右肩の番号はDDSTの項目番号を示す

図 13-2　DDST の日本と米国の検査結果の比較[3]

率では，デンバー市の子どもたちに遅れているものが多い。これらの違いはいろいろな要因が考えられるが，生活様式の違いが大きな要因の1つと考えることができる。現在では，日本の3地域の乳幼児2,510人の資料に基づいて発達スクリーニング検査として，日本版改訂 Japanese version Denver Developmental Screening Test（JDDST-R）が広く普及している[4]。

蒲田ら[5]は669例の月齢1～24か月の乳児を対象にして，初笑い，首座り，寝返り，座る，つかまり立ち，はう，つかまり歩き，ひとり立ち，ひとり歩きの9項目について調査し，月齢別に可能な者の百分率を算出している。これらの結果を月齢別に可能な者の10%，50%，90%で，それぞれグラフ上に示したのが図**13-3**である。このグラフを用いて発達をチェックしていけば，発達のおよその目安が得られる。また，図13-3をみてもわかるように，10%から90%通過率を示す月数に至る経過期間は，その運動の項目でかなりの幅がみられ，首座りでは約2か月，寝返りで約5か月，座るで約3か月，つかまり立ちで約5か月，はうで8か月，つかまり歩きで約5か月，ひとり立ちで約5か月，ひとり歩きで約5か月となっている。大部分のものに約5か月の幅がみられるが，首の座りでは2か月，座るでは3か月と，この2項目ではこの幅が少ない。したがって，この2項目は発達のチェックにおいては欠くべからざるものとして用いられている。ここで注意しなければならないのは，これらの成績のうち90%通過率を示す時期を過ぎても，まだ100人中10人はできていないということであり，これらの子どもたちも後に正常の発達を示したと考えられるから，正常・異常の判定は，その他の発達の状態とも考え合わせたうえ，慎重に対処する必要がある。また，発達において若干の遅れがみられた場合，その時点で判定を下すのではなく，縦断的に観察し，その経過を追跡する必要がある。

2．姿勢による運動発達

1）腹臥位

腹臥位における姿勢の発達は，Illingworth[6]によれば次のごとくである。

新生児：頭は中央線より左右いずれか一方に寄っている。腰の位置は高く，膝は腹のほうにぐっとひき寄せられている。

6週：膝を腹のほうへ引き寄せたり，伸ばしたりする。ときどき顔を上げる。

8週：頭はだいたい中央線上にある。顔をベッドから45度くらいまで持ち上げる。

12週：腰はもはや平らになっている。腕に力を入れて上体を起こし，顔をベッドから45～90度まで持ち上げる。

16週：胸をベッドから離し，顔を90度まで起こす。手足を十分伸ばし，体重を腹部にかけ，あたかも水泳をするような姿勢をとる。

20週：腕でからだを支えることができる。

24週：腕を伸ばし，からだを支えて胸のほかに腹の上部もベッドから離すことができる。腹ばいからあおむけに寝返りをうつ。

28週：片手でからだを支えることができる。

36週：はおうとして後ろに進む。

40週：腹を床につけてはう。

44週：四つんばいではう。

48週：足の裏を交互に床につけてはう。

52週：熊のように歩く。

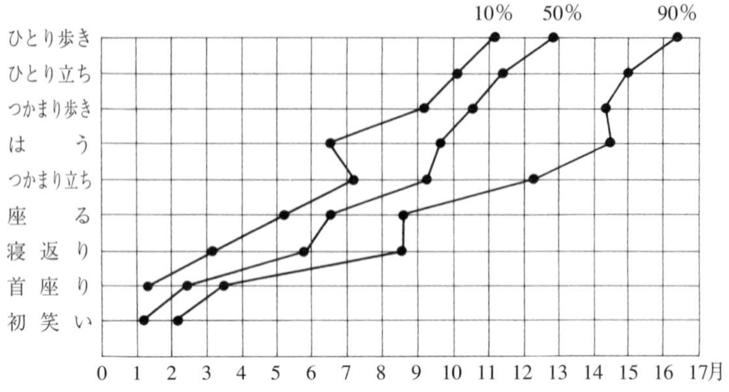

図 13-3　運動機能発育標準図

15 か月：階段をはいあがる。支えなしでひざまずく。

わが国においては，乳児期には主として背臥位で寝かせる方法が一般的である。したがって，腹臥位で寝かす欧米と比較すると，当然ではあるが違いがある。またこの育児方法の違いのためもあってか，子どもの腹臥位での発達にはかなりのばらつきがある。

2）坐　位

坐位における発達は，Illingworth[6]によれば次のごとくである。

新生児：肩を支えて引き起こすとき，全く頭は垂れてしまう。

4 週：支えてお座りさせると，背中は丸くなる。頭は前に垂れているが，瞬間的には頭を持ち上げる。上体を起こそうとするとき，まだ全く頭は垂れてしまう。

12 週：支えてお座りをさせるとき，頭はだいたいまっすぐに保たれている。しかし，まだ前へ傾きやすい。

16 週：上体を引き起こそうとするとき，初めはまだほんのわずか頭が遅れる。お座りしているとき，からだがゆれると頭がぐらぐらする。背中はかなりまっすぐだが，腰の部分だけ丸くなる。

20 週：上体を引き起こすとき，もはや頭は全然遅れない。お座りの姿勢でからだをゆすぶっても，もはや頭はぐらつかない。背中はまっすぐである。

24 週：乳母車や小児用の椅子などのように，後ろに支えがあれば座っている。寝ている状態から引き起こそうとするとき，自発的に頭をベッドから持ち上げる。

28 週：自分の腕を支えにして，ひとり座りをする。

32 週：瞬間的にひとり座りができる。

36 週：10 分間ぐらい，ちゃんと座っている。前方に傾いても（しかし，横には傾かない），平衡を取り戻す。

40 週：あおむけの姿勢から，腹ばいの姿勢に変わることができる。また，腹ばいからお座りに移ることができる。自分から物につかまってお座りすることができる。

48 週：物をつまみあげるために，からだをねじることができる。

15〜18 か月：ひとりで椅子に座れる。

3）起立と歩行

起立と歩行における発達は，Illingworth[6]によれば次のごとくである。

新生児：歩行反射（最初の 2〜3 週間）。
8 週：からだを起こすと，瞬間的よりももう少し長く，頭を起こしていることができる。
24 週：足はほとんど全体重を支えることができる。
28 週：立たせてやると喜んではねる。
36 週：家具につかまったまま立っている。物につかまって立ち上がる。
44 週：立って片足を持ち上げる。
48 週：つたい歩きができる。両手を支えてもらって歩く。
52 週：片手を支えてもらうだけで歩ける。
13 か月：ひとり歩きができる。
15 か月：階段をはい上がる。ひとりで立ち上がれる。支えなしでひざまずく。しかし，まだ角を丸く曲がったり，突然止まったりすることはできない。
18 か月：助けなしで階段を昇り降りする。車のついた玩具を引っぱる。椅子にひとりで腰掛ける。両足で跳び上がったりする。
2 歳：ひとりで 1 段 2 歩で階段を昇り降りする。まねして後ずさりする。倒れずに床の上から物をつまみあげる。走る。からだの平衡を失わずにボールをける。
2 歳半：両足で跳躍する。つま先で歩くことができる。
3 歳：一番下の段からとび降りる。1 段 1 歩で階段を昇る。1 段 2 歩で階段を降りる。何秒間か片足で立っている。三輪車に乗れる。
4 歳：1 段 1 歩で階段を降りる。片足でスキップする。
5 歳：両足でスキップする。

3．細かい運動の発達

細かい運動としては，第一に手の運動がある。新生児期は母指を内に握っているが，これがだんだんと開いていき，随意的に握り，さらに，つかみ，つまむようになる。これらの発達は，Illingworth[6]によれば次のごとくである。

新生児：最初の 2〜3 か月間—把握反射。
4 週：手は主に握られている。
8 週：しばしば手は開いている。まだ把握反射がわずかに残っている。
12 週：把握反射はない。ガラガラを手渡すと，数秒間持って遊ぶ。自分の着物を引っぱる。手はたいてい開いている。何かをつかみたそうにみえる。
16 週：遊ぶときに手をあわせる。顔の上まで着物を引っぱり上げたりする。物に手を伸ばすが，ゆき過ぎてしまう。手にガラガラを持たせると，それを振って長いこと遊ぶ。
20 週：自発的に物をつかむことができる。足の先を手に持って遊ぶ。物を口へ持っていく。両手を同時に物に近づける。
24 週：びんを持つ。自分の足を握る。積み木を手のひらで握る。もう 1 つ積み木を渡すと前のものを手放してしまう。
28 週：物を手から手へ移す。片手を物に近づける。ビスケットを自分で食べる。卓上で物をガタガタいわせる。2 個めの積み木を渡しても，もはや前のものを取り落とさない。
36〜40 週：人差し指を物に近づける。人に物を手渡すしぐさが始まる。人に玩具を差し出したりするが，それを渡すつもりはない。

44 週：バスケットのなかへ，物を次から次へと入れる。

48 週：人に玩具を手渡す。

12 か月：物を口に持っていくのをほとんどしなくなる。

12〜15 か月：物を床に投げる。

15 か月：2 個の積み木（1 インチ角のもの）を積み重ねることができる。片手に積み木 2 個を持てる。

18 か月：積み木 3〜4 個で塔が作れる。

2 歳：積み木 6〜7 個の塔が作れる。ドアのとっ手を回す。ふたのネジをゆるめる。靴や靴下やパンツを身に着ける。

2 歳 6 か月：こぶしの状態ではなく，指に鉛筆を持つ。描き始める。

3 歳：積み木 9〜10 個の塔が作れる。服を着たり，脱いだりが完全にひとりでできる。背部以外のボタンなら，自分で掛けられる。円をまねして描く。

以上，運動の発達を大きい運動（gross motor），姿勢よりみた運動発達，細かい運動（fine motor）の 3 つに分けて，主として Illingworth の文献などから述べた。運動発達を調べる場合，その個人差がかなりあることに注意し，若干でも問題がみられる場合には，注意深く経過を観察することが必要である。一時点においては遅れているかのごとくみえても，経過を追っていくと正常に追いついていく症例は数多くみられるからである。しかし，逆に安易に正常との判定もすべきではなく，完全に正常とみられる段階まで経過を追っていくことが大切である。

Ⅱ．スポーツに関する運動生理学（学童期から思春期の運動機能）

スポーツに関する運動機能の評価は，体力・運動能力を測定することである。

青柳は，体力（運動能力）について形態と機能に分けて述べている[1]。形態は，長育（身長，座高，胴長，上肢長，下肢長，指極），幅育（肩幅，胸幅，胸厚，腰幅），量育（体重，皮下脂肪厚），周育（胸囲，腹囲，腰囲，上腕囲，前腕囲，大腿囲，下腿囲）に分けられる。機能は，筋力，瞬発力，筋持久力，敏捷力，協応性（調節力），平衡性，柔軟性，全身持久力に分けられている。形態は医学的には発育状態をみるためのものであり，ここでの運動能力は機能を中心

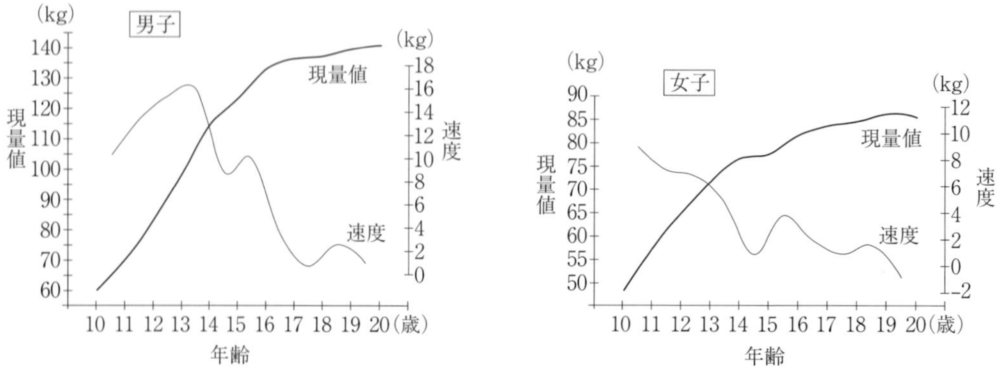

図 13-4　筋力（背筋力）の発達[7]

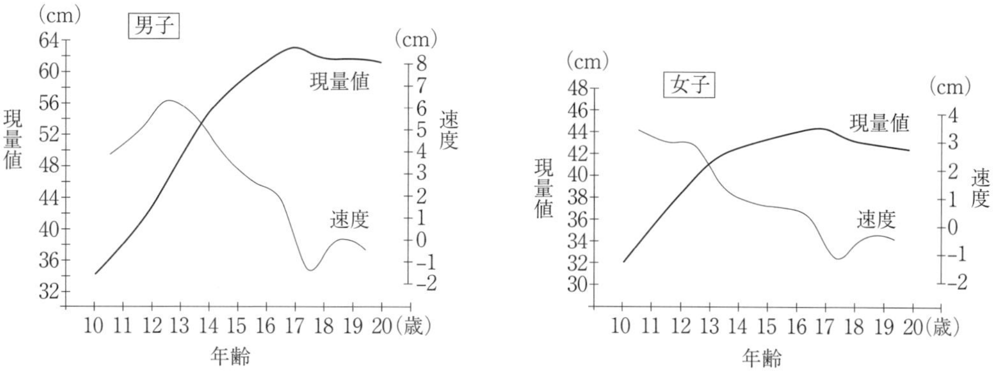

図 13-5　瞬発筋力（垂直跳）の発達[7]

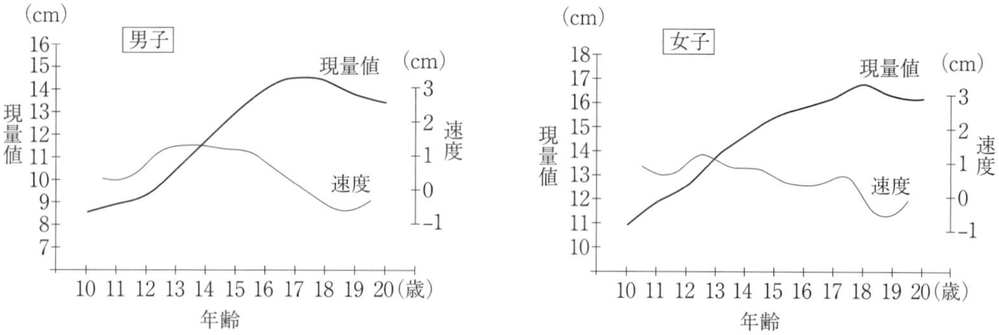

図 13-6　柔軟性（立位体前屈）の発達[7]

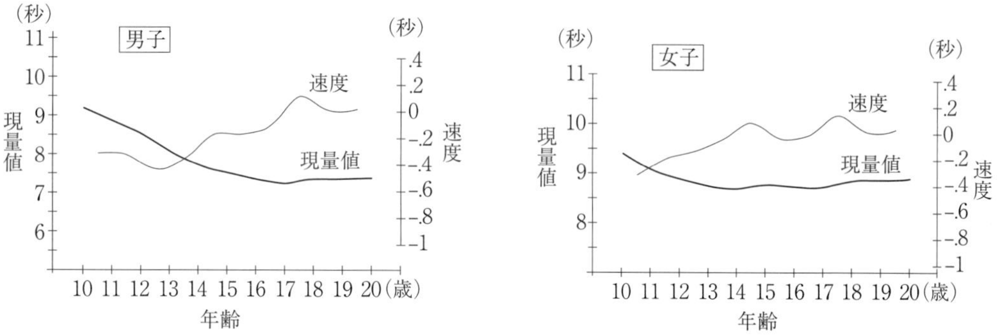

図 13-7　走力（50 m 走）の発達[7]

に述べる。

『統計学的発育発達学』[7]に記載されている青少年期における体力の加齢的変化では，10〜20 歳までのコホート・データを用いて男女別に現量値と発育速度が曲線で描かれている。筋力（背筋力）は図 **13-4** に示すように「男子は 16 歳まで，女子では 14 歳まで顕著な発達が出現し，以後発達速度は減少するものの発達が男子では続くが，女子では 19 歳で速度は負になっており，

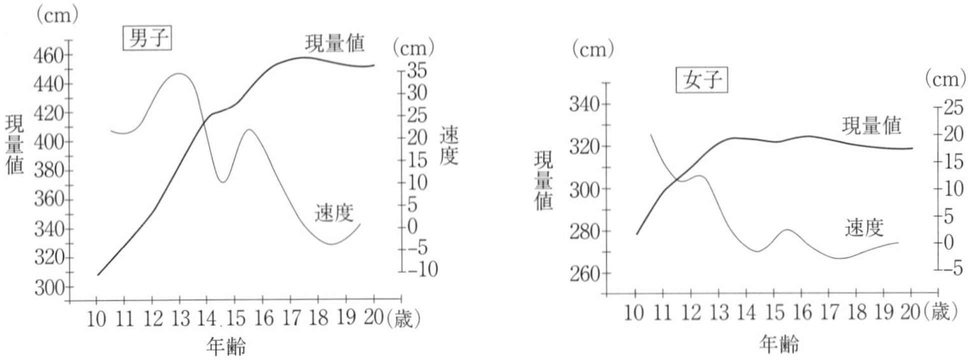

図 13-8　跳力（走幅跳）[7]

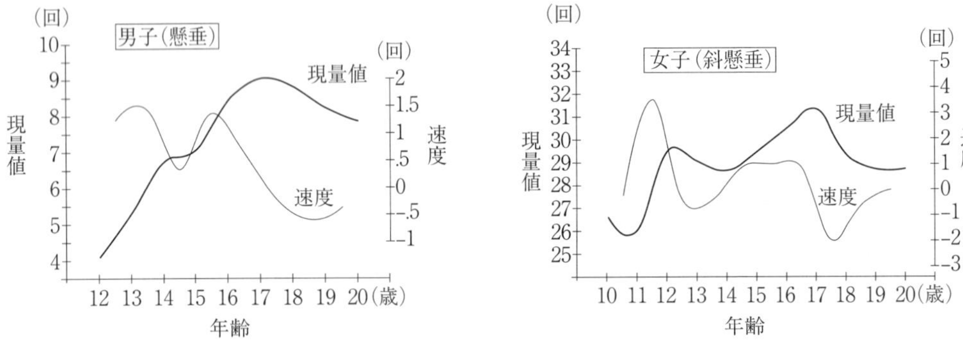

図 13-9　筋持久力（懸垂）[7]

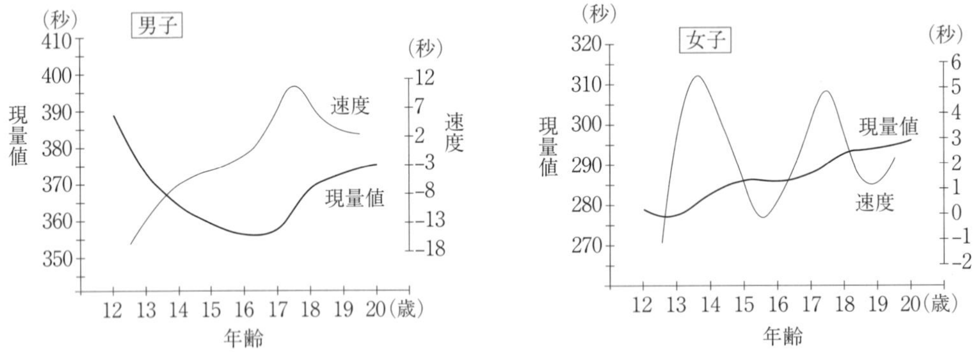

図 13-10　持久性（持久走）[7]

つまり低下が始まると推測される」と述べられている。瞬発筋力（垂直跳）は図 **13-5** に示すように「男女とも 17 歳まで，向上傾向が続くと推測されるが，男子では 13 歳までは加速的な向上が出現し，以後 17 歳まで向上勾配は減少するが向上が見られる。女子については 13 歳までの向上傾向は減速的発達である」と述べられている。柔軟性（立位体前屈）は図 **13-6** に示すように「男子では 17 歳まで向上傾向が見られ，以後低下傾向になる。女子では 18 歳まで向上傾

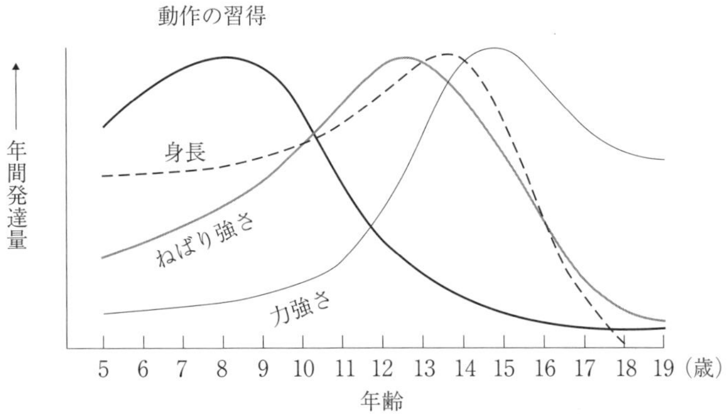

図 13-11　発育・発達のパターン（宮下，1981.）[8)]

向があり，以後低下すると推測される」と述べられている。走力（50 m 走）は図 **13-7** に示すように「男子では 16 歳，女子では 13 歳までタイムの短縮が見られる」と述べられている。また，跳力（走幅跳）は図 **13-8** に示すように「男子では 17 歳，女子では 13 歳まで向上傾向を示す」，投力は「男女ともに 17 歳でピークが見られる」と述べられている。筋持久力（懸垂）は図 **13-9** に示すように「男子では 17 歳まで，女子の場合は 12 歳，17 歳と 2 つのピークが見られる」，持久性（持久走）は図 **13-10** に示すように「男子では 16〜17 歳頃までタイムの短縮が見られ，持久力の向上が推測される。女子では 13 歳まで向上傾向が窺われるが，その程度はわずかであり，有意な向上とはいえず，以後能力は一貫して低下傾向」と述べられている。

また，『子どものスポーツ医学』[8)]によると，人間の身体的充実は 20 歳前後に完成するが，完成するまでの身体の発達は期間によってまちまちであり，それぞれの器官の最も発達の著しい年齢に発達を促進するような運動指導がなされるべきであると述べられている。図 **13-11**[8)]に示すように，小学生高学年までは神経系の発達が盛んであり，身体運動の時間的・空間的・量的調節機構の向上に適した時期である。さまざまな種類の身体運動による動作の習得（跳ぶ・走る・投げるなど）に重点がおかれる。小学校高学年から中学校までは，骨格が伸び筋肉が肥大し呼吸循環機能の発達の著しい時期にあたり，身体運動に力強さやねばり強さが加わるようになる。小学生高学年までに習得した動作を力強く長時間反復することに重点をおけば，それぞれの機能の向上に適した時期である。高校生段階では，力強さとねばり強さが完成に近づく時期にあたり，と同時に生徒間の個人差が顕著になる。以上のように，年齢に応じた体力づくりのためのスポーツ指導が重要であると述べられている。

●文　献

1）青柳領：子どもの発育発達と健康，ナカニシヤ出版，京都，2006.
2）Frankenburg, WK. and Dodds, J. B.：The Denver Developmental Screening Test. J. Pediatr., 71：181-191, 1967.
3）上田礼子，古屋真由紀，前田和子，他：乳幼児発達検査の標準化に関する研究（1）；24 か月までの標準化．総合リハビリテーション，4：641-646，1976.
4）上田礼子：子どもの発達のみかたと支援．中外医学社，東京，2001，pp. 32-34.
5）蒲田逸夫，胡桃啓子，山本一：最近の乳児運動機能発育成績．小児科診療，26：180-182, 1963.
6）Illingworth, R. S., 布施徳郎・訳：乳幼児の知能，身体の発達；正常と異常，第 7 刷，岩崎学術出版社，東京，1968.
7) 松浦義行：統計的発育発達学，不昧堂出版，東京，2002.
8) 宮下充正：子どもの体力とスポーツ．宮下充正，小林寛伊，武藤芳照・編，子どものスポーツ医学，南江堂，東京，1987，pp. 12-13.

[唐澤　賢祐・中村　博志]

14 啼泣，表情

Ⅰ．啼　泣

啼泣は一般的に泣きの程度からみた過剰泣き，よく泣く時間帯からみた夜泣き・日暮れ泣き，抱きぐせなどが問題視される。日暮れ泣きは，理由は明らかではないが，乳児が日暮れ時になると急に泣き出す現象である。夜泣きは夜，急に目覚めて激しく泣き出す現象である。夜泣きは生後6か月ごろから満1歳ごろまでの乳児にみられ，原因の把握は困難であるが，かまい過ぎ，外気浴不足，離乳の遅れ，暑さ，見知らぬ人に話しかけられたり，夢をみたりした特別な経験が考えられる。乳児の欲求に対する親の取り扱いとの齟齬という自我と人格の発達も要因にあげられる。抱きぐせは抱いていればおとなしくしているが，下におくと火のついたように泣き叫ぶものと，しきりに抱いてくれと発声し，動作で示すものがある。平素になく激しい泣きのほかに嘔吐・顔色不良がみられるときは腸重積症のこともありうることを考慮する。

1．泣き声

人の発声は出生時の第一呼吸に始まる。生後24時間以内に聞く泣き声はピイーという音（screams），しくしく泣く（whimpers），口笛のような音（whistle tone），のどを鳴らす音（gurgling），咳き込むような音（coughing noises）などと表現される。新生児・乳児の泣き声は出生後の日数を重ねるにつれて，音の高さ，リズム，持続時間が変化し，感覚系発達に伴い泣き方の意味が複雑化する。

生後1か月未満の新生児の泣き声は，一般的には号泣の原因いかんにかかわらず同質であると見なされ，未分化な号泣と呼ばれている。しかし，スペクトログラフを用いた結果，1か月未満の新生児期にも，少なくとも痛みの号泣と空腹の号泣との間には明らかな相違が認められた（**図14-1**）[1]。たとえば痛みの泣き声の声の高さは高く，持続時間は長く，かつメロディーについてはかん高い声で始まり低い声に終わる下降型が多いのに対して，空腹の泣き声の声の高さは低く，持続時間は短く，かつメロディーは低い声で始まり，いったんかん高い声に移行した後，再び声の調子（振動数）が下がり，低い声に終わる上昇-下降型が多いといわれている。泣き声の持続時間については痛みは2.6±1.5秒，空腹は1.3±0.6秒，声の高さについては痛みは530±80 Hz，空腹は470±40 Hzという。一般に乳児の泣き声の音質は振動数が高く，高音域に共鳴する。

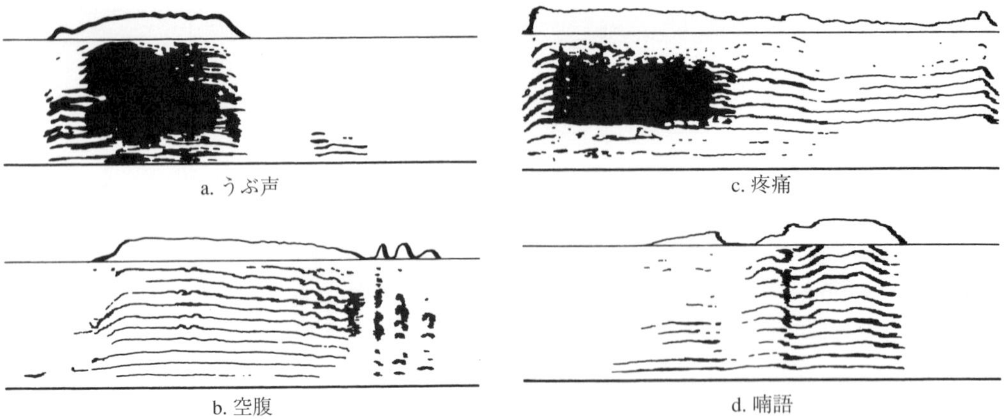

図 14-1　音声スペクトログラフ分析による各々の性質の泣き声[1)]

1）過剰泣き（広義）のタイプの呼び名

Gas pain が原因と考えられる 3 か月疝痛（three-month colic）とコリック（colic），原因不明で発作的に衝動的に泣き始める発作的泣きさわぎ（paroxysmal fussing）と衝動泣き（compulsive crying），長時間泣き続ける狭義の過剰泣き（excessive crying）と長泣き（persistent crying），繰り返して頻回に泣くイライラ泣き（irritable crying）と夜泣き（night screaming）がある。

イライラ泣きは満腹している場合でも，痛みやガスの明瞭な徴候なしに，何時間もみじめに泣き続ける。イライラ泣きは絶えず泣き，不眠になり，irritable baby syndrome の部分症状であり，発達遅滞，行動異常を後に示すことがある。3 か月疝痛は腸の痛みのために脚を引きつけ，かん高い声で泣き叫び，時に直腸からガスを排出する。3 か月疝痛もイライラ泣きも，ともに生後 2～4 週に始まり，3 か月ごろ自然に消失することが多い。また，トラブルは 18～22 時の間に発生することが多い。

2）よく泣く時間帯

生後 3 週では 19～22 時に比較的に多いが，0～24 時の全体に分散している。生後 6 週では午前中に少なく，16～22 時に集中している。

3）夜泣き

生後数週間から数か月の乳児が夜中に突然泣きわめいて，なだめようもないことがある。3 か月疝痛ともいわれ，空気嚥下による鼓腸のための痛みともいわれる。多くは数週間以内に治まり，何か月も続くことはない。

4）知的発達障害児の泣き方

正常児は疼痛刺激に対して即時に持続的な力強い号泣で反応するが，知的発達障害児に号泣を誘発するには反復刺激を必要とし，号泣は長続きしない。

5）泣き声の高さ（pitch）

うぶ声：400～500 Hz　　2 か月：200～400 Hz　　4 か月：250～500 Hz
6 か月：250～650 Hz　　8 か月：200～650 Hz　　12 か月：200～650 Hz

6）話声の高さ（pitch）

3 歳：330 Hz　　4 歳：310 Hz　　5 歳：290 Hz

成人女子：250 Hz　　成人男子：130 Hz

7）泣き声と母親の反応

新生児・乳児の泣き声は，母親のわが子に対する強固な結合を形作る重要な要因である。母親の生物学的反応については，サーモグラフィーを用いて乳房の温度変化を観察するさい，母親に新生児の空腹時の泣き声を聞かせると，乳房への血流増加を示す所見が得られる。わが子の泣き声が，母親に乳を飲ませようとする生理的変化を生じた結果である。産褥期の母親も，大部分は泣き声によってわが子を識別し得ること，母親の多くは，いくつかの異なった泣き声の意味を理解し得ること，泣き声を聞いた母親は，これに対して授乳する，抱き上げるなどの何らかの反応を示すことなど，泣き声によって乳汁分泌に関連した生体反応が起こる。

2．乳児の自然発声（non-crying, non-laughing vocalisation）

新生児が泣いているとき，口の形は口を開けて声を出すだけで，舌はほとんど動かさず，軟口蓋も短くて動きが未熟で，「オ」とも「ア」ともつかない鼻にかかった声で母音に似た泣き声を発する。新生児期の単調な泣き方も，生後 1，2 か月経過すると音の高さ，リズムが変化し，声は 2〜3 秒は持続するようになり，なめらかな声が出るようになる。これはハト鳴き（cooing）や whining といわれ，発声にかかわる呼吸筋や喉頭筋の発達を示唆している。

1）ハト鳴き

1〜2 か月ごろのアー，ウーなどの母音を主とする自然発声をハト鳴き（cooing）という。時に口蓋音を混じたングー，アクーン，オクーン，ah-go，arghroo と聞こえる発声をすることもある。これを特に ragging と呼ぶ者もある。

2）喃　語

3〜6 か月ごろの自然発声には，cooing の段階で聞かれた音声に加えて，口蓋前部や口唇を使って作られる子音が増えてくる。たとえばマンマン，ダダ，ババ，ブーブー，アブなど。これを babbling，喃語（いずれも狭義）という。構音器官の運動の準備を意味する。

3）自己音声模倣

6 か月を過ぎると，マム・マム・マム・マム，ダア・ダア・ダア・ダアのように，長いシリーズを形成した音声の反復が認められる。これを，自分で自分の声を真似した結果と考えて，自己音声模倣（lallation）という。聴覚的フィードバックが働いている。

4）音声模倣

10 か月ごろになると，自分以外の音声を模倣するようになる。ことに，舌打ちや咳のまねが多い。これを音声模倣（echolalia）という。

5）その他

以上の発声とは別に，乳児が「キー」とか「キャー」とかいうような叫び声を発する場合がある。生理的現象である。

3．言　葉

人間は出生直後にまずうぶ声をあげる。これは出生とともに呼吸運動が刺激になって反射的に起こるものであって，言葉とはいえない。しかし 1 か月ごろになると，泣き声は痛みや空腹の訴えを意味するものとなり，象徴機能の芽生えといえる。生後 2 か月になると，乳児は泣き声とは別に，言語に近いさまざまな音声を発するようになる。喃語である。これは自分で発声するとともに，自分の聴覚でその音を認知し，さらにその音が刺激になって再び発声する。生後7か月になると，他人の話声に注意を払うようになるとともに，発声も自発的に出る喃語のみでなく，次第に他人の言葉を模倣しようとする発声がみられるようになる。生後10か月ごろになると，いろいろな音がつながって，あたかも話しているような一種独特な発声であるjargonがみられるようになる[2)]。

このようにみてくると，啼泣・表情といった新生児・乳児の情動は新生児・乳児の感覚系発達そのものであることが理解いただけるものと思う[2)]。

Ⅱ．表　情

感覚系発達を現す表情の1つである微笑のほかにも固視・追視がある。乳児に固視・追視を認めるのは生後2か月以後である。新生児は，同一表情が何回か提示されると，注視の時間が短くなり，その段階で異なった表情が出されると，注視が再び出現することで表情を識別している。表情には注意（attention）が関与している。注意とは，特定の感覚刺激を選択し，不要刺激を排除する精神機構である。新生児・乳児の注意の発現は，刺激のほうを向く定位行動，心拍，呼吸の変化などから察知される。生後6か月ごろになると，両手に同時におもちゃを握っていられるようになるが，これは両方の手に同時に注意を配るようになったことであり，そこに表情が発現する。

生後6か月ごろから記憶力が発達しはじめ，8～9か月ごろには，おもちゃを見せて急にそれを隠すと探すという記憶力に伴う表情が発現する。新生児・乳児・幼児の表情をとらえるには，Bridgisの正常児の古典的な情緒分化（図**14-2**）を思い浮かべる必要がある。情緒障害では，無表情や無意味にみえる繰り返しの行動やチック，抑制のきかない高笑いというような現象がみられることがある。顔の活動としては，まず吸う動きがみられる。そして①指を吸い，あるいは口だけでその動きをする。また②声を出さずに顔をゆがめたり，③声を出す；時に弱く，軽く，あるいは強く，かん高く泣く。さらには④おちょぼ口をすることもある。かん高い泣きは脳性啼泣といわれ，中枢神経障害を示唆する場合もある。

泣きの表情は顔面が紅潮して両眼の間にたて皺を寄せ，下唇をとがらせて震わせる。両口角は下がり，上口唇は眼の周囲の筋肉の収縮により釣り上げられる。涙は普通，生後3～4週まではみられない。泣きの表情は脳幹部脊髄系によるが，小児では高位の大脳辺縁系に支配され左右対称の表情である。一方，成人は新皮質系に支配される。

1．微笑み

乳児の微笑は，乳児をとりまく多くの人の心を魅了する。微笑や泣きという信号行動は，それを受け取った相手を自分に近づけさせる社会的徴候機構の表れである[2)]。

新生児の自発的微笑（angel smile）は生物学的反応である。人間は，微笑の原型ともいうべき表情形態を生得的に備えている。さまざまな視覚刺激に対する微笑みは生後1か月半ごろから生じる。特に人の顔に対して最もよく微笑が示される。この，人に対して示される微笑を社会的微笑という。生後2か月を過ぎると，あやされると微笑を表し，生後3か月ごろから非常にはっきりとよく笑うようになる。生後3か月ごろまでは声を含めて高調音で微笑する。4か月には声をたてて笑う。特に最初に人の顔のパターンを認知する。生後半年ごろまでは，乳児

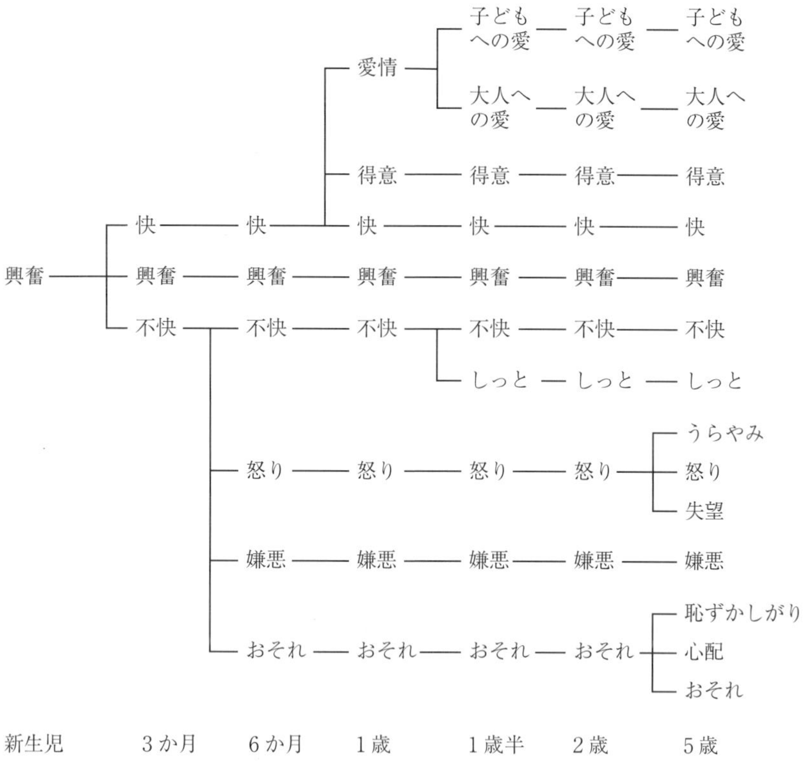

図 14-2　情緒の分化（Bridgis）

は親に限ることなく，人の声であれば非選択的に誰に対しても無差別的によく微笑する。人の顔という特定の刺激によって引き起こされる。生後6か月ごろになると，乳児の微笑みは人に対して選択的に生じるようになる。6か月以後，特定の人の声も認識するようになる。6〜7か月には手足をバタバタさせて大喜びをする一方，7〜9か月ごろになると人見知りがみられる。

このように乳児は最初に顔のパターンを認知し，6か月ごろになると養育者などの顔を認識し，8か月ごろになると親の顔を特に認識する。

2．模　倣

新生児は，ある一定の実験条件下では，大人が提示する表情を模倣することができる。Melzoff ら[3)]は，最初（1977）は生後12〜21日の新生児について，後（1983）に生後42分〜71時間の新生児40例について，舌を出す，口唇をとがらせる，口を開けるなどの表情を模倣する能力のあることを報じた。しかし，1歳半ごろのためこむ模倣や2歳児の意図をもった模倣とは区別すべきであろう。これらの研究の結論は，被検児の表情の変化を記録したビデオテープを細かく分析し，統計処理をほどこすことによって導かれたもので，目で見ただけで，誰にでもそれとわかる表情模倣が行われているわけではない。新生児がすでに模倣の能力をもっていることは事実であるが，ここで認められる模倣行動は，その後の乳児期にみられる模倣行動と同質ではないと思われる。模倣には随意的模倣と不随意的模倣があり，通常の模倣行動が始まる以前に，間脳レベルで行われる原始模倣が生後満3か月ごろから始まるからである。

3．指しゃぶり

手と口の協調運動ともいえる指しゃぶり（thumb sucking）は生後4か月ごろから始まり，生後6か月になると指しゃぶりをする乳児は多くなる。絶えず指しゃぶりをしている heavy sucker もいれば，眠いとき，睡眠中のみ指をしゃぶる乳児もいる。発達の途中での1つの行動であると考えれば，乳児期から2〜3歳，時に4〜5歳までの指しゃぶりは大部分は生理的で放置してよい。しかし，そのなかには行動そのものより，遊べない性格，会話のできない環境など育児の方法に問題があり，友達の遊びを指をくわえながらぼんやり見ている情景がある。その場合，解決に向かって話し合いが必要になる。無理にやめさせようとすると別の習癖が出てくることもある。長期間，指しゃぶりを執拗に続けている幼児・学童には上顎・下顎の変形，歯列不正が起こることがある。

Ⅲ．新生児の外部環境に対する反応と防御

同じ新生児でも，成熟新生児が受ける新生児室や家庭環境における刺激と，低出生体重児，ことに極低出生体重児や超低出生体重児が出生後，かなりの長期間にわたって NICU で保育されるさいに受ける刺激とはかなり隔たりがあるように考える。

1．新生児の日常刺激に対する反応の段階

新生児は外来刺激を感知するだけで，それ以上の知的能力を保有しないと考えられていた。その後，この見解は改められることになった。その基本的知識は新生児の感覚処理を感知（sensation），認知（perception）および認識（recognition）の3段階に分類して推究することに始まる。

馬場[4]によると感知は感覚刺激を受容し，これを逐次高位のニューロンに伝達する過程で，通常 sensory reflex を確認することによって，受容が行われたことを推測する。認知は，刺激の質を弁別する過程で，選好（preference）や適応行動の発現から認知が行われたことを推測する。認識は，到達した刺激と再生された記憶表象とを比較検討することによって，“それ”であると同定する過程で過去の経験が利用されていること，“reference”が行われていることが明らかな場合に，認識が行われていると判断する。

このほかに，注意（attention）という，特定の感覚刺激を選択し，不要刺激を排除する精神機構の想定がなされている。注意の発現は，刺激の方向を向く定位行動，心拍・呼吸の変化などの自律神経反射，吸啜行動などの突然の中止，脳波および誘発電位の変化などから察知される。注意には voluntary attention と involuntary attention の2種類があり，新生児には involuntary attention がある。

2．新生児期の感覚の特徴

新生児期に認められる感覚は，始めは反射的あるいは原始的知覚反応と呼ぶべき段階にあるが，それらは生後3〜5か月ごろ減弱し，それと交差するように随意的な大脳皮質レベルの認知による本来の知覚反応がみられ，さらに認識へと発達するものと考える。たとえば，この谷間の時期はどんな対象にも反応し，そのうち人の顔，人の声に反応するようになり，ついに選好

する認知を示す。母親の顔や声を認識するのは少なくとも生後6か月以後と考える。このように，新生児期は成人と同様な感覚の知覚能力，すなわち感知（sensation）もしくは受容（reception）することはできるが，認知（perception），すなわち刺激の質を弁別する過程で選好（preference）したり，対象物の同定をする認識（recognition）の能力はほとんど保有していないものと考える。

1）視　覚

強い光刺激に対する瞬目反射，閃光瞬目反射は新生児にも必発の反射である。これは皮質下の pathway が反射路として考えられる。脅迫瞬目反射は，対象物が急速に眼の前に近づいてきたときに起こる反射的瞬目であるが，新生児には発現しない。この反射路は大脳視覚野（線条野・第17野）と運動領とからなる[5]。生後2〜3か月では，視覚領野に認知して瞬目反射する。新生児は生後間もなくより強い光，赤い毛糸の房を感知することが知られているが，新生児の視覚は感知しているのであって，認知しているのではない。乳児に固視，追視を認めるのは生後2か月以後のこととされているが，新生児でも痕跡的には認められる。新生児は皮質盲（cortical blindness）に近いからであるとされている。生後6か月になると，視覚誘発電位でみると成人と同じくらいの明瞭さで物が見えるようになる。また，人間の両眼視機能の獲得の敏感期は生後3年である。

2）聴　覚

聴覚に関する神経機構は，出生の時点までにかなり進んでいる。胎児の聴性反応は妊娠26週ごろより存在すると考えられる。胎児が子宮内で聴取する音は母親の大動脈音，腸雑音，母親の話声など，さまざまな音響と考えられる。子宮内音を新生児に聞かせることにより，新生児は安静となり，呼吸，心拍が安定する。前川ら[6]は新生児の認知に関する研究から，生後7日の新生児でもある音，たとえば母親の声に特異的な反応を示し，認知しうることを明らかにした。生後3か月ごろまでは声を含めて高調音で一般に微笑する。生後4〜5か月を過ぎると人の声で選択的に微笑する。人の声を認識し，生後6か月以後，特定の人の声を認識するようになる。聴覚的識別（auditory discrimination）は生後3年までに習得される機能で，この時期を過ぎると習得が次第に困難になる。

3）嗅覚・味覚

生後5〜6日の新生児は母親の breast pad の匂いに反応する。島田[7]は T ＆ T オルファクトメーターを用いて新生児に嗅覚刺激を与え，瞬時心拍数の増加を認め，新生児の嗅覚反応を明らかにしている。

新生児にも味覚反応は認められる。しかし，その反応は生後3〜5か月後減弱する。新生児はその味を認知しているのではない。原始反射と同様，この反応は月齢とともに減弱し[8]，離乳食を与えることにより徐々に認知による味覚の認識がついてくるといわれている。

4）触　覚

新生児の触覚機能は反射や反応によって認識できる。rooting reflex は口唇の周りを触れると顔がそちらを向き唇をとがらせて乳首をとらえようとする反射であり，withdrawal reflex は足裏を針で刺激すると下肢を引っ込めて刺激を避けようとする反射である。手掌を圧迫すると顔が正面を向き，口を開く Babkin 反射もある。

このように新生児の触覚反応は，新生児にとって好ましいものか，不快なものかいずれかで，生きていくために密着しているものが多い。

Ⅳ．補充刺激

保育者によって与えられる各種の生命的刺激（animate stimulation）の欠乏は，子どもの成長発達に悪影響を及ぼす危険性も考えられる。もしそうであるとするならば，極低出生体重児や超低出生体重児の保育にあたっては，適切な補充刺激（supplemental stimulation）を与える努力がなされなければならない。母子相互作用に基づいて形成される母子結合が，早期の母子分離によって障害される可能性を防御するためにカンガルーケア[9)]が普及しているが，これとは別に低出生体重児に対する補充刺激の効果に関する研究を紹介しておきたい。各種の生命的（animate）または非生命的（inanimate）な補充刺激が児の成長，発達に及ぼす影響を検討した論文は多数発表されている。補充刺激には聴覚刺激，吸啜刺激，触刺激，前庭刺激（振動刺激）および視覚刺激などがある。補充刺激の概念をわが国に初めて紹介されたのは馬場一雄日本大学名誉教授[10)]であると思われる。

1．聴覚補充刺激

Malloy[11)]は，妊娠183～230日の早産児127例を無作為に3群に分け，第1群には母親の声を，第2群にはブラームスの子守唄を，1回5分，1日6回，体重2,000 gに達するまで聞かせ，第3群の対照群と比較している。その結果，聴覚補充刺激を与えたグループの体重増加は対照群よりも良好であった。室岡ら[12)]もまた，胎内音を新生児に聴かせて聴覚刺激が新生児に及ぼす影響を検討している。被検児はawake inactiveの状態を示すことを指摘した。

2．吸啜補充刺激

補充刺激として吸啜刺激（non-nutritive sucking）を用いた研究も発表されている。たとえばField ら[13)]は妊娠30～34週，出生体重1,800 gの低出生体重児に細管栄養を実施している期間中，吸啜刺激を行わせたところ，体重増加が良好であることを報告した。

3．触補充刺激

頭，腕，脚および背中をなでるという触刺激を用いた研究もある。Freeman（1969）は，出生体重1,000～2,000 gの低出生体重児を3群に分け，第1群は毎時5分宛，第2群は毎食後に5分宛，上記の触刺激を与え，第3群の対照群と比較した。その結果，第1，2群は第3群よりも体重増加が良好で，第2群では他の群よりも呼吸障害の発生が少なかったという[10)]。

4．吸啜刺激と触刺激との複合補充刺激

筆者ら[14)]も，出生体重の近似した一卵性双胎の一方に，吸啜刺激と体をなでる触刺激を併用し，これらの操作が体重増加に及ぼす影響を観察した。これらの症例の体重を，観察終了の時点で同胞のそれと比較してみた。いずれの組でも，体重増加は補充刺激を与えられた者のほうが大であった。この考察としては，bottle feeding activityを促進したと考えられるが，他の要因として消化管通過時間の短縮，排便の回数の増加，乳首での哺乳確立への過渡期の短縮なども考えられる。重要なことは，この補充刺激が神経，内分泌，栄養代謝的にみていかなる作用を及ぼしたかであるが，まだ不明である。

5．前庭補充刺激

補充刺激として前庭刺激を用いた研究も発表されている。たとえば，Korner ら[15]は妊娠28〜34週，出生体重2,000 g 未満の低出生体重児に water-bed による振動刺激を与えて，その効果をみているが，体重増加や嘔吐の回数などには格別の影響が認められず，無呼吸発作の頻度だけが有意に減少したという[16]。

筆者ら[17]はエア・マットレスによる振動刺激を与えて，その効果をみた。エア・マットレスはゲイマー社製ネオウエーブである。低出生体重児に3時間ごとに“on”，“off”を続けて繰り返し，エア・マットレスによる振動刺激を与えた。その結果，振動刺激を与えられた低出生体重児では生理的体重減少が少なく，かつ出生体重への復帰も早く，また超低出生体重児においては無呼吸発作の発生頻度の減少を認めた。

6．複合補充刺激

補充刺激には単一補充刺激のほかに，複合補充刺激の効果を検討しているものもある。Scarr-Salapatek ら[18]は，出生体重1,800 g 未満の低出生体重児の保育器の上に玩具を置き，話しかけたり，ゆすったり，叩いたりの刺激を与えてみたところ，生後4週の時点で Brazelton score および体重増加のうえで好影響を認めたという。

筆者[19]の試みた NICU 内でのおぶい紐（スナグリー）の使用も，前庭刺激，触刺激，温度刺激を同時に与えるという意味で，複合補充刺激と見なすことができるが，この方法では，被検児に関しては鎮静的な効果があり，また看護師については児への愛情を呼び起こす効果が認められた。

母子結合（maternal-infant bonding）の問題に関連して，最近多くの施設で推奨されているカンガルーケアを含む早期接触も，いわゆるスキンシップ[2]ばかりでなく，見つめ合いもしくは対面行動や話しかけなどを行うのが普通であるから，複合的補充刺激と考えることができるかもしれない。

●文　献

1）Wasz-Höckert, O., Valanne, E., Vuorenkoski, V., et al.：Analysis of some types of vocalization in the newborn and in early infancy. Ann. Paediatr. Fenn., 9：1-10, 1963.
2）高橋滋，馬場一雄，大国真彦：母と児のスキンシップ．産婦人科の実際，36：1365-1369, 1987.
3）Melzoff, A. N. and Moore, M. K.：Newborn infants imitate adult facial gesture. Child Dev., 54：702-709, 1983.
4）馬場一雄：赤ちゃんの感知・認知・認識・記憶．周産期医学，26：11-15，1996.
5）馬場一雄：新生児の視覚・聴覚．日新生児会誌，20：293-301，1984.
6）前川喜平，塩塚瑛子：新生児の perception に関する研究．小児科診療，34：1485-1488, 1971.
7）島田光之：新生児の嗅覚に関する研究．日新生児会誌，22：569-575，1986.
8）前川喜平：赤ちゃんの味覚と嗅覚．周産期医学，26：37-40，1996.
9）堀内勁：カンガルーケア—新生児医療の新しい出発—．日児誌，101：1259-1262，1997.
10）馬場一雄：Supplemental stimulation．臨床婦人科産科，37：543-545，1983.
11）Malloy, G. B.：Original Article Series, XV(7)：81, 1979.
12）室岡一，佐々木毅，中村三和，他：胎児音の新生児に及ぼす影響．小児科，20：259-265, 1979.
13）Field, T., Ignatoff, E., Stringer, S., et al.：Nonnutritive sucking during tube feedings：effects

on preterm neonates in an intensive care unit. Pediatrics, 70：381-384, 1982.

14) 高橋滋，鳥山義仁，上里忠之，他：双胎．低出生体重児の新生児期発達におけるおしゃぶり刺激と触刺激．日新生児会誌，18：366-369，1982.

15) Korner, A. F., Kraemer, H. C., Haffner, M. E., et al.：Effects of waterbed flotation on premature infants：A pilot study. Pediatrics, 56：361-367, 1975.

16) Korner, A. F., Guilleminault, C., Van den Hoed, J., et al.：Reduction of sleep apnea and bradycardia in preterm infants on oscillating water beds：A controlled polygraphic study. Pediatrics, 61：528-533, 1978.

17) 高橋滋，橋本光司，鮎沢衛，他：未熟児におけるエア・マットレスの影響．日新生児会誌，21：661-664，1985.

18) Scarr-Salapatek, S. and Williams, M. L.：The effects of early stimulation on low birth weight infants. Child Dev., 44：94-101, 1973.

19) 高橋滋：NICUにおけるスナグリー．周産期医学，13：1986-1988，1983.

［髙 橋　滋・牧本　優美］

15 発声・言語

I．発声・言語の定義

発声とは，肺から吐き出される空気を使って，喉頭にある声帯で音を出し，この音を咽頭や口腔で共鳴させて口から外へ出すことをいう。

言語とは，多くの領域の学者によってさまざまな定義づけがなされているが，最も一致している点は，①言葉とは，人間が思想や感情，意思や意欲を表現，伝達したり，また理解するための手段として使用する音声や文字による記号体系であること，②音声または文字によって，思想や感情，意思や意欲を発表，伝達したり，それを了解する行為であること，である。

Werner ら[1)]によれば，人間は他の動物と異なり，外界の刺激にただ反応するだけでなく，環境に適応しよく生きるために，さまざまな事柄を『知ること』へと方向づけられている。人間は本来，知的好奇心が強く，完成を求める成長欲求をもっている。外界のさまざまなものや，出来事などについて知り，その知っていることを互いに伝え合い，分かち合うことによって高い水準の生活を営んでいる。そうした高い水準の生活を維持していくのに人間の目的によくみあっていて，人間のあいだで最も好都合に働くものが，言葉・言語であるとしている。

II．言語と大脳の機能

大脳皮質の機能局在に関しては，いまだ不明の部分も少なくはない。そのなかで，Brodmann によって機能局在や位置を示すのに 52 の領域に分類され，しばしば用いられている（図 **15-1**）[2)]。大脳皮質には各部位間を結合する神経線維が密に存在している。

1．言語中枢（図 15-2）[3)]

言語中枢の存在する大脳半球は優位半球とよばれている。言語中枢は，右利きでは 98％が左大脳半球，左利きの人でも約 70％は左大脳半球に存在するといわれている。左大脳半球に言語中枢が存在すると，右耳のほうが左耳より言語音を聞き取りやすくなる。

この優位半球という言葉は，現在左右の大脳半球の機能から範疇化作用（categorization）と記号化作用（synbolization）という相補的特殊化という概念に置き換えられてきている[4)]。すなわち，1 つの半球は時間的-分析的過程のために特殊化しており〔範疇化を営む半球（catego-

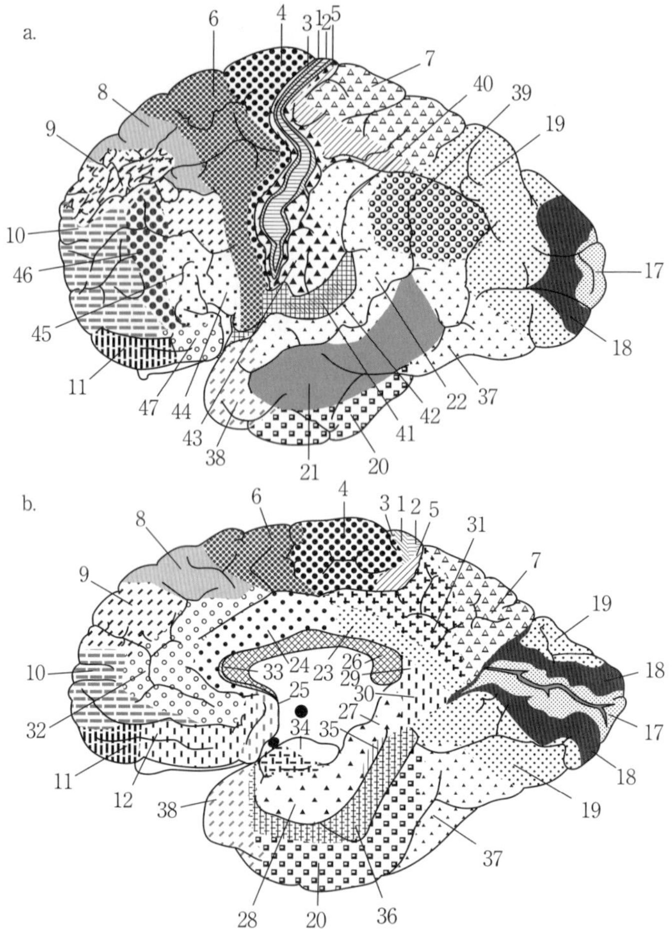

図 15-1　ヒト大脳の細胞構築学的皮質野[2]

rical hemisphere)〕，もう 1 つの半球は事象の視覚的空間的関係を認識するために特殊化している〔表象化作用を営む半球（representational hemisphere)〕という考え方である。範疇化作用を営む半球は言語機能に関係している。

言語に関与する主要な脳領域は，範疇化作用を営む半球の Sylvius 溝（外側溝）の近傍の溝に沿って配列されている。Wernicke 野（Wernicke's area，22 野）とよばれる上側頭回の後端の領域が，聴覚ならびに視覚により受容される情報の意味の理解に関与している。この領域は弓状束（arcuate fasciculus）を経由して，運動野の最下端の直前に位置する前頭葉の部位にある Broca 野（Broca's area，44 野）に投射する。Broca 野は，Wernicke 野から受容した情報を処理し，ついでこのパターンを島の構音領域を経由して運動野に送る。運動野は口唇，舌，喉頭の運動を開始し話し言葉を形成する。Wernicke 野の後方に位置する角回（angular gyrus，39 野）は，文字で書かれた言葉を Wernicke 野で聞き取った言葉に変換できるように情報処理をしていると考えられる。

左右の大脳半球の関連性では，分離能とよばれる症例の知見で，右大脳半球でも単語の理解や短い文の理解が可能であると報告されている[5]。しかし，複雑な文の理解および発話や書字

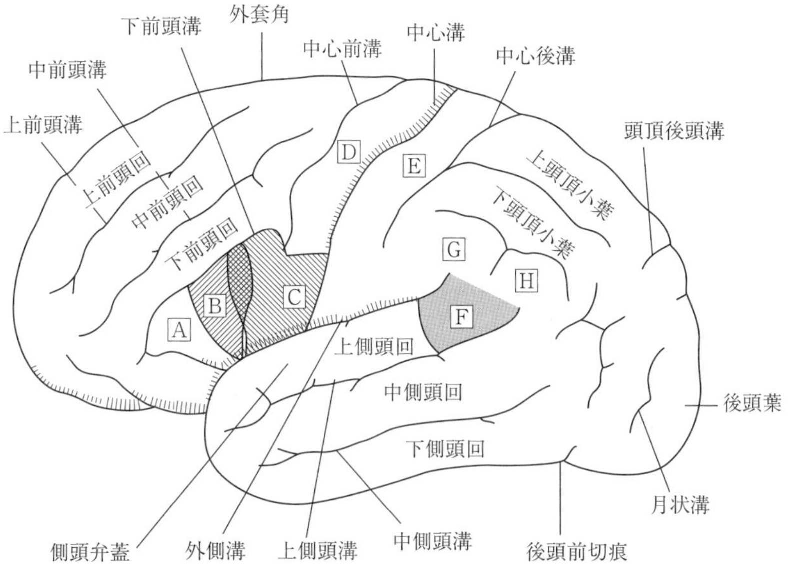

図 15-2 言語と脳の働きとの関係[3)]

A：第 3 前頭回眼窩部，B：第 3 前頭回三角部，C：第 3 前頭回弁蓋部，B＋C：Broca 領野といわれている（一部），D：中心前回，E：中心後回，F：第 1 側頭回後部（Wernicke 領野），G：縁上回，H：角回

に関しては左大脳半球が関係している。

2．発　話

発話とは，言おうとする内容について考えている音を想起し，音を並べ替えて単語にし，文法を考慮して文をつくり，発語運動筋に伝え，音声とする過程のことである。発話の中枢は，第 3 前頭回の三角部の一部を含む弁蓋部と考えられている。また意図的な構音の中枢は，中心前回である可能性が高い。中心前回の下部は Broca 野に含まれる第 3 前頭回の弁蓋部と隣接しあっており境界は明瞭ではない。

3．視覚的理解

視覚は対象を認知するうえで重要である。視野内側に入る視覚情報は，眼球後方の網膜の耳側に像を結び，この情報は視神経から視交叉を通って外側膝状体を介し，視放線とよばれる神経線維を介して同側の鳥距溝周辺の後頭葉線状皮質視覚中枢へ伝達される。視野外側に入る視覚情報は網膜の鼻側に像を結び，視神経を介して視交叉で交叉した後，反対側の大脳皮質視覚領へ伝えられる。後頭葉線状皮質に隣接する傍線状皮質は視覚情報の意味を理解し，対象の認知同定に重要な役割を担っている。また，線状周皮質は線状皮質，傍線状皮質とともに複雑な視覚認知，空間認知にかかわっている。

言語中枢が左大脳半球にある分離脳の場合，左視野に提示された言語の意味は理解できるが，それを言語化することが困難である。逆に右視野に提示された単語の意味は，スムーズに言語化することができる。これは，視覚伝導路は左視野の情報はすべて右大脳半球に，右視野の情報はすべて左大脳半球に伝えられるように交叉しているために生じる現象である。

4．聴覚的理解

言葉を聞いて理解する過程は，言語音を聞き取る段階と，聞き取った言語音を知っている知識と結びつけて意味を理解する段階の２つに大別される。言語音を聞き取るためには左大脳半球側頭葉の第一次聴覚野が重要であるとされている。意味を理解する中枢は，左側頭葉の下部が想定されることが多い。

5．書字読字

書字読字の中枢は左下頭頂小葉の角回にある。側頭葉内側面が障害されると読字のみ障害される。書字の場合，情報処理をしている場所が異なっているという考え方がある。たとえば日本語の場合，漢字と仮名があるが，左側頭葉後下部の障害では漢字だけの書字障害がみられ，左中前頭回や左頭頂間溝領域の障害では，漢字にも仮名にも書字障害が出現する。書字読字障害を認める学習障害児では，左角回を含む部位の機能低下が証明されている。

6．認知・記憶・行為

話し言葉に関しては発話の項で少しふれたが，言葉を自由に操り，会話や文章を書いたり読んだりするには，言語を認知し，より多くの言語を記憶し，言葉として話したり書いたりする行為を実行することが要求される。

認知には，視覚認知，聴覚認知，感覚認知がある。視覚認知との関連では両側後頭葉が重要であるが，色彩や絵画，物体などの対象認知は左大脳半球，人の顔の認識や視空間認知は右大脳半球との関連が深い。聴覚では，言語音は左大脳半球とのかかわりが強いが，非言語音（環境音）では両側大脳半球が関連している。

記憶は，生理学的には顕在記憶と潜在記憶に分けられる。顕在記憶は，宣言的記憶，認知的記憶ともよばれ，意識と結びついており，その保持は海馬および内側側頭葉のその他の部分に依存している。この顕在記憶はエピソード記憶（本人にかかわる事象についての記憶），意味記憶（学習された知識に関する記憶）に分けられる。顕在記憶と多くの潜在記憶は，短期記憶と長期記憶に分けられる。短期記憶は数秒から数時間持続し，その間に海馬やその他の部位において処理され長期的な変化を作り上げる。長期記憶は種類によって，顕在記憶に含まれているエピソード記憶，意味記憶，手続き記憶（技能の記憶）に分けられる。エピソード記憶は前頭葉や側頭葉海馬との関連が，意味記憶では側頭葉との関連が示唆されている。

行為の中枢は左大脳半球に存在すると考えられている。行為の障害は，手足の動きに出現するだけでなく，口腔や顔面の動きにも認められる。

Ⅲ．発声・声の年齢的変化

ヒトは誕生のときうぶ声を発するが，これは誕生と同時に外界の刺激によって肺が膨らみ，吐く息によって自然に声帯が動いて反射的に出る声と考えられている。このうぶ声は本当の意味での発声ではなく，生理的な現象ととらえることができるが，やがては言葉となる発声へとつながる重要な現象である。

出生後，声というと泣き声に限られていたものが，1～2か月のうちに赤ちゃんの独り言（い

表 15-1　声の高さ（単位：Hz）

泣き声	うぶ声	400～500	
	1～2 か月	200～400	
	2～4 か月	200～500	
	4～6 か月	250～650	
	6～8 か月	200～650	
	8～12 か月	200～650	
話し声	3 歳	330	
	4 歳	310	
	5 歳	290	
	成人女子	250	
	成人男子	130	
音　域	3 歳	a（220）～a'（440）	1 オクターブ
	4 歳	b（230）～c"（520）	1 オクターブ強
	5 歳	a（220）～c"（520）	1 オクターブ強
	成人女子	b（130）～g"（740）	2 オクターブ半
	成人男子	Cis（70）～d"（550）	3 オクターブ

表 15-2　声帯の長さと呼吸の年齢的変化

	声帯の長さ（mm）	呼吸数（回/分）	1 回呼吸量（ml）
新生児	3	30～80	19
1 歳	5.5	20～40	48
5 歳	7.5	20～35	125～200
成人女子	15	16	500
成人男子	20	16	500

わゆる喃語）が始まる。さらに 5～6 か月になると，周囲に向かって感情や情緒の表現として発声や泣き声を出すようになる。これは単に発声の機能が発達しただけでなく，外界への連絡手段として声を使っていることになる。喃語が始まるということは，①身体内部の酸素の均衡が保たれるようになったこと，②乳児が完全に独立して呼吸ができるようになったこと，③生まれたときに，すでに現存し活動している聴覚的フィードバックメカニズムが，より効力を生じ始めていること，④発声，構音器官とその神経支配が成熟してきたことなど，まず音韻体系の獲得のための仕組や働きが成長してきたことを示している。

声の高さには年齢的な変化が認められている。**表 15-1** に，岩淵ら[6]が示した乳児の泣き声，幼児の話し声の高さを示した。声帯の長さや呼吸の年齢的変化は**表 15-2** に，肺活量と声の持続時間は**表 15-3** のとおりである。

発声は，話や歌，うがい，深呼吸に代表される意図的な発声と，普通の呼吸に伴う声や笑い声，泣き声に付随する声などの非意図的な発声に分けられる。

表 15-3　肺活量と声の持続時間

	肺活量（ml）	声の持続（秒）
3 歳	600	5
4 歳	800	7
5 歳	1,000	7
成人女子	2,500	20
成人男子	3,500	30

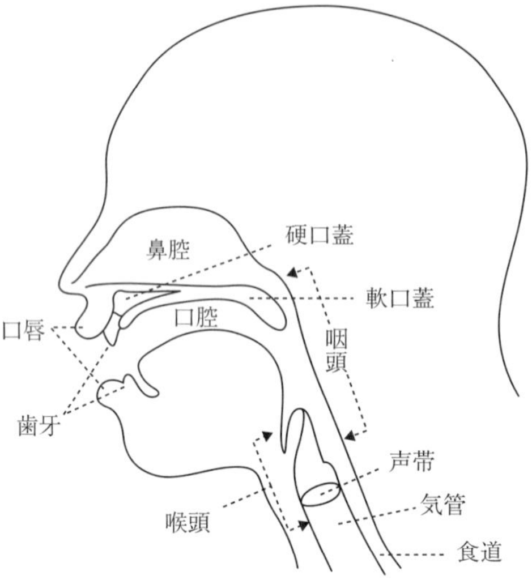

図 15-3　発声・構音器官[3)]

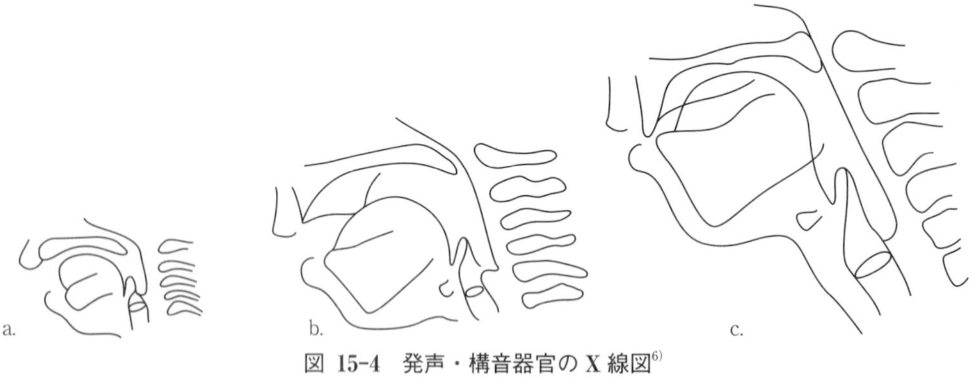

図 15-4　発声・構音器官の X 線図[6)]
a：新生児，b：5 歳児，c：成人男子

Ⅳ．構音の発達

発声するには，主に声帯，咽頭，口腔が使われる。これら発声にかかわる器官は発声器官とよばれている（図 15-3）。図 15-4 には生後 2 週の新生児（a），5 歳の男児（b），成人男子（c）

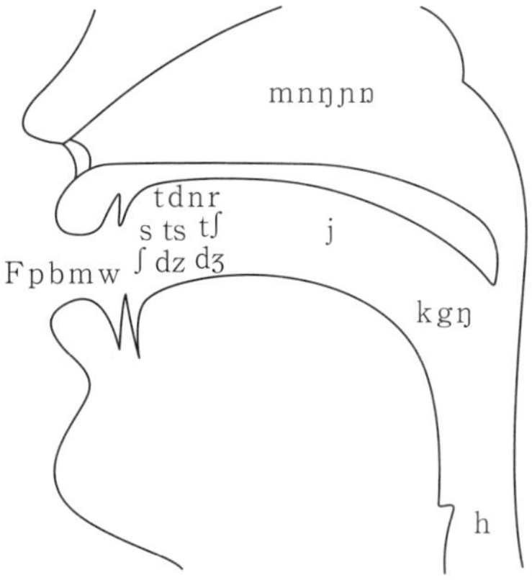

無声音														
					ヒャ	パ		チャ	シャ	キャ	ハ	タ	サ	カ
					ヒョ	ポ		チョ	ショ	キョ	ホ	ト	ソ	コ
						ペ		チェ			ヘ	テ	セ	ケ
				フ	ヒュ	プ	ツ	チュ	シュ	キュ			ス	ク
					ヒ	ピ		チ	シ	(キ)				(キ)
				[F]	[ç]	[p]	[ts]	[tʃ]	[ʃ]	[kj]	[h]	[t]	[s]	[k]
有声音														
	ワ	ラ	ヤ			バ		ジャ		ギャ		ダ	ザ	ガ
		ロ	ヨ			ボ		ジョ		ギョ		ド	ゾ	ゴ
		レ				ベ		ジェ				デ	ゼ	ゲ
		ル	ユ			ブ	ズ	ジュ		ギュ			ズ	グ
		リ				ビ		ジ		ギ			[dz]	ギ
	[w]	[r]	[j]			[b]	[dz]	[dʒ]		[gj]		[d]	[z]	[g]
鼻音														
ン						マ		ニャ		キ゚ャ゚		ナ		カ゚゜
						モ		ニョ		キ゚ョ゚		ノ		コ゚゜
						メ						ネ		ケ゚゜
						ム		ニュ		キ゚ュ゚		ヌ		ク゚゜
						ミ		ニ		キ゚゜				キ゚゜
[ɒ]						[m]		[ɲ]		[ŋi]		[n]		[ŋ]

図 15-5　構音からみた 50 音[6)]

のＸ線図を示した。新生児から成人になるにつれて各部の大きさのバランスや形に，各年代による相違がみられる。発声によってつくりだされた声帯原音を，声帯から口唇までの声道を通過させることによって特性を変化させると言語音声がつくられる。すなわち，咽頭や口腔の形を変化させて共鳴のしかたを変えると母音が，鼻の共鳴を使うと鼻音がつくられる。そして，無声または有声の原音の流れが，口腔から外界へ出る途中で，口蓋や舌，歯茎，口唇などとかかわると子音がつくられる（図 15-5）。このような言語音声をつくりだすために直接関係する軟口蓋，硬口蓋，鼻腔，歯，歯茎，舌，口唇，あごなどの器官はすべて構音器官とよばれている。構音器官を通じて会話に用いられる語音をつくりだすことを構音という。

会話が可能になるのは 1 年前後であるが，会話に用いられるほとんどの子音，母音は会話以前の自然発声（spontaneous vocalization）の段階で出現する。自然発声について馬場[7)]は，以下のような種類をあげている。

①cooing（ハト鳴き）：自然発声の初期段階で，母音が主体であるが k，g，n のような口蓋音が交じることがある。1〜2 か月ごろの乳児の自然発声はアー，ウーなどの母音が主体であ

るが，時に口蓋音が交じってングー，アクーン，オクーン，Ah-go，Arghroo と聞こえるような発声をすることもある。このような口蓋音の交じった cooing を“ragging”とよぶこともある。

②babbling（喃語）：3～6 か月の自然発声では，前記の cooing の段階で聞かれた語音に加えて，口蓋音の前の部分や口唇を使ってつくられる子音が増えてくる。

③lallation（自己音声模倣）：6 か月を過ぎると一般に喃語は長いシリーズを形成してくる。この種の喃語を，自己模倣，すなわち自分の声を自分で模倣した結果，もしくは自分自身の内部での刺激-反応の繰り返しに基づくものと理解して，特に“自己音声模倣”“lallation”とよぶことがある。

④echolalia（音声模倣）：10 か月ごろになると，自分以外の音声を模倣するようになる。これを“音声模倣”“echolalia”という。

⑤squeal（金切り声）：先にあげた発声とは別に，乳児が“キー”“キャー”というような叫び声を発する場合がある。Gesell ら[8]によると，20～36 週に多く認められる現象であるという。喜びの喚声と受け取れる場合もあり，いら立ちの表現と考えられる場合もあるが，いずれにしても生理的な現象である。

喃語が自分自身の内部での，刺激-反応の繰り返しであったとすれば，模倣は外界との間の，刺激-反応の模倣の繰り返しであると考えられる。

母音や半母音が最初に構音できるようになる。発音には順序があり，1 歳では 90％以上でアの音を正しく聞くことが可能である。3 歳までに，まずイウ，ついでエ，最後にオの順で音響的に区別がつくようになるが，大人と同じような発音になるのは 9 歳になってからである。子音についても順序があり，まず初めは口唇を使うマ・パ・バなどの音が多く，ついで種々の破裂音，最後にラ行，サ行，ザ行の順になる。すなわち，①構音運動としてやさしい音，②耳で聞いて聞き取りやすい音，③言葉のなかに頻繁に出てくる音，④構音運動がよく見える音が早く出てくる。しかし構音の学習過程には個人差があり，「s」「ts」「r」「dz」などは，6 歳代でも 90％の子どもたちはまだ正確に構音できない。

V．言語・会話の発達

1．言語理解と表現の発達

言語理解と発語表現の発達には，言語理解のほうが少し早く発達すると考えられる。**表 15-4**[9]に音声表出と言語理解の発達を示した。先に記したように，1 か月を過ぎると自然発声が始まり，6 か月では発声遊びととれる喃語が増えてくる。1 歳では，簡単な言語命令を理解することができ，2 歳には二語文や身体各部の名称を理解することができる。3 歳では大小などの対立する概念，色などの物質の性質や属性，数の概念，男女の区別などが理解でき，疑問詞（いつ，なぜなど）を使うようになる。4 歳には前後上下などの位置関係の理解が可能となり，3 種以上の魚の名を理解し，言えるようになる。5 歳では語彙も 2,000 語程度となり，物質の用途による定義（時計など）を理解し話すようになる。

表 15-4　語彙数の増加と構音の発達

年　齢	0：0	0：6	1歳	1：6	2歳	3歳	4歳	5歳	6歳
語彙数			1～ 3語	20～ 30語	200～ 300語	600～ 1,000語	1,100～ 1,600語	2,000語	2,500～ 3,000語
文の長さ			始語		二語文	三語文	四語文		完了期
構　音	うぶ声	喃語	マ・パ・バ行 ナ・ワ行		タ・ダ行	カ・ガ行 シャ・ジャ行 チャ・ハ行	サ・ザ行 ラ行		構音発達 完了期

2．構文の発達

1歳では単語1語であるが，2歳ごろには二語文になり，名詞以外に動詞や形容詞を使うようになる。3～6歳にかけて語彙数は急速に増加（表15-4）し，指示代名詞，副詞，4歳以降では格助詞，時制の言葉や疑問文も使えるようになる。

3．言語発達に影響する要因

言語発達に影響を与える要因としては，子どもをとりまく環境要因と子ども個人の要因に大別される。環境要因としては，養育環境，家族の接し方，兄弟姉妹とのかかわりなどが考えられ，子ども自身の要因としては，知能や情緒，社会性，感覚運動機能の発達などがあげられる。

4．会話とコミュニケーション

コミュニケーション，すなわち会話を行うことによって意志の疎通を図る手段としては，言語と非言語活動がある。言語には，音声言語と文字言語がある。会話によるコミュニケーションは図**15-6**のようなメカニズムによる。話し言葉を聞き，音響や音素を認知し，語・文の理解が必要である。物や現象などの概念を理解して，語や文を選び，音素の系列を作る。音素の系列を運動器官を通して発語活動を行う。この作業を繰り返しながら，会話を習得していく。会話は音声を聞くという聴覚認知から始まるが，会話にある文字言語，すなわち表情や動作などの対人関係を通じて得られる情報や記号，図形といった視覚認知的側面もある。

Ⅵ．発声と言語の病態と疾患

1．発音・音声の障害

1）鼻音症：開鼻声と閉鼻声

語音の鼻腔および鼻咽腔における共鳴異常による音声障害を鼻音症（鼻声）という。言語発声中の呼気が鼻腔に漏れ，過度の鼻腔共鳴が起こる場合を開鼻声，呼気が鼻腔に十分到達せず共鳴が起こりにくい場合を閉鼻声という。

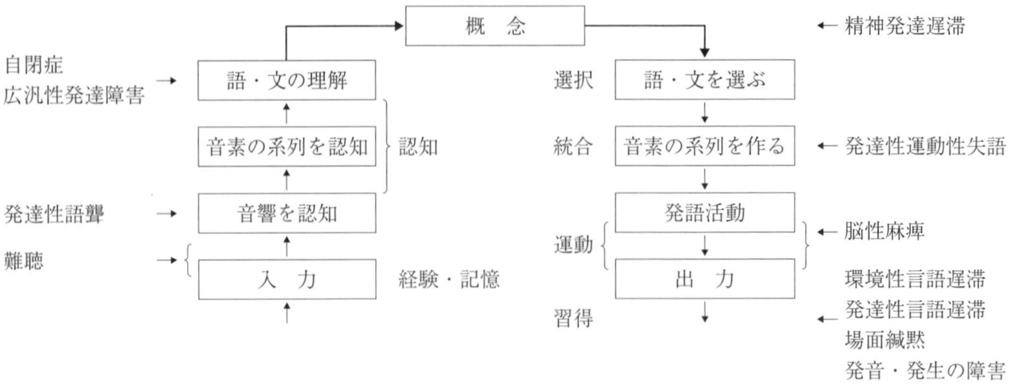

図 15-6　会話のメカニズムとその障害
（馬場一雄：改訂小児生理学，へるす出版，1981，p. 225 より改変）

a．開鼻声

開鼻声は，音声が響き母音に比べ子音が著しく歪み，摩擦音は強く侵される。器質的なものは，口唇口蓋裂，先天性軟口蓋機能不全，軟・口蓋の穿孔，巨大アデノイド切除後にみられる。機能的なものは，高度難聴者や精神発達遅滞者にみられる。

b．閉鼻声

閉鼻声は，言語に響きが乏しく暗い音色となる。肥厚性鼻炎，慢性副鼻腔炎，鼻腔内腫瘍などが鼻腔を閉鎖した場合や，アデノイド肥大などによる鼻咽腔閉鎖が原因となる。

2）声の異常

声の異常は主に喉頭器官の異常によってもたらされ，発声障害ともよばれる。この異常は「声帯振動の異常」や「声の物理的・心理的要素の異常」によって分類されている。

a．呼吸器の障害

大脳の障害や脊髄の障害，末梢神経障害あるいは筋肉自体の異常で呼気の流れに変化が起こるために，呼気が弱く，声の強さや持続に影響を与えるものである。

b．発声器官の障害

声門が閉じること，声帯が対称的に動くことが正常に行われないと発声器官の異常による声の異常が起こる。喉頭の運動障害（末梢神経や声帯緊張筋，声門閉鎖筋，喉頭関節など）や声帯周囲組織の異常による声帯振動異常（声帯浮腫や声帯萎縮，腫瘍など）が原因となる。

c．発声障害

先天的に声がかすれている場合，喉頭横隔膜症や声帯溝症，分娩障害，右室肥大による反回神経麻痺などが考えられる。喉頭や声帯周囲の感染症（仮性クループや喉頭ジフテリアなど）によっても呼気の流れの異常や声帯の振動障害を生じ嗄声を起こすことがある。ギラン-バレー症候群や先天性アーノルド-キアリ奇形によっても反回神経麻痺をきたし，声帯の運動障害が起こる。

d．声の高さの障害

声の高さに異常をきたす状態としては，声帯の炎症，浮腫，神経麻痺や内分泌障害（甲状腺機能低下症では声が低くなる）がある。

e．声の強さの障害

声の強さには声道の共鳴も関係している。弱い発声しかできない場合，呼吸器系疾患や声帯疾患の可能性もある。

f．声の持続の障害

声帯の麻痺，結節，ポリープでは声門閉鎖が不良で，声の持続時間が短縮する。呼吸器疾患でも肺活量低下により声の持続は短縮する。

g．声の音色の障害

声に力がこもらない無力性嗄声，無理に発声する努力性嗄声，呼気時に息漏れする無息性嗄声，粗造性嗄声（ガラガラした声）などがある。

2．構音障害

構音障害とは，年齢から期待される構音能力に比べ発音が異常であったり，発音できない音を認める場合をいう。

1）発達性構音障害

構音障害には器質的障害と機能的障害があり，それぞれ先天性と後天性に分けられる。器質的な障害には，口蓋裂や脳性麻痺など構音器官の形態異常や機能異常が含まれる。後天性の構音障害としては，神経疾患による運動障害性構音障害や舌切除後の構音障害があげられる。運動障害性構音障害は，運動麻痺や失調，運動過少性障害による構音障害である。これらに含まれない構音障害を発達性構音障害（機能性構音障害）とよんでいる。

a．構音器官の運動能力の発達不全

構音が完成する過程で認められる，構音の誤りが持続している状態を指す。

b．構音環境の影響

方言のように，構音も家族から受ける影響は大きい。

2）運動障害性構音障害

下位運動ニューロンレベルの異常による構音障害には，弛緩性構音障害を認める。構音器官の麻痺によって筋力が不十分で筋緊張が低下しているため，ろれつが回らない，鼻に抜ける，子音不明，抑揚のない単調なピッチなど異常な音として聞かれる。

①運動ニューロンの障害：メビウス症候群

②軸索・神経根の障害：ギラン-バレー症候群，ベル麻痺，声帯麻痺

③神経筋接合部の異常：重症筋無力症

④筋線維の異常：進行性筋ジストロフィー症

3．リズムの障害

1）吃　音

発音の際に，語音もしくは音節を反復する場合を吃音（stuttering）という。吃音の原因は不明であるが，何らかの素因が本人にある素因説，環境に要因があるとする環境論，複数の要因が関連しているとする説などがある。家系内発生もあり，遺伝的要因も考えられている。

a．一過性発達性吃音

通常4歳以前で発病し，1～2か月で消失するもの。人口の2%，吃音児の40%程度を占める。

表 15-5　言語発達の標準値（50，75，90 パーセンタイル値）

項　目	50 パーセンタイル値	75 パーセンタイル値	90 パーセンタイル値
単語 1 個（D）	10.1m	11.9m	13.3m
2 個（遠）	11.5m （44.2%）	1y 3.0m （78.9%）	1y 5.0m （98.0%）
3 個（遠）	1y 1.0m （54.7%）		1y 5.0m （92.0%） 1y 7.0m （93.0%）
5 個（D）（含むパパ，ママ）	12.8m	1y 3.0m	1y 8.5m
身体部分指さし 1 か所（D）	1y 5.4m		1y 9.1m
絵を聞かれて指さす 4/6（K）	1y 6.7m	1y 8.6m	
絵（猫鳥馬犬人）の名称を 1 つ以上いえる（D）	1y 9.1m		2y 2.8m
姓名をいう（名字と名前）（D）	2y 9.1m		3y 4.6m
丸の大小を問う（3 方向指示；3/3）（D）	2y 3.7m		2y 8.3m
丸の大小を問う（遠）	2y 2m （42.2%）		2y 10.5m （84.6%）
二語文をいう（D）	1y 7.6m	1y 10.0m	2y 3.6m
二語文をいう（遠）	1y 10.5m （63.6%）		2y 4.5m （86.8%）
文章の復唱 2/3（きれいな花が咲いています） 飛行機は空を飛びます（じょうずに歌を歌います）（遠）	3y 2m （41.5%）		4y 2.0m （93.9%）
聞かれた色（積み木）を指さす 3 色/4 色（D）	3y 3.5m		4y 2.2m
色の名をいう 3 色/4 色（K）	3y 5.3m	4y 1.0m	
色の名をいう 4 色/4 色（K）	4y 0.3m	4y 9.7m	
火は熱い。水は？　お母さんは女です。お父さんは？ 馬は大きい。ねずみは？　3 問中 2 問（D）	3y 4.2m		4y 2.1m
おなかがすいたらどうする？　疲れたときはどうする？ 寒いときはどうする？　3 問中 2 問以上（D）	3y 8.8m		4y 10.3m
四数字の復唱 2/3（5-2-4-9，6-8-3-5，7-3-2-8）（遠）	4y 2m （51.0%）		4y 10.0m （87.5%）
文章の復唱 2/3（子どもが 2 人ブランコに乗っています） 山の上に大きな月が出ました（きのうお母さんと買い物に行きました）（遠）	4y 2m （58.3%）		4y 10.0m （87.5%）

（遠）＝遠城寺式，（K）＝新版 K 式，（D）＝デンバー式

b．良性吃音

通常 6 歳以後に発病し，1〜2 年の経過で治癒するもの。これも，人口の 2%，吃音児の 40% 程度を占める。

c．持続性吃音

通常4～6歳で発病し，15歳になっても吃音が消失しないもの。人口の1%，吃音児の20%を占める。

2）速話症

速話症（cluttering）には，①非常に早口なため理解しにくい，②話を進める前に同一の文を異なる方法で話す，③話し始めてしまってから言葉や思考の混乱が続き，始めの意図とは異なる結論になる，④適当な言葉を見つけるまで同じ語・句・文を繰り返す，⑤文中の単語の位置に混乱がある，⑥1つの単語のある音節が隣接する単語の音節と入れ代わる，などの特徴がある。

速話症は吃音に似ているが，大きく異なる点としては，速話症では注意を集中すれば正常な話し方が可能であるが，吃音では意識して吃らないようにしようとすると，かえって症状は悪化することである。また，速話症は吃音と違い治癒することはない。

4．会話の障害（言語発達遅滞）

会話の障害，言葉の発達の遅れは大きく3つに分類できる。

①失語症：正常な言語発達を遂げている人が脳血管障害や頭部外傷など，何らかの後天的要因によって言語障害を発症したもの。

②言語発達遅滞：言葉の発達が遅い状態ではあるが，その原因として難聴や精神発達遅滞，自閉症その他がある。

③発達性言語障害：言語発達遅滞同様に言葉の発達は遅れるが，年齢とともに改善するもの。

会話が成立するには，図15-6に示したように種々の脳機能および身体的構造・機能が関連している。それぞれの部位の異常や障害によってさまざまな言語障害が発生する。

Ⅶ．言語発達の標準値

発語，言語理解に関する言語発達の項目について，遠城寺式乳幼児分析的発達検査法，新版K式発達検査法，日本版デンバー発達スクリーニングテストなどによるわが国のデータを**表15-5**に示した[10]。

『発達が遅れている』という場合は，90パーセンタイル以下を指すが，『有意に遅い』とは平均値－2SD以下である。－2SD以下は97.75パーセンタイルに相当するため，98パーセンタイル値を利用する。

●文　献

1）Werner, H. and Kaplan, B., 柿崎祐一・監・訳，鯨岡峻，浜田寿美男・訳：シンボルの形成—言葉と表現への有機-発達論的アプローチ，ミネルヴァ書房，京都，1974，pp. 12-39.

2）Brodmann, K.：*In* Vergleichende Lokalisationslehre der Grosshirnrinde in ihren Prinzipien dargestellt auf Grund des Zellenbaues. J. A. Barth, Leipzig, 1909, p. 324.

3）Duus, P., 半田肇・監・訳：神経局在診断，第3版，文光堂，東京，1988，p. 308.

4）中村嘉男：医科生理学展望，原著20版，丸善出版，東京，2001，pp. 279-290.

5）高木誠，杉下守弘：分離脳患者（L. B.）の手記．認知神経学，5：34-41，2003.

6）岩淵悦太郎，波多野完治，内藤寿七郎，他：ことばの誕生　うぶ声から五歳まで，日本放送

出版協会，東京，1968，pp. 45-76.
7) 馬場一雄：発声と言語．改訂小児生理学，へるす出版，東京，1981，pp. 217-226.
8) Gesell, A. and Amatruda, S. C., 佐野保，新井清三郎・訳：発達診断学，日本小児医事出版，東京，1958，p. 41，49，57，438，pp. 464-481.
9) 加我牧子，稲垣真澄，宇野彰：新版小児のことばの障害，医歯薬出版，東京，2000.
10) 諸岡啓一：小児の言語発達とその障害．小児科学，第2版，医学書院，東京，2002，pp. 1474-1478.

［牧本　優美］

16 精　　神

ヒトの神経系は，脳と脊髄（中枢神経系），脊髄から筋，器官，腺，そして他の組織へ至るすべての神経回路（末梢神経）からなっている。脳とは，頭蓋骨の中にある中枢神経系のことであり，脊椎骨の中にある中枢神経系は脊髄である。思考や夢，黙想や洞察，希望や願望などの精神的な活動の総称を「心」とするならば，「心」は脳活動の産物といえる。このような大前提に基づき話を進めていく。

Ⅰ．脳の機能

精神活動の面から脳を考えるとその役割および機能から，知能や精神活動の要となる大脳皮質，人間の本能的な情報を司る大脳辺縁系，生体リズムを維持する間脳の大きく3つに分類される。ここでは大脳皮質および大脳辺縁系について述べる。

1．大脳皮質

大脳皮質は，大脳の表面に存在する層で，ここには多くの神経細胞が存在する。人間にとって欠かせない高度な能力，たとえば思考，記憶，言語能力をはじめ，自己抑制，芸術など，創造力を伴う複雑な働きをも司る。また，哺乳類だけにみられる比較的新しい領野とされ，知能や精神活動を司っている。

大脳皮質の領域は，大きく4つに分けられる（**図16-1**）[1)]。中心溝から前方が前頭葉，後方が頭頂葉，側頭葉，後頭葉にあたる。前頭葉は，運動野，前前頭野などからなり，ヒトではよく発達し大脳半球全表面積の1/3以上を占め，精神活動や運動性言語などにかかわる。頭頂葉は，感覚野，頭頂連合野（連合皮質ともよばれる）などからなり，感覚や味覚などにかかわる。後頭葉は，視覚野，視覚性連合野からなり，主に視覚にかかわる。側頭葉は，聴覚野，嗅覚野などからなり，聴覚や嗅覚，感覚性言語などにかかわる。

2．大脳辺縁系

大脳辺縁系とは，人間の進化に伴って発達してきた新皮質に包まれ，大脳基底核を取り囲むように存在している原始的な部分である（**図16-2**）[1)]。すべての感覚受容器から入ってきた情報は，この部分を構成する部位，あるいは視床下部の，少なくとも一方を通過する。また視床下部と連絡して自律神経にも影響を及ぼすため，内臓脳ともよばれる。さらに古くから人間が

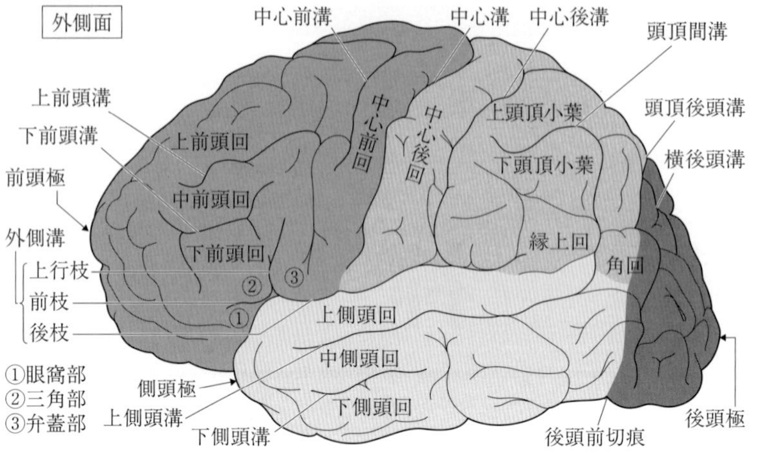

図 16-1　大脳皮質の左半球[1)]
4 つの脳葉を示す。運動皮質と体性感覚皮質を分けている脳溝は中心溝で，前頭葉と頭頂葉の境界を形成している。

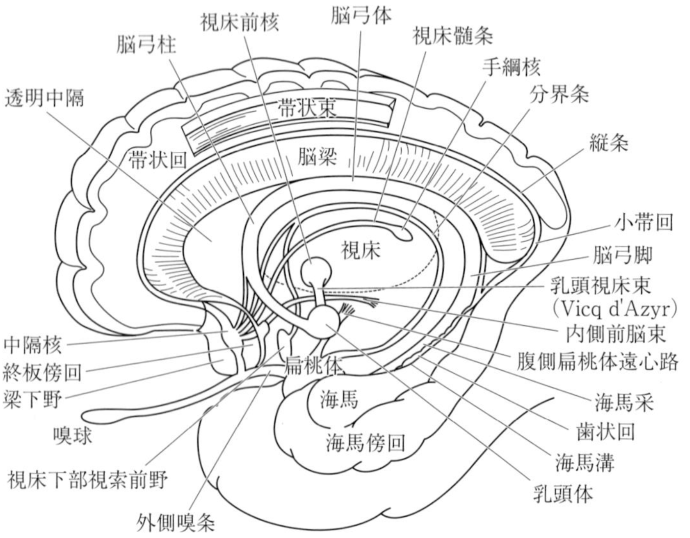

図 16-2　大脳辺縁系を構成する主な構造[1)]

もつ皮質で，旧皮質，古皮質ともいう。生きていくために必要な機能，つまり食欲や性欲などの生存本能，恐怖や好き嫌いといった情動などに関連する役割をもつ。

またここには，最近の記憶をプールする海馬，好き嫌いにかかわる扁桃体，快・不快から行動を調整する帯状回などが存在する。

Ⅱ. 感　情

脳の大きさは，知的レベルを反映するか？　脳の大きさ（**表 16-1**）[2)3)]からみると，ある種のクジラは 9.2 kg もの脳をもつが，体重も大きいため，体重に占める脳の割合はおよそ 0.02% にしかすぎない。一方，ヒトの体重に占める脳の重さの割合はおよそ 2% になる。この数字はヒトの知的水準の高さを直接的に証明するものではないにせよ，いかにヒトが脳の活動に依存した生物であるかということを示唆したものである。

表 16-1　動物の脳の重さと体重比率[2)3)]

動　物	脳の重さ（g）	体重比
マッコウクジラ	9,200	0.02
ゾウ	4,660	0.23
バンドウイルカ	1,500	0.60
ヒト	1,375	2.44
ゴリラ	450	0.50
ウマ	448	0.19
ニホンザル	80.5	1.14
ネコ	32	0.78
ハト	1.78	0.86
カエル	0.1	0.25

脳と心との関係は，直立二足歩行が大きな変化をもたらしたといわれている。二足で直立しているヒトの頭と首の位置関係に注目すると，背骨の上に頭がついていることがわかる。一方，馬などの四足動物の頭と首を見ると，頭が背骨の前についている。頭が首の前についているため，頭蓋骨が小さくなっている。しかし，ヒトは二足で直立したことによってこの制約から解放され，大きな脳を手にすることができた。つまり，直立二足歩行がきっかけとなり，ヒトの頭と首の位置関係は変化した。このことより，頭蓋骨が広がり，ヒトは体の割合に対して大きな脳を取得した。

1．感情と情動

激怒，悲嘆，驚愕，憎悪，喜悦などの急激で一過性の激しい感情を情動という。情動は本来，本能的な欲求に基づき，自身の生命にかかわるような場面で発せられる。そして，その身を守るための行動を発動させる。つまり情動とは，心の動きというよりも身体の変化といえる。

情動が起こる仕組に関しては諸説あり，1800年代に唱えられたJames-Lange説では，心理的な情動経験は，生理的変化を感じた後に起こるとされた。1929年のCanon-Bard説では，James-Lange説と対照的に，心理的な情動経験とそれに対応する生理的変化は同時に起こるといわれたが現代では否定されている。1937年には情動を起こす脳の回路としてPapezの回路が発表された。また1962年に行われた実験では，James-Lange説に近い結論が生まれている。

情動をつくりだす脳構造のなかで最も重要なものは，大脳辺縁系である。このなかの扁桃核は，動物実験から，攻撃行動や恐怖反応を生成するときに働くことが示されている。さらに扁桃核は顔の表情，なかでも恐怖表情などの負の表情を認識するために重要である。

人間の脳は情動だけではなく，「感動する」「恥ずかしい」など，複雑で高度な感情も生み出す。こうした感情は，動物的な本能を監視し，さまざまな感覚や記憶と照合できる，大脳皮質の働きがあって生み出される。特に，前頭葉の前頭連合野が，こうした高度な感情や道徳心を生む場所として考えられている。

2．性　格

心理学者Allportによると，性格とは，個人のなかにあって，その人の独特な行動と思考を規定するものである。また，心理学者 Cattell によると，性格とは，個人が自分のおかれた状況のなかで，どう行動するかという予測を可能にするものである。精神医学では一般に，性格とは，人間の心の働きのうち，感情と意欲の側面における，その人の恒常的な特徴を指す言葉と考える。これに対して脳神経科学の分野では，脳の生物学的機能と性格の関係を説明できる定まった定義づけはされていないのが現状である。ただし，ある事故で脳の一部に損傷を受けた男性の事例から，前頭連合野が人の性格に関係しているという推測がなされている。また，交通事故で頭部を強打した人や認知症患者に，家族に暴言を吐くといった性格変化がみられる場合があり，その解明の手がかりになる可能性を示している。

1848 年，アメリカである爆発事故があり，長さ約 1 m，重さ 6 kg 弱の金属棒が，当時 25 歳の鉄道工事作業長だった Phineas Gage の頭蓋骨を貫いた。この事故で，彼の左右の大脳半球の前頭葉がとり除かれた。奇跡的に一命を取り止めたものの，その性格は一変した。事故前は責任感が強く温厚な性格だったが，事故後には無責任で凶暴な性格に変貌したという。彼を襲った金属棒は，前頭連合野を損傷したと推測されている。そこで，この部位が情動の抑制など，人間の性格と関係するような働きがあると考えられるようになった。

前頭連合野は，前頭葉の運動前野より前方の部分で，額のすぐ裏側に位置し，ヒトでよく発達し，大脳皮質の約 30% を占めている。脳の進化の過程で発達してきた部分で，高等動物になるほど大きくなり，ネコでは大脳皮質の約 4%，サルでは 12% を占める。ここでは，外界から得た情報や記憶をモニターしてから，さまざまな情報と統合し，起こり得ることを想定する。適切な行動を決定するために，重要な役割を果たしている。つまり，人間らしい行動をするための働きを担っている重要な部分といえる。

大脳の内側にあり，扁桃体や海馬などで構成されている大脳辺縁系は，旧皮質（古皮質）ともよばれている。この部分は食欲や性欲，快・不快などの情動に関係する。Phineas Gage の性格に変化が起きたのは，この部分を抑制するために必要な前頭連合野を損傷したため，衝動的な行動が多くみられるようになったと考えられている。

このように，適切な行動を決定する前頭連合野や情動に関与する大脳辺縁系などが性格に関与していると考えられている。

3．非言語コミュニケーション

他者とコミュニケーションをとる場合，言語以外にも必要な能力がある。それは他者と同じものを注視する能力で，共同注視（ジョイント・アテンション）という。乳幼児期からある能力で，生後 1 年ごろから発揮される。さらに成長すると，他者の考えを類推し，自分の心とは異なることを理解できるようになる。この能力を心の理論といい，およそ 4 歳ごろから備わってくる。また，身振りや表情，声の調子などを通して，意図や注意の向きを伝えることを，非言語コミュニケーションとよぶ。言語が脳の左半球で理解されているのに対し，非言語は右半球で理解される。

前頭葉下部は，表情や声の抑揚から相手の感情を読み取るときに機能している。扁桃体は情動の読み取り，特に負の情動の読み取りに深く関係している。

上側頭回は相手の動き（顔の形の変化を含む）や視線を分析し，中側頭回は上側頭回と同様，相手の動作や表情の動きと視線の分析に使われている。

われわれは身振り，声の調子，顔の表情などから相手の情動を読み取ることができる。さらに，顔の形の違いから相手の形状を読み取っているため，表情や顔の角度が変わっても同じ人だと認識することができる。こういった能力があるおかげで，自分の意思を相手に伝え，相手の意思を理解するといった意思伝達が成立するのである。

4．ストレス

カナダの生理学者 Hans Selye によると，ストレスとは「あらゆる要求に対して体がとる非特異的な反応」で，さまざまな出来事によって生じる要求を満たすように自分の脳や体が反応して，かくあらんと欲することなのである。また Selye は，動物のストレス反応を３段階に分け「汎適応症候群」と名づけた。最初の段階を①警告期，続いて②抵抗期，最終段階を③疲労期とよぶ。ヒトがストレスを強く意識するのは，疲労期にまで入った段階であることが多いとみられている。

メカニズムは以下のプロセスをたどる。まずストレスを受けると，脳下垂体から副腎皮質刺激ホルモン（ACTH）が分泌され，それが過剰になるといろいろな症状が出現する。さらに続くと，副腎皮質からコルチゾールが分泌され，睡眠障害や狭心症，うつ病などを引き起こす。

5．快楽と不快

1）快楽の作用

快楽を生み出す場所は脳内に複数あるといわれている。中脳の黒質，腹側被蓋野にある神経細胞とその軸索，およびその先端にある神経核からなる神経回路などがそれにあたる。これらはドーパミンという神経伝達物質を使って情報伝達を行うため，ドーパミン作動性ニューロンとよばれている。ドーパミンは，脳に快楽を伝えるホルモンの１つである。神経細胞のなかでも，人間だけがもっている中脳の黒質から，前頭連合野に向かって大量に放出される。前頭連合野にはドーパミンの受容体があり，一定量を受け取ると分泌を止めさせる機能が壊れてくる。つまり際限なくドーパミンが注がれることになって，幸福感が訪れるわけだ。こうしたドーパミンの分子構造は，覚醒剤と非常によく似ている。

ただし，ドーパミン作動性ニューロンは快楽を生むためだけにあるわけではなく，複数の軸索を脳内に広く伸ばしていて，その一部は運動の調節にかかわる大脳基底核に伸び，情報をやりとりしている。

2）不快の作用

恐ろしい出来事があったときに恐怖や不快感を覚えるのは，脳内にホルモンが分泌されるためである。そもそも恐怖などの満たされない不快感に基づく喜怒哀楽は情動とよばれる。そして，その発生には脳にある視床下部と扁桃体がかかわっている。

扁桃体が判断した恐怖などの不快な感情は，神経伝達物質（化学物質）によって脳内に伝達される。こうした脳内伝達物質には，快楽を伝えるドーパミン，恐怖を伝えるアドレナリン，怒りと覚醒のホルモンであるノルアドレナリンなどがある。分泌をコントロールしているのは，脳幹に沿って形成されている無髄神経系とよばれる神経細胞集団である。人間の感情はさまざまな神経伝達物質によって生み出され，脳に伝えられている。その代表が，快楽や幸福感を引き起こすドーパミン，怒りや覚醒などに関係しているノルアドレナリン，ドーパミンとノルアドレナリンの分泌を抑制する働きがあるセロトニンである。これらが互いに干渉し，分泌のバランスによって人間の感情は生み出される。たとえばドーパミンとノルアドレナリンが組

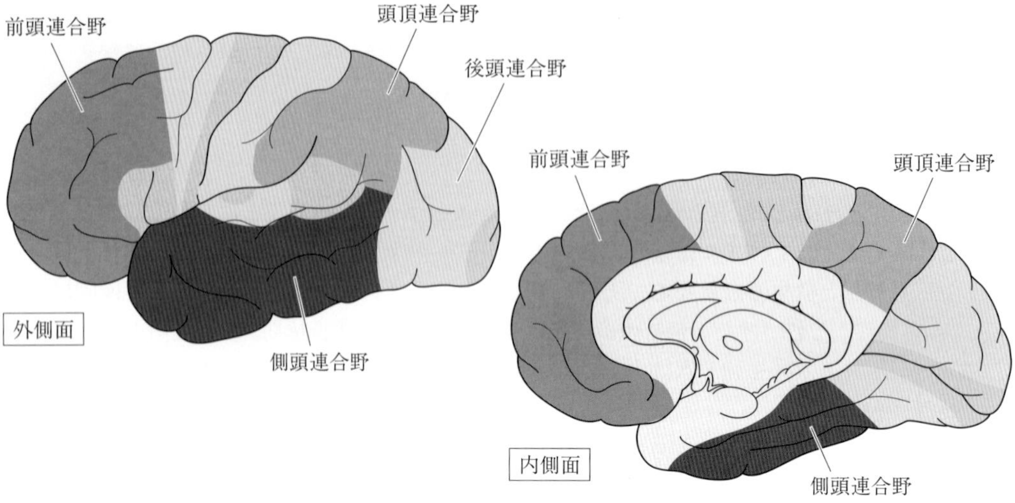

図 16-3　連合野（連合皮質）
連合野は脳表面の大きな領域を占めていて，種々の感覚領域や運動領域からの情報を統合している[1]

み合わされることで勇気，やる気，ノルアドレナリンとセロトニンでは不安，セロトニンとドーパミンでは性欲，食欲，攻撃が生み出される。このように，組み合わせによって気持ちはさまざまな変化をみせる。

Ⅲ．高次脳機能

1．連合野（連合皮質）

連合野（連合皮質ともよばれる）は，第一次感覚野と第一次運動野を除く大脳皮質領域で，ヒトのみがもつ高度な機能を司る（図 **16-3**）。

目で見たものを認識するには，複雑な処理が必要となる。特に頭頂連合野，側頭連合野，後頭連合野という 3 つの連合野は，高次処理の代表的な領野である。頭頂連合野は，見ているものの位置関係が認識される。側頭連合野は，ものの形や色が認識される。そして後頭連合野では，情報を統合して分析し，最終的にものの名前を特定する。また，連合野のなかで，思考・目標設定，判断・計画，ワーキングメモリ（作業記憶）・発語などに重要な領域で運動・行動の高位中枢と考えられるのは，前頭連合野である。人間らしさの源泉ともいわれる前頭連合野は，額のすぐ裏側に位置し，大脳皮質に占める割合は約 30％で，ほかの動物（サル約 12％，イヌ約 7％，ネコ約 4％）よりも際立って大きい。

2．記　憶

海馬は大脳皮質の内側，大脳辺縁系にある。場所としては，側頭葉の奥に位置している。

最近の研究によると，新しい記憶を思い出すときには海馬だけが活発に活動し，古い記憶を思い出すときには大脳皮質の前頭葉も活発に活動することがわかっている。これは，新しい記憶は海馬で記憶し，古くなると大脳皮質へ移される，という考え方によく当てはまる。また，前頭葉に蓄えられた記憶を思い出すとき，記憶しているときよりも海馬が強く活動していることが明らかになっている。これはつまり，記憶の再生に関しても，海馬が重要な役割を果たしているためだといわれている。

記憶の形成にはいくつかの段階がある。第一段階は，電話をかけるまで電話番号を覚えているといった，ほんの数秒間だけのごく短時間働くもので，ワーキングメモリ（作業記憶）とよばれている。第二段階は，ワーキングメモリよりほんの少し長く続く短期記憶である。第三段階は長期記憶で，情報の永続的な貯蔵だと考えられている。また，長期記憶はその性質によって，陳述記憶と手続き記憶に分類される。陳述記憶とは，自分が直接経験した出来事の記憶や学習して得た知識の記憶など，意識的に思い出そうとすることで想起できる記憶のことである。手続き記憶とは，意識にのぼらない，いわゆる体で覚えた記憶のことをいう。このときは，小脳が運動の学習を行うことで記憶にかかわる。

Ⅳ．認知機能

認知または認識とは，普遍妥当な知識，およびその獲得過程をいう。認知は知覚・記憶・学習・思考・言語などの知的過程からなり，情動・意志などとは別の過程であるとされる。

1．認知機能の発達

子どもの思考は分化しておらず，一定した考え方がないが，環境とのかかわり合いを通して分化し，より体制化された認知機能へとつくりあげていく。認知機能の発達にはさまざまな説がある。ここではPiagetの認知発達を中心に話を進めることにする。図**16-4**にPiagetの考えを示す。彼は認知の発達を大きく3つの段階に分けている。すなわち，①感覚運動的段階（出生時から2年間），②前操作的段階（2～7歳まで），③操作的段階（7～15歳まで）である。前操作的段階および操作的段階を合わせて表象的思考段階ともよばれている。感覚運動的段階は，実際の感覚運動動作により対象に働きかける段階であり，表象的思考段階は，実物を離れて，頭の中で筋道を立ててクラスをつくり，関係を操作する段階である。

1）感覚運動的段階

言語発生以前のこの段階では，表象能力をもっていないために目の前に存在するものしか思い浮かべることができず，認識も知覚も運動に依存している。この時期はさらに6段階に分類される。表**16-2**に感覚運動的段階について詳細に示す。

2）前操作的段階

幼児期は前操作的段階にある。それまでと異なり，言語が認知技能にかかわりをもち始める。

a．象徴的思考段階

感覚的な運動シェーマ（自己の既有の心的枠組み）が内面化されて，初めて表象が発生し，それに基づく象徴的行動が開始される。このことによって，実際に手足を使わなくても頭の中で行為や事物を自由に思い浮かべることができるようになる。この働きを表象作用という。すなわち，小石を車に見立てて遊ぶなど，子どもは現実を感覚的にとらえるだけではなく象徴的にとらえ，象徴的意味の世界に生活するようになる。Piagetの娘が2歳7か月のとき，散歩の途中でカタツムリを見つけた。しばらく行くとまた別なカタツムリがいた。彼女は“あのカタ

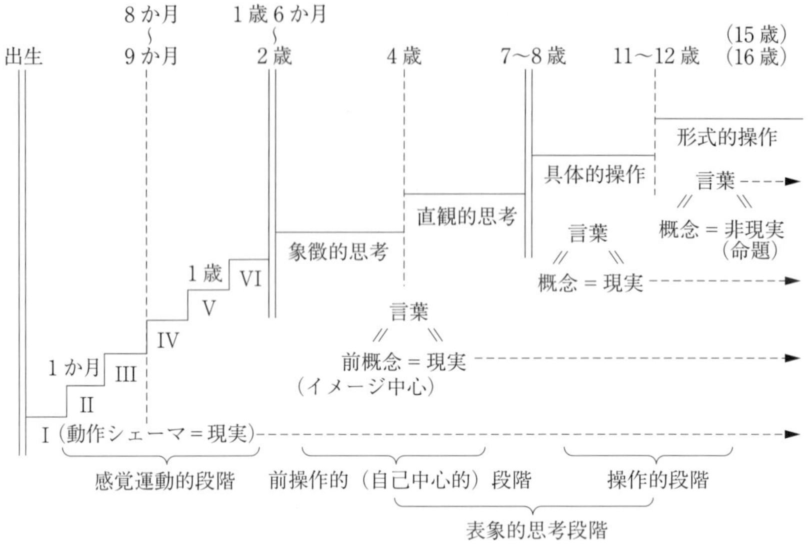

図 16-4　認知発達の段階

表 16-2　感覚運動的段階の発達[4)]

期　間	およその年齢	特　　徴
Ⅰ　反射	誕生から	特定の刺激に対する反射的反応
Ⅱ　最初の習慣	3週目から	新しい刺激を探求するために反射的反応を用いる
Ⅲ　循環的反応	4か月目から	熟知した結果に達するために熟知した行為を用いる
Ⅳ　手段と結果の調整	8か月目から	新しい目標に到達するために各種行為を計画的に用いる
Ⅴ　新しい手段の実験	11か月目から	目標に到達するために各種行為を変容させる
Ⅵ　洞察	18か月目から	手段と結果の精神的再結合

ツムリがいる”といった。すなわち，この時期の言葉や意味を支えているものは，子どもが抱く個々のイメージを中心としたものであり，大人の概念にみられるように類とそれに属する個との関係は十分に把握されていない。

b．直観的思考段階

概念化が進み事物を分類したり関連づけることも進歩してくるが，そのさいの推理や判断が直観作用に依存している。論理的な思考の枠組みができあがりつつも，知覚の束縛から抜けきれず，両者が葛藤する事態では知覚的特性が優勢であり，自己中心的な判断になりやすい。

3）操作的段階

a．具体的操作段階

7〜8歳ごろになると，見かけに左右されず，論理的な反応ができるようになる。このためには，頭の中での活動が体系性をもっていなくてはならないが，この体系を操作とよぶ。

ある種の因果関係について論理的必然性を知るようになり，カテゴリー，分類体系，群の階層を扱うこともできるようになる。物理的な現実と結びついた問題を解くこともできるようになるが，全く思弁的であったり抽象的な事柄について仮説を設定するだけの技能はない。表**16-3**に直観的思考段階と具体的操作段階での子どもの思考の特徴について比較した。物理量

表 16-3　直観的思考段階と具体的操作段階での子どもの思考の特徴[4)]

Piaget の課題		直観的思考段階	具体的操作段階
液量の保存	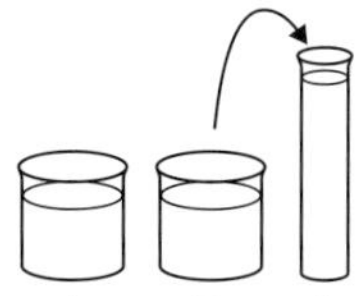 A　B　C	子どもは A，B の容器に等量に液体が入っていることを認める。それから B を C に移し替えると液面の高さに惑わされ C のほうを「たくさんだ」と答えたり容器の太さに惑わされ C のほうが「少しになった」と答える	子どもは A，B の容器の等量の液体が入っていることを認める。それから B を C に移し替えると，液面の高さは変わるが，C には A と等しい量の液体が入っていることを理解する
数の保存	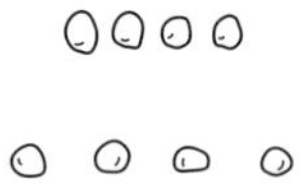	子どもは 2 つの列の長さや密度の違いに惑わされて，並べ方次第で数が多くも少なくもなると判断する	子どもは 2 つの列は長さと密度が異なるが，ともに同じ数であることを理解する
物理量と重さの保存	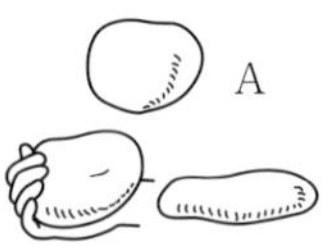 A　B　C	子どもは A，B の粘土のボールが等しい量で，同じ重さであることをまず認める。それから B をつぶして C のソーセージ型にすると，大きさの違いや長さの違いに着目して，量は変化し，重さも変わると答える	子どもは A，B の粘土のボールが等しい量で，同じ重さであることをまず認める。それから B をつぶして C のようにしても，それは B のときと等しい量で，しかも同じ重さであることを理解する
長さの保存	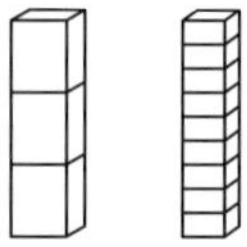 A　B	子どもは個数の異なった積木を使って，A と同じ高さの塔を作ることができない	子どもは個数の異なった積木を使って，A と同じ高さの塔を作ることができる
客観的空間の保存	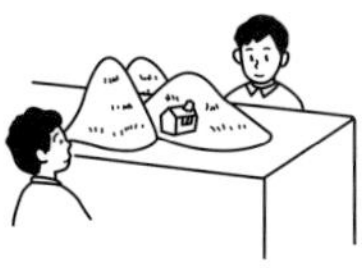	子どもはテーブルの上の山がもう 1 人の子どもにどのように見えるか表象できない。自分の家が見えていると，もう 1 人の子どもも見えていると思っている	子どもはテーブル上の山がもう 1 人の子どもにどのように見えるかを表象できる。すなわち，自分に見えている家が相手の子どもには見えないことが理解できる

の保存は 8 歳ごろ，重さの保存は 10 歳ごろ，体積の保存は 12 歳以後に成立するという。

b．形式的操作段階

操作的で可逆的になる。頭の中で論理の組み合わせが可能になる。ある組み合わせがよくないとわかると，もう一度やり直してみることもできる。すなわち現実の束縛を越えて思考活動を行い，仮定に基づいた議論ができる形式的段階へと移行していく。

以上をまとめると，子どもは自分の感覚や運動技能を頼りにして周囲の世界を知る。その後，感覚に頼ることから脱却し，発達によって，知識の基礎としての論理とコミュニケーションの手段としての言語が獲得される。青年期になると，観察したことのない現象や実際に試したことのない仮説であっても，一連の論理的仮説を通して説明でき，知識は次第に現実的な経験となっていく。

これらの Piaget の考え方に批判的な考え方もある。Bruner は，Piaget によって描き出された子どもは，たった 1 人で物理的環境と相互作用することにより合理的な存在を目指して漸進する「孤独な科学者」であるという。

Beilin の子ども観は，他者と相互交渉しながら，経験を解釈する枠組みを，状況依存的につくり換えることより，文化の価値を内面化していく，適応的「社交的な法律家」であるという。Siegler は認知発達を子どものもつ知識，学習能力，符号化という 3 つの側面からとらえようとしている。それらの 3 つの関係については，既有知識が符号化を促進し符号化の進歩が学習能力を拡大し，その結果，知識の獲得が促進されるという循環的な発達の関係を想定している。

このように認知発達について統一した考えはないが，Piaget の考え方が中心となっているといえよう。

2．事象関連電位

誘発電位は，脳より発生する電気現象を単にとらえる脳波と異なり，脳へ外より刺激を与えることによる脳の反応をとらえるものである。これは大きく分けて 2 つある。1 つは，外的刺激に依存的な外因性電位であり，もう 1 つは外的刺激に対し，いったん脳で処理した結果出現する内因性電位である。外因性電位については，聴覚と視覚の項目で，すでに述べられているので省略する。ここでは，より高次脳機能を反映する後者の事象関連電位について述べることにする。

事象関連電位の測定に関し，一般的によく行われる方法は，聴覚刺激による方法で，2 種類の音を被験者に与え，出現頻度が少ないほう（20%以下にする）の音に注目させる。すると注目したほうに刺激後 300 msec して陽性な電位（P300）が記録される。この波形は頭頂部（Pz）で最もよくみられ，年齢とともに潜時は短縮してくる。図 **16-5, 16-6** にわれわれが検討した正常波形および正常児の発達を示す。16 歳前後で潜時は最短となる。事象関連電位は認知機能障害の客観的検査法であり，精神発達遅滞児で潜時が延長したとの報告もある。また空間認知障害者では潜時の延長をきたすという。事象関連電位には，P300 のほかに NO-GO potentials, mismatch negativity（MMN）などがある。

V．情動の分化

乳児期において情動は，乳児と養育者とのコミュニケーションにとって中心的なものである。恐れ，嘆き，興奮，怒りといった情動は，自分や自分をとりまく環境と積極的にかかわるためのダイナミックで強力な要素でもある。

情動の分化を表 **16-4** に示す。このような規則的なパターンに従う。生後 1 か月の情動反応は，乳児の内的な状態と深く結びついている。身体的な不快，覚醒，痛み，中枢神経の緊張などが情動の主要な源である。1～6 か月になると，情動は自分と環境の分離といっそう結びつきが深くなる。赤ちゃんは家族の顔をみて微笑む。目新しい刺激について関心や好奇心を示す。授乳が中断されたり，じっと見つめていた活動が妨げられると，怒りをも示す。

6～12 か月の時期は，事柄の文脈に気がつくようになる。喜び，怒り，恐れといった情動は，

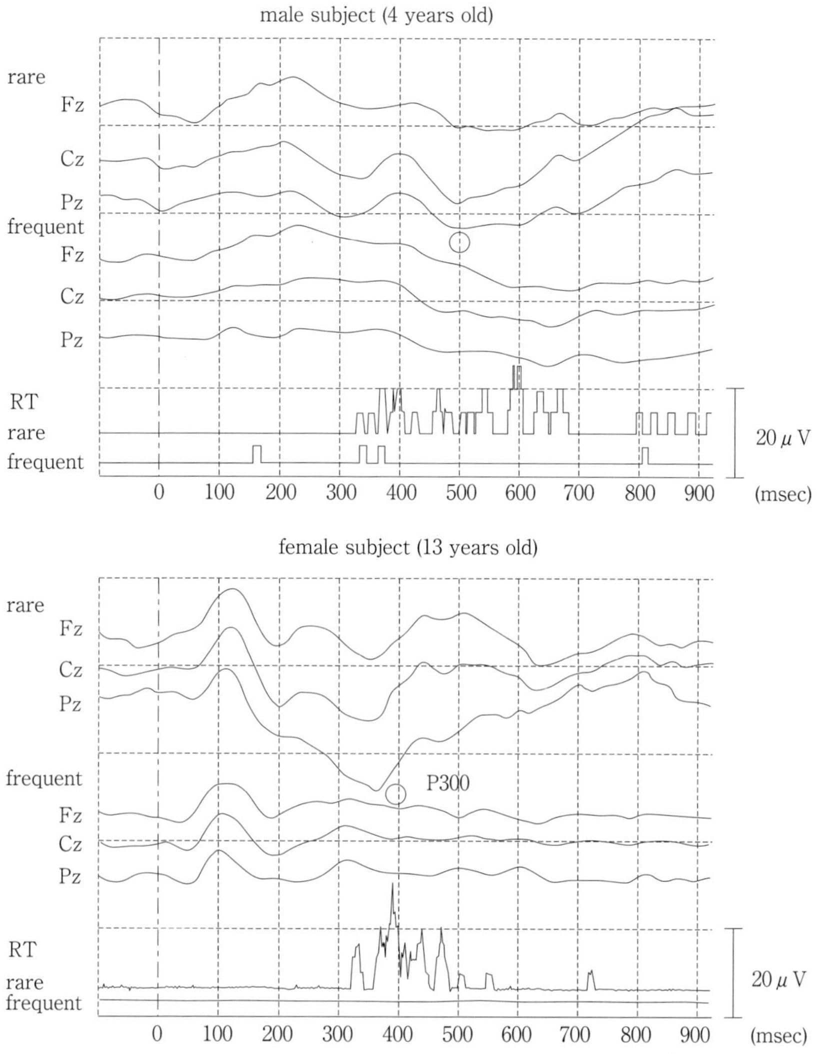

図 16-5　聴覚刺激における事象関連電位の正常波形[5)]

以前の経験を思い出したり，それらを今続いていることと比較したりする能力と関連している。これらの情動は，環境を統制したり，目標が阻止されたときのフラストレーションをコントロールする能力を反映する。

生後２年目に観察される情動，特に不安，誇り，抵抗，恥じらいといったものは，自己の情動に対しても反応し始める。抱きしめたり，キスしたり，やさしくなでたり，他者の興奮をまねたりもできる。個性がさらにはっきりしてくると，自分や他者の傷つきやすさばかりではなく，喜びを与えたりする能力に気づく新しいレベルに到達する。

Ⅵ．対人関係の発達

子どもは生後数時間以内に人の呼びかけに反応し，からだを動かす。すなわち，新生児はす

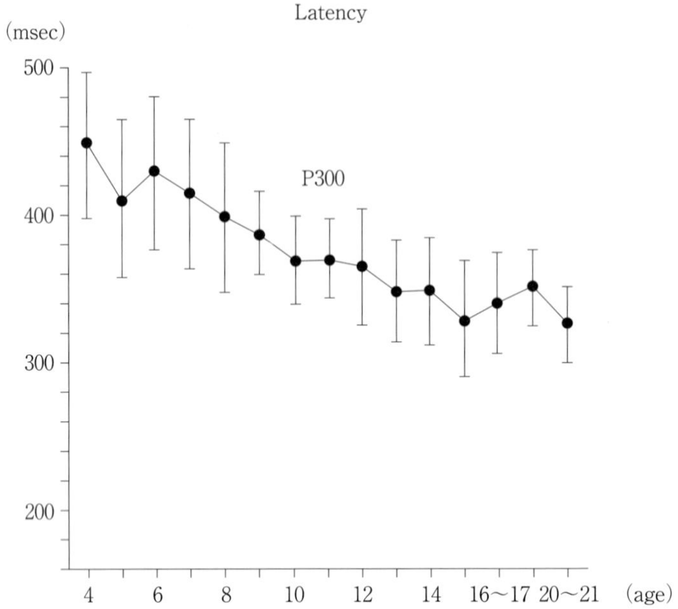

図 16-6　聴覚刺激による事象関連電位の発達（誘導：Pz）[5)]

表 16-4　情動発達[4)]

月	快—喜び	警戒—恐れ	激怒—怒り	情動—発達の時期
0	内発的微笑	驚き/苦痛	顔を覆われたり，身体を拘束されたり，極度の不快などによる苦痛	完全な刺激の妨げ
1	向きを変える	注意をあおる		向きを変える
2				
3	快		激怒（失望）	肯定的情動
4	歓喜・笑い	警戒		
5				
6				積極的参加
7	喜び		怒り	
8				
9		恐れ（見知らぬもの）		愛着
10				
11				
12	意気揚々	不安・直接的恐れ	怒りの気分・すねる	実行
18	自己の感情の肯定的評価	恥	反抗	自我の芽生え
24			意図的に傷つける	
36	誇り・愛		罪	遊びと空想

（Sroufe, 1979）

表 16-5　Bowlby による愛着行動の発達段階[4)]

段　階	発生時期	愛着行動の対象	愛着行動
第一段階	出生～12 週	不特定，人を弁別しない	定位・信号（視線追視・手を伸ばす・微笑・喃語による話しかけ）
第二段階	12 週～6 か月	特定の 1 人か数人	定位・信号（他人より母性的人物に対してより親密に働きかける）
第三段階	6 か月～2，3 歳	見知った人と見知らぬ人の区別	発信ならびに動作の手段による接近（女性的人物への明らかな愛着）
第四段階	3 歳ごろ～	特別な他者と二次的人物の区別	認知的接近（母親の設定目標を推測し，目標修正的協調性を形成）

愛着行動の発生は乳幼児期に 4 つの段階を経過する。愛着の対象は不特定の人から，特定の人・見知った人へ，そして特別な他者へと変化していく。愛着行動は，運動能力や，認知・言語能力が整うのに呼応して，より分化していく。初期は，主として身体的接近により，次第に認知的接近を行うことにより，他者との調整的な関係をつくることができるようになる

(Bowlby, J., 1976)

ぐに，しかも深くコミュニケーションに参加し，出生時にすでに社会的孤立を免れているという。子どもは両親からあたたかさ，一貫性および刺激を求めるが，初期のコミュニケーションの特徴は相互交通的ではあっても情報伝達的ではない。Carpenter は，生後 2 週目で母親を識別し，ほかの者より好むことを示している。また，母親の顔と声とが一致しない場合は不快な表情を示すという。乳児は，人を目で追ったり，耳で聞こうとしたり，微笑んだり，声を出したり手を上げたりする。また，人に近づく，しがみつく，後追いをするなどの愛着行動を示す。

愛着の発達を**表 16-5** に示す。第一段階では，愛着の相手は不特定であり，生理的な反応傾向によって人に対して注意を向けたり，働きかけを行ったりしている。第二段階では，接触頻度の高い人や，乳児と社会的やりとりをしてくれる相手に対して結びつきができてくる。第三段階では，見知った人と見知らぬ人に対して明らかに弁別的に反応するようになる。第四段階になると，子どもの認知能力や言語能力が発達して，母親の感情や意図，動機などを推測し，それによって接近行動をとったり，信号行動をコントロールするようになる。

人見知りは社会的相互交渉によって母子間に特有なコミュニケーション様式が獲得されたためであり，他人とのコミュニケーションの不成立が人見知りになる。しかし，言語によるコミュニケーション能力が増すにつれ分離不安は減少してくる。すなわち，分離不安は 1，2 歳ごろが最も激しく，4，5 歳になると分離不安は急速になくなる。

Ⅶ. しつけ

しつけ（躾）の目標は，他律から自律へ子ども自身が発達していくのを大人が援助することである。岡本は，しつけという言葉は着物を仕付けると結びついて根をおろしてきているのではないかと推測している。すなわち，仕付け糸は着物が縫い上がるとはずされ不要になる。このように，しつけとは，親が初めは要所要所で外側から枠組みを与え，行為や生活習慣を形づくっておくもので，やがて外からの規制が不要になり，仕付け糸なしに自分の力でそのような

行為や習慣を生み出していけるようになる。**表16-6，16-7**に母親からみた子どもの行動について示す。

2歳前半では，“自分で自分”と，何でも自分でやりたがるようになる。大人に対して自己主張をする。叱られるとすねたり，反抗的になったりする。このようにして少しずつ，してはいけないこととよいことの区別ができるようになる。2歳後半では“順番”，“かわりばんこ”がわかり始め，3歳前半ではかくれんぼなどの簡単なルールがわかり始める。他人の感情は2歳前半から理解できるが，適切な行動がとれるのは2歳後半過ぎである。

3，4歳ごろになると食事，排泄，洗顔，就寝などの基本的な生活習慣が確立する。また，この時期に母親からの心理的な分離がみられる。すなわち，母親と別れて幼稚園へ出かけ，友だちの家にも1人で行けるようになる。

5歳になると弟や妹の面倒をみたり，簡単な買物もでき，家族内で一定の役割を果たせるようになる。勝ち負けのルールが理解できるようになり，友達との協調性も出てくる。また，自分の要求や感情のコントロールができるようになる。

Ⅷ．知　能

知能とは，論理的に考える，計画を立てる，問題解決する，抽象的に考える，考えを把握する，言語機能，学習機能など，さまざまな知的活動を含む心の特性のことである。知能は，しばしば幅広い概念も含めてとらえられるが，心理学的領域では一般に，創造性，性格，知恵などとは分けて考えられている。

1．知能指数

人間の総合的な知能の数値を客観的に測定するために用いられるのが知能検査である。知能指数（intelligence quotient；IQ）とは，この検査の結果の表示法の1つである。

知能検査は，心理学者のAlfred Binetによって，1905年にフランスで考案されたものが最初とされている。この検査では，検査結果によって知能年齢を算出することで，知能の程度を表す。つまり，10歳の子どもの大多数が正解できる問題を被験者がクリアできれば，その被験者の知能年齢は10歳と判定される。Binet（ビネー）式は，その後アメリカや日本で改良され，結果の表示方法も知能年齢/実年齢×100といった式で求めるIQが導入されるようになった。

ただし，ビネー式は年齢に比例して知能が高くなることを前提としている。その結果，前提に当てはまるのが14～15歳までで，大人の知能を測るためには向いていないなどの批判があった。1939年になると，新たな知能検査が考案された。ニューヨーク大学Vellvue病院の医師であったDevid Wechslerが考案した言語性検査，動作性検査に大別された11種類の検査を行うWechsler-Vellvue式知能検査である。その算出方法は従来のIQとは異なり，該当年齢（母集団）の平均点からどれほどずれるかによって指数を算出するDIQ（偏差知能指数）が採用されている。現在，IQという場合はこのDIQも含まれており，特に成人の知能検査ではDIQが使われる場合が多い。

2．知能・発達検査

知能検査は，年齢尺度の系列と偏差値の系列に大別できる。年齢尺度の系列とは，この子は

表 16-6　お母さんからみた子どもの行動（○印は各時期で約 2/3 の子どもがしている場合，男女込み）

項　目	1歳児	2歳児			3歳児
[基本的生活習慣]	後半	前	中	後	前半
1．食物以外は口に入れなくなる	○				
2．食事がすむと「ゴチソウサマ」と言う	○				
3．家族の食器・箸などを知っていてならべる	○				
4．靴の脱ぎ・はきができる	○				
5．衣服の着脱を完全でなくてもできる	○				
6．洋服のスナップをはずす	○				
7．1人でパンツをはく	○				
8．排尿を知らせる	○				
9．飲み込まずにうがいができる	○				
10．歯をみがく習慣ができる	○				
11．歯をみがき，口がすすげる		○			
12．大便をまちがいなく教える		○			
13．ほとんどこぼさず1人で食べられる			○		
14．箸を使って上手に食事をする			○		
15．夜のおむつがいらなくなる			○		
16．夜中におしっこに行きたくなると母を呼ぶ			○		
17．夢中になって遊んでいてもおもらしはしない			○		
18．自分でパンツを取って用を足す			○		
19．鼻をかむことができる			○		
20．入浴時石鹸をつけて自分の体を洗える			○		
21．顔を1人で洗う				○	
22．顔を1人で洗ってふくことができる					○
[対人関係など]					
1．他人に玩具・洋服などを見せびらかして得意になる	○				
2．遊びともだちの名前が言えるようになる	○				
3．ほしいものがあっても言い聞かせれば待てる	○				
4．他人が悲しんだり困っているのを見て悲しくなる	○				
5．しかられるとすねたり，わざと悪いことをする	○				
6．親から言いつけられると知らん顔をしたりイヤと言う	○				
7．母を困らせておもしろがったりふざけたりする		○			
8．「こうしていい？」と許可を求める		○			
9．年下の子の世話をやきたがる			○		
10．好きなともだちができる			○		
11．ともだちがけんかをすると，言いつけにくる			○		
12．電話ごっこで2人交互に会話ができる			○		
13．ままごとで役を演ずることができる			○		
14．ともだちと順番にものを使える			○		
15．必要を感じて自発的に手伝おうとする			○		
16．遊ぶとき自分が選んだおもちゃでないと満足しない			○		
17．母親・先生にほめられると得意になって説明する				○	
18．自分が負けるとくやしがる				○	
19．ともだちを自分で家に誘ってくる				○	
20．自分の作ったものや他人の作ったものを見せ合う				○	
21．ともだちと主張したり妥協し合いながら遊ぶ				○	
22．ともだちどうし会話しながらなにかをつくる				○	
23．食事のとき「いただきます」まで待っていられる				○	
24．母親にことわってともだちの家に遊びに行く					○
25．かくれんぼをして探す役とかくれる役を理解できる					○

（内田伸子：幼児心理学への招待，サイエンス社，東京，1989．および，白井常，坂元昂・編：テレビは幼児に何ができるか—新しい幼児番組の開発，日本放送教育協会，東京，1982．より引用，改変）

表 16-7 お母さんからみた子どもの行動（各時期で約 2/3 の子どもがしている場合，男○，女◎）

項目	3歳児				4歳児				5歳児			
	前半		後半		前半		後半		前半		後半	
	男	女	男	女	男	女	男	女	男	女	男	女
1．小用を足す	○	◎	○	◎	○	◎	○	◎	○	◎	○	◎
2．自分のものと他人のものを区別する	○	◎	○	◎	○	◎	○	◎	○	◎	○	◎
3．幼稚園に行くときなどに，平気で親と離れる	○	◎	○	◎	○	◎	○	◎	○	◎	○	◎
4．30 分くらいなら近所のともだちの家へ遊びに行く		◎	○	◎	○	◎	○	◎	○	◎	○	◎
5．シャツ（ボタンなし）を正しく着る		◎		◎	○	◎	○	◎	○	◎	○	◎
6．夜，1 人で寝床に行ってねむる			○		○	◎	○	◎	○	◎	○	◎
7．電話で話し合いをする				◎	○	◎	○	◎	○	◎	○	◎
8．箸を使いこなして，ごはんを食べる				◎	○	◎	○	◎	○	◎	○	◎
9．大便を足す					○	◎	○	◎	○	◎	○	◎
10．洗顔をする					○	◎	○	◎	○	◎	○	◎
11．簡単な家事を手伝う					○	◎	○	◎	○	◎	○	◎
12．1 人で鼻をかむ						◎		◎	○	◎	○	◎
13．いま，買ってほしいものを，約束した時期（たとえば，誕生会，クリスマス，正月など）まで待つ						◎	○	◎	○	◎	○	◎
14．ジャンケンをうまくやる							○	◎	○	◎	○	◎
15．交通信号を見て，自分 1 人で判断する							○		○	◎	○	◎
16．30 分くらいなら 1 人で留守番をする							○		○	◎	○	◎
17．手が汚れたら，洗いに行く								◎		◎	○	◎
18．服のボタンを正しくかける								◎	○	◎	○	◎
19．靴の左右をまちがわずにはく									○	◎	○	◎
20．簡単な買物をする									○	◎	○	◎
21．ブランコを立乗りでこぐ										◎	○	◎
22．ものを使って遊んだりするとき，順番を待てる										◎	○	◎
23．小さい子に順番をゆずる										◎		◎
24．小さい子や弟，妹のめんどうをみる												◎
25．気に入らぬときでも腕力をふるわない												◎
26．ひもで，まる結び（かた結び）をする												◎
27．人前では，泣くのをこらえようとする												
28．知り合いの家なら，1 人で泊ってくる												
29．知らない人に対して，恥ずかしがらず話をする												
30．親に自分のいいところを見せようとする												

（岡本夏木：小学生になる前後—5～7 歳児を育てる，岩波書店，東京，1983．より引用）

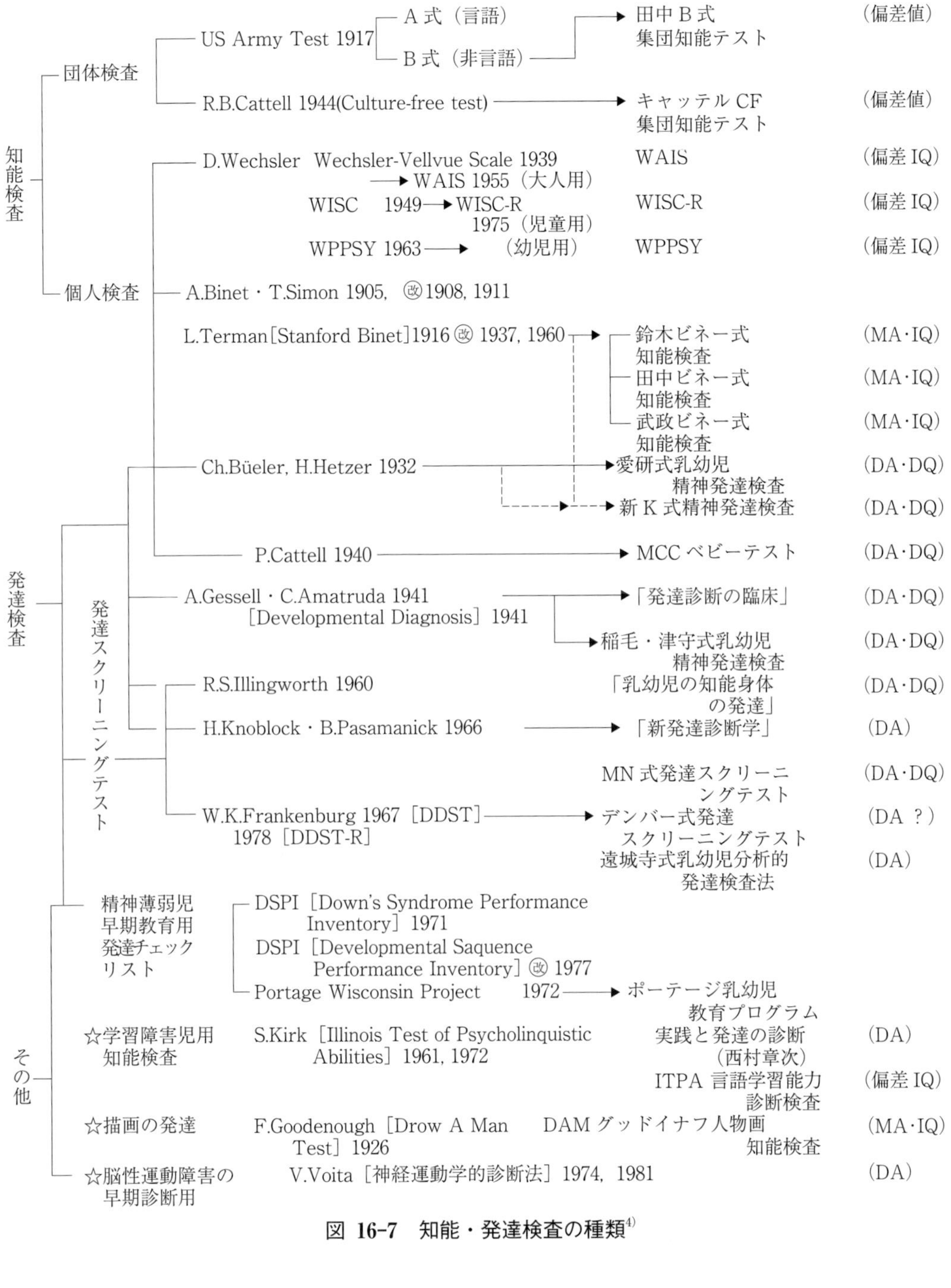

図 16-7　知能・発達検査の種類[4)]

何歳の水準までできているのかという形で評定する方法であり，偏差値の系列とは，同年齢集団のなかで能力差として評価される。知能・発達検査の種類について図 **16-7** に示す。

1）年齢尺度の系列

a．ビネー・シモン法

1905 年に Binet と Simon により異常児の知的水準を診断する新方法として発表されたもの

である。日本では1947年にスタンフォード改訂版を土台としてつくられた田中・ビネー式知能検査法がよく使われている。

b．ビューラー・ヘッツャ法

対象は0～6歳である。乳幼児の精神機能を感覚受容，身体運動（自己の身体の支配），社会性，学習，材料処理・物の支配（外界に働きかけて変える），精神的生産（工夫したり考えたりする）の6領域に分類している。

c．Gessell・発達診断学

この特徴は，脳神経の発達の節目に注目している点である。Gessellは身体・精神とも成長には一定の順序があり，それは成熟へ向かう過程であり，環境によって影響されることがあったとしても順序自体は変わらないとしている。Gessellは発達の諸領域を適応行動，粗大運動行動，微細運動行動，言語行動，個人–社会行動の5領域とした。

d．デンバー式発達スクリーニング検査

この方法の特徴は4領域（個人–社会，微細運動，言語，粗大運動）が一望できることである。

e．遠城寺式乳幼児分析的発達検査法

運動（移動運動・手の運動），社会性（基本的習慣・対人関係），言語（発語・言語理解）の3領域について分類している。

2）偏差値の系列

成人向けのWAIS（Wechsler Adult Intelligence Scale），子ども向けのWISC（Wechsler Intelligence Scale for Children），WISC-R，幼児を対象にしたWPPSI（Wechsler Preschool and Primary Scale of Intelligence）などがこのなかに含まれる。知能の特徴を診断的にとらえようとしたものである。言語性検査と動作性検査から構成されており，言語性IQ，動作性IQ，全IQが算出できるだけではなく，下位検査のでき方のパターンで脳損傷や精神障害がある程度判別できる構造をもったものである。

知能発達テストは，目的，年齢により検査法を考えるべきである。

●文　献

1）河田光博，稲瀬正彦：カラー図解　人体の正常構造と機能 Ⅷ 神経（1），日本医事新報社，東京，2004，p. 35，39，44.
2）田中富久子：脳の進化学　男女の脳はなぜ違うのか，中央公論新社，東京，2004.
3）Jerison, H. J.：Evolution of the brain and intelligence. Academic Press, New York, 1973.
4）大久保修：精神機能．馬場一雄・監，改訂小児生理学，へるす出版，東京，2002，pp. 227-244.
5）Fuchigami, T., Okubo, O., Fujita, Y., et al.：Auditory event-related potentials and reaction time in children：Evaluation of cognitive development. Dev. Med. Neurol., 35：230-237, 1993.
6）内田伸子：幼児心理学への招待，サイエンス社，東京，1989.
7）Newman, B. M. and Newman, P. R.・著，福富護・訳：生涯発達心理学，川島書店，東京，1988.
8）青木藩：感覚統合の生理学，感覚統合1，協同医書出版，東京，1984，pp. 131-152.
9）Gormly, A. V. and Brodzinsky, D. M.：Lifespan Human Development. Holt, Rinehart and Winston, New York, 1989.
10）上山硯：知能発達テストの変遷．小児内科，19：461-467，1987.

［渕上　達夫］

17 睡　眠

睡眠は，約24時間の周期性をとって覚醒と交互に出現する生体現象である。朝に目覚め，夜に眠るという睡眠覚醒パターン，すなわち約24時間の生体リズム（サーカディアンリズム）は「体内時計」によって内因的に制御されている。睡眠はヒトばかりでなく動物にとっても生命維持をしていくうえで，覚醒時に正常な脳機能を高めるうえでも絶対に必要なものである。

出生直後はウルトラディアンリズムという3時間ごとの睡眠覚醒リズムが観察されるが，本来もつ内因性リズムと最も強い外的刺激である太陽の光が同調しながら成長し，生後2か月ごろからは昼間目覚めている時間が長くなり，夜は5〜6時間眠るというサーカディアンリズムが現れ，生後6か月ごろより，睡眠覚醒リズムが外界の明暗変化などの環境サイクルにしっかり同調するようになり，1年くらいでほぼ明瞭に昼夜のパターンが確立される。

しかしヒトが睡眠をどうしてとらなければならないのかは，明らかにされていない。そして睡眠は他の無意識状態である昏睡，麻酔，催眠などの状態とは区別されなければならない。Kleitmanは3つの条件，すなわち①周囲の環境に対する反応性の消失，②一般感覚や反射の反応閾値の上昇，③自ら覚醒しうる能力をもち，覚醒状態に戻ることができる，が備わっている場合を睡眠であるとしている。

本章では睡眠覚醒の制御，睡眠の脳波にふれるとともに，小児期の睡眠の変化について述べてみたい。

I．睡眠と覚醒の制御機構

睡眠と覚醒のリズムは，視床下部に存在する視交叉上核（SCN）にある体内時計により制御されている。この体内時計が生み出すリズム周期は正確には24時間ではなく，約1時間弱のずれがあることが行動リズムを指標にした実験で明らかにされており，これが24時間の環境リズムと同調するためには昼夜の明暗の変化，つまり光が重要となる。

1．神経機構と睡眠

覚醒は中脳網様体と後視床下部のヒスタミン系神経系により誘発される。

睡眠は前視床下部のGABA系神経系が後視床下部のヒスタミン系神経系および中脳網様体にある吻側橋網様体核を抑制することにより発現する。睡眠にはnon-REM睡眠とREM睡眠がある。REM睡眠とは，覚醒しているかのように急速眼球運動（rapid eye movement）が起きている状態の睡眠で，その英語の頭文字 REM のある睡眠という意味である。non-REM 睡眠は交感神経の活性が低下し副交感神経の活性が上昇する。瞳孔は縮瞳するが，抗重力筋の筋活動や自律神経を含む反射系は保たれている。REM 睡眠ではさらに副交感神経優位が強まる。抗重力筋は強く抑制され atonia（無緊張）状態となる。

2．アミン系神経伝達物質と睡眠

アミン系神経系は覚醒時に持続的に活動し，橋のコリン作動性神経系，コリン受容体をもつ神経系を抑制している。アミン系神経系の活性が低下すると，コリン作動性神経系の活動が増大し non-REM 睡眠が発現する。コリン作動性神経系の活動が最大となると REM 睡眠が発現する。

3．アミノ酸系伝達物質と睡眠

GABA 系神経系により青斑核ノルアドレナリン神経系とセロトニン（5HT）神経系が抑制され，REM 睡眠が活性化される。

グリシンは REM 睡眠期の筋緊張抑制に関与している。グルタミンはコリン作動性神経系とともに REM 睡眠の発現に関与している。

Ⅱ．睡眠の脳波

睡眠の深さの判定には，脳の機能を客観的に示し睡眠段階によって大きく変化する脳波による分類が重要である（図 **17-1**）[1]。

1．睡眠時の脳波波形

国際分類では覚醒時を stage W とし，自然睡眠の段階は non-REM 睡眠の stage 1，2，3，4 と stage REM の 5 段階に分類している。

1）stage W

覚醒期であり，安静閉眼時の脳波では律動的な α 波の連続を示す。開眼すると α 波は消失し，低振幅で他の睡眠段階よりも周波数の早い種々の周波数の波が混じったパターンを示す。

2）stage 1

覚醒時の α 波は抑制され，比較的低振幅で種々の周波数の波が混じった—特に 2〜7 Hz の徐波が優勢な—脳波パターンを示す。これは眠気を覚えてうとうとしている時期に相当する。これと同時に前頭部，中心部，頭頂部などに振幅の小さい θ 波が現れはじめ，また 20 Hz の低振幅速波も出現し，脳波は全体として漣をうっているような波形になる（漣波期）。stage 1 は比較的短く 1〜7 分で覚醒から他の睡眠段階に移行するとき，または睡眠中に体動に引き続いて出現することが多い。さらに深い睡眠になると，頭蓋頂部に両側性に振幅の大きな 2 相性あるいは 3 相性の鋭波（頭蓋頂鋭波，瘤波）が出現するようになる（瘤波期）。

3）stage 2

睡眠紡錘波と K 複合波（K-complex）が出現することと，stage 3 以降に出現するような高振幅徐波がみられないことによって判定される。K 複合波は，先行する頭蓋頭頂鋭波に似た陰陽 2 相性の高電位徐波と，これに続く 14 Hz 前後の紡錘波からなる速成分とで構成される複合波

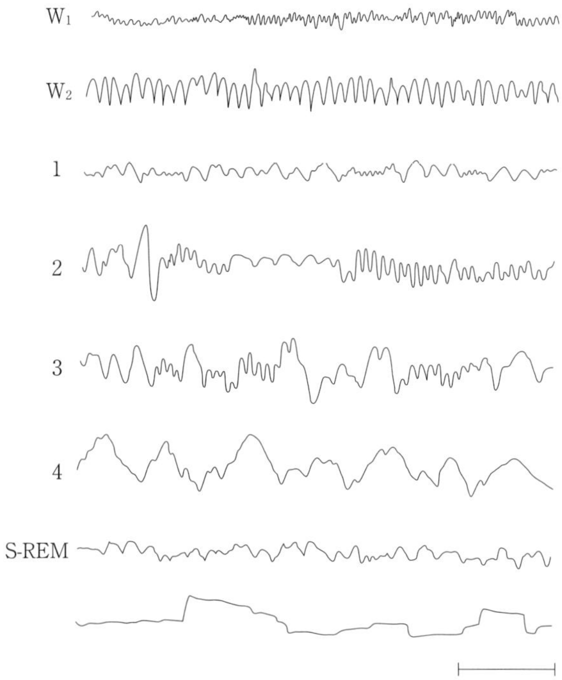

図 17-1　自然睡眠の睡眠段階[1)]
W_1：覚醒開眼時，W_2：覚醒閉眼時，1〜4：stage 1〜4，S-REM：stage REM（最下段は眼球運動），較正は 1 秒

である。さらに睡眠が深くなると，頭蓋頭頂鋭波が消失して，14 Hz 波だけが安定して出現するようになる。この波は，紡錘波とよばれる（紡錘波期）。

4）stage 3

全体的に高電位徐波が主体となり，2 Hz 以下 75 μV 以上の高振幅徐波が記録の 20〜50％を占める段階をいう。かなり深く眠っていて，感覚刺激を与えても，よほど強い刺激でないと覚醒しない。

5）stage 4

2 Hz 以下 75 μV 以上の高振幅徐波が記録の 50％を占める。

6）stage REM

脳波では stage 1 に類似した低振幅パターンの所見を示し，急速眼球運動（REMs）の出現，身体の姿勢を保つ抗重力筋の筋緊張低下がみられる。REM 段階は，一夜の経過のうちで non-REM 睡眠が現れた後に初めて現れ，以降 90 分の周期で比較的規則正しく出現するので，一夜に 4〜5 回みられる。

2．発育に伴う睡眠脳波の変化

紡錘波は，生後 2〜3 日で 13〜15 Hz の速波がみられる。新生児では覚醒と睡眠が区別困難で，この紡錘波が唯一の指標となる。次第に徐波が発達してくるが成人のそれとは異なる。3 か月くらいになると入眠時に高振幅の θ 波などがみられてきて，10〜12 歳で次第に成人の瘤

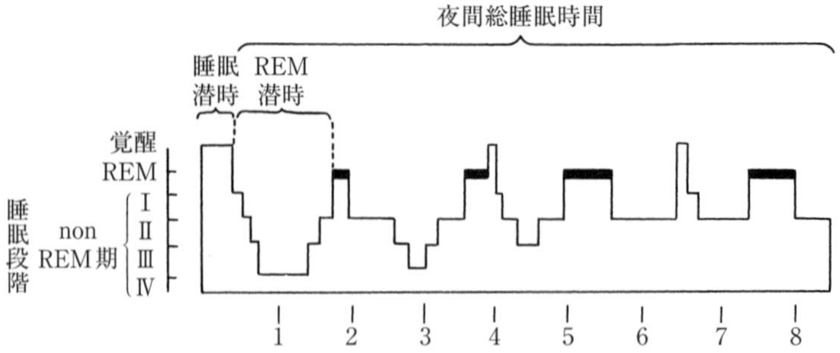

図 **17-2**　正常成人の一晩の睡眠ダイアグラム[2)]

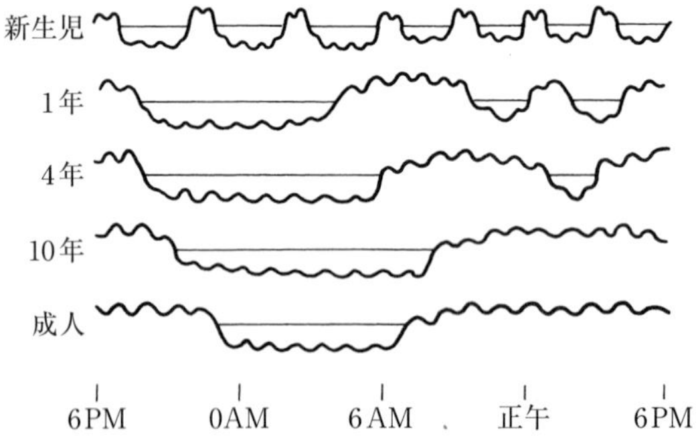

図 **17-3**　新生児の多相性睡眠が成人の単相性睡眠になる過程[3)]

波に移行してくる。

Ⅲ．睡眠の年齢推移

睡眠時間は年齢により異なる。一晩の状態は，成人では図 **17-2** に示すように REM 睡眠と non-REM 睡眠を繰り返し，個人差はあるが 1 周期 90 分前後（遺伝的に規制され各個人でほぼ一定）で，REM 睡眠 25%，non-REM 睡眠 75%（第 1 段階 5%，第 2 段階 50%，第 3 段階 10%，第 4 段階 10%）くらいの比率でみられる。なかでも第 3，4 段階は徐波睡眠期といわれ，睡眠の前半に多くみられるという特徴がある。REM 睡眠では交感神経系の緊張が低下している状態で，このときに覚醒すると夢についてよく思い出せるといわれる。また睡眠周期（図 **17-3**）は，新生児では多相性で，24 時間のうち 18〜20 時間は眠っている。年齢とともに減少し，そして夜の睡眠時間の占める割合が多くなり，4〜5 歳ごろになると 1 日 12 時間前後の睡眠で昼寝はしなくなり単相性となる。

以下に各年齢別の睡眠の特徴，睡眠時間を示す（図 **17-4，5**）。

1．新生児期

泣いて覚醒し，20〜30 分授乳，おむつ交換，入浴などの活動を 20〜40 分行った後，1.5〜2 時間睡眠するというリズムを繰り返す。新生児期は REM 睡眠が 4 時間と多く，睡眠開始から REM 睡眠が出現する。新生児の睡眠サイクルは 40〜50 分であるが，未熟児は短い。

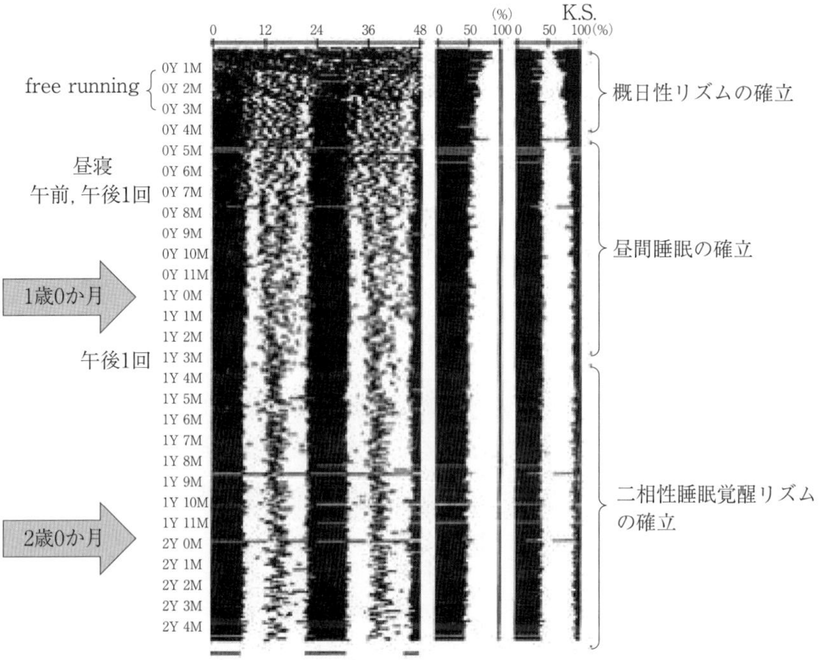

図 17-4　正常児の睡眠・覚醒リズム[4)]
（Kleitman, N.：Sleep and Wakefulness, 1963；瀬川が改変）

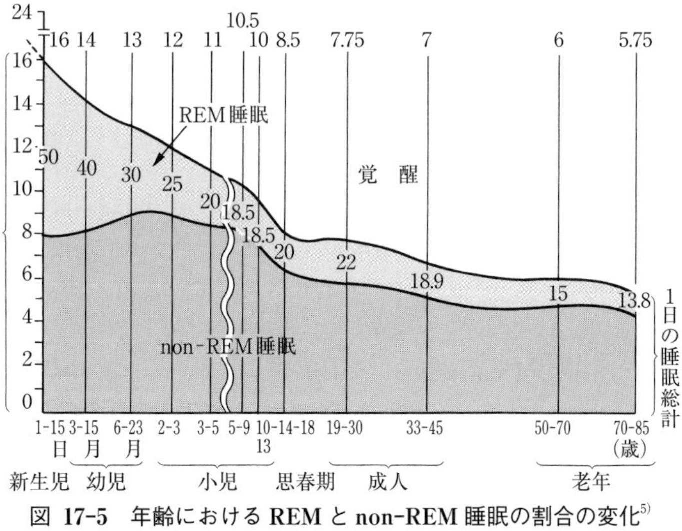

図 17-5　年齢における REM と non-REM 睡眠の割合の変化[5)]

2．1 か月〜4 か月

生後 1 か月半ごろからは睡眠，覚醒の持続時間が長くなり，それらが徐々に集まりだして，昼間目覚めている時間が長くなり，夜 5 時間以上眠るというサーカディアンリズムが現れ，母親も眠れるようになったとほっとできるようになる。この 1〜3 か月の時期に一過性に入眠時刻，覚醒時刻が毎日少しずつずれて睡眠相が後方に後退していくことがある。フリーランニングとよばれ，体内時計が概日リズムの24時間より長い周期で動くために少しずつ睡眠相が後退していくものである。

3．4か月〜6か月

生後4か月を過ぎると睡眠，覚醒のリズムが外界の明暗変化などの環境サイクルにしっかりと同調するようになる。睡眠開始はnon-REM睡眠から始まり，睡眠の後半にREM睡眠の比重が大きくなる。

4．6か月〜9か月

6か月から離乳食が始まるようになると，乳児は光の刺激以外に食事という新しい活動が生活習慣における時間的手がかりをもつようになる。また昼間の活動が飛躍的に向上し，夜間の睡眠時間は11時間とほとんど変化はないにもかかわらず，昼寝は減って3回になっていく。

5．9か月〜1歳6か月

9か月ごろから昼寝は1日2回，それぞれ1〜2時間に集約され，昼寝のリズムが整ってくる。離乳食は1日3回となり，基本的な生活習慣が確定する。

6．幼児期

2歳以上ではnon-REM睡眠とREM睡眠の区別が明瞭となり，non-REM睡眠に続いてREM睡眠が現れる睡眠サイクルが完成する。

REM睡眠は3歳で20〜25%，5〜6歳で大人と同様の20%ぐらいとなる。non-REM睡眠は乳児期から10歳前後まであまり変わらず8時間前後である（図17-5）。

7．学童期

近年わが国では，生活様式の24時間化に伴い小・中・高校生の就寝時間の遅れ，睡眠時間の短縮化が進み，睡眠の質が低下し，日中の眠気，気力減退，イライラ，意欲低下，抑うつ，不安などが増える傾向にある。

Ⅳ．睡眠に伴う諸現象

1．循環器系（図17-6，7）

循環器系は，交感神経，副交感神経の相互のバランスで持続的に調整されている。

1）脈　拍

交感神経活性が減衰し，副交感神経活性が更新して脈拍数は低下する。ただしこの2つの自律神経の活性は睡眠の深さで異なる。

non-REM睡眠では交感神経活性が減弱するため，脈拍数はこれに比例し減少する。non-REM睡眠においても，脳波上K複合波（K-complex）出現時は交感神経が亢進し，脈拍数が増加する。REM睡眠では自律神経のバランスの変化が頻繁に起こるため，心拍数は安定してい

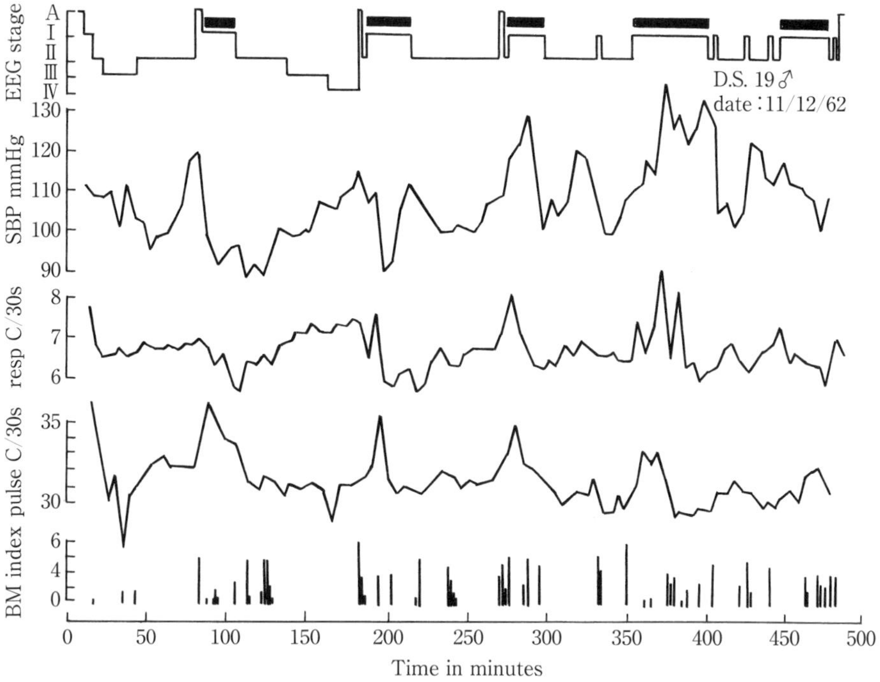

図 17-6　一夜の睡眠における脳波（黒印部分は逆説睡眠），収縮期血圧，呼吸数，心拍，体動の変化[6)]

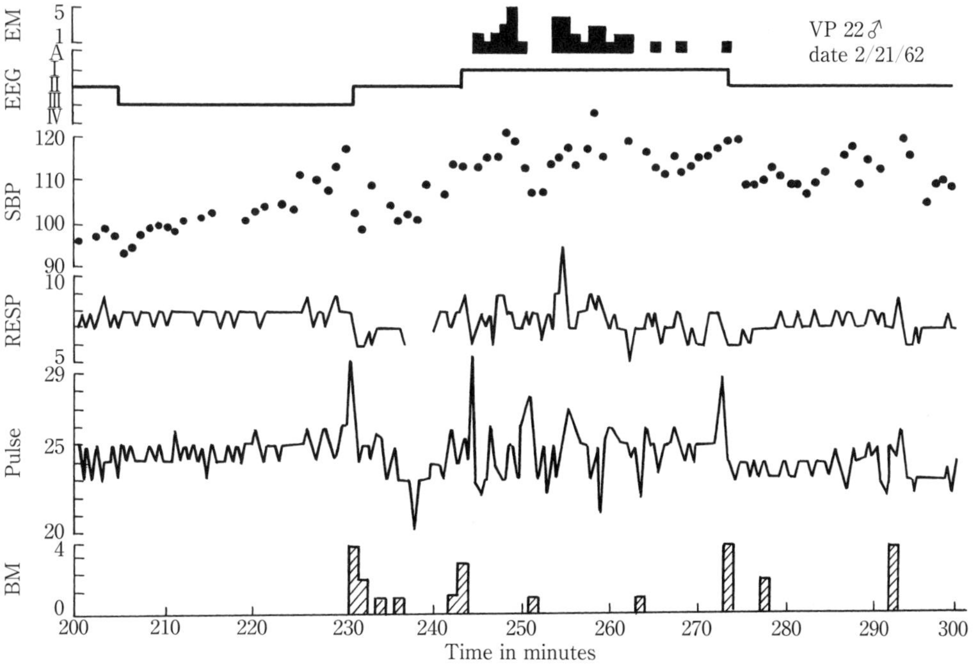

図 17-7　1回の逆説睡眠およびその前後における脳波，REM，収縮期血圧，呼吸数，心拍，体動の変化[7)]

ない。昼寝中の脈拍低下は夜間のときより少なく，また小児では，覚醒時と睡眠時の脈拍の変化は成人より少ないことが知られている。最低値を示す時間は年齢とともに変わり，幼児では午後9時，年長児では午前3時，さらに成人では遅くなるといわれている。睡眠中の心拍は刺激のどの時期でも非常に敏感に反応し，覚醒時より強いことも知られている。

2）血　圧

血圧も脈拍同様，自律神経のバランスの変化の影響を受ける。一般に睡眠中の血圧は覚醒時より低く，収縮期圧のほうが拡張期圧より低下し，10～30 mmHg くらい下がる[8]。また睡眠段階が深くなるほど血圧は低下する。REM 睡眠中は自律神経が大きく変動するが，血圧の平均値はあまり変動しない。

2．呼吸器系

睡眠中の呼吸数は浅く，数も低下すると考えられていたが，時に 20％も増加する時期がある。覚醒時には一般に吸気が強く短く，呼気が長くなる傾向がある。しかし睡眠中に逆転することも多い。呼吸振幅は，胸式呼吸になり浅くなる傾向がみられる。しかし，以上のような傾向も各睡眠深度により異なる。

また肺胞換気量の減少することが知られており，酸素消費量は 10～20％減少している。

3．体　温

体温は産熱と放熱のバランスにより調節されていて，ヒトの概日リズムの１つとして体温調節機構が働いており，１日のうちで大きく変化する。明け方が最も低く夕方に最も高くなり，その温度差は 1～1.5℃前後である。そのなかで睡眠中の体温は緩やかな１相性の変化がみられ，覚醒直前より体温は上昇し，体温が低下してくると眠くなる。

4．エネルギー代謝

前述したように，酸素消費量の低下に平行してエネルギー代謝も低下する。睡眠時の最低エネルギー代謝は就寝前の 22～23％減少し，基礎代謝に対し 15～16％減じる。小児の睡眠中の代謝は覚醒時より約 15％少なくなるとしている。

5．体　動

ヒトは睡眠中にいろいろな動きをするが，それは前日の疲労度，精神的変化，さらに睡眠環境により違ってくる。一晩の体動は波動的で，睡眠が浅くなると寝返りをうったり多様な動きをする。睡眠は乳児では 50～60 分，幼児では 60～70 分，成人では 80～90 分を周期としているが，脳波と体動との関係は明確ではない。睡眠障害として扱われる動きについては後項で述べる。

6．眼球運動

睡眠により２種類の眼球運動がみられる。

1）slow eye movement

水平眼球震盪に相当するもので，水平方向に協調的に動き，早いもので 1～2 秒，緩やかなもので 2～3 秒で，かなり不規則で入眠時期に生じやすい。

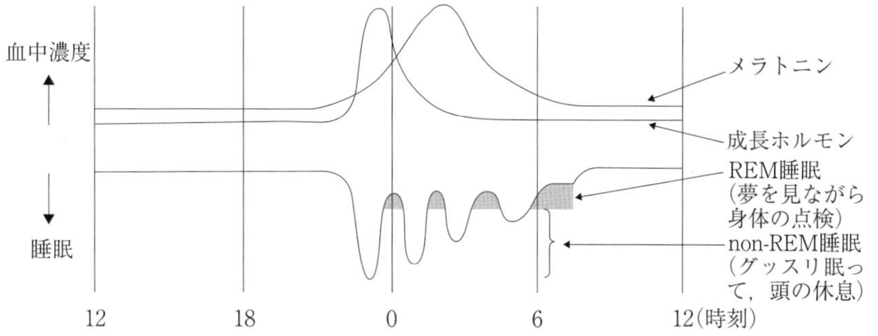

図 17-8　睡眠・覚醒，ホルモンのリズム[9)]

2）rapid eye movement

急速で段階的にみられ，多くは水平方向で，時に上下回転もみられる。REM 睡眠に特徴的な動きで，REM 睡眠の判定に用いられる。

7．ホルモン分泌（図 17-8）[9)]

1）成長ホルモン（GH）

睡眠により単位時間あたりの分泌量は増加する。特に入眠後，最初の深い眠りのときに最も多く分泌される。身長の一部は GH 分泌量によって規定されるとすれば，「寝る子は育つ」という格言は正しいことになる。ただ睡眠と成長との関係は科学的に証明されてはおらず，大人ではたとえ眠らなくても 1 日分泌量は変わらないことが判明し，睡眠と GH の関係はまだ不明な点が多い。

2）メラトニン

松果体より分泌され，起床から 15〜16 時間後から分泌される。抗酸化作用をもち老化防止，癌化防止に働く。また性成熟の抑制作用をもち，1〜5 歳のころに分泌量が最大となる。何より注目すべきは，メラトニン分泌は光によって分泌が抑制されることで，近年遅寝傾向，明るい夜間環境などにより子ども達のメラトニン分泌量の減少が危惧されている。

V．乳幼児の睡眠の実態

1．就寝，起床時間（図 17-9）

乳幼児の就寝時刻は 21〜22 時，起床時刻は平均 6〜7 時とした報告が多い。1980 年，1990 年，2000 年の日本小児保健協会の幼児健康度調査では，1980 年は午後 9 時就寝が 50%で，午後 10 時就寝の 19.4%より多かったものが 2000 年には 9 時就寝が 39%に減少し，逆に 1 時間遅い 10 時就寝が 36.6%に増加しており，遅寝の傾向がみられる。また，起床時刻も 8 時起床は 1980 年では 20%だったものが 2000 年には 34.3%に増加し，起きるのが遅くなっていて，子ども達は明らかに遅寝，遅起になっている。

2．昼　寝

総睡眠時間が年齢とともに短縮するのは，主に昼間の睡眠時間の関係といわれる。生後 6 か

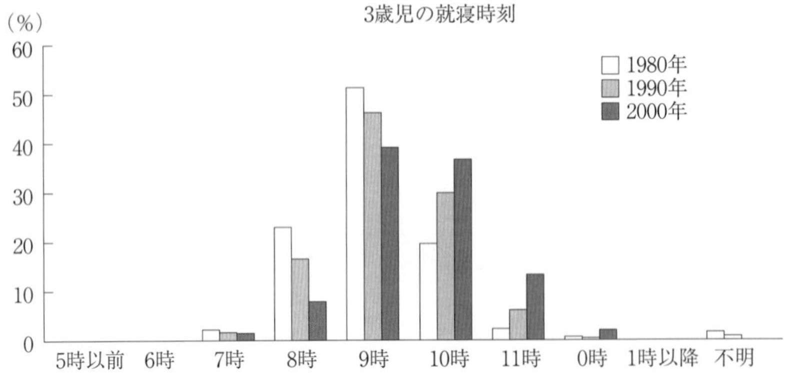

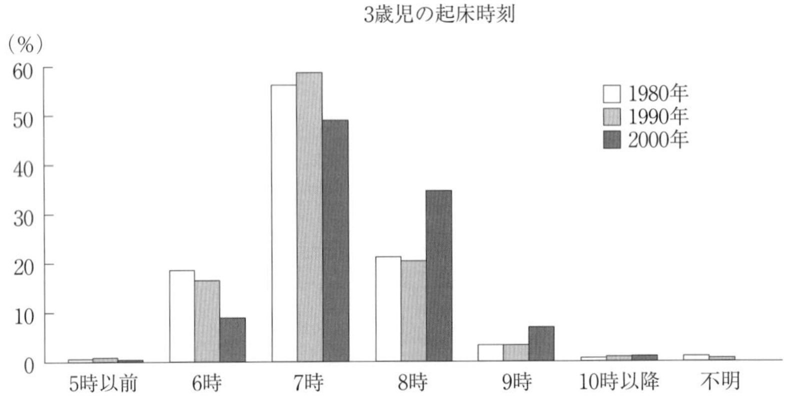

（日本小児保健協会：平成 12 年度・平成 2 年度・昭和 55 年度 幼児健康度調査．より引用）

図 17-9　3 歳児の就寝，起床時刻の推移

月から離乳食が始まると，食餌が覚醒刺激になり，光を浴び，日中の活動が増加することで，夜の睡眠時間はほとんど変化がないものの，年齢とともに昼寝が減り単相性になる。

3．夜泣き

睡眠中に毎日同じ時間に軽く 2〜3 回泣きじゃくったり動いたりする場合は，REM 睡眠との関係による生理的なもので特に問題はない。生後 3〜4 か月以前の夜泣きは，体内時計と環境サイクルのずれにより起こるフリーランニングの結果眼が覚めてしまうもので，夜泣きとされてしまう。生後 3〜4 か月以降の夜中，急に泣き長時間に及ぶことがあるが，これを本来の夜泣きといい，その原因はいろいろ考えられる。その 1 つに昼間の覚醒と活動が重要となる。また夜間泣くことで授乳が受けられることが続くと，ただ授乳をせがみ，母親の存在を確かめるように夜泣きをすることもある。

Ⅵ．睡眠障害

睡眠障害の国際分類 ICSD-2 のうち小児関連の項目を示す（**表 17-1**）[10]。

表 17-1　小児の主な睡眠障害[10)]

1．不眠症	5．パラソムニア（睡眠時随伴症）
①精神生理性不眠	①覚醒障害
②特発性不眠症	a）錯乱性覚醒
③不適切な睡眠衛生	b）睡眠時遊行症（夢遊病）
④小児行動性不眠	c）睡眠時驚愕症（夜驚症）
a）しつけ不足睡眠障害	② REM 睡眠関連パラソムニア
b）睡眠開始随伴障害	a）REM 睡眠行動障害
2．睡眠関連呼吸障害	b）悪夢障害
①中枢型睡眠時無呼吸症	③その他のパラソムニア
②閉塞型睡眠時無呼吸症	a）夜尿症
③睡眠関連低換気/低酸素症候群	b）睡眠関連摂食障害
3．過眠症	6．睡眠関連運動障害
①ナルコレプシー	①レストレスレッグス症候群
②反復性過眠症	②周期性四肢運動異常症
③特発性過眠症	③睡眠関連歯ぎしり
④行動誘発性睡眠不足症候群	④睡眠関連律動性運動異常症
4．概日リズム睡眠障害	7．その他の睡眠障害
①睡眠相後退型	①環境性睡眠障害
②睡眠相前進型	
③不規則睡眠・覚醒型	
④フリーランニング（非 24 時間）型	

1．不眠症

概日リズムの維持と密接に関連する因子（光，運動，食事，テレビ，ゲーム，風呂，昼寝，肥満，養育者，アトピー，喘息など）が不眠の要因となり，その原因除去，改善は不眠の治療となる。

2．睡眠関連呼吸障害

睡眠時無呼吸などにより夜間睡眠が阻害され，昼間の過眠状態が続く。

3．過眠症

1）ナルコレプシー

視床下部オレキシン神経系の異常で，髄液中のオレキシン濃度が低下する。日中の堪え難い眠気，強い情動で誘発される脱力発作（カタレプシー），入眠時幻覚，入眠麻痺が主徴であるが，小児期発症例は典型症状がそろわない報告も多い。

2）反復性過眠症

思春期に，1 日 18 時間以上の睡眠に及ぶ，3～21 日にわたる過眠が，数週から数か月周期で繰り返す状態をいう。

3）行動誘発性睡眠不足症候群

夜間の睡眠不足により昼間の眠気や活動低下をもたらすもの。夜間に光を浴びたり，昼寝を

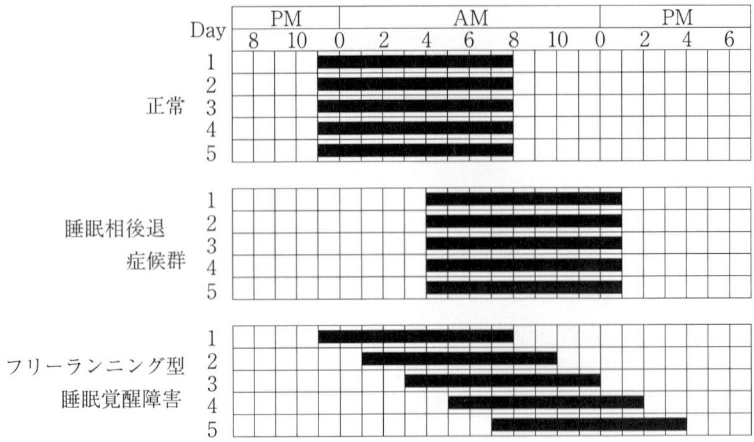

図 17-10　概日リズム障害の睡眠覚醒パターン
〔文献 11)12) より引用，改変〕

表 17-2　小児における睡眠衛生の基本原則[13)]

1．小児の就寝時刻を決め，決まった就寝習慣をつけさせること。
2．就寝および起床時刻を，学校のある日とない日でほぼ同じにするようにする。日による差をほぼ1時間以内にすること。
3．就寝前の1時間は静かにすごすようにすること。就寝直前には，騒々しい遊びなど高エネルギー活動や，テレビをみる，コンピュータゲームをするなど刺激的な活動は避けること。
4．小児を空腹のまま就寝させないこと。就寝前に軽い間食（例：牛乳やクッキー）を与えるとよい。しかし，就寝1～2時間以内に重い食事をとるのは睡眠を妨げる。
5．少なくとも就寝前2～3時間は，カフェインを含む食品を避けること。カフェイン含有ソーダ水，コーヒー，チョコレートなどを避ける。
6．可能なかぎり毎日，小児を外ですごさせ，決まった運動をさせるようにすること。
7．小児の寝室を静かで暗くしておくこと。完全に暗くした部屋はおそろしいと感じる小児には，薄暗い常夜灯を使用してもよい。
8．小児の寝室を，夜間適温に保つようにすること〔華氏75°（摂氏24℃）未満〕。
9．小児の寝室を“タイムアウト（time-out，訳者注：別空間を使用して子どもの気分を落ちつかせる方法）”または罰を与えるのに使わないこと。
10．テレビは小児の寝室以外に設置すること。小児は就寝時にテレビを“必要とする”よくない習慣を容易に身につけるものである。寝室にテレビが設置されていると，小児の視聴をコントロールするのが非常に難しくなる。

したりすることで概日リズム障害が定着しやすい。昼間の活動性の低下により脳内セロトニン分泌障害が引き起こされ，攻撃性が増し，協調性をなくし，落ち着きがなくなり，疲労倦怠，頭痛，食欲不振，胃腸障害，食欲不振から不安，抑うつへと進む。

4．概日リズム睡眠障害（図 17-10）[11)12)]

毎日の睡眠，覚醒のタイミングの異常をいう。睡眠相後退症候群は入眠，覚醒の両方のタイミングが正常より遅れるもので，いわゆる夜ふかし型が病的に続くものである。フリーランニ

表 17-3 青少年における睡眠の基本原則[13]

1.	毎晩，ほぼ同時刻に起床し就寝すること。学校のある日とない日の就寝および起床時刻の差を，ほぼ1時間以内とすること。
2.	日常的に不足している睡眠時間を“取り戻す”ために，週末に朝寝をするのは避けること。就眠時の問題が起こりやすくなる。
3.	昼寝をする場合は短時間（1時間以内）とし，午後早い時間から3時ごろまでにするようにする。しかし，夜間の就眠時に問題があれば昼寝は悪影響があるため避ける。
4.	毎日戸外ですごすようにすること。日光に当たることで，体内時計を順調に働かせることができる。
5.	定期的に運動をすること。運動は寝つきをよくし，より深い睡眠をとることができるようになる。
6.	睡眠の目的にのみ，ベッドを使用すること。ベッドで勉強や読書をしたり，音楽を聴いたり，テレビを見たりしないこと。
7.	就寝前30〜60分は，静かで落ち着いた時間をすごすようにすること。読書や静かな音楽を聴くなど，リラックスできる，落ち着いた楽しい活動を行うと，身体と心をのんびりさせて，眠りにつくことができるようになる。就寝直前に勉強したり，刺激的な映画やおそろしい映画をみたり，運動したり，“活気づく”ような活動をしないこと。
8.	決まった食事をとり，空腹のまま就寝しないこと。就寝前に，軽い間食をとるとよいが，就寝前1時間にしっかりとした食事をとるのはよくない。
9.	夕食後には，カフェインを含有する食品を食べたり飲んだりしないこと。カフェイン含有のソーダ水，コーヒー，紅茶，チョコレートなどを避けること。
10.	アルコールを利用しないこと。アルコールは睡眠を中断させ，夜間の覚醒の原因となる。
11.	喫煙は睡眠の妨げとなる。就寝前最低1時間は喫煙しないこと（できれば全く喫煙しないこと）。
12.	主治医から特に推奨されていないかぎり，睡眠薬，メラトニン，またはその他の店頭で買える睡眠補助薬を使用して眠りにつこうとしないこと。これらは危険であり，薬を止めたときに，睡眠に関する問題が再発することが多い。

ング型は睡眠覚醒のリズムが24時間より長くなるため，毎日徐々に入眠，覚醒時間がずれていく。

5．パラソムニア

入眠1〜2時間後のnon-REM睡眠で起こる，いわゆる「ねぼけ」である。家族歴がみられることが多い。錯乱性覚醒は幼児期までに多い深睡眠からの覚醒後の錯乱状態で，徘徊や恐怖はないが，泣いたり，叫んだり，手足をバタバタさせるような精神的錯乱行動をとるものである。睡眠時遊行症（夢遊病）は起立，歩行，逃走などの複雑な移動行動をとる。睡眠時驚愕症（夜驚症）は強い恐怖を示し，悲鳴や啼泣，興奮が高度のものである。悪夢障害は入眠後半から最後の1/3にみられ，REM睡眠からの覚醒時に出現するもので，夢の内容を記憶していることが普通である。

6．睡眠関連運動障害

夜間の異常運動をいう。

睡眠関連律動性運動異常症は睡眠中に繰り返す運動で，頭を前後に打ちつけたり左右に頭を振ったり，四つ這い位で体幹を前後や左右に動かす運動である。正常児でみられ，乳児期に多くみられる。年齢とともに消失する正常な運動と考えられる。

レストレスレッグス症候群は夜間に下肢を中心に生じる異常感覚と不穏な行動である。

周期性四肢運動異常症は足関節の屈曲運動で，短く周期的で4回以上反復する運動がみられるものである。

睡眠関連歯ぎしりは正常児の5～25％にみられる。乳児と永久歯の混合歯列期に多い。

Ⅶ．睡眠の基本原則

近年生活が24時間化して睡眠，覚醒のリズムが乱れてきている。それに伴い子ども達の睡眠の質が低下している。日中の眠気，気力減退，イライラ，意欲低下などの悪影響が出てくるという。小児の睡眠の質を向上させるための睡眠の基本原則を示す（**表17-2，3**）[13]。

眠りを大切にし，子ども達に健康な生活を送れるようにしてやりたい。

●文　献

1）大熊輝雄：臨床脳波学，第5版，医学書院，東京，1999.

2）Peilre-Quadens, O.：Contribution álétude de la phase dite paradoxale du sommecl. Acta. Med. Belg., 69：769, 1969.

3）Kleitman, N.：Sleep and Wakefulness. The University of Chicago Press, Chicago, 1963.

4）奈倉道明：睡眠の年齢推移．小児内科，40：29-32，2008.

5）Roffwarg, H. P., Muzio, J. N. and Dement, W. C.：Ontogenic development of the human sleep-dream cycle. Science, 152：604-619, 1966.

6）疋田博之：睡眠．改訂小児生理学，馬場一雄・監，へるす出版，東京，1994，p. 104.

7）疋田博之：睡眠．改訂小児生理学，馬場一雄・監，へるす出版，東京，1994，p. 105.

8）Smolesky, M. H., Hermida, R. C., Castriotta, R. J., et al.：Role of sleep-wake cycle on blood pressure circadian rythms and hypertention. Sleep Med., 8：668-680, 2007.

9）神山潤：子どもの睡眠―眠りは脳と心の栄養，芽ばえ社，東京，2003.

10）岡靖哲：小児の睡眠障害（総論）．小児看護，28：1468-1473，2005.

11）内山真：概日リズム睡眠障害の生理学的背景と治療の進め方．Prog. Med., 22：1411-1415, 2002.

12）堀内史枝，岡靖哲，土井由利子，他：小児の睡眠障害．小児科，48：1195-1201，2007.

13）衛藤義勝・監，五十嵐隆，大澤真木子，河野陽一，他・編：ネルソン小児科学，17版，エルゼビア・ジャパン，東京，2005，pp. 78-83.

［渕上　達夫］

18 中枢神経，脳波

I．中枢神経の発達

臓器によって成長速度が異なる（図 **18-1**）が，中枢神経は，他の臓器に比較して乳幼児期に著しく成長するのが特徴である。ヒトは脳が未熟な状態で生まれ，1 歳前後までに倍増し成人脳重量との比率は 60%，3 歳で 70%，6 歳で 90%に達する（図 **18-2**）。脳波の基礎周波数の下限も，成人で 10 Hz 程度だが，1 歳で 5 Hz，3 歳で 6 Hz，5 歳で 7 Hz，8 歳で 8 Hz，12 歳でほぼ成人レベルに達する（図 18-2）。1 歳ごろまでの乳児の言語は大部分が擬声語であるが，母親の日々の語りかけに含まれる表情，声色や抑揚に含まれる音律的，感情的要素を感じとり，口の動きの観察，模倣によって育まれる。1 歳 6 か月過ぎに語数は急激に増加し，名詞以外に動詞，形容詞も出現し，2 歳で 2 語文，3 歳にかけて過去，現在，未来の時称の概念が育つ。脳重量の増加は，胎児期では主に神経細胞の分裂増殖によるが，出生後はシナプス，樹状突起，軸索などの線維成分が伸長し，髄鞘によって被覆されることに起因する。個体発生は系統発生を繰り返すというのがダーウィン進化論の中核の 1 つだが，このような観点から，小児の中枢神

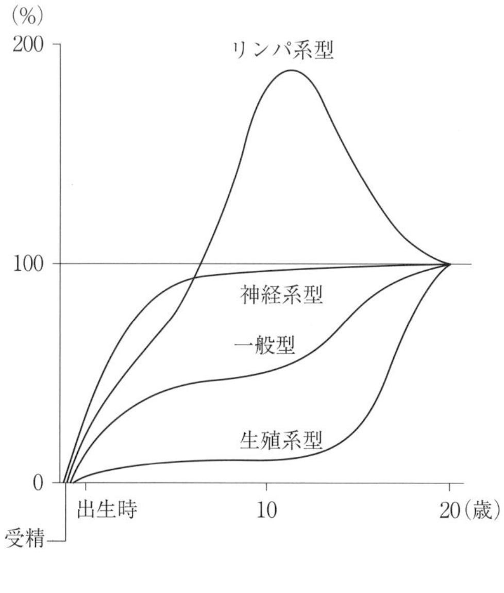

図 18-1　各器官系の成長パターン
Scammon による成人の各器官重量に対する百分率を示す。脳重量は乳幼児期に急速に加速し，10〜12 歳で成人レベルに達する

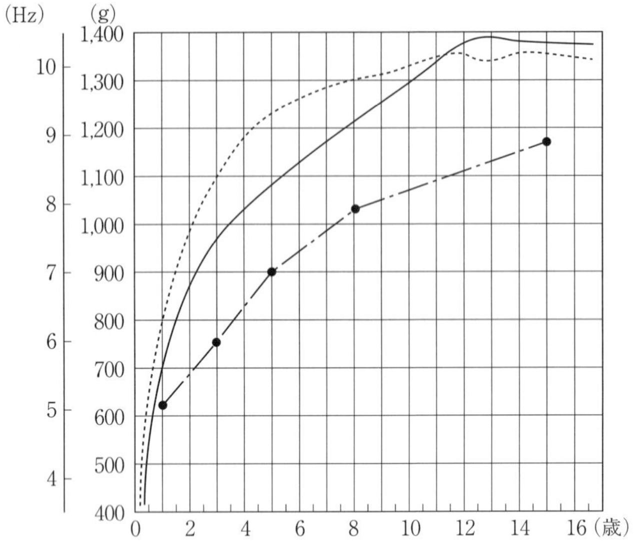

図 18-2　脳波の基礎周波数の発達と脳重量
Lindsley らによる脳波の基礎周波数（点線）と脳重量（実線）との関係を示す。いずれも乳幼児期の増加が著しい。点鎖線は，各年齢の正常下限周波数の目安を示す

経の発達を，ヒトの進化と対比させて説明する。そこには，サルから猿人，原人，旧人そして新人（ホモ・サピエンス）へと進化した姿が凝縮されている。

ヒトの染色体は 46 本だが，チンパンジーより 2 本少ない。ヒトとチンパンジーとの全遺伝子の違いは 1～4%といわれている。また，ミトコンドリア DNA を比較すると，チンパンジーからヒトが分化していったのは 500 万年前と推定される。成熟ヒト新生児の脳容量は 400 ml で，成人 1,450 ml の大まかに 1/3 である。一方，成熟チンパンジーの脳容量はヒト新生児とほぼ等しい。新生仔チンパンジーの脳容量は，成獣のほぼ半分である。ヒトで脳重量が成人の半分に達するのは 8～10 か月ごろで，はいはいなどの体重移動が可能である。子が成熟した状態で生まれ，速く成長したほうが親にとっても楽である。ヒトは，脳が体より大きすぎるため，産道を通過可能な限界まで胎内で育て，体が未熟な状態で娩出される。体は思春期でラストスパートをかけ成熟するが，それまでの長期間，親が子をゆっくり育てなければならないことで，他の生物にはない言語や社会生活に必要なルールを伝え，学んでいるのかもしれない。

ヒトの進化を簡単に振り返ると，500 万年前から 250 万年前の猿人の期間には，脳容量は 400 ml とサルのレベルにとどまる。猿人と原人の間に位置するホモ・ハビリス（器用なヒトという意味）は，650 ml とヒトの乳児程度の脳容量で，石器を作製していた。ラッコやチンパンジーでも，石や木の枝を道具として使用するが，道具を作製するのはヒトのみである。人類学者の間では，ヒトとしての一線を分かつ脳容量は 750～800 ml と考えられており，1 歳直前に相当する。原人は 180 万年前から出現し，アジアではジャワ原人（ピテカントロプス）や北京原人が有名である。脳容量は 900～1,200 ml で，小学校 1，2 年生に相当する。猿人では男性が 150 cm，女性が 100 cm と大きな身長差，体格差があったが，原人になって女性の身長が 1.5 倍ほどに伸び，男性が 170 cm，女性が 150 cm 程度になったようである。男女の体格差が小さくな

ることによって，1 匹の強大なオスのボスザルが群れを率いるような社会形態から，家族を単位に，いくつかの隣人達が集結した社会を構成するように変化したのではないかと考えられている。

40 万年前に出現した旧人のネアンデルタール人は，マンモスを狩り，脳容量は 1,300 ml 程度と小学校 3，4 年生に相当する。なかには 1,600 ml という現代人より大きな脳容量を有する化石も見つかっている。死者を花で飾る葬送儀式を行い，骨に疾患を抱えた老人も，周囲が支えることにより天寿を全うすることができたようである。もしかすると，死を悼む鼻歌やハーモニーのような原始的な音楽を執り行っていたかもしれない。しかし絶滅の一途をたどり，新人であるクロマニョン人のように，洞窟壁画に代表される緻密な芸術は生み出せなかった。言語も芸術も，表象（シンボル）を必要とする。目の前に存在する実態が現実の世界であるとすると，それらを自由な場所，自由なときにイメージし，他人と共有できる想像力が表象である。旧人の舌骨の化石から，発声能力は現代人と大差はなかったと考えられているが，表象概念が未発達なため，言語の使用は疑問視されている。

現代人の直接の祖先である新人はクロマニョン人である。ネアンデルタール人よりやや遅れて，15 万年前に出現した。18 世紀に発掘されたネアンデルタール人の化石のミトコンドリア DNA を現代人と比較すると，旧人と新人は 60 万年前に共通の祖先から分化しており，10 万年間程度は同時に地球上に存在していたが，混血しても繁殖力がなかったのではないかと考えられている。新人の脳容量はわれわれと変わらず，ネアンデルタール人より前頭葉が発達し，洞窟壁画に代表される芸術，小型化した高度な石器，言語を使用していたと考えられる。群で行動する動物は，敵の接近に対して警戒音を発し情報伝達を行うが，それは言語ではない。言語を伝えるほうも，伝えられるほうも，実態が目の前に存在しない表象を映画のイメージのように共有できなければならない。言語の最大の利点は，知識として抽象化された親，先輩の直接体験が，時間，空間を超越し，子孫に伝達，集積していった点である。教育の原点ともいえる。そのため，新人は親，先輩の体験を基に，自然の危険から有効に身を守り，食料を安定して確保し，繁殖して今日の文化的生活を送るに至った。一方で，旧人は次第にその生活空間を新人に奪われ，3 万年前ごろに絶滅したようだ。

最近のチンパンジーの研究で，手話を教えたり，カードを指し示すことを教えたりして，言語的思考能力があることがわかってきた。しかし，サルでは舌，咽喉頭の構造上の問題から，空気がほとんど鼻へ抜けてしまい，ヒトの 1/10 程度の音素しか発音できない。言語の必要条件として，脳の発達と発声機能の発達とがあげられる。ヒトの進化のどの段階で言語が出現したのか結論は出ておらず，おそらく原人が各々の脳と発声機能との発達段階に応じて，言語らしきものを話していただろうと推測されるのみである。また，言語と音楽のどちらが先に生まれたのかも，結論は出ていない。

新人の，言語によって表象を理解し共有する能力は，さらに文字という安定した記憶媒体を生み出した。ヒトにとって，音声言語に比べ文字言語の歴史は新しい。わが国でも明治時代以後，義務教育が普及し，文字の読み書きや算数が必修になった。不登校，学校での問題行動の原因の 1 つとして，注意欠陥多動性障害，学習障害，自閉性障害などが問題になっている。これらの病態では，知覚から表象への適切な変換，文字言語と音声言語との間での表象のやりとり，長文読解のような表象の並列的あるいは直列的処理に問題があると考えられている。発達障害はこれらの機能の獲得過程に問題があり，認知症や脳血管障害などの成人のさまざまな障害は，これらの脱落症状として説明される。認知症，脳血管障害も含めて，さまざまな精神神経疾患で音楽療法が取り入れられているが，社会性や自発性の改善に効果があるといわれている。音楽を含めた芸術と言語とは，ヒトの進化と深いかかわりをもって今日に至っている。

Ⅱ．脳　波

近年，MRI を代表とする画像診断が進歩し，非侵襲的に脳，脊髄の状態を把握できるようになった。一方，脳波は 1930 年代に確立された検査法だが，てんかんなどの痙攣性疾患や，インフルエンザ脳症などの意識障害の補助診断に欠かせない診断法であり，その重要性は過去から変わることはない。患児が人工呼吸器による管理をされて，全身状態が不良なため MRI を撮影に行けないときでも，ポータブル脳波計さえ記録できれば，リアルタイムに脳の機能を把握することができる。また脳波所見の推移によって，予後を推測することもできる。以下，小児の脳波についての概略を述べる。

1．脳波の記録方法

脳の電気活動である脳波は，心電図の電位の大きさのほぼ 1/20 である。頭皮電極の装着部位は国際的に決められていて，10-20 法といわれる（**図 18-3**）。頭皮上の電極は，3 cm 以上離れていることが望ましいが，頭のサイズが小さい新生児，乳児ではこの方法は電極間距離が短すぎるので，誘導数を減らすことが多い。通常，脳波以外の生体情報として，眼球運動，心電図を同時記録するが，睡眠時無呼吸の検査では，さらに筋緊張を評価するための筋電図，胸郭や腹部の呼吸運動，鼻から出入りする空気の流れ，酸素飽和度を追加する場合もある。

電極の種類には皿電極と針電極とがある。針電極は装着が容易である利点はあるが，被検児に対する疼痛と電気抵抗が大となる欠点がある。皿電極の固定には，テープまたはコロジオンを浸した小片ガーゼなどが用いられる。大部分は前者だが，長時間記録のためには，体動ではがれにくい後者を用いることもある。皿電極と頭皮との間には，通電効果の大きいペーストを満たす。電極の良好な装着ができたら，まず各電極の抵抗が記録に適していることを確認してから脳波を記録する。インフルエンザ脳症など発熱している小児の脳波をとる場合，発汗や体温によるペーストの融解が加わり，よい脳波を記録するのに苦労することもある。

脳波の導出には，基準電極誘導（単極誘導）と双極誘導とがある（**図 18-4**）。前者は耳朶を基準とするので，左右差，半球性の異常を見つけやすく，最も基本的な導出方法である。後者は 2 つの電極間の電位差をみるので，位相反転（phase reversal）を目安に局在性の異常を見いだしやすい。近年のデジタル脳波計では，基準電極誘導さえ記録すれば，後はコンピュータ上で波形同士を引き算し，さまざまな組み合わせの双極誘導波形の表示が可能である。

2．波形の分析

脳波判読の基礎として，1 つひとつの波形の分析と，通常使用されている脳波用語について略記しておく。

1）周波数（図 18-5）

周期は各波形の谷同士あるいは頂点同士の時間（周期）を msec（ミリセカンド，1 msec＝1/1,000 秒）で測定し，1 秒間（記録用紙送りの通常のスピードは 3 cm）に何回の波が含まれるか

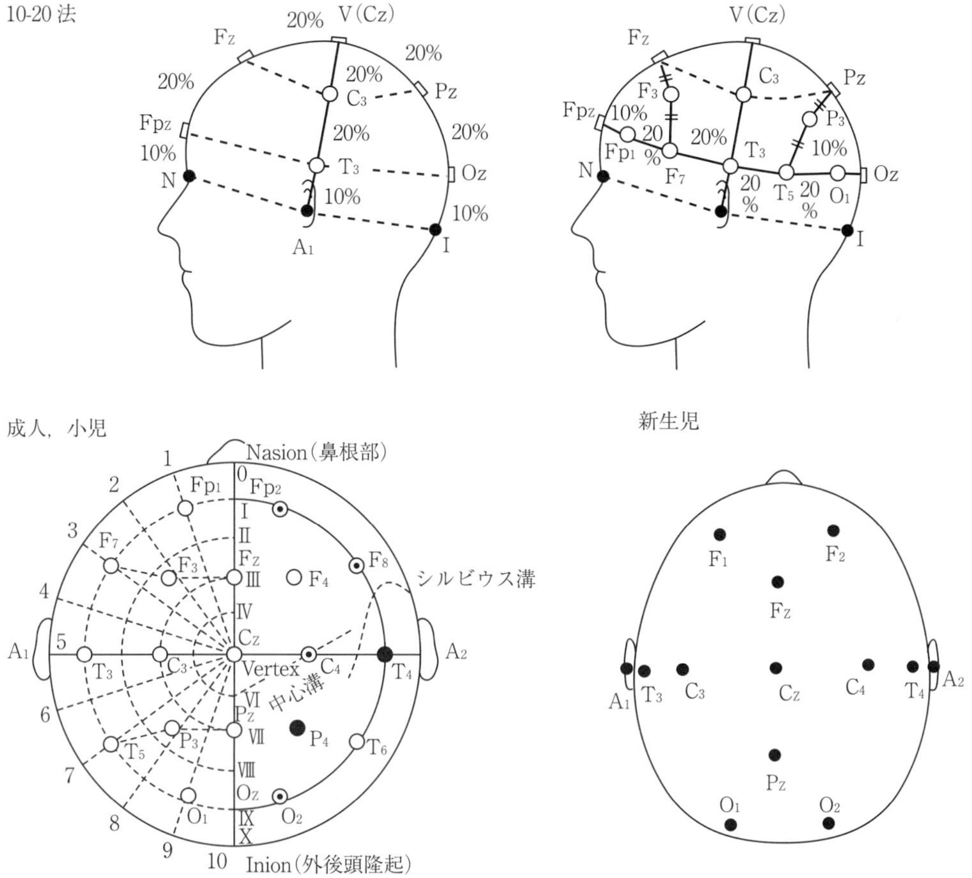

図 18-3　10-20 法による電極位置

鼻根と後頭結節，および左右耳介前点をそれぞれ計測し，それぞれの中点より vertex（Cz）を求める。鼻根と後頭結節の間，および左右耳介前点の間を 10，20，20，20，20，10％に分割し，電極を配置する。奇数は左，偶数は右，Z は正中を表す。解剖学的に，Fp は前部前頭葉，$F_{3,4}$は運動野，$C_{3,4}$は中心溝，$P_{3,4}$は感覚野，$O_{1,2}$は視覚野，$F_{7,8}$は下部前頭葉，$T_{3,4}$は中側頭葉，$T_{5,6}$は後側頭葉に相当する

を数えることによって，その波の周波数が求められる。周波数は一般に Hz（ヘルツ）で示される。周波数帯域別に，遅いものから速いものへかけて順に 4 グループに分類される。基本になるのは，正常成人の安静閉眼覚醒時に後頭部で記録される α 波で，それより遅い δ と θ 波を合わせて徐波，速い β 波を速波とよぶ。

2）振幅（電位）（図 18-5）

振幅は，隣接する谷同士あるいは山同士に接線を引き，谷底接線あるいは山頂接線から，脳波の基線に垂線を立てて測定する。電圧は μV（マイクロボルト，1 μV＝1/1,000mV）で表す。脳波記録の開始および終了にさいして校正（calibration）が入っており，50 μV を 5 mm の高さで表示しているので，これと実測値とを比較して電位を測定する。20 μV 以下の振幅を低振幅（low voltage），100 μV 以上を高振幅（high voltage）とよぶ。

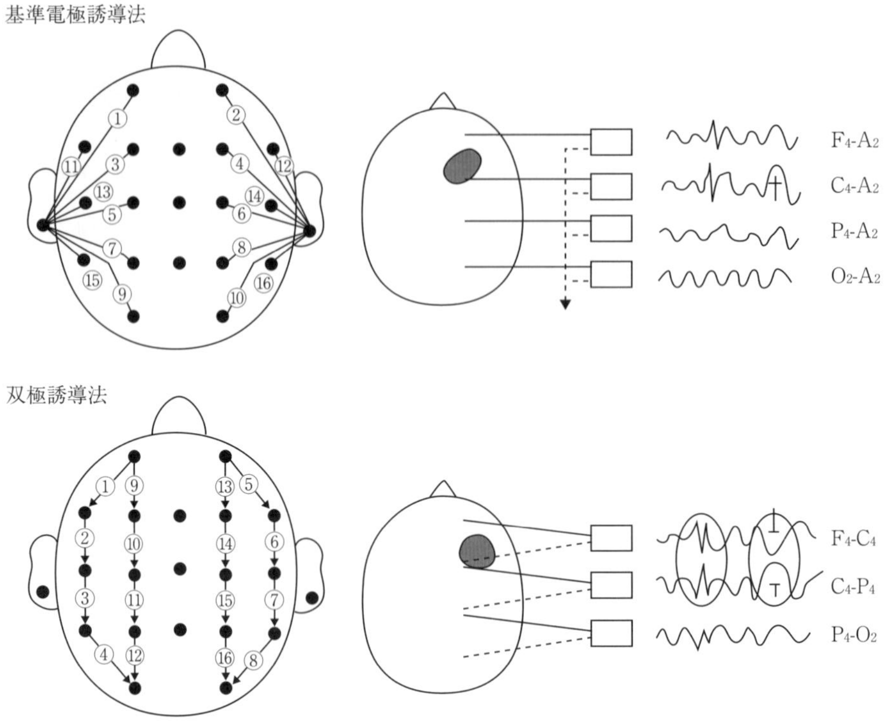

図 18-4　誘導方法による波形の違い
上は耳朶を基準電極とする基準電極誘導，下は連続する電極同士の差をみる双極誘導を示す。病変が C_4を中心に F_4にかけて存在する場合，基準電極誘導では C_4に最大振幅，ついで F_4にやや減弱した振幅の異常信号がとらえられる。双極誘導では，C_4をはさむ相対する誘導同士で，異常信号が向かい合う（○）。これを位相反転（phase reversal）という

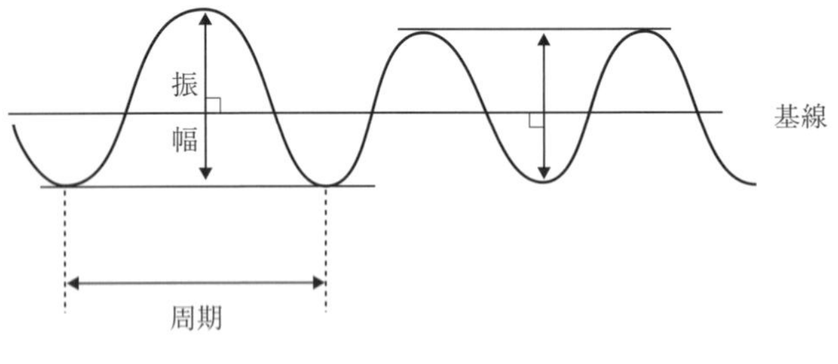

δ（デルタ）波：	4Hz 未満	徐波
θ（シータ）波：	4～8Hz 未満	
α（アルファ）波：	8～13Hz 未満	成人の安静閉眼時にみられる
β（ベータ）波：	13Hz 以上	速波

図 18-5　振幅と周波数の測定法

表 18-1　脳波の賦活法

1．開閉眼
2．光刺激
3．過呼吸
4．睡眠賦活
5．薬剤負荷

3．脳波の賦活法と睡眠ステージ

脳波記録は安静閉眼覚醒状態で行うのが一般的であり，開閉眼，光刺激，過呼吸負荷などの賦活法による変化をみる（**表 18-1**）。

安静閉眼時で α 波が連続して出ているときに開眼を指示すると，α 波は振幅の小さい周波数の高い β 波に変化する。また閉眼のまま簡単な暗算をさせても，同様の α 波の抑制効果が起こる（**図 18-6a**）。

光刺激（photic stimulation）は，ストロボを 2〜3 Hz から順に 30 Hz 程度まで点滅させて行う。これによる正常な反応として，左右の後頭部にストロボの周波数に一致した光駆動反応（photic driving response）が出現する（**図 18-6b**）。光駆動反応は，刺激周波数が被験者の背景脳波に近いとよく出現し，またその倍の周波数でもみられる。光原性てんかんでは，発作波が誘発されることもある。

過呼吸を行うと，血液中の炭酸ガスの低下と脳血流の減少が起こる。20〜30 回/分のペースで 3 分間深呼吸を行うと，脳波は徐波化して振幅が増大する（build up）（**図 18-6c**）。前頭部優位で左右対称に出現し，小児で頻度が高い。過呼吸を中止すると長くても 1 分 30 秒以内に build up は消失するが，2〜3 分後も高振幅徐波が再出現する場合は rebuild up とよばれ，異常を疑う。過呼吸により異常が誘発されやすい疾患として，モヤモヤ病や小児欠神てんかんがあげられる。

幼小児では安静が保たれにくいために，鎮静剤により入眠させる睡眠賦活法が行われることが多い。この場合は抱水クロラールなどの薬剤による睡眠賦活法を行う。睡眠は REM 睡眠（rapid eye movement sleep）と non-REM 睡眠（徐波睡眠，slow wave sleep）とに大別され，成人では後者が主体を占める（**表 18-2**，**図 18-7**）。non-REM 睡眠は stage 1〜4 に分けられ，背景脳波活動は，軽睡眠期（stage 2 まで）では低振幅徐波傾向がみられ，睡眠深度が深まるにつれて高振幅徐波化していく。stage 2 には，紡錘波（spindle wave）という特徴的な波が出現する。軽睡眠期には，覚醒時では現れにくいてんかん性発作波などの異常が出現しやすい。

薬剤による痙攣賦活法もあるが，危険なので最近は行われない方向である。てんかん発作波が連続して出現しているときに，治療も兼ねて抗痙攣薬の静脈内投与を行い，効果判定に役立てることができる。

4．脳波における主なノイズ

脳波自体がわずかな電位変化であるため，記録には絶えず人工産物（ノイズ，アーチファクト）が混入する。記録にあたって，ノイズをいかに除くかが重要であるとともに，混入したノイズを発作波や基礎波異常と取り違えずに見破る必要がある。主なノイズは被検者自身から出る心電図，体動，まばたき，眼球運動，筋電図，発汗電位などのほか，電極の接触不良，導線の揺れ，交流の混入など周囲の環境からのものもある。その主な像を**図 18-8** に示した。

5．小児脳波所見の判読上の注意

小児脳波は発達現象がみられ，正常像が目まぐるしく変化し，成人のものとは大きく異なる。生後 1 か月までは胎生期の睡眠の名残をとどめる。乳児期以降では，覚醒時脳波はおおまかに

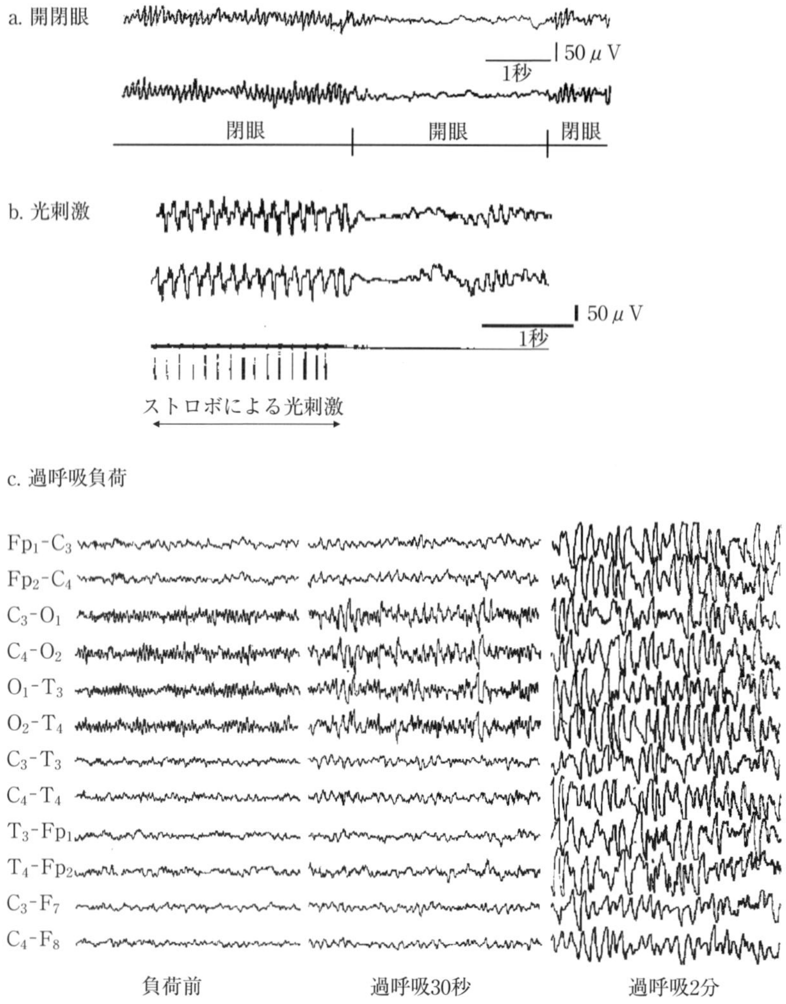

図 18-6　賦活法による脳波の生理的変化

a：開閉眼：主に後頭部において安静閉眼時に出現していた α 波は，開眼により抑制され，α bloocking（遮断）または α attenuation（減弱）とよばれる。暗算などの精神活動によっても同様の変化がみられる。α 律動と同様の周波数域で，中心部優位に出現し，開眼により抑制されないリズムを μ 律動といって，反対側の手を握ったり，握ろうと考えたりすることにより抑制される

b：光刺激：主に後頭部において，ストロボの反復刺激により，刺激と同期した振幅の増大あるいはノッチが現れ，光駆動反応（photic driving response）とよばれる

c：過呼吸負荷：過呼吸負荷により，脳血流は減少し，高振幅徐波化（build up）がみられる。過呼吸の停止により 1 分 30 秒以内に正常に回復するが，てんかん小発作やモヤモヤ病では発作が誘発されやすい。確定診断のついたモヤモヤ病では，過呼吸負荷は虚血を増悪させ，脳にダメージを与えるため禁忌である

表 18-2　睡眠の種類と分類

<table>
<tr><th>慣用表現</th><th>脳波像</th><th>国際分類</th></tr>
<tr><td>覚醒期</td><td>低振幅脳波（興奮）
↓
α 波（覚醒）
↓
徐 α 波，α 波断続（弛緩）</td><td>stage W
α 波が 50% time 以上</td></tr>
<tr><td>入眠期
（傾眠期）</td><td>α 波消失，平坦化
↓
低振幅 θ 波，β 波</td><td rowspan="2">stage 1
α 波が 50% time 未満
低振幅のさまざまな周波数の脳波</td></tr>
<tr><td>浅眠期
（軽睡眠期）</td><td>頭頂鋭波（瘤波：hump）</td></tr>
<tr><td>中等度睡眠期</td><td>紡錘波（spindle），K 複合
（背景脳波は低～中等度振幅徐波）</td><td>stage 2
12～14 Hz 紡錘波（持続 0.5 秒以上）か K 複合の出現</td></tr>
<tr><td rowspan="2">深睡眠期</td><td>紡錘波と高振幅 δ 波（丘波：hill wave）の混在</td><td>stage 3
δ 波（2 Hz 以下，75 μV 以上）が 20～49% time</td></tr>
<tr><td>高振幅 δ 波（丘波：hill wave）が優勢，連続（紡錘波消失）</td><td>stage 4
δ 波（2 Hz 以下，75 μV 以上）が 50% time 以上</td></tr>
<tr><td>REM 睡眠期</td><td>低振幅 θ 波，β 波
（急速眼球運動出現，筋緊張低下）</td><td>stage REM
低振幅のさまざまな周波数の脳波
rapid eye movement：（＋）
筋電図：最低レベル</td></tr>
</table>

後頭部から前頭部に向かって基礎周波数が発達し（図 **18-9**），睡眠時脳波は紡錘波の同期化の発達，入眠時過剰同期の成熟などを伴いながら，12 歳でほぼ成人レベルに達する。以下，各時期に分けて述べる。

1）胎生期および新生児期

子宮内では，胎児は羊水の海のなかに漂っており，平衡感覚や聴覚を有するが，明瞭な光に曝されることはなく，睡眠，覚醒の区別も不明確な時期が長い。在胎 32 週ごろから，成人での REM 睡眠と non-REM 睡眠に対応する動睡眠（active sleep）と静睡眠（quiet sleep）のパターンが脳波上で区別可能になるが，それ以前では動睡眠と静睡眠のいずれとも判断し難い不定睡眠（indeterminate sleep）パターンをとる。

REM 睡眠と non-REM 睡眠について補足する。変温動物である魚類，両生類，大半の爬虫類は，行動上から睡眠をとっているのだろうと想像がつくが，脳自体の発達が不良なため，脳波上での睡眠と覚醒との明確な区別がない。REM 睡眠と non-REM 睡眠の区別も，もちろんない。恒温動物である鳥類，哺乳類では睡眠，覚醒の区別が脳波上で可能になる。REM 睡眠は骨格筋を休ませ，脳をすぐに覚醒状態へ移行するための睡眠で，発生学的に古く，non-REM 睡眠は哺乳類のなかでも大脳皮質の発達した生物ほど明瞭になり，脳自身を休息させるための睡眠である。新生児期には前者が全睡眠の 50% を占めるが，6 か月には 30% に減少し，2～3 歳

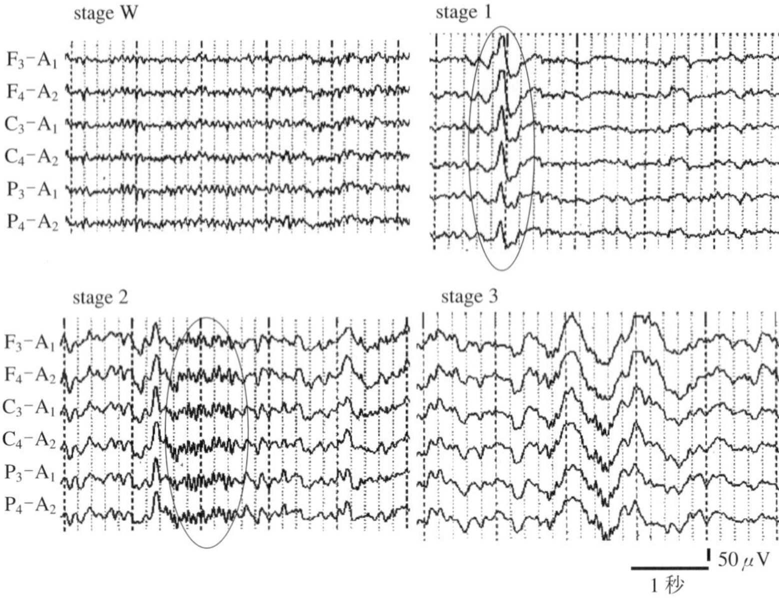

図 18-7　正常成人の覚醒および non-REM 睡眠脳波
stage W でみられた α 波は，stage 1 では消失して低振幅になり，瘤波（hump, vertex sharp wave）（○）が両側中心・頭頂部に出現する。stage 2 では，瘤波に引き続き紡錘波（spindle）（○）が出現する。紡錘波は 12〜14 Hz で，中心部に左右対称，同期して出現する。睡眠がやや深まると，前頭部に 12 Hz 前後のやや周波数の遅い紡錘波がみられる。stage 3 では，2 Hz 以下，75 μV 以上の徐波が出現し，図には示していないが stage 4 ではさらに徐波が増加する

で 25%，成人では 20%に減少し，加齢とともにさらに減少する（図 **18-10**）。成人では，覚醒状態から，non-REM 睡眠の stage 1〜4 の順に深度が深まり，その後に REM 睡眠が現れる。non-REM 睡眠では副交感神経優位になり，stage 4 では成長ホルモンの分泌が亢進する。成長ホルモンは単に身長を伸ばす作用ばかりではなく，神経系をも含めたすべての細胞の蛋白合成を促進させる。REM 睡眠では，脳波上は低振幅の θ 波が主体で，夢を見ていることが多く，眼筋はあたかも覚醒時のように活発に活動するが，全身の抗重力筋は緊張を失う。自律神経が不安定になり，成長ホルモンの分泌は抑制される。non-REM 睡眠と REM 睡眠の成立には，グルタミン酸，アセチルコリン，セロトニン，メラトニン，ノルアドレナリンなどの脳内神経伝達物質が複雑に関係しており，シナプスの成長にもかかわっていると考えられている。大脳の発達には刺激入力が必要だが，REM 睡眠は内在的な刺激として作用し，胎児期，乳幼児期の大脳の発達を促すという仮説もある。

在胎 35 週ごろから静睡眠期に，交代性脳波（tracé alternant，トラセ・アルテルナン）（図 **18-11**）とよばれる特徴的なパターンが生じる。高振幅徐波が 2〜3 秒前後続き，成人の入眠期のような比較的振幅の小さい群発間活動が 5〜6 秒，交互に繰り返される。高振幅の部分をよく見ると，成人の睡眠波形にみられる各成分（瘤波，紡錘波，丘波）が詰め込まれたような様相を呈する。在胎 32 週以前では，群発間活動の持続時間はより長く，振幅は 25 μV に達せず，

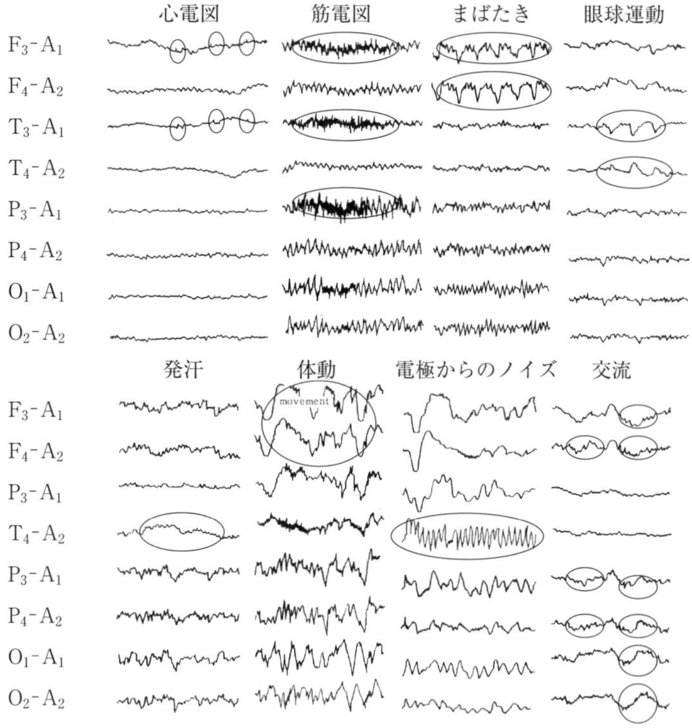

図 18-8　脳波のノイズ

非連続性脳波（tracé discontinua）とよばれる。交代性脳波は生後1か月，すなわち在胎44週までに消失する。

2）生後3か月〜3歳未満

生後3か月になると，それ以前は δ 波主体であった安静覚醒時の後頭部に，4 Hz の θ 波が出現する。14 Hz の睡眠紡錘波（spindle wave）も2か月には出現し，睡眠 stage 1の瘤波（hump）（図 18-7）や入眠時過剰同期（hypnagogic hypersynchrony）（図 **18-12**）あるいは覚醒後過剰同期（postarousal hypersynchrony）も5〜6か月に出現する。睡眠紡錘波（図 18-7）は1歳未満では左右交互に出現するが，2歳以降は左右同期して出現し，いずれか一方で出現しない場合は異常である（図 18-15）。

3）3〜8歳未満

3歳では安静閉眼覚醒時の後頭部優位に8〜9 Hz の α 律動が確立し，開眼で抑制される（図 18-6a，図 18-9）。他の部位では，まだ θ 波が不規則に混入する。成人に比べて脳波の振幅が全体に大きく，入眠時過剰同期や覚醒後過剰同期も顕著にみられる。7歳の α 律動は9 Hz になる。

4）8〜9歳

後頭部 α 律動は10〜12 Hz の成分が増加し，成人の基礎波に近づく（図 18-9）が，中心・頭頂部には θ 波が混入する。

5）11〜14歳

ほぼ成人の基礎波に近づくが，一部，若年性後頭部徐波などが15歳ごろまで残り，完全に成

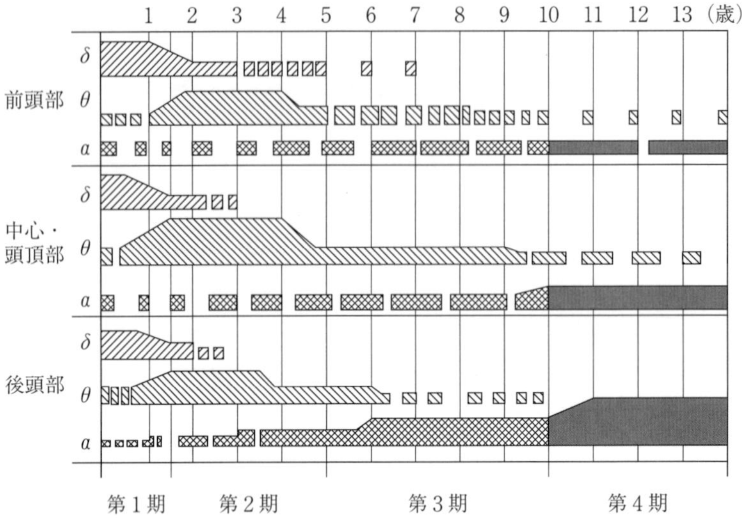

図 18-9　脳波の部位別発達（Garsche）

Garsche は小児の覚醒時脳波を優勢に認められる周波数によって次の 4 期に分けている

第 1 期：δ 波優勢期；出生時～1 年 6 か月，第 2 期：θ 波優勢期；1 年 6 か月～5 年，第 3 期：α 波優勢期（不安定な段階）；6～10 年，第 4 期：α 波優勢期（安定した段階）；10 年以後

脳波の発達は部位による差があり，後頭部より前頭方向へと順次発達していくが，側頭部は最も遅れて発達する。大まかに，解剖学的な髄鞘化の発達と関連する

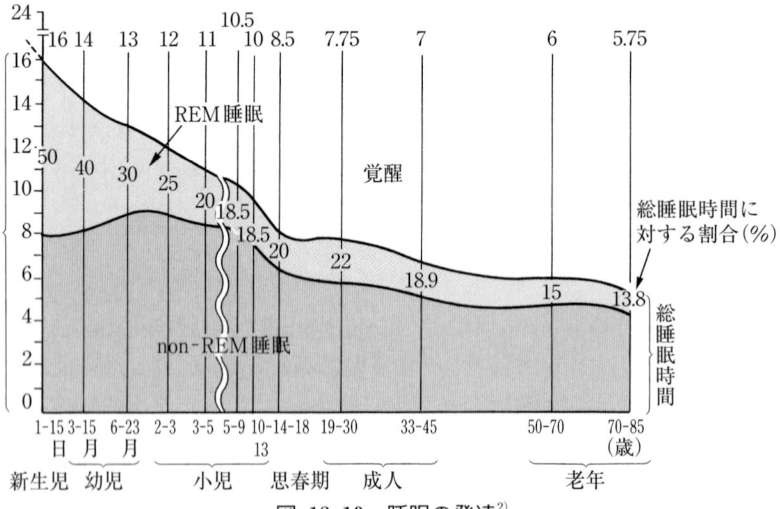

図 18-10　睡眠の発達[2)]

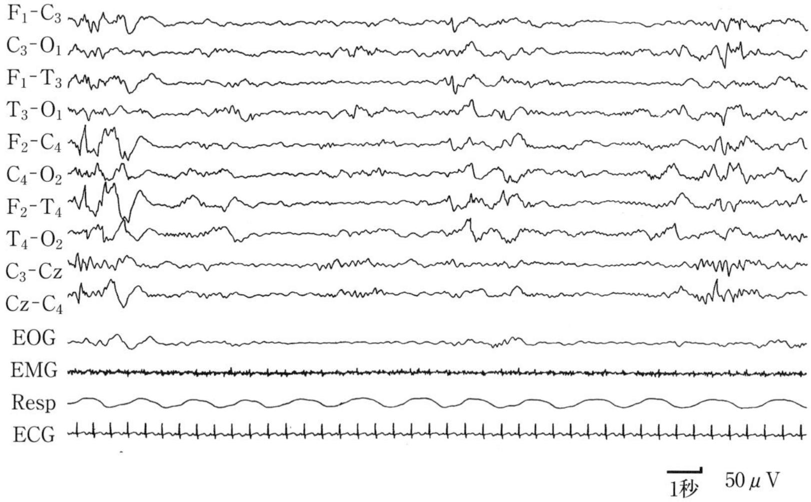

図 18-11　交代性脳波（tracé alternant）
在胎 40 週，生後 1 週目の新生児の静睡眠時脳波。鋭波や速波が混合する高振幅徐波成分と，比較的振幅の小さい部分とが交互に出現する。正期産の新生児では生後 1 か月までに消失する

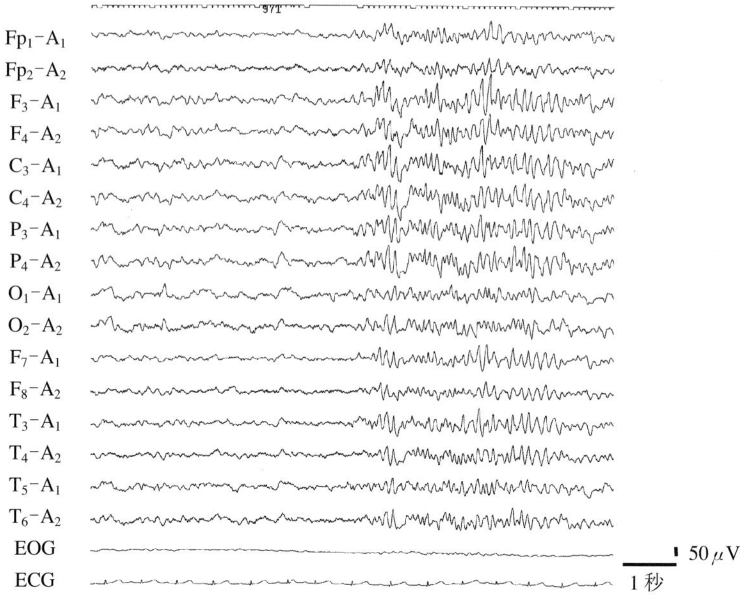

図 18-12　入眠時過剰同期（hypnagogic hypersynchrony）
3 歳児にみられた睡眠 stage 1 の入眠時過剰同期。瘤波（hump）の出現より浅い睡眠でみられる全般性高振幅の θ 波で，わずかな音刺激などで誘発されやすい。睡眠ステージが浅くなり覚醒する過程でも，同様の覚醒後過剰同期（postarousal hypersynchrony）がみられる。成人ではみられない

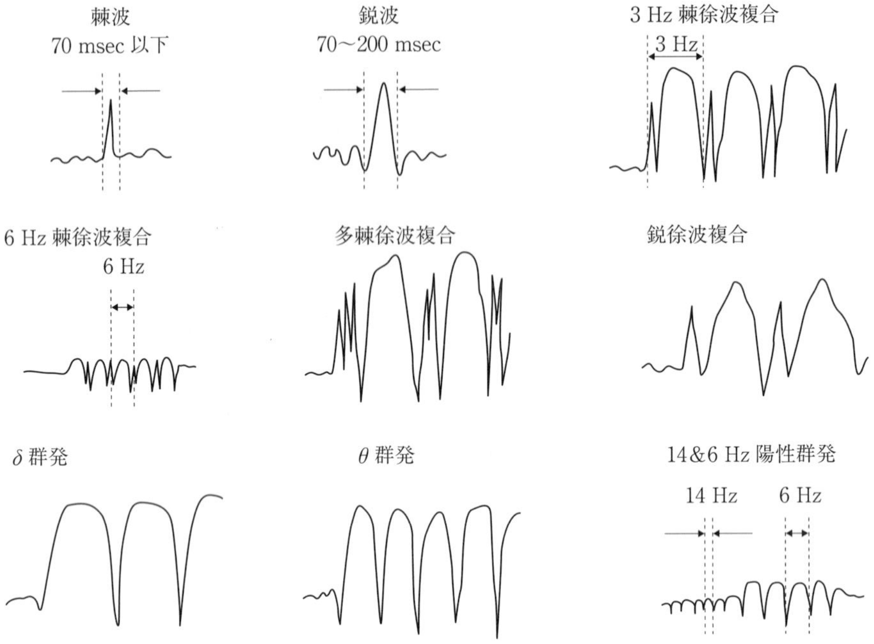

図 18-13　発作波の種類

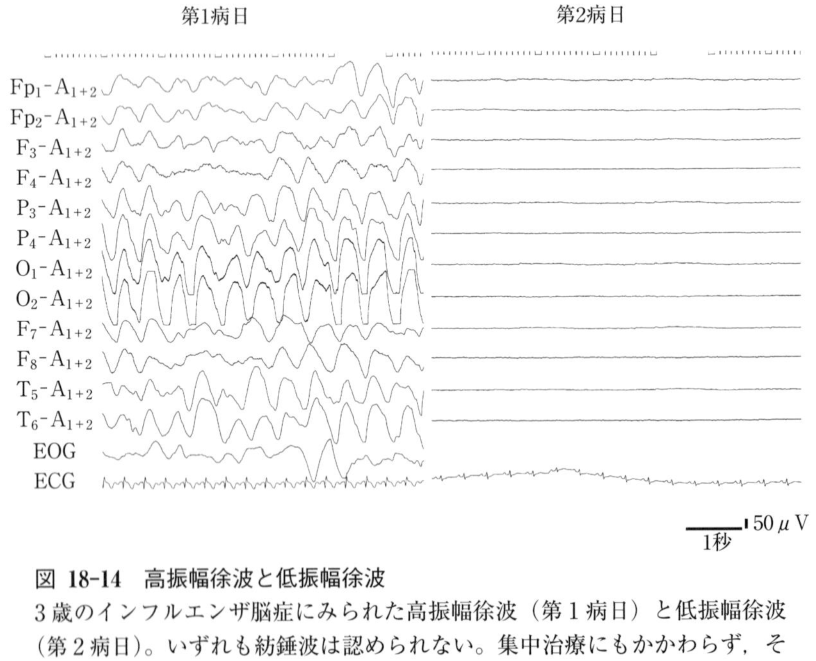

図 18-14　高振幅徐波と低振幅徐波
3 歳のインフルエンザ脳症にみられた高振幅徐波（第 1 病日）と低振幅徐波（第 2 病日）。いずれも紡錘波は認められない。集中治療にもかかわらず，その後，脳波は平坦化し，5 日後に死亡した

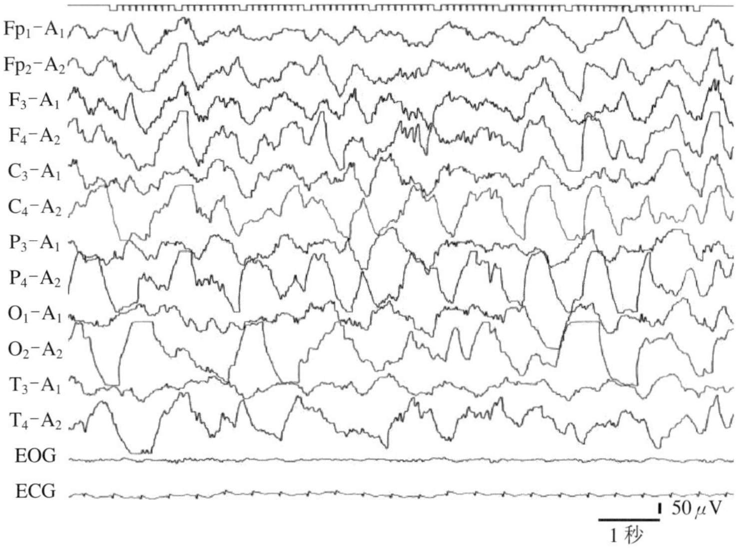

図 18-15　左右差のある高振幅徐波

2歳のインフルエンザ脳症にみられた右側優位の高振幅徐波。紡錘波は必ずしも同期してはいないが，両側に認められ，集中治療後に後遺症なく退院した。頭部 MRI 上の一過性の異常が右前頭部に出現したが，経過とともに消失改善・消失した

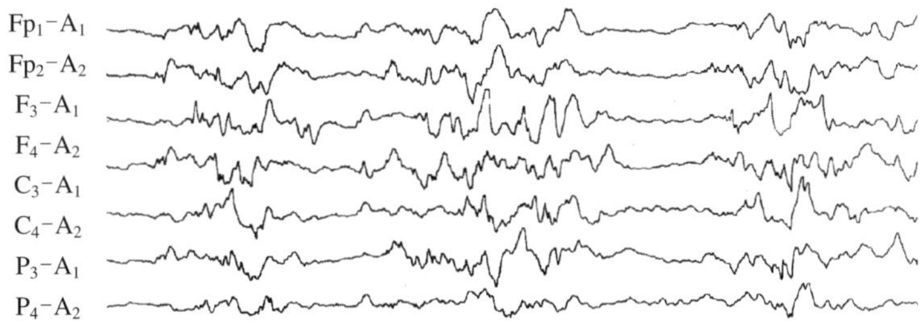

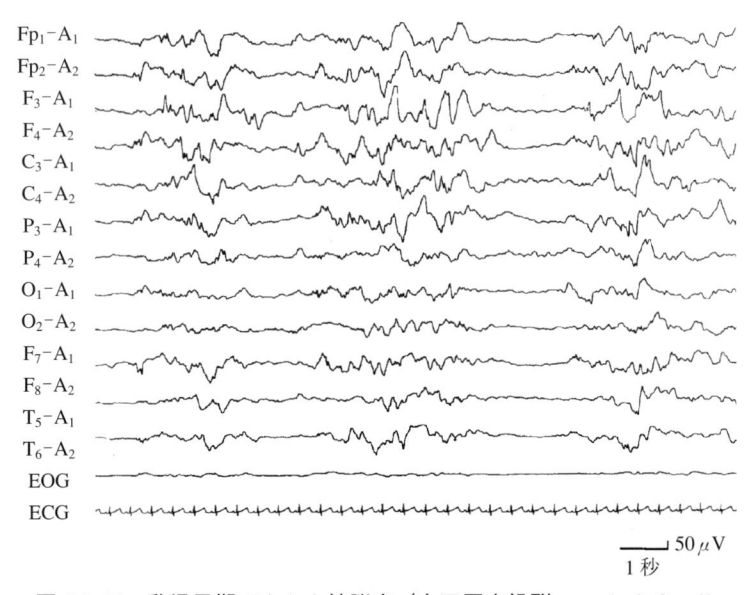

図 18-16　乳児早期てんかん性脳症（大田原症候群，early infantile epileptic encephalopathy）

重症新生児仮死や重度の中枢神経奇形を伴う3か月以内の乳児早期に発症し，臨床発作は短い強直発作がみられ，時にシリーズ形成を伴う。図は発作間歇期の脳波で，抑圧・群発交代（suppression-burst）パターンが特徴的である。知的・生命的予後は不良である

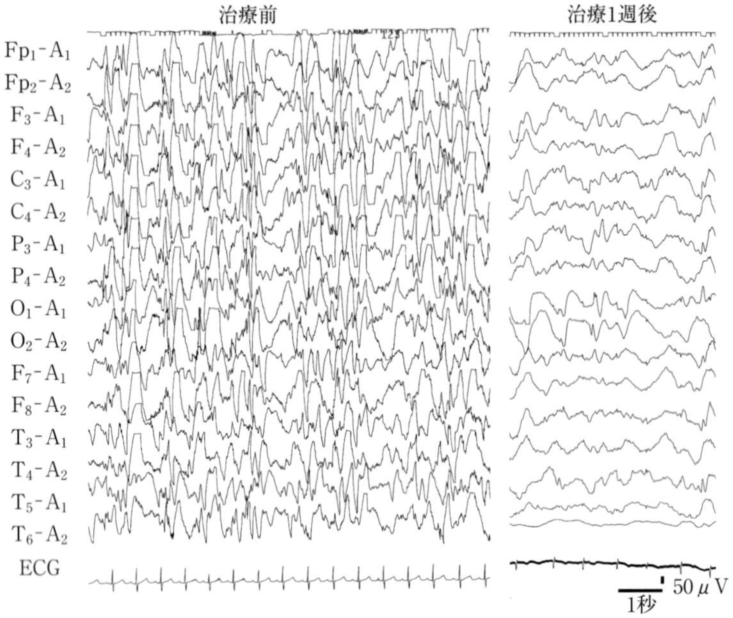

図 18-17　ウェスト症候群（点頭てんかん，West syndrome）
生後 4～9 か月の乳児期に発症し，頭部の前屈発作が繰り返し起き，シリーズを形成するてんかん発作である。図は 6 か月のダウン症候群にみられた発作間歇期の脳波で，ヒプスアリスミア（hypsarrhythmia）とよばれる。本症例のように基礎疾患を有する症候性と無症候性に分類され，症候性の場合，知的予後は不良である。副腎皮質刺激ホルモンによる治療が行われ，本症例でも脳波は著明に改善した

熟するのは 18 歳ごろである。

6．異常脳波

脳波異常の種類として，成人では正常ではみられない波形の出現，正常でみられるべき波形の欠如があげられる。小児ではさらに，脳波の発達の遅れも考慮しなければならない。

脳波の判読は基礎律動（背景脳波）と発作波について行う。発作波とは基礎律動のなかに突然，高振幅で特異な波形が 1 つあるいは連続して現れる電気活動である。

発作波は，ほぼ異常と考えられる。しかし，正常者の一部でも認められることがあり，記録時間内あるいは複数の記録で，毎回，同様の変化が同じ部位に出現するかどうかという再現性も問題になる。

1）発作波の種類（図 18-13）

発作波にはいろいろな種類があり，痙攣性疾患あるいは痙攣発作と密接な関係がある。

a．棘　波

棘波（spike）はてんかんをはじめとする発作性疾患で出現し，通常，陰性（上向き）の持続 70 msec 以下，すなわち 14 Hz より速い鋭い形をし，100 μV 以上の振幅をもつことが多い。

b．鋭　波

鋭波（sharpe wave）は棘波よりなだらかで，持続は 70～200 msec すなわち 5～14 Hz であ

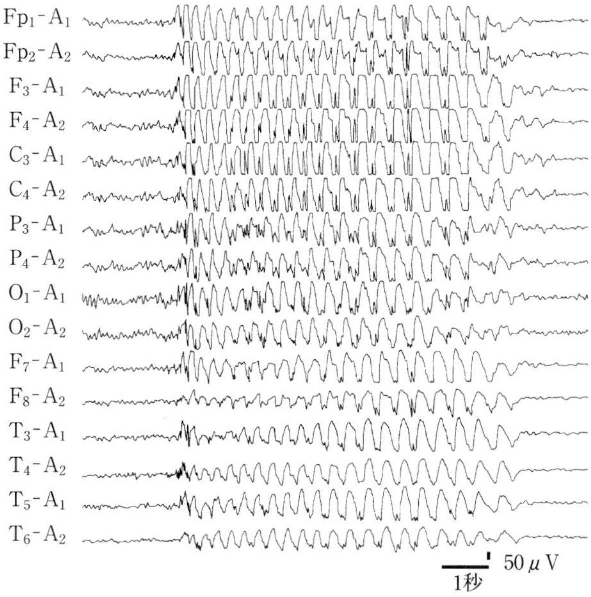

図 18-18　レノックス-ガストー症候群（**Lennox-Gastaut syndrome**）

幼児期（1～6 歳）に発症し，体幹主体の短い強直発作，非定型欠神発作，脱力発作などを呈する。ウェスト症候群からの移行もあり，てんかん発作は難治で知的予後も不良である。図は 10 秒ほどの非定型欠神発作のもので，3 Hz より遅い不規則棘徐波複合が全汎性にみられる

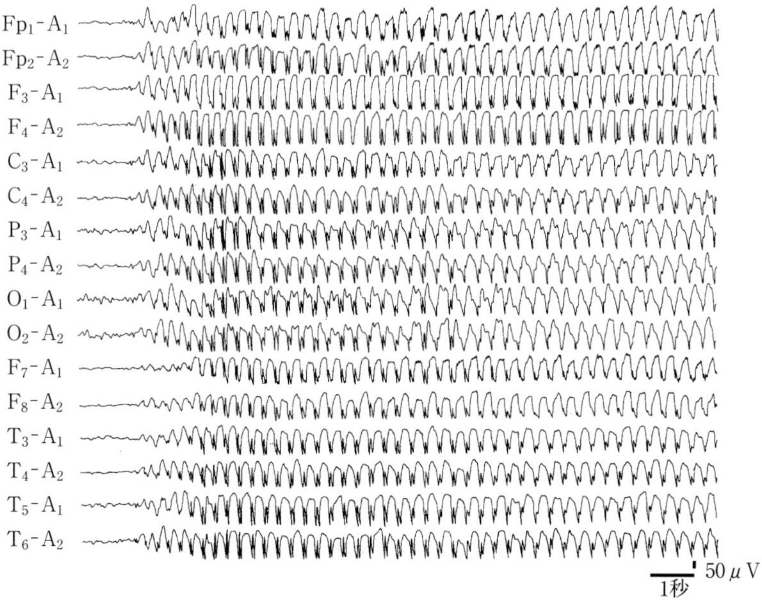

図 18-19　小児欠神てんかん（ピクノレプシー，純粋小発作）

3 Hz 棘徐波複合。主に学童期に発症し，動作が一瞬，止まったりするような欠神発作がみられる。やや女児に多く，一部，責任遺伝子がわかりつつある。脳波上は発作時に 3 Hz の規則的な棘徐波複合を呈し，てんかん治療に対する反応は良好で，知的予後も良好である

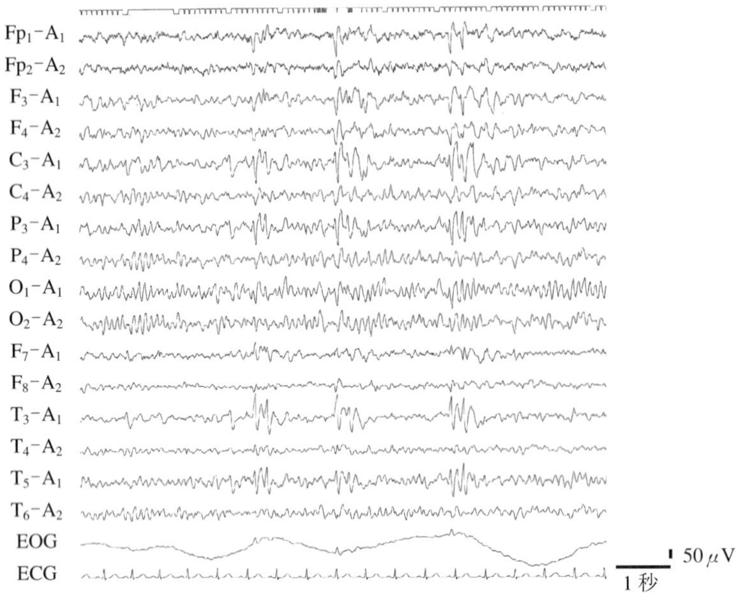

図 18-20　ローランドてんかん（中心・側頭部に棘波をもつ良性小児てんかん，benign epilepsy of childhood with centro temporal spikes；BECCT）

主に学童に発症し，過去の発達異常はなく，やや男児に多い。入眠直後や朝方覚醒時に全般性強直間代発作で発症することが多く，日中は口腔，顔面，上肢の単純部分発作がみられる。ローランド溝付近に発作焦点があり，中心，側頭部の棘波，鋭波が片側または両側にみられる。遺伝素因があり，思春期以降，自然寛解する。発作予後も知的予後も良好である

り，振幅はさまざまである。臨床的意義も棘波とほぼ同様である。

c．棘徐波複合

棘波の出た直後に徐波を伴った波形を棘徐波複合（spike-and-slow-wave complex）とよぶ。単発することもあるが，連続して出ることが多い。棘波の始まりから徐波の終わりまでを1つの波形とみなす。3 Hz の周波数の棘徐波複合が多く，この波形が全誘導左右対称性に出現するのは小児欠神てんかんである（図 18-19）。ほかに，棘徐波複合の周波数に応じて，その周波数を頭に冠して何 Hz 棘徐波複合と表現する。6 Hz 棘徐波複合はファントム棘徐波複合（phantom spike-and-slow-wave complex）ともよばれ，病的か生理的かは議論が分かれている。2つあるいは3つ以上の棘波に徐波を伴うものは多棘徐波複合（multiple spike-and-slow-wave complex または polyspike-and-slow-wave complex）とよばれる。鋭波の出た直後に徐波を伴った突発性の波形を鋭徐波複合（sharpe-and-slow-wave complex）とよぶ。

d．徐波群発

δ波あるいはθ波に属する徐波で背景活動より明らかに高電位，律動的な突発性徐波が群発することがあり，δ群発（δ burst）あるいはθ群発（θ burst）とよぶ。必ずしも異常とは限らず，入眠時過剰同期や覚醒後過剰同期なども含まれる。

e．14 & 6 Hz 陽性群発

14 & 6 Hz 陽性群発は，以前は 4 & 6 Hz 陽性棘波とよばれ，自律神経発作と関連した異常と考えられていたこともあったが，紡錘波出現の直前に側頭部周辺に出現し，病的意義は少ないと考えられるようになっている。

2）基礎律動の異常

脳炎，脳症，脳腫瘍，脳血管障害，低血糖などの代謝性疾患や電解質異常などで，広汎なあるいは限局した脳の活動低下が認められることがある。小児のインフルエンザ脳症に伴う予後不良例と予後良好例の脳波を示す。図 **18-14** では高振幅徐波が汎発性に認められ，紡錘波は消失しており，間もなく低振幅に変化し死亡した。図 **18-15** では右半球に著しい徐波を認めたが，紡錘波は残存し，後遺症なく退院した。

3）代表的な発作性疾患

小児期に出現する代表的な痙攣性疾患の脳波を示す（図 **18-16〜20**）。

●文　献

1）有泉基水：脳波と痙攣．馬場一雄・監，改訂小児生理学，へるす出版，東京，p. 251.
2）Roffwarg, H. P., Muzio, J. N. and Dement, W. C.：Ontogenic development of the human sleep-dream cycle. Science, 152：604-619, 1966.
3）馬場悠男：ホモ・サピエンスはどこから来たか，河出書房，東京，2000.
4）津本忠治：脳と発達―環境と脳の可塑性―(シリーズ脳の科学)，第 3 刷，朝倉書店，東京，1988.
5）堀浩，下河内稔，西浦信博，他：脳波・筋電図用語事典，第 2 版，永井書店，大阪，1999.
6）渡辺一効：新生児脳波入門，第 2 刷，新興医学出版社，東京，2003.
7）小国弘量：小児脳波判読の基礎．日本臨床生理学，33：511-523，2005.
8）大塚頌子，秋山倫之，岡牧郎：正常脳波の年齢的変化（1）：小児（新生児を含む）：モノグラフ「臨床脳波を基礎から学ぶ人のために」No. 6．日本臨床生理学，34：97-106，2006.
9）大塚頌子，小林勝弘：小児脳波入門―判読のためのアプローチ，診断と治療社，東京，2008.
10）奥村彰久，新島新一：誰でも読める新生児脳波―新生児脳波の読みかた＆考え方―，診断と治療社，東京，2008.

［小平隆太郎］

19 自律神経

随意神経系である「体性神経系」と対照して，不随意である「自律神経系」は循環，呼吸，消化，排泄，妊娠，分泌腺，代謝などの生命維持に関する神経系である。自律神経系はホルモンによる調節機構である内分泌系と協調しながら，種々の生理的パラメータを調節し生体の恒常性（ホメオスターシス）の維持に貢献している。

自律神経系は交感神経と副交感神経の2つの神経系からなり，1つの臓器に対して拮抗的に働く（相反支配）。交感神経系は，闘争か逃走（fight or flight）と総称される身体的活動や恐怖などのストレス時に重要であり，交感神経系の亢進により血圧，心拍数を上げ，消化管，皮膚への血液量を減らして骨格筋への血液供給量を増加させる。また，瞳孔を散大して視覚からの情報入力を増加させ，細気管支を拡張して組織への酸素供給を増加させ，肝臓でのグリコーゲン分解と脂肪組織での脂肪分解により必要なエネルギーを発生させる。結果として，骨格筋を中心とした組織に十分な酸素とグルコースが供給され，皮膚や消化管へのエネルギー供給が乏しくなる。

副交感神経系は組織の回復と省エネルギー化に関与する。消化管機能（消化管運動，消化液分泌），排尿機能の亢進は主に安静時に重要で，副交感神経系のコントロール下にある。心拍数を減少させ，血圧を低下させ，皮膚と胃腸への血流を増加させ，瞳孔と細気管支を収縮させ，唾液腺分泌を刺激して，腸蠕動を亢進する。

I．自律神経の解剖と神経反射

1．高次中枢

自律神経の高次中枢は視床下部にある。視床下部は大脳辺縁系，大脳皮質，小脳からも調節を受け，脊髄および脳幹にある自律神経系の第1次中枢を調節している。視床下部は脳幹の循環中枢，呼吸中枢，膀胱機能調節中枢とも密接な神経連絡がある。視床下部にある高次中枢は以下のとおりである。

1）体温調節中枢

視索前野・前視床下部には温度感受性をもつニューロンが存在し，深部温の上昇を感受する。また皮膚の温受容器，冷受容器からの刺激で体温の調節を担う。

2）摂食および血糖調節中枢

視床下部腹内側核，視床下部外側核には摂食中枢が存在する。空腹情報としては，血中グルコース，インスリン低下，アドレナリン，グルカゴン，遊離脂肪酸上昇，胃の空腹収縮などが，満腹情報としては，血中グルコース，インスリン上昇，アドレナリン，グルカゴン，遊離脂肪酸低下，体温上昇，胃の幽門部付近の機械的刺激，血中に存在する2-deoxytetronic acid，3-hydroxybutyric acid，2-buten-4-olide，脂肪細胞から分泌されるレプチンなどがある。

3）水分調節中枢

視床下部外側部の脳弓付近から視索前野に至る領域に飲水中枢が存在するとされる。体液の浸透圧上昇や，細胞外液量が減少すると飲水中枢が刺激される。また視床下部の室傍核と視索上核にあるバソプレシン分泌ニューロンも刺激され，バソプレシン分泌が増大して尿量が減少する。

4）下垂体機能調節中枢

下垂体前葉に対しては血流を介する視床下部ホルモンにより，下垂体後葉に対しては神経分泌によりホルモン分泌を調節している。

5）日内周期調節中枢

摂食・飲水・性行動，副腎皮質ホルモン分泌，松果体のメラトニン分泌などの日内周期形成は，視床下部の視交叉上核が重要な作用をもつ。網膜への入力が網膜-視床下部路を介して視交叉上核に伝えられ，その情報が脊髄に伝えられ，頸部交感神経を介してメラトニン分泌を調節する。

6）本能行動

本能行動は視床下部および大脳辺縁系によって統合されている。

2．脳幹の自律神経中枢と自律神経調節

脳幹には以下の中枢が存在し，自律神経求心路からの入力を統合して，交感神経系，副交感神経系を介して生命維持に重要な自律機能を調節している。

1）循環中枢

心臓血管系の機能を調節する中枢で，昇圧中枢（延髄網様体の外側部），降圧中枢（延髄網様体の内側部），心臓抑制中枢（迷走神経背側核と疑核）に分けられる。昇圧中枢と降圧中枢は，脊髄に存在する心臓血管を支配する交感神経節前ニューロンをそれぞれ，興奮，抑制する。心臓抑制中枢は迷走神経を介し心臓を抑制する。これらの中枢の関与する反射は以下の4つである。

a．圧受容器反射

動脈圧受容器反射とは，血圧の変動を修正する反射である。

圧受容器は伸展受容器であり，組織内の圧が上昇して組織が伸展することによりインパルスが増大する。動脈系の受容器には頸動脈洞圧受容器，大動脈弓圧受容器があり，それぞれ舌咽神経，迷走神経を介してインパルスを中枢に伝え，交感神経の緊張の低下，迷走神経運動核を介し迷走神経の緊張の亢進を引き起こす。心臓では心拍数の低下，心収縮力の低下，心拍出量の低下をきたし，交感神経性血管収縮線維の活動が抑制され，動脈，静脈の拡張を起こし，副腎髄質からのカテコールアミン分泌の減少をきたす結果，血圧は低下する。

b．心房受容器反射

心房壁（上・下大静脈の入り口付近，左房），肺静脈などに存在する圧受容器による反射で，低圧系の血圧変化をとらえる。交感神経緊張を抑制し，視床下部-下垂体からのバソプレシン分泌を抑制し，尿量を増加させ血圧を低下させる。

c．化学受容器反射

頸動脈小体，大動脈体には化学受容体が存在し，それぞれ舌咽神経，迷走神経を介して，特にO_2濃度低下に反応して迷走神経を抑制し，交感神経を緊張させる。この結果，心臓では心拍数増加，心拍出量の増加，血管収縮を起こし血圧は上昇する。化学受容器は延髄にも存在する。

d．潜水反射

顔を水につけると，鼻腔粘膜に存在する受容器が三叉神経を介し迷走神経緊張，交感神経緊張を引き起こす。この結果，徐脈，心拍出量減少，血管収縮が起こる。

2）呼吸中枢

延髄の毛様体には，呼息筋に興奮性信号を送る呼息ニューロンと，吸息筋へ興奮性信号を送る吸息ニューロンが存在し，これらの集まりを呼吸中枢とよぶ。呼吸中枢は以下の反射により調節される。

a．Hering-Breuer 反射

吸気により肺が伸展すると，肺伸展受容体が刺激され，求心性インパルスが迷走神経を通じて延髄（脳幹）に届き，吸気が抑制される。これが Hering-Breuer 反射である。

b．化学受容器反射

O_2濃度が低下すると頸動脈小体，大動脈体にあるO_2受容体が刺激される。また，CO_2濃度の上昇や pH の低下により延髄のCO_2受容体が刺激され，呼吸は促進される。呼吸が促進されると血中O_2濃度は上昇し，呼吸が抑制されると血中O_2濃度は低下する。血中O_2濃度のセットポイントは約 100 mmHg であり，これより高い場合，呼吸は抑制され，これより低い場合，呼吸は促進される。pH のセットポイントは 7.4 であり，これより高い場合，呼吸は抑制され，これより低い場合，呼吸は促進される。血中CO_2濃度のセットポイントは約 40 mmHg であり，これより低い場合，呼吸は抑制され，これより高い場合，呼吸は促進される。

c．咳嗽反射

イリタント受容器が気道内の異物や炎症などで刺激されると，反射的に咳を引き起こす。求心性インパルスは迷走神経を通っており，反射の中枢は延髄（脳幹）である。

3）嚥下反射

第 4 脳室底の延髄網様体が嚥下中枢である。咽頭や口蓋からの入力によって興奮し，咽頭・食道などの自律性効果器と呼吸筋を連動させて嚥下反射を起こす。求心性線維は三叉神経，舌咽神経，迷走神経で，遠心性線維は三叉神経，顔面神経，舌下神経である。

4）嘔吐反射

延髄の第 4 脳室底部で迷走神経背側核の近傍には嘔吐中枢がある。上部消化管の粘膜にはエンテロクロマフィン細胞が存在し，薬剤などの刺激でセロトニンが分泌され，迷走神経知覚線維の 5-HT_3受容体に作用すると，迷走神経，交感神経，運動神経を介して嘔吐を引き起こす。また，延髄の嘔吐中枢の近くには CTZ（chemoreceptor trigger zone）が存在し，ここにはドーパミン D_2受容体とセロトニン 5-HT_3受容体が分布しており，CTZ 自体が血液脳関門の外に存在するため，血中から入った薬剤が直接に CTZ を刺激しても，この刺激が嘔吐中枢に伝達されて嘔吐を惹起する。

5）排尿反射

橋吻側部には排尿調節中枢が存在する。膀胱伸展による求心性情報は大脳皮質感覚野と脳幹の排尿調節中枢に達し，下行性に仙髄の排尿中枢が興奮する。この刺激は骨盤神経遠心路を経由して，膀胱の収縮と内尿道括約筋の弛緩をもたらす。これが排尿反射である。

3．自律神経系の第1次中枢

自律神経系の遠心路は胸腰髄に起始する交感神経系と，脳幹および仙髄に起始する副交感神経系から構成され（**図19-1**，**表19-1**），効果器に至る前に自律神経節でシナプスを形成しニューロンを変える。中枢神経から自律神経節までを節前ニューロン，神経節以後を節後ニューロンとよび，その軸索をそれぞれ節前線維，節後線維とよぶ（**図19-2**）。節前ニューロンの存在する部位を，自律神経の第1次中枢とよぶ。

したがって交感神経は，脊髄灰白質の中間質外側核に存在する節前ニューロン細胞体が第1次中枢であり，脳幹が上位の中枢となる。副交感神経は脳幹と仙髄に第1次中枢が存在する（図19-1）。脳幹の第1次中枢は**表19-2**のとおりである。

仙髄に存在する副交感神経の第1次中枢は中間質外側体に存在し，骨盤神経となる。

内臓性の制御は比較的単純な反射であるため脊髄もしくは脳幹で行われるが，体温や血糖などのより複雑な調節は視床下部がその中枢となる。

4．末梢自律神経系

1）交感神経

交感神経節前ニューロンは第1胸髄から第3（ないし4）腰髄の脊髄側柱に起始し，脊髄前根，白交通枝を経て，脊柱の側面で左右一対の交感神経節を形成する（図19-1）。これらは上下に連絡しており，交感神経節の鎖（交感神経幹）とよばれる。節後ニューロンは灰白交通枝を通り，支配領域の血管，汗腺，立毛筋を支配する。交感神経幹でシナプスを形成しない節前ニューロンは腹腔，骨盤腔で無対の交感神経節（腹腔神経節，上腸間膜神経節，下腸間膜神経節など）でシナプスを形成し，節後ニューロンが内臓効果器を支配する。交感神経は，おおよその支配分節性がみられ，全身の臓器を支配する。

2）副交感神経

副交感神経は脳幹および第2～4仙髄の脊髄側柱に起始し，末梢効果器の近傍あるいは効果器の壁内にある神経節で節後ニューロンにシナプス連絡し，効果器を支配する。脳幹に起始する副交感神経は，次の脳神経を経由する（図19-1）。

動眼神経（第Ⅲ脳神経）：動眼神経の遠心性線維は中脳の動眼神経核の前方細胞から生じ，毛様体神経節でシナプスを形成し，節後線維は短毛様体神経として，毛様体筋，瞳孔括約筋を支配する。

顔面神経（第Ⅶ脳神経）：顔面神経の遠心性線維は，延髄の顔面神経核の背内側の網様体に点在する上唾液核から起始し，翼口蓋神経節と顎下神経節の節後ニューロンとシナプスを形成し，前者は大錐体神経を経由して涙腺，鼻腔，口蓋などの粘膜の腺，後者は舌神経を経由して顎下腺と舌下腺を支配する。顔面神経の求心性線維は膝状体神経節から接続している。

舌咽神経（第Ⅸ脳神経）：延髄の下唾液核から起始し，舌咽頭神経の鼓膜枝として小浅錐体神

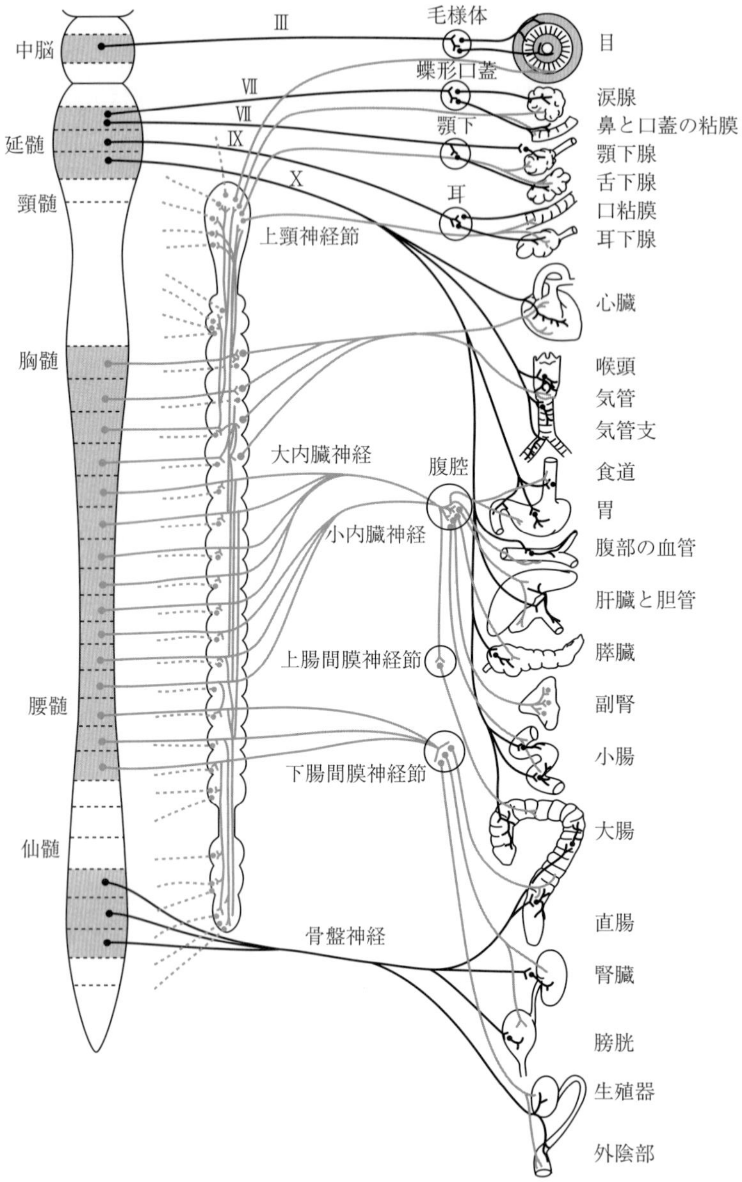

図 19-1　自律神経遠心路

▬：副交感神経，▬：交感神経（Meyer & Gottlieb より改変）

経を通り抜け，耳神経節でシナプスを介し，節後線維は耳下腺を支配する。

迷走神経（第Ⅹ脳神経）：延髄の背側運動核と疑核から起始し，効果器官またはその近くの神経節でシナプスを形成する。心臓への節前線維は，心房壁に存在する神経節で終わる。気管支，胆嚢とその排出管の平滑筋に分布する。食道，胃，小腸および大腸への筋前線維は，アウエルバッハ神経叢で終わる。なお，迷走神経は胃と膵臓の分泌腺へも分布している。

骨盤神経：第 2，第 3，第 4 の仙髄神経の前根から脊髄を出て，骨盤神経を通り，下行結腸，

表 19-1 自律神経系

1．交感神経系（胸腰髄部線維系）
2．副交感神経系
　1）頭部副交感神経
　　i．動眼神経（第Ⅲ脳神経）
　　ii．顔面神経（第Ⅶ脳神経）
　　iii．舌咽神経（第Ⅸ脳神経）
　　iv．迷走神経（第Ⅹ脳神経）
　2）仙髄部副交感神経（骨盤神経）
3．内臓求心神経

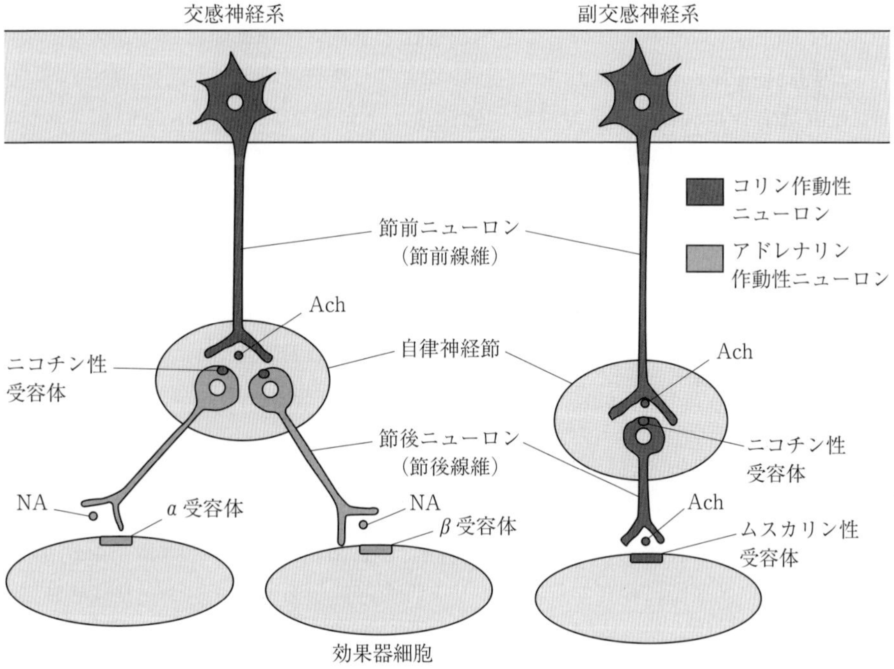

図 19-2 自律神経ニューロン，神経伝達物質とその受容体

表 19-2 脳幹の第 1 次中枢

中脳	Edinger-Westphal 核：動眼神経（第Ⅲ脳神経）
延髄	上唾液核：顔面神経（第Ⅶ脳神経） 下唾液核：舌咽神経（第Ⅸ脳神経） 迷走神経背側核：迷走神経（第Ⅹ脳神経） 疑核：迷走神経（第Ⅹ脳神経）

直腸，肛門，膀胱の平滑筋に分布する。

3）内臓求心性線維

自律神経のなかには内臓からの求心性線維も存在し，内臓からの情報を中枢神経に伝える。これらは，交感神経および副交感神経とほぼ平行に走行し，脊髄と脳幹に分布する。脊髄では，その臓器を支配する節前ニューロンが起始する分節とほぼ同じ分節に，後根を経由して入る。脳幹への求心線維は，迷走神経や舌咽神経などの脳神経を経由して脳幹に達する。

Ⅱ．自律神経系の薬理学的基礎

1．化学伝達物質

運動神経は1つのニューロンで構成されるのに対し，交感および副交感神経線維は節前ニューロンおよび節後ニューロンの2つで構成され，それらは神経節でシナプスを形成し，シナプスの化学伝達物質アセチルコリン（Ach）により，神経インパルスが伝達される（図19-2)。Achを放出するニューロンをコリン作動性ニューロンとよぶ。Achは節前ニューロンから放出され，節後ニューロンのニコチン性受容体に結合し，リガンド依存性Naチャネルを開き，脱分極を起こしてインパルスを発生し，ニューロン末端で2番目の神経伝達物質を放出することによって情報を効果細胞へ伝える。副交感神経系の2番目の伝達物質は同じくAchであるが，交感神経系における2番目の伝達物質はノルアドレナリン（NA）である。NAを放出するニューロンをアドレナリン作動性ニューロンとよぶ。副腎に行く節前線維は副腎髄質で終わり，アドレナリンおよびNAを直接血流に放出する巨大な神経節として働く。なお，副腎髄質からは主にアドレナリンが分泌される。

2．受容体

1）Ach受容体

Ach受容体には，自律神経節後ニューロンや副腎髄質細胞に存在するニコチン性受容体と，副交感神経支配下の効果器に存在するムスカリン性受容体がある。ニコチン性受容体拮抗薬としてはヘキサメソウニウムが，ムスカリン性受容体拮抗薬としてはアトロピンが存在する。ニコチン性受容体には，神経に存在するN_N受容体と筋肉に存在するN_M受容体があり，ムスカリン性受容体にはM_1～M_3受容体というサブタイプの存在が知られている。

2）アドレナリン受容体

アドレナリン受容体にも，α受容体とβ受容体というサブタイプが存在する。αはさらに血管収縮，胃腸管，膀胱収縮に働くα_1，神経のシナプスに存在し伝達物質放出の抑制に働くα_2に分類される。βもさらに心拍数増大，心収縮力増大に働くβ_1，血管拡張，気管支拡張，胃腸管平滑筋弛緩に関与するβ_2，脂肪分解に作用するβ_3という下位のサブタイプが存在する。β_2アドレナリン受容体は，血中のアドレナリンによく反応する。

Ⅲ．自律神経反射

反射は，①刺激を受ける受容器，②受容器の興奮を伝える求心性神経，③情報を統合する中

表 19-3　自律神経系の代表的薬剤

	アドレナリン作動性	コリン作動性	
		節　前	節　後
興　奮	(α作用・β作用) ノルエピネフリン アドレナリン エフェドリン イソプロテレノール	ニコチン ネオスチグミン	ムスカリン ピロカルピン
		コリンエステル	
遮　断	α遮断 エルゴタミン フェノキシベンザミン フェントラミン レセルピン メチルドパ β遮断 DCI プロプラノロール	ニコチン クラーレ	アトロピン スコポラミン

枢神経（反射中枢），④中枢からのシグナルを末梢器官に伝える遠心性神経，⑤応答する効果器から構成されている。

数多く生体に存在する反射のうち，自律神経系が関与しているものには，①内臓-内臓反射，②体性-内臓反射，③内臓-体性反射がある。これらが広義の自律神経反射であるが，ふつう自律神経反射といった場合，①内臓-内臓反射と②体性-内臓反射を指す。以下に反射のグループとそれに属する反射機構の代表的なものについて記載する。

①内臓-内臓反射とは，求心路と遠心路がともに自律神経線維によって構成される反射機構であり，多くの内臓機能はこの機序によって自律的に行われている。この反射の代表が圧受容器反射である。

②体性-内臓反射とは，求心路が体性感覚神経，遠心路が自律神経系からそれぞれ構成される反射である。この反射の例としては，体性-交感神経反射がある。これは皮膚に痛み刺激を加えると交感神経系の機能が亢進し，心拍数の増大，血圧の増加などが生じる反射である。ほかに体温調節反射がある。温熱刺激を皮膚に加えると，体性感覚神経を介して汗腺支配の交感神経を興奮させた結果，発汗が生じる反射である。

③内臓-体性反射とは，求心路が求心性自律神経，遠心路が体性運動神経からなる反射機構である。この群に属するものでは筋性防御が有名である。これは腹腔臓器，腹膜の障害（炎症，機械的な変化）が求心路を介して腹筋群を収縮させる現象である。また Hering-Breuer 反射もこの反射の群に属する。

Ⅳ．自律神経作用薬

自律神経系の代表的薬物と臓器に対する作用をあげる（**表 19-3**）。

1．アドレナリン

心臓：収縮力を強め拍動を増す。
血管：皮膚・内臓の血管収縮，血圧上昇。
呼吸：一過性無呼吸，気管支弛緩。
平滑筋：弛緩，瞳孔散大。
臨床的には心機能障害時に使用される。

2．エフェドリン

アドレナリン類似の作用をもつが，効果は著しく弱く持続時間が長い。
心臓：心悸亢進，血圧上昇。
気管支：気管支筋弛緩，攣縮を除く。
平滑筋：アドレナリン同様。
大脳皮質興奮：精神緊張，振戦。
延髄興奮：呼吸促迫，血圧上昇。
臨床的には気管支喘息，じん麻疹，鼻カタル，散瞳薬に使用される。

3．イソプロテレノール

β作用が強く，交感神経支配臓器では抑制的に作用する。気管支に対する作用はアドレナリンの10倍に達し，末梢血管拡張作用により血圧は低下する。

4．アセチルコリン

ムスカリン作用とニコチン作用は前述のごとくであり，臨床的には末梢血管障害（Raynaud病）や腸管麻痺のときに使用される。

5．ピロカルピン

ムスカリン作用は強く，ニコチン作用は弱いので，臨床的には縮瞳，眼圧低下作用を有し，緑内障の治療に用いる。

6．アトロピン

アセチルコリンの作用（特にムスカリン作用）に拮抗し，末梢作用と中枢作用を有する。
循環器系：頻脈，皮膚血管拡張，内臓血管収縮。
平滑筋：胃腸の運動抑制，膀胱・子宮括約筋の抑制，散瞳。
分泌腺：分泌抑制。
中枢作用：初めに興奮，後に抑制作用を示し，中毒量では不安・幻覚を発し，延髄麻痺により死亡する。

V．自律神経機能検査法[2)]

自律神経の機能検査法には，薬効的検査（ノルアドレナリン静注試験，イソプロテレノール負荷試験，アトロピン試験，チラミン静注試験）と，理学的検査（アシュネル眼球圧迫試験，ツェルマク頸動脈洞圧迫試験，皮膚紋画症，寒冷血圧試験，起立負荷試験）と，生理機能検査（交感神経性皮膚反応，指尖容積脈波，体表面微小振動）があり，なかでもノルアドレナリン静注試験，イソプロテレノール負荷試験は信頼度が高い。アシュネル眼球圧迫試験，ツェルマク頸動脈洞圧迫試験，起立負荷試験は簡単にできるため推奨されている。アシュネル眼球圧迫試験，ツェルマク頸動脈洞圧迫試験は発作性上室性頻拍の治療に，起立負荷試験は起立性調節障害の診断に利用される。

ここでは代表的ないくつかの方法について具体的にその注意点をあげる。

1．薬効的検査

1）ノルアドレナリン静注試験

ノルアドレナリンを経静脈投与し，10 分ごとに 2.5，5，10，15，20 μg/分に増量し，血圧と血中ノルアドレナリンの関係をプロットする。収縮期血圧 40 mmHg 以上，拡張期血圧 30 mmHg 以上，脈拍の減少 30/分以上のいずれかを満たすノルアドレナリンの投与量を調べる（Polinski の原法）。純粋型自律神経不全症では低濃度のノルアドレナリンで血圧が上昇する。

2）イソプロテレノール負荷試験

イソプロテレノール 0.01～0.04 μg/kg/分を点滴静注し，血圧，心拍数の反応を調べる。正常値では 0.035 μg/kg/分の投与量で心拍数が 90%，収縮期血圧は 25%増加し，拡張期血圧は 20%低下する。正常者より心拍数の上昇が大きい場合は β_1受容体の過反応が，拡張期血圧の低下が大きい場合は β_2受容体の反応亢進が示唆される。

2．身体的検査

1）アシュネル眼球圧迫試験

眼球圧迫により，三叉神経-迷走神経反射のため脈拍が緩徐になることを調べる副交感神経の検査である。本法は患者に閉眼させて，一方の眼球を眼瞼上より指で 10～15 秒間圧迫し，徐脈（時に嘔吐）をきたす場合を陽性とする。眼球圧迫が強いと心停止を起こすことがあり，また，老人や新生児では網膜に障害を起こすことがあり禁忌である。

この方法は自律神経機能検査としてのみでなく，発作性上室性頻拍症の治療に，ツェルマク頸動脈洞圧迫法と同様に利用される。

2）ツェルマク頸動脈洞圧迫試験

一側の頸動脈分岐部を圧迫することにより降圧と徐脈を起こさせるものである。頸動脈小体からの求心性刺激が中枢に達し，迷走神経反射により心臓を抑制するために起こる。

両側を同時に圧迫しない注意が必要である。

3）寒冷血圧試験

冷水により血管運動反射による血圧上昇をみる検査であり，被検者を安静臥位として，4℃の氷水中に片手を手関節まで入れる。他方の腕で 15 秒ごとに血圧を測定し，1 分後に氷水中より手を出し，その後 2 分ごとに血圧測定を続け，最大血圧 20 mmHg 以上の上昇を陽性とする。

4）起立負荷試験

体位変換により，脈拍，血圧および心電図の変化を調べる方法であり，一般的には安静時に血圧，脈拍，心電図（Ⅰ・Ⅱ・Ⅲ・aVF でよい）を記録した後，10 分間起立負荷後に立位のままで血圧，脈拍，心電図を記録する。判定は脈圧狭小，最大血圧低下，脈拍増加および心電図 T_{II} 減高により行われる。

なお，この方法は小児起立性調節障害（後述）の研究班によって採用され，診断基準として利用される。

3．生理機能検査

1）交感神経性皮膚反応（sympathetic skin response；SSR）

精神興奮・緊張で発汗し，そのため皮膚の電気抵抗が変化することを利用する。交感神経緊張亢進あるいは副交感神経緊張低下では電気抵抗は上昇し，副交感神経緊張亢進では下降する。

うそ発見器もこれを利用したものである。

2）指尖容積脈波（digital plethysmography；DPG）

指先の末梢血管の血流に基づく容積変化を電気的に記録したもので，各種の刺激に対する交感神経反射による心血管系の反応をみたものである。DPG の波形をみるものと波高をみるものがある。正常児では波形・波高の変化は著明でないが，自律神経異常の多くの場合は波高の減弱やプラトー化が認められる。

Ⅵ．自律神経系疾患

自律神経障害による症状として，反復する朝の腹痛・嘔吐・悪心などの消化器症状や，手足の冷感・頭痛・めまい・失神・不整脈などの循環器症状，倦怠感・脱力感・発熱などの不定愁訴などがありながら，臨床検査や身体所見に具体的な異常を認めることもなく，過敏性体質・異常体質あるいは心身症と診断されることも多い。

特に朝の腹痛・嘔吐を訴える場合は“学校嫌い”と診断されることもあり，心理面や精神面からの医療・看護が重要になる。このように，自律神経疾患は心身症と重複する部分が多い。

次に代表的疾患について述べる。

1．周期性嘔吐・アセトン血性嘔吐・自家中毒

小児では肝臓でのグリコーゲンの蓄積量が少なく，糖が不足すると脂肪を分解してエネルギーを補う。このとき，ケトン体（アセトン，アセト酢酸，ベータヒドロキシ酪酸）が過剰に産生されケトーシスをきたす。これが延髄の嘔吐中枢に作用することが疑われている。

2〜10 歳の小児に突然発症し，腹痛・嘔吐に引き続いて頻回の嘔吐（時にコーヒー残渣様になる）が出現する。治療は水分や糖分の補給が有効である。

2．気管支喘息

気管支喘息の原因はアレルギー関与が主体であり，副交感神経の緊張状態，精神的因子も関与している。

喘息発作時には，アドレナリン，β 刺激剤などによる気管支拡張作用をもった薬物が有効である。

表 19-4　起立性調節障害の診断基準[4)]

大症状	A．立ちくらみ，めまいを起こしやすい B．立っていると気持ちが悪くなる。ひどいと倒れる C．入浴時，あるいはいやなことを見聞きすると気持ちが悪くなる D．少し動くと動悸あるいは息切れがする E．朝なかなか起きられず，午前中調子が悪い
小症状	a．顔色が青白い b．食欲不振 c．臍疝痛をときどき訴える d．倦怠あるいは疲れやすい e．頭痛をしばしば訴える f．乗り物に酔いやすい g．起立試験で脈圧 16 mmHg 以上の狭小化 h．起立試験で収縮期圧 21 mmHg 以上の低下 i．起立試験で脈拍数 1 分間 21 以上の増加 j．起立試験で立位心電図の T_{II} の 0.2 mV 以上の減高，その他

3．過呼吸症候群

発作性に過換気を繰り返すことにより，動脈血の $PaCO_2$ 低下をきたし，呼吸性アルカローシスの状態のため過呼吸・呼吸困難・動悸・胸痛あるいは痙攣・意識障害などの多彩な臨床症状を呈する症候群である。さらに，これらの症状が不安を呼び起こし，ストレスとなり，悪循環を繰り返す。

治療は CO_2 不足を補うため，呼気中の CO_2 を再呼吸するいわゆる紙袋法が一般的である。これに加えて薬物療法としてフェノバール®，セルシン®などの鎮静薬を併用すると同時に，心理的葛藤や精神的負荷を解消することにも努めなければならない。

4．起立性調節障害（orthostatic dysregulation；OD）[3)4)]

1）診　断

表 19-4 に示したように，大症状と小症状の組み合わせにより診断され，機能検査のうち起立負荷テストが実施される。大症状 3，大症状 2・小症状 1 以上，または大症状 1・小症状 3 以上を陽性とし，器質的疾患を除外できる場合に診断される。

2）治　療

a．低血圧症状に対する治療

①血管収縮（α 受容体刺激薬）

ミドドリン（メトリジン）（主に動脈系に作用）：2 錠/日分 2（成人量）

ジヒドロエルゴタミン（ジヒデルゴット）（主に静脈系に作用）：3 錠/日（2，1）起床時，昼食前（成人量）

②ノルエピネフリン再吸収および不活化抑制

アメジニウム（リズミック）：2 錠/日分 2（成人量）

③ ノルエピネフリン産生亢進

ドロキシドパ（ドプス）：初回 200〜300 mg/日分 2〜3，数日から 1 週間ごとに 100 mg ずつ増量（成人量）

④ 循環血液量増加

フルドロコルチゾン（フロリネフ）：0.02〜0.1 mg/日分 2〜3

⑤ 血管拡張抑制（β 遮断薬）

プロプラノロール（インデラル）：1〜3 mg/kg/日

b．心抑制に対する治療

シロスタゾール（プレタール）（血管拡張作用があるため使用には注意が必要である）：200 mg/日（成人量）

ペースメーカー

c．自律神経症状に対する治療

トフィソパム（グランダキシン）：150 mg/日分 3（成人量）

半夏白朮天麻湯：3 包/日（成人量）

d．不安，精神安定剤

アルプラゾラム（ソラナックス）：1.2 mg/日分 3

クロチアゼパム（リーゼ）：15〜30 mg/日分 3

また，入浴後に膝から下に冷水をかける（寒冷血圧試験に似ている）方法などがある。起床時に服用するのは，大症状 E のように朝起きが悪いためであり，朝起きられないというのは，目が覚めてもふとんを離れられないということであるから，診断にあたり注意する必要がある。

5．不整脈

QT 延長症候群では，交感神経緊張により torsade de pointes などの致死的不整脈が発生することが知られている。また Brugada 症候群では，夜間や副交感神経緊張時に心室細動を発生することが多いことが知られている。

近年，心房細動の発生に，心房に存在する自律神経節が関与していることが報告されている。

6．臍疝痛・反復性腹痛・過敏性腸症候群

4〜14 歳の過敏性体質児（自律神経機能不全）にみられる反復性の腹痛であり，精神的負担や身体の異常により迷走神経の緊張状態が生じ，腸管の蠕動亢進や分泌亢進が機能的異常をきたし，腹痛として発症すると考えられている。時に前述の周期性嘔吐や起立性調節障害を合併することもある。

過敏性腸症候群は腹痛に便通異常を伴うことが多く，便秘を中心とするもの・下痢を中心とするもの・下痢便秘を交互にきたすものがある。これらの子どもたちの多くに甘えん坊でわがままな幼児や，気が弱く凡帳面で神経質・内向的な学童が多く，心身症とオーバーラップする部分が多い。

腹痛の特徴は，①臍周囲に多い，②痛みの部位が不安定で 1 回の持続時間が短い，③痛い時間と寛解の時間が周期的に出現する，④腹痛が長時間続いているにもかかわらず全身状態がよい，ことなどがあげられている。

治療には H_2受容体拮抗薬（シメチジン）や抗コリン薬や精神安定薬などの薬物療法と同時に，

環境の是正や神経の安定化が効を奏することがある。H_2受容体拮抗薬（シメチジン）投与によりガストリン，アセチルコリンによる胃液の分泌を抑制することが知られている。

7．消化性潰瘍

近年の小児をとりまく社会環境の複雑化に起因するストレスの増大により，胃潰瘍や十二指腸潰瘍の増加が注目されている。消化管に何らかの症状のある学童の12～25％に，内視鏡で潰瘍の存在を確認したとの報告もある。

前項の腹痛と同様に，ストレスにより迷走神経が刺激され，胃液の分泌亢進・胃の蠕動亢進を引き起こし，血管圧迫による血流低下が胃粘膜の虚血・潰瘍形成の原因と考えられている。また，交感神経が刺激されることにより内臓血管が収縮し，さらに血流は低下し悪影響を与えることになる。

8．夜尿症

乳児期より続いているもの（一次性）と，一度もらさなくなった後に再びもらすようになったもの（二次性）に分けられているが，二次性のもののなかに，さまざまな心理的問題や親子関係の問題点が見いだされることがあり，精神身体症の１つと考えられて，神経症的な規制が働いているといわれている。

治療について一般的なものはなく，症例によって大きく異なっているのが現状であるが，精神安定薬や副交感神経遮断薬により加療される場合もある。

9．夏季熱・体質性高体温

交感神経は高体温に，副交感神経は低体温に向けて作用するとされ，暑熱時には副交感神経の緊張状態にあり，中枢的にも末梢的にも自律神経が激しく作用しており，順応しようとしている。

体質性高体温は，視床下部の調節中枢の体温のセットポイントが決定されるさいに，ストレスや発熱物質などにより高位置にセットされるためといわれる。一般に38℃前後の弛張熱が午前中続き，午後には下降傾向を示し，一般状態は良好であり検査所見にも異常を認めることは少ない。解熱薬投与も無効のことが多く，環境を涼しくすることにより解熱する。先行感染に続いてこのようなことが起きることも知られており，この場合を感染後高体温とよんでいる。

一方，夏季熱は暑熱による体温上昇である。正常な場合は副交感神経の作用により解熱に向かうが，機能失調症では高体温が持続することになる。治療としては高温の悪環境からの隔離と水分摂取，coolingに努める。薬物療法としては，クロルプロマジンが使用されることが多い。

いずれにしても感染，特に慢性感染疾患，アレルギー性疾患，寄生虫症，血液疾患などを否定すると同時に，正確に体温を測定することが必要である。また詐病の場合もあるので，監視しながら測定する必要もある。

10．Hirschsprung病

原因は直腸からＳ状結腸を主体として，時に横行・上行結腸にまで及ぶ筋間アウエルバッハ（Auerbach）神経叢の欠如による運動欠損であり，神経叢欠如部の腸管はmicrocolonを呈し，口側は異常拡大する。

症状は先天性腸閉鎖に似ているが，特徴ある排便障害（便秘と下痢を繰り返す）を呈す。治療は外科的処置によるが，副交感神経刺激薬（メコリール経口投与やワゴスチグミン®皮下注）による薬物療法が有効な場合もある。しかし，本疾患は原則として外科的処置を必要とすることを念頭に入れておかねばならない。

●文　献

1）本郷利憲，廣重力，豊田順一・監：標準生理学，第 6 版，医学書院，東京，2007.
2）日本自律神経学会・編：自律神経機能検査，第 4 版，文光堂，東京，2007.
3）田中英高，藤田之彦，石谷暢男，他：日本小児心身医学会・小児起立性調節障害ガイドライン 2005（第 1 版）．自律神経，45：52-64，2008.
4）大国真彦：起立性調節障害の診断基準と臨床．小児科臨床，58：1501-1508，2005.

［住友　直方］

20 外分泌（汗・涙・唾液）とその異常

I．汗

1．汗腺の発生と分類[1)]

ヒトの汗腺は皮膚の真皮に存在し，エクリン汗腺，アポクリン汗腺，アポエクリン汗腺の3種類に分類される。ヒトのエクリン汗腺の原器は胎生3～4か月ごろから，まず手掌と足底に出現する。胎生5か月末にはすべての体表面にエクリン汗腺の原器は出現し，胎生8か月には成人と同様の構造が形成される。エクリン汗腺とアポエクリン汗腺は皮膚表面に開口し，アポクリン汗腺の汗管は毛包に開口している（図**20-1**）。

エクリン汗腺（eccrine sweat gland）：エクリン汗腺は汗分泌能が高く，水分の多い汗を分泌し，ヒトでは体の全表面に分布し体温調節を行っている。1人の人間は200～300万個のエクリン汗腺を有する。分布密度は部位により異なり，手掌と足底はエクリン汗腺の密度が高く，躯

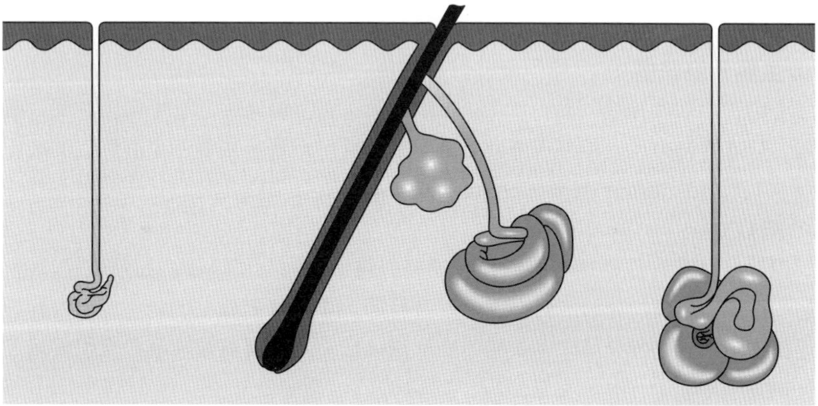

a. エクリン汗腺　　b. アポクリン汗腺　　c. アポエクリン汗腺

図 **20-1**　ヒトに存在する3種類の汗腺の模式図
（嵯峨賢次：汗腺の機能と病態への関与．最新皮膚科学大系第19巻 皮膚の発生・機能と病態，中山書店，東京，2004，p. 266. より引用）

幹・四肢中枢側は密度が低い。小児と成人とではエクリン汗腺の個数に違いがないため，体表面積の少ない小児のほうがエクリン汗腺の密度が高い。

アポクリン汗腺（apocrine sweat gland）：アポクリン汗腺は腋窩・乳暈・外陰部に局在し，性ホルモンの影響を受けて思春期に分泌が活発となる。しかしアポクリン腺の分泌能は乏しく，生理的意義は少ない。アポクリン腺から分泌される汗は，蛋白成分を多く含み，細菌による分解産物が体臭の原因となる。

アポエクリン汗腺（apoeccrine sweat gland）：アポエクリン汗腺は思春期以降のヒトの腋窩に出現し，アポクリン汗腺類似の分泌部を有し，直接表皮に開口する。エクリン汗腺の分泌部がアポクリン汗腺の分泌部のように大型化して発生すると考えられている[2)]。

1）汗腺の分布

汗腺はほとんどすべての皮膚に分布しているが，部位により分泌力が異なり，体幹＞頸部・顔面＞四肢の順である。手掌と足底の汗腺の分布は密であるが，1つひとつの分泌能力は非常に低い。

2）年齢と汗腺

汗腺は出生時にすべて備わっており，生後に新たに発生することはないので，小児は単位面積当たりの汗腺数がきわめて密である。大腿部で1 cm^2当たりの汗腺数は24週の胎児で2,790±610，7か月の胎児で1,730±70，新生児で1,560±50，生後11～18か月の乳児で500±80，成人で120±10である。

汗腺は胎生16週から発生し，分泌能力は29週ごろから始まる。出生時に汗腺の大部分は分泌能力をもっているが，多くの場合2歳半までその能動化が進む。

3）人種および環境と汗腺

寒冷地に住む人種は能動汗腺の数は少なく，熱帯に住むフィリピン人では最大となる。汗腺の能動化は環境と密接な関係があり，熱帯地に在住する日本人の調査では，成長後移住した人は在住年数とは関係なく，その汗腺数は日本在住の日本人と変わりなく，熱帯地で出生した日本人は現地人と同様に多数の能動汗腺をもつ[3)]（**表20-1～3**）。

2．発汗のメカニズム

1）汗の主要分泌機構

前駆汗は分泌管の基底細胞においてNaの能動輸送を主要過程として産生され，血漿とほぼ等張である。分泌活動のエネルギー源は，細胞外のブドウ糖を基質とする好気的酸化によって形成されたATP（adenosine triphosphate）である[4)]。

2）汗の神経支配

エクリン腺にはコリン作動性の交感神経節後線維が分布している。節前線維は通常T_1～T_3の脊髄分節の中間外側核に発し，対応する幹神経節，またはその上下いくつかの幹神経節で節後線維に連絡する。脊髄各分節による発汗支配域は広く，皮膚血管神経の支配領域とは必ずしも一致しない[5)]。

3）発汗と中枢機構

温熱性発汗は視束前野・前視床下部で統合される体温調節中枢の統制下にある。情動的な要因に左右される発汗活動には，大脳辺縁系，特に自律神経と関係の深い扁桃体，海馬，中隔，帯状回などの関与が推測される。

表 20-1　諸年齢における能動汗腺数[3)]

年　齢	性	能動汗腺数（単位 1,000）
35 日	男	1,469
9 か月	女	1,796
1 年	女	1,507
1.2	男	1,718
2.0	女	1,477
2.6	女	2,337
3.0	男	2,697
6.1	女	2,225
7.2	男	2,398
10.9	女	2,314
17.0	女	2,755
17.2	男	2,015
20	男	1,781
26	男	1,931
29	男	2,636
35	男	2,019

（久野）

表 20-2　能動汗腺総数の人種差[3)]

人　種	検査人数	汗腺数（単位 1,000）		
		最　小	最　大	平　均
アイヌ人	12	1,069	1,991	1,443
ロシア人	6	1,636	2,137	1,886
日　本　人	11	1,781	2,756	2,282
台　湾　人	11	1,783	3,415	2,415
タイ国人	9	1,742	3,121	2,422
フィリピン人	10	2,642	3,062	2,800

（久野）

表 20-3　熱帯在住日本人の能動汗腺総数[3)]

	検査人数	在住地	在住年数（年）	汗腺数（単位 1,000）	
				最小〜最大	平　均
成長後移住者	8	タイ国	6 か月〜29	1,497〜2,692	2,293
	3	フィリピン	1 か月〜9	1,839〜2,603	2,166
現地出生者	6	台湾	12〜20	2,439〜3,059	2,715
	3	タイ国	8〜10	2,502〜2,964	2,739
	15	フィリピン	9〜25	2,589〜4,026	2,778

（久野）

4）発汗と脊髄レベルにおける要因[5)]

a．皮膚圧―発汗反射

側臥位をとると，下になった半身からの発汗が抑制される。この半側発汗は片側皮膚部位の痛覚を伴わない比較的深部の圧覚刺激によって抑制される。これは第Ⅱ群の求心性線維が関与していると考えられる。

b．脊髄反射発汗

脊髄の完全離断部位以下の中間外側核には弱い中枢機能が現れ，皮膚の強い知覚刺激，膀胱刺激，浣腸などによって反射的に発汗を起こす。

3．発汗の種類（表 20-4）

発汗中枢が興奮すると，その興奮は発汗神経を通して汗腺に伝えられ，ここに汗腺の分泌すなわち発汗が起こる。この発汗中枢を興奮させる動機を発汗動機といい，発汗動機の違いにより次のような発汗の種類がある[3)]。

1）温熱性発汗

暑熱感覚刺激や何らかの原因で体温が上昇したときに放熱の目的で起こり，手掌，足底を除く全身に現れる。発汗の主な生理的役割はこの温熱性発汗である。

発汗は刺激後しばらくの潜伏時間をおいて徐々に始まり，次第に増加して刺激に応じた一定の強さに達する。発汗は刺激が去った後もすぐには消褪しない。身体各部位の発汗はほぼ同時に始まり，夏期には潜伏時間は短縮する。発汗の盛んな部位は前額，頸部，躯幹の前面・後面で，逆に発汗の起こりにくい部位は四肢，躯幹の側面である。

表 20-4　各種発汗の比較[3)]

種　類	動　機	発汗部位	発汗までの時間	消褪の様相
温熱性発汗	暑熱 発熱時	手掌，足底 を除く全身	比較的長い	徐々に
精神性発汗	精神的緊張 情緒刺激	手掌, 足底, 腋窩	即時	即時
運動時発汗	運動	全身	短い	漸減

2）精神性発汗

精神的・情緒的，または痛覚などの感覚刺激によって手掌，足底，腋窩（まれに顔面）に起こり，放熱が目的ではなく“手に汗握る”という言葉のように，皮膚を湿潤させて接着性を増すのが目的である。発汗は刺激直後に始まり，漸増的ではなく，急激に増加し，刺激が去るとすぐに消褪する。

3）運動時の発汗

温熱性発汗と精神性発汗の中間の性格をもつ。短い潜伏時間で徐々に始まり，徐々に増加する。手掌や足底にも発汗がみられ，運動中止後は漸減的に消褪する。

4）その他の発汗

酸っぱい，辛いものなどの飲食で顔面に発汗が起こることがある。顔面の汗腺は交感神経のほか，延髄起源の舌咽神経，鼓索神経などに含まれるコリン作動性副交感神経支配を受けている。味覚性発汗はこれらの神経を介しての味覚反射として起こる。

4．発汗性

発汗器官，特にそのなかで発汗中枢と汗腺の刺激に対する感受性を発汗性という。

1）気温と発汗性

季節順化などの短期暑熱変化により発汗現象の閾値体温が下がり，体温上昇に対する発汗反応が増大し，汗の Na 濃度が低下する。

2）睡眠と発汗性

睡眠時には温熱性発汗活動が増加し，脳波上の睡眠深度と相関し，夜間睡眠の経過とともに次第に発汗活動が低下する。他方，手掌・足底の発汗は入眠後数分で停止し，以後ほとんど現れない。REM 睡眠期には発汗は停止するが，夢体験と一致して急激な発汗が出現する。

3）発熱と発汗性

急性の熱性疾患では，体温調節の調節点が高温のほうへ向かうために，外部環境が変わらなくても中枢はそれを冷感として受容し，そのため体温の産生が促され，悪寒や震えが生じる。回復期には，体温調節の調節点が正常に戻り，大量の発汗とともに体温を正常に戻す（図 20-2）。

5．成長と発汗機能

1）新生児と発汗

成熟新生児を 39℃の環境で 30 分滞在させた場合，肉眼的に温熱性発汗は生後 2 日目から認

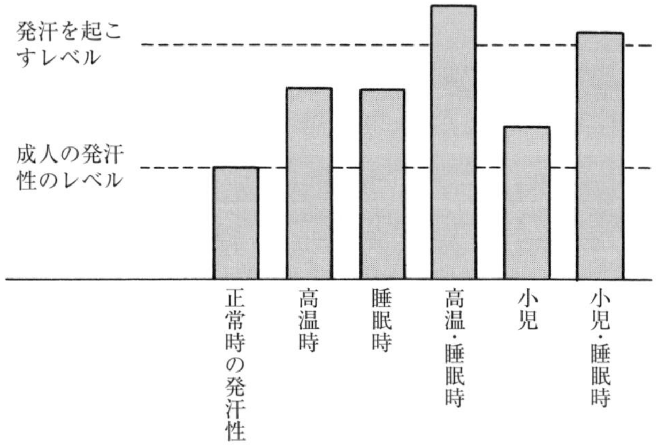

図 20-2　発汗性と各種の条件[3)]

表 20-5　温熱性発汗が初めて現れた日とその小児数[6)]

出生後の日数	2	3	4	5	7	8	9	10	11	12	18
発汗した小児数	2	6	5	4	1	2	1	1	2	3	1

表 20-6　精神性発汗が初めて現れた日[6)]

被検者	1	2	3	4	5	6	7	8	9	10	11
性別	M	F	F	M	M	M	M	M	M	F	M
出生後日数	33	38	45	52	53	76	77	83	86	86	87

め，多くは生後 2〜3 日からみられている。出生当日には発汗はみられていない[6)]（表 **20-5**）。早産児では発汗は遅れ，なかには 1 か月にも及んで発汗しない例もある（久野）。精神性発汗の発現はこれよりかなり遅れ，生後 1〜3 か月から始まる[6)]（表 **20-6**）。

小田らは成熟新生児の睡眠中の自然発汗を Minor 法（ヨード澱粉反応）で測定し，生後 1 日目に 28 例中半数に，1 週間以内に全例発汗を認めている[7)]。

宗像らは O-phyal-dialdehyde 溶液を用いて観察し，生後 48 時間以内に 100 例の新生児のうち 80%に発汗を認めたという[3)]。

発汗の出現時期は出生体重と相関せず，在胎期間の影響を受ける（Hey ら）。小田らは未熟児の発汗は生後の体重が 2.0〜2.5 kg に達する時期に発現することが多いと報告している。

一方，宮川らは新生児における部位別発汗開始時期を桜井・Montagna 法発汗テスト紙を用いて検討し，発汗開始時期は手掌 34 週・額 37 週・足蹠 40 週であり，出生体重や測定時の体重と相関しなかったと報告している[8)]。

2）小児と発汗

発汗量では，小児は成人よりはるかに多量である。春期では小児の発汗量は，成人の 2 倍以上であり，夏期では 1.6 倍程度である。これは，幼小児では発汗性の感受性が鋭敏なためであり，12〜15 歳の間に成人型に移行する。

表 20-7　正常人汗内電解質の年齢的差異，新生児期～成人の汗内電解質の平均値および標準偏差[7]

	例数	測定数	汗量（mg）	Na	K	Cl
新生児	28	34	31.0～323.1	38.0±19.47	27.0±10.58	51.5±19.92
乳　児	7	26	31.5～425.9	18.9±6.08	17.9±9.75	30.2±12.53
幼　児	7	24	22.9～180.8	21.2±6.56	13.4±8.27	25.3±10.15
学　童	7	36	32.0～162.4	17.8±6.78	11.2±7.75	23.1±10.86
成　人	9	45	22.1～299.0	31.2±15.03	4.9±3.16	34.3±14.25

発汗部位で小児と成人の違いが顕著な部位は頭頂部である。頭部の発汗は成人においては側頭部および後頭部に旺盛であるのに，頭頂部では全く発汗をみない。逆に幼児～小学校 1，2 年生までには男児，女児とも頭頂部の発汗が顕著である。その後女児では頭頂部の発汗は減少し，男児では中学生になるころから減少する。

もう 1 つの小児の発汗の特徴は，発汗とともに大量の体熱を放散することである。これは体表面積が体重に比べて広いこと，皮膚の血行が盛んなため血液の冷却も容易である理由からである。これが小児でいわゆる“寝冷え”をしやすい理由である。

6．汗の成分

一般に汗と尿はよく似ているといわれているが，尿中の成分はすべて汗のなかに発見される。発汗が激しいと水分と Na，Cl が体外に喪失する。

成長により汗の電解質成分も変化し，Na，Cl は新生児期には比較的高値を示すが，次第に低下し，成人で再び増加傾向を示す。一方 K は新生児期に最も高値を示し，その後成長とともに低下し，成人で最も低値となる。発汗量と汗内の電解質濃度の関係は，Na，Cl は成人で正の相関，幼若小児では負の相関を示す。K は成人から小児まですべての時期で負の相関を示す[7]（**表 20-7**）。

7．発汗の異常

発汗の異常には発汗量の異常，部位の異常，汗の内容の異常などがある。

1）多汗症[9]

a．全身性多汗症（表 20-8）

Riley-Day 症候群は家族性自律神経失調症ともよばれる。甲状腺機能亢進症では 60％に多汗をみる。糖尿病では多汗症と発汗の低下の両方をみることがある。

b．局所性多汗症（表 20-9）

Frey 症候群は食事摂取時に耳前や頬部に限局して発汗する。Gopalan 症候群は皮膚温の上昇と著明な発汗を伴って足の不快感をみる。Jadassohn-Lewandowsky 症候群は足の多汗に先天性爪囲炎，足底，舌，毛包性角質増殖を伴う疾患である。

2）無汗症[9]（表 20-10）

a．神経疾患に基づく場合

先天性無痛無汗症（congenital insensitivity to pain with anhidrosis；CIPA）が代表的な疾患

表 20-8　全身性多汗症を伴う疾患[9)]

Ⅰ．薬　剤 コリン作動薬，解熱剤，催吐剤，インスリン過剰投与 Ⅱ．感染症 1．熱性疾患の解熱期 2．活動性肺結核の寝汗 Ⅲ．中　毒 慢性砒素中毒 Ⅳ．血管運動性 ショック，心不全 Ⅴ．神経性 1．中枢神経系疾患 2．Riley-Day 症候群	Ⅵ．代謝性 1．甲状腺機能亢進症 2．糖尿病 3．低血糖症 4．下垂体機能亢進症 5．副腎褐色細胞腫 6．カルチノイド症候群 7．Plummer 病 8．痛　風 9．くる病 10．Chediak-Higashi 症候群 11．フェニールケトン尿症 12．肥　満 13．ポルフィリン症 14．閉経期の顔面潮紅

表 20-9　局所性多汗症を伴う疾患[9)]

Ⅰ．血管運動性
1．Raynaud 症状
2．肢端紫藍症（Crocq 病）
3．先天性動静脈瘻
4．寒冷傷害
5．慢性関節リウマチ
6．sudoriparous angioma
7．青色ゴムまり様母斑症候群
Ⅱ．神経性
1．脳幹や前頭部の腫瘍
2．Parkinson 病
3．脊髄空洞症
4．カウザルギー
5．味覚性多汗症（Frey 症候群）
Ⅲ．その他
1．Gopalan 症候群
2．Jadassohn-Lewandowsky 症候群
3．先天性表皮水疱症

表 20-10　無汗症を伴う疾患[9)]

Ⅰ．神経系疾患
1．中枢神経系疾患
2．末梢神経系疾患
3．ヒステリー
Ⅱ．汗腺の変化
1．無汗性外胚葉形成不全症
2．汗腺の後天性の萎縮ないし障害性変化
3．汗管の閉塞に基づく発汗の減少
Ⅲ．その他
1．甲状腺機能低下症
2．Sjögren 症候群
3．Fabry 病
4．糖尿病
5．Naegeli 症候群
6．薬　剤
7．強度の脱水

である。CIPA の報告は，わが国では 1951 年の西田の報告が最初であり[10)]，世界では Swanson（1963 年）の兄弟例，Romberg（1994 年）の 32 例，粟屋ら（1995 年）の 72 例，Jarade（2002 年）の 52 例の報告へと続く。

CIPA は，遺伝的要因により主に神経障害などを含む先天的な疾患群で（遺伝性末梢神経疾患），遺伝性感覚性・自律神経性ニューロパチー（hereditary sensory and autonomic neuropathies；HSAN）のⅣ型に分類されている。CIPA は温覚と痛覚さらに発汗機能を欠如し，精神遅滞を伴う常染色体劣性遺伝の疾患である。CIPA の責任遺伝子は，1996 年に熊本大学小児科の犬童康宏により発見され[11)]，1q21-q22 にある胎生期の感覚神経の発達を担う蛋白質である神経成長因子 NGF のチロシンキナーゼ型受容体，*Trk A* 遺伝子に変異があり，末梢神経への分化異常を生じ正常に機能しないために温覚や痛覚，汗腺を支配する神経の発育が障害される疾患である。

CIPA は，発生の過程で末梢神経のうち有髄神経の一番細い Aδ 線維と無髄神経（体性 C 線維と自律神経 C 線維）の選択的欠損ないし減少がみられ，そのため温度覚，痛覚，かゆみなども障害される。無髄線維は骨格筋や内臓諸器官の痛みを伝えるため，CIPA は腹痛なども通常訴えない。

無汗は，汗腺をとり囲む毛細血管の機能調節する自律性 C 線維の欠損ないし減少によると考えられている。さらに，寒くても鳥肌がたたず，しかも皮膚血管の収縮も不良で，体温の低下防止ができない。

CIPA の 3 大症状は，①無痛により防御反応が欠如するため，骨折・関節障害・火傷・外傷や炎症の早期発見の遅れ・自傷行為などがみられる，②無汗および血管運動神経障害の結果，体温調節障害・熱中症・冬期の低体温などを生じる，③中枢神経障害として，精神遅滞（知的障害）・熱に伴う痙攣やてんかんが高頻度にみられる，である。

CIPA の早期発見は，新生児期の先天性代謝異常症マススクリーニング時の痛覚反応の有無，乳児期の不明熱の有無，歯の萌出時期に舌や指を咬むことで傷などがみられ発見される。また体が柔らかいことが多く，運動発達に遅れがみられ，多動や睡眠障害などもある。

幼児期になり歩行を開始すると骨折，捻挫，脱臼などを繰り返すことが多くなる。多動がみられることも多く，怪我や熱傷が絶えない。10 歳ごろから高度関節障害である Charcot 関節（神経病性関節症）となり車椅子生活となる。乳幼児期の痙攣重積，熱中症，脳症などを防げれば予後は悪くない。

b．汗腺自体の変化による場合

先天性外胚葉形成不全症（congenital ectodermal dysplasia）が代表的で，汗腺の形成不全のため発汗がみられない。先天的に外胚葉系組織（毛髪，歯，爪，汗腺など）に形成異常を認める疾患の総称である。欠損する組織の組み合わせにより，100 種類以上に分類されている。*p63* 遺伝子の変異によるとの報告もある。代表的な疾患は，無汗性外胚葉形成不全症（anhidrotic/hypohidrotic ectodermal dysplasia）で，疎毛，無汗症，歯牙形成異常の 3 主徴を認める。伴性劣性遺伝または常染色体劣性遺伝形式をとる。膜蛋白の EDAR（ectodysplasin anhidrotic receptor）関連の遺伝子変異によって生じる。皮膚は発汗構造の欠如のため全体的に薄く，乾燥している。高温の環境に弱く熱射病になりやすい。流涙の減少や口腔鼻粘膜の乾燥のため，角結膜炎や口内炎，化膿性鼻炎，嗄声をきたしやすい。高温の環境に注意すれば，ほぼ正常の生活を送ることができる。

c．その他の異常

異汗症，臭汗症，色汗症，血汗症などがある。

Ⅱ．涙

涙液分泌は，陸生脊椎動物および両生類にのみ存在する外分泌機構である。生理的役割は，

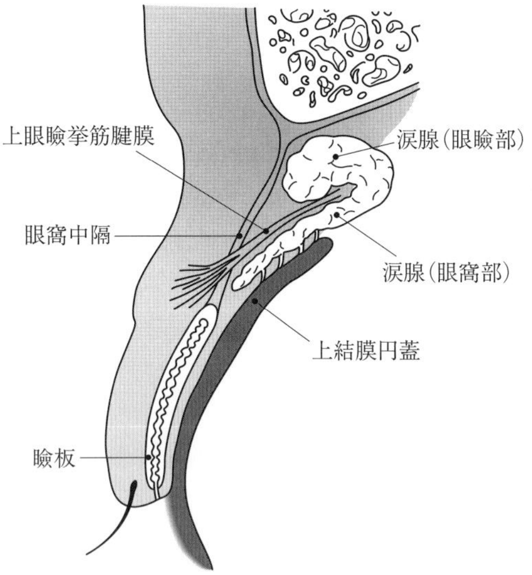

図 20-3　涙腺の模式図[12)]
眼窩部と眼瞼部の 2 葉構造をしている

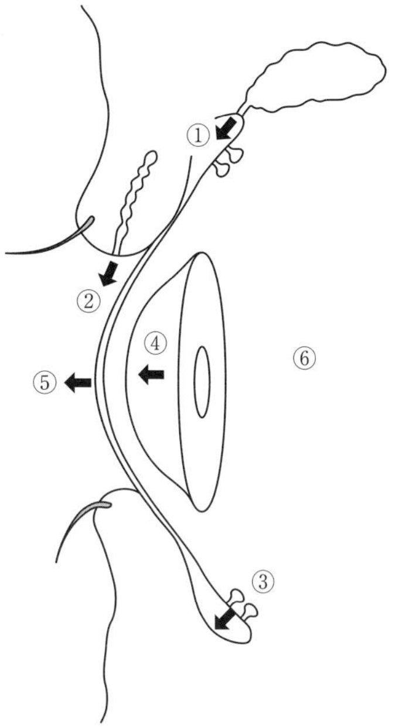

図 20-4　涙液成分の供給源[12)]
①主涙腺と副涙腺，②Meibom 腺，③Goblet 細胞，④前房，⑤角膜および結膜上皮，⑥結膜の血管

ocular surface の維持である。

広義の涙液は結膜嚢内に存在する液を指し，結膜胚細胞からの粘液分泌物，主涙腺からの漿液性分泌，瞼板腺からの脂肪性分泌液からなる混合液である。一方，狭義の涙液は主涙腺分泌液を意味する。涙腺の模式図を図 **20-3** に示した。また，涙液成分の供給源の模式図を図 **20-4** に示した[12)]。

涙液分泌様式は，自発性涙液分泌（生理的分泌），反射性涙液分泌（眼球周辺に加えられた知覚刺激によって誘発），および情動性涙液分泌がある。

1．涙液分泌の神経支配

涙液分泌を司る主涙腺への神経支配は，三叉神経，副交感神経系の顔面神経，交感神経の 3 つである（図 **20-5**）。副交感神経の主な遠心路は涙腺核から始まり，顔面神経の中間神経を経て顔面神経の膝状神経節に至る。膝状神経節から大錐体神経が出て，深錐体神経（交感神経の一部）と交わり翼突管神経となり，翼口蓋神経節に達する。ここでシナプス結合した節後神経は，上顎神経から分岐した頬骨神経と合流して直接または涙腺神経と一緒に主涙腺に至る。涙腺への刺激や反射弓は，この副交感神経を介する。涙腺は交感神経の支配も受けている。その役割は不明であるが，血管の豊富な涙腺は血管を収縮させることにより，間接的に涙腺の分泌を抑制しているとも考えられる。知覚神経である三叉神経は，三叉神経節を通って第一枝から涙腺神経となって涙腺に達する。第二枝からの線維も存在する。求心路の起始部は眼部，顔面，

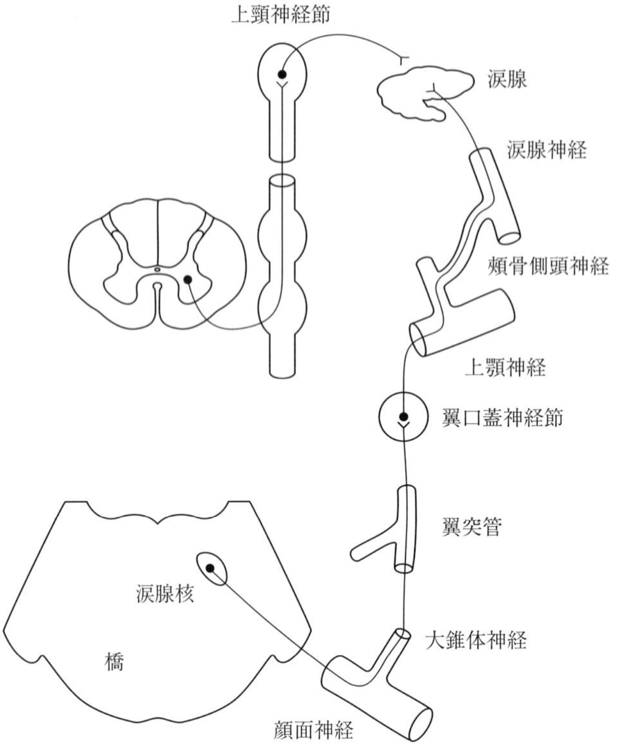

図 20-5　涙腺の神経支配[12)]

鼻部に分布する知覚線維が主であるが，角膜を刺激したときに最も涙の分泌が起こる[12)]。

2．涙液の成分

涙液の成分は主涙腺，副涙腺のほか，眼瞼の Meibom 腺，Goblet 細胞，角膜上皮，結膜上皮，血清，前房からも供給される。いずれが障害されても正常な涙液は維持できない。

結膜の Goblet 細胞は糖蛋白を主成分とするムチンを涙液中に排出し，角結膜上皮細胞上の glycocalyx に結合して涙液層の安定に関与する。結膜上皮を覆っているムチン層は角膜より厚いといわれている。Goblet 細胞の分泌制御機構は不明であるが，涙液の浸透圧や角膜の知覚線維によって分泌が促され，ムチンは瞬きによって内眼角へ移動し眼脂として脱落する。

涙液層の最表面を覆う油層は，眼瞼内の Meibom 腺によって供給される。Meibom 腺は腺構造と導管から構成され，正常では透過光線によってぶどうの房状の構造が認められる。油層の厚みは約 0.1 μm とされており，涙液の蒸発を抑制する。Meibom 腺の分泌は瞬目によって制御され，安定な涙液を維持するために定期的な瞬目が必要である。Meibom 腺分泌機能が低下すると涙液破壊時間（BUT）が短縮し，眼精疲労やドライアイ症状を呈する。Meibom 腺分泌物には wax やコレステロール・エステル，脂肪酸などが含まれ，脂質の比率や酸化状態によって性状が変化する。

3．新生児と涙液

新生児期には情動性涙液分泌は認めない。また，反射性涙液分泌も生後 3 か月以前にはみられない。

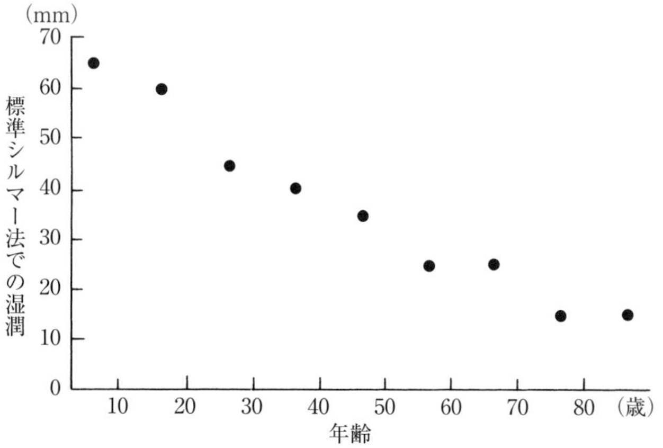

図 20-6　年齢による涙液分泌量の変化[13)]
涙液分泌量は年齢とともに減少する（Roeth）

4．涙液の分泌量と年齢

ヒトでは，睡眠中涙液の分泌はほとんど停止している。ヒトの覚醒時間を1日16時間とすると，涙液の1日の分泌量は0.61 g（成人）～1.35 g（小児）である（Kirchner, C., 1964）。涙液分泌量は年齢により異なり，小児では多く，年齢が長ずるとともに減少する（Roeth）（図 **20-6**）。

5．涙液の性状

涙液の電解質組成は Na^+ 133 mmol/*l*，K^+ 24 mmol/*l*，HCO_3^- 33 mmol/*l*，Ca^{2+} 0.8 mmol/*l* で，浸透圧は血漿とほぼ等張である。pH は 7.0～7.6 で，分泌の多いときや結膜の急性炎症では pH は上昇する。涙液の組成は，血清と比べアミノ酸と Cl は多いがブドウ糖は著しく少ない。lisozome の含有量も多い。生理的涙液分泌と反射性涙液分泌ではその組成も異なる。

正常の涙液浸透圧は約 300mosm/*l* であるが，涙液の分泌量や蒸発量は涙液の浸透圧に影響する。ドライアイでは相対的に高浸透圧である。

6．涙液分泌異常症（表 20-11）

特別小児に起こりやすい疾患はない。

7．シェーグレン症候群

シェーグレン症候群はスウェーデンの眼科医 Henrik Sjögren によって乾燥性角結膜炎と耳下腺腫脹を伴った慢性関節リウマチの患者として報告された。現在では乾燥性角結膜炎，耳下腺炎など全身の外分泌腺が系統的に障害される代表的な自己免疫疾患である。1999 年に定められたシェーグレン症候群改定診断基準では，涙腺組織でリンパ球浸潤が 4 mm^2あたり 1 focus（導管周囲に 50 個以上のリンパ球浸潤）以上，眼科検査で次のいずれかの陽性所見を認めること，すなわち

① Schirmer 試験で 5 mm/5 分以下で，かつローズベンガル染色試験（Van Bijsterveld スコ

表 20-11　涙液分泌異常[3)]

1．流涙症	2．涙液減少症
1）分泌性流涙	1）原発性涙液減少症
a）原発性流涙	2）続発性涙液減少症
b）精神的流涙	a）麻痺性涙液減少症
c）反射性流涙（症候性流涙）	b）中毒性涙液減少症
2）導涙性流涙	c）その他の続発性涙液減少症
a）器質性流涙	
b）機能性流涙	
3）特発性流涙	

ア）で3以上

② Schirmer 試験で5 mm/5分以下で，かつ蛍光色素試験で陽性

となっている。小児においてもシェーグレン症候群はまれな疾患ではない。

8．Schirmer 試験[13)]（第1法，第2法）

Schirmer 試験第1法は，短冊状の濾紙を眼角に挟み涙液分泌量をみる検査で，反射分泌と基礎分泌の和，すなわち全分泌を測定する試験である。通常の Schirmer 試験のほかに，涙液分泌減少の重症度を調べるのに鼻刺激による Schirmer 試験第2法による刺激性分泌を惹起して分泌量を調べる試験がある。Schirmer 試験や綿糸法などの涙液量を調べる検査のほか，ocular surface の染色性を調べるフルオレセインやローズベンガルなどがある。

Ⅲ．唾　液

唾液の大部分は口腔に開口する唾液腺から分泌される。唾液腺は三大唾液腺（それぞれ一対をなす耳下腺・顎下腺・舌下腺）と小口腔腺に分けられる。唾液腺の細胞は2種類あり，1つは漿液性，もう1つは粘液性である。耳下腺は漿液性であり，顎下腺は混合性であり，舌下腺は粘液性である。

1．唾液腺の神経支配

唾液腺の分泌細胞はすべて副交感神経の支配を受け，唾液腺の細胞膜には M_3-ムスカリン受容体が存在している。耳下腺と顎下腺は交感神経の支配も受け，アドレナリン受容体が存在している。そして，副交感神経の中枢は延髄に，交感神経の中枢は脊髄にある。

これらは口腔領域の刺激で働き，唾液の分泌が行われるが，それとは別に唾液腺分泌反射回路がある（図 **20-7**）。

2．唾液の性状

唾液の組成の大部分は水であり，残りは無機成分（Na^+，K^+，Ca^{2+}，Mg^{2+}の塩化物，炭酸塩，リン酸塩など）や有機成分（アミラーゼ，ムチン，リゾチーム，神経成長因子，上皮成長因子，免疫グロブリンなど）である。アミラーゼは耳下腺唾液に多く，顎下腺唾液では耳下腺唾液の

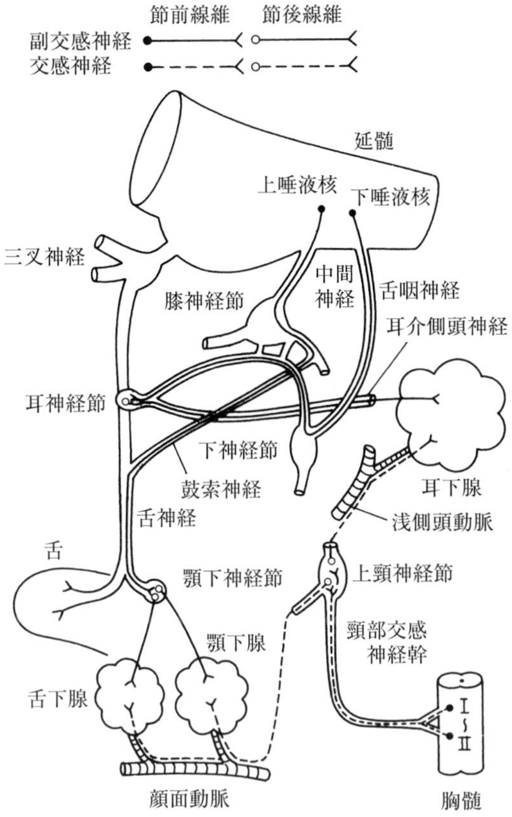

図 20-7　唾液腺の神経支配[3)]

表 20-12　流涎症[14)]

1．仮性流涎	
a）構音障害	顔面神経麻痺，舌咽神経麻痺，顎関節脱臼
b）嚥下障害	食道・咽頭の腫瘍，炎症，潰瘍，球麻痺
2．真性流涎	
a）咽頭，口腔疾患	口内炎，舌炎，扁桃炎，歯齦炎，う歯
b）妊娠，授乳	
c）薬物中毒	水銀，ヨード，砒素，ニコチン，ピロカルピン，プロムなど
d）精神症	白痴，精神薄弱，分裂病，てんかん
e）中枢障害	脳炎，脳炎後遺症，外傷，腫瘍，パーキンソンニスムス
f）ヒステリー	心身症，自律神経異常
g）消化器疾患	胃炎，膵炎
h）内分泌疾患	Basedow 病，糖尿病
i）中耳炎，三叉神経痛	
3．特発性	

20％に過ぎない。

3．唾液の分泌量と成長による変化

成人の唾液分泌量は，1 日に 1.0〜1.5 リットルに達し，唾液腺を支配している自律神経の興奮によって分泌される。分泌量の 90％は耳下腺・顎下腺から，残りは舌下腺などから分泌される。

唾液は睡眠中には分泌量が少なく，早朝は少なく，午後は増加する。唾液は，日内変動を示しながら分泌され，最大刺激には 4 ml/分くらいまで反応する。

分泌唾液の組成や濃度も唾液腺に対する刺激の種類によって異なる。安静時には唾液腺腺房細胞は −20〜−30mV の静止電位を有しており，α_1-アドレナリン受容体や M_3-ムスカリン受容体が刺激されると膜の過分極を生じ，主として水や電解質からなる唾液を大量に分泌する。β_2-アドレナリン受容体の刺激は膜の脱分極を生じ分泌量は少ないが，アミラーゼやムチンなどの分泌顆粒に貯蔵されている有機成分を主な成分とする唾液が分泌される。

唾液の分泌量，特に安静唾液の分泌量は年齢や性別によって異なる。また，ヒトでは生後すぐから唾液腺の分泌が始まり，安静時唾液量は 3〜5 歳まで増加し，8〜10 歳までは減少傾向をとる。その後再び 30 歳代までゆっくりと増加し，以後加齢とともに減少する。乳幼児は唾液量が多く，流涎があっても異常ではない。

表 20-13　口腔乾燥[15)]

a．	唾液腺疾患：先天性 aplasia，急・慢性化膿性炎，唾管拡張症，腫瘍，腺摘出，放射線照射，老人性萎縮，類肉腫症，Sjögren 症候群，Mikulicz 症候群
b．	分泌神経障害：脳炎，脳腫瘍，外傷，球麻痺，顔面・舌咽神経・耳介側頭神経障害，中耳根治手術後 ベラドンナ，アトロピン服用，ニコチン，プトマイン，コカイン中毒 神経症，精神緊張，精神感動，ヒステリー，自律神経障害
c．	全身疾患：脱水症，尿崩症，熱性疾患，下痢，浮腫性疾患，発汗過多，悪液質 肝・腎炎，糖尿病，Basedow 病，更年期障害，腎疾患 貧血，出血，血液病，Plummer-Vinson 症候群，ビタミン欠乏症，口呼吸，長時間談話

4．唾液分泌異常

1）唾液分泌過多症

仮性流涎は実際には唾液分泌がない場合で，偽過多症ともいう。特発性分泌過多症は原因不明であるが，副交感神経緊張亢進を伴うことが多い[14)]（表 20-12）。

2）唾液分泌低下症（口腔乾燥症）[15)]（表 20-13）

唾液の分泌量の減少によって発症する口腔乾燥症は，両側の三大唾液腺や小口腔腺からの分泌が抑制された場合にみられる。口腔乾燥症の発症原因としては，老化や薬物の副作用，体液・電解質の代謝異常などがあげられ，原因の 30％は老化，30％は薬物の副作用，30％は糖尿病や高血圧などの成人病とされている。残り 10％は，唾液腺炎，シェーグレン症候群をはじめとする自己免疫疾患，神経系の器質的・機能的障害などである。そして，口腔乾燥症の主な症状としては，口渇，口臭，口腔内の灼熱感，う歯の増加，嚥下困難，発声困難，味覚異常，口腔内の感染症，口腔粘膜の亀裂や炎症，出血，さらには白苔などがある。また薬物の副作用として唾液腺への副交感神経性入力信号が減少した場合，唾液分泌が抑制され，重篤な場合は停止する。

3）その他

唾液管の異物，唾石などによる管内性の原因と唾液腺の炎症，腫瘍などによる圧迫や開口部付近の管壁の痙攣性収縮による排泄障害などがある。

●文　献

1）嵯峨賢次：特集/汗の全て　エクリン腺の構造と分泌機能．MB Derma，124：1-6，2007.
2）Sato, K., Leidal, R. and Sato, F.：Morphology and development of an apoeccrine sweat gland in human axillae. Am. J. Physiol., 252：R166-R180, 1987.
3）梁茂雄：外分泌（汗・涙・唾液）とその異常．改訂 小児生理学，へるす出版，東京，1994, pp. 281-294.
4）Sato, K.：The physiology, pharmacology, and biochemistry of the eccrine sweat gland. Rev. Physiol. Biochem. Pharmacol., 79：51-131，1977.
5）小川徳雄：発汗の生理学．日本臨牀，44：1510-1515，1986.
6）久野寧：汗の話，光生館，東京，1963.
7）小田良彦，斎藤雅子，藤島暢：成熟，未熟新生児の発汗開始日令と発汗量，汗内電解質の年齢的差異．小児科臨床，27：733-739，1974.
8）宮川美知子，田坂春美，久富幹則，他：新生児における発汗部位と発汗開始時期の検討．日新生児会誌，28：523-528，1992.
9）斉藤隆三：発汗異常．日本臨牀，44：1570-1574，1986.
10）西田五郎：全身性無汗症．最新医学，6：1100-1104，1951.
11）Indo, Y., Tsuruta, M., Hayashida, Y., et al.：Mutations in the TRKA/NGF receptor gene in patients with congenital insensitivity to pain with anhidrosis. Nat. Genet., 13：485-488, 1996.
12）榛村重人：涙液に関連する基礎知識—涙液構成成分，生理と動態．眼科診療プラクティス，41：20-23，1998.
13）Schirmer, O.：Studien zur Phisiologie und Pathologie der Tranenabsonderung und Tranenabfuhr. Graefes Arch. Klin. Exp. Ophthalmol., 56：197-291, 1903.
14）寺田修久：唾液分泌過多症．耳鼻咽喉科診療 Q & A，六法出版社，東京，1980，pp. 900-901.
15）奥田稔：唾液腺機能検査法とその臨床．耳鼻咽喉科，32：913-925，1960.

［藤田　之彦］

21 内分泌，代謝

I．内分泌

内分泌（ホルモン）の主な働きは，生体の成長と発達を規定し，体内環境の恒常性を維持すること（ホメオスターシス）である。ホルモンの大部分はその合成，分泌の制御に負あるいは正のフィードバック機構が関与し，一定の器官（内分泌腺）から分泌されたホルモンは，血流に運搬されて各ホルモンに特有の標的器官（細胞）に作用し，一定の生物学的作用を発揮すると考えられていた（エンドクライン作用）。しかし情報伝達の仕組みが明らかにされるに従い，ホルモンによっては血流で運搬されることなく近接の細胞に作用を発揮したり（パラクライン），いったん分泌されたホルモンが分泌細胞自体に作用を発揮したり（オートクライン），さらには分泌された細胞内で作用する（イントラクライン）ことが明らかにされた[1)]。またホルモンが分泌される器官は内分泌腺に限らず，脂肪組織や神経系，消化管からも分泌される。

ホルモンを，その作用機序によって分類すると以下の２つに大別される[2)]。すなわち１つのタイプは，1）自身は細胞内に進入せず，細胞表面の受容体と結合し，セカンドメッセンジャーを介して伝達するホルモンである。このタイプにおけるホルモン受容体は，受容体が情報伝達の効果器（effector）を兼ねるもの：①リガンド依存性イオンチャネル，②受容体型チロシンキナーゼ，③受容体型セリン/スレオニンキナーゼ，④受容体型グアニル酸シクラーゼと，受容体とは別の効果器を有するもの：⑤サイトカイン受容体，⑥G 蛋白共役型受容体である。そしてこのタイプに属するのは，すべてのペプチドホルモンであり水溶性を示す。もう１つのタイプは，2）標的細胞の受容体（核内受容体）に結合し，次いで核内に移行し，遺伝子の発現を調節するホルモンである。このタイプのホルモンは，遺伝子から転写・翻訳されるのではなく，前駆体から体内で生合成されるという共通点をもつ。また分子サイズが小さく，疎水性であるという特徴も有している（低分子量脂溶性生理活性物質）。このタイプには甲状腺ホルモンおよびステロイドホルモンが属する。

一方，成人と比べ小児の内分泌学的な特徴は，小児も成人と同様なホルモンの働きがみられるが，年齢・成長に伴って動的な変化がみられることである。内分泌学的に小児は以下の４つの時期に分類される[2)]。第１期は胎盤より分泌されるホルモンと経胎盤性に母体からのホルモンが供給される胎生期である。視床下部-下垂体系が形態的にほぼ完成するのは胎児期後半であり，胎児自体のホルモン生成と分泌が活発になってくる。第２期は体外環境への急速な順応とそれに伴う各ホルモンの合成，分泌機構が成熟していく新生児期であり，第3期は身体の発育とともに各内分泌器官が増大する乳児期〜学童期である。この時期では性ホルモンの分泌は成人に比べて著しく低い。第4期は，視床下部-下垂体機能が成熟し，それに伴って身長，体重の増加（スパート）と副腎性アンドロゲン（adrenarche）および性ホルモン（gonadarche）の分泌増加に伴う性器官の発育および2次性徴の発来を認める思春期である。

本章では小児における各内分泌器官の生理的機構の概要を述べることにする。

1．下垂体

下垂体は上皮成分である前葉と神経葉である後葉からなり，トルコ鞍内に存在する。

下垂体前葉は後葉より大きく，下垂体重量の80%を占める。下垂体前葉には5種類のホルモン産生細胞があり，共通の前駆細胞から分化して，①成長ホルモン（GH），②甲状腺刺激ホルモン（TSH），③プロラクチン（PRL），④副腎皮質刺激ホルモン（ACTH）および，⑤性腺刺激ホルモン（ゴナドトロピン）として黄体形成ホルモン（LH），卵胞刺激ホルモン（FSH）が分泌される。下垂体前葉ホルモンの分泌は，視床下部-下垂体門脈系を介し，各下垂体前葉ホルモンに対応する視床下部ホルモンにより分泌が調節されている。

一方，下垂体後葉ホルモンであるバソプレシン（ADH）とオキシトシンは，視床下部の室傍核および視索上核に存在する神経細胞で合成され，神経軸索内を移動して下垂体後葉から分泌される（神経分泌）。

視床下部ホルモン，下垂体ホルモンと標的臓器の関係を**表21-1**に示す。

1）下垂体の発生と分化[3)-5)]

下垂体前葉は前述した5種類のホルモン産生細胞からなるが，これらの細胞は共通の前駆細胞から分化してくる。そしてこの発生，分化過程には種々のhomeobox遺伝子が重要な役割を果たしている。

マウスにおいて下垂体前葉の発生は，胎生8.5日に口腔外胚葉が神経管の前孔の直前部に陥入し，口腔外胚葉が神経外胚葉の細胞と直接接するようになり，ラトケ嚢が形成される。神経外胚葉腹側部に発現する*BMP4*が*WNT5A*，*FGF8*などの発現を誘導し，次いで*FGF8*が転写因子*LHX3*の活性化を介して最終的なラトケ嚢の完成へと導く。神経・口腔外胚葉由来から分泌される*BMP2*と*FGF8*は腹側-背側で逆の濃度勾配を形成し，腹側/中間部（ゴナドトロピン，TSH，GH，PRL産生細胞）と背側（ACTH，MSH産生細胞）の細胞局在を決定づける。*BMP2*刺激の消失が前葉細胞の最終的な分化を引き起こす。細胞分化にかかわる転写因子として，腹側部の細胞には*ISII*と*BRN4*が，背側部の細胞には*PROP1*と*NKX3.1*が発現する。次いで前葉細胞への分化に先立って中間側の頭部・中間部の細胞には*POU1F1*（以前は*PIT1*）が発現し，GH/PRL/TSH細胞へ分化する。

一方，最も腹側の細胞には*SF-1*が発現し，ゴナドトロピン産生細胞へ分化する。*PTX1*はラトケ嚢発生以前の原始口腔の時期から発現しており，すべての系の前葉細胞で発現し，成熟下垂体でも発現している。*PTX1*は*NeuroD1*（ACTH産生細胞），*SF-1*（ゴナドトロピン産生細胞），*POU1F1*（GH，PRL産生細胞）などの転写因子と協調して，これらの細胞において下垂体特異的な転写調節にかかわるとともに，転写因子*LIM3/LHX3*の発現調節にも関与する。*LIM* homeobox遺伝子ファミリーに属する*LHX3*と*LHX4*は下垂体発生の早期に口腔外胚葉が陥入する段階で働き，その後も*LHX3*は前葉細胞で発現し続け，分化にかかわる。

表 21-1　視床下部ホルモン，下垂体ホルモン，標的臓器との関係

視床下部ホルモン	下垂体ホルモン	標的臓器	末梢ホルモン
CRH	ACTH	副腎皮質	コルチゾール，アンドロゲン，アルドステロン
TRH	TSH	甲状腺	T_4，T_3
GnRH	LH	性腺：ライディッヒ細胞 夾膜細胞	テストステロン エストラジオール
	FSH	性腺：セルトリ細胞 顆粒膜細胞	インヒビン，エストラジオール テストステロン
ソマトスタチン	GH	肝臓，筋肉	IGF-I
GHRH	GH	骨，脂肪組織など	
グレリン	GH		
TRH，ドーパミン	プロラクチン	乳腺	?
AVP	ACTH	副腎皮質 腎尿細管	コルチゾール，アンドロゲン アルドステロン

2）視床下部-下垂体系のホルモン分泌調節

a．GHRH/ソマトスタチン-GH 系

下垂体前葉からの GH の分泌は，主に視床下部から分泌される GH 分泌放出ホルモン（GHRH）により合成・分泌が促進され，同じく視床下部から分泌されるソマトスタチンにより合成，分泌が抑制されている。そのほか胃から分泌されるグレリンによっても分泌が調節されている。

GHRH は 44 個のアミノ酸からなるペプチドで，視床下部弓状核を含む神経細胞で産生され，下垂体門脈を介して分泌される。一方，ソマトスタチンは 44 個のアミノ酸からなり，産生細胞は主に視床下部前方に存在する。GH と GHRH，ソマトスタチンとの間にはフィードバック機構が存在し分泌が調節されている。

GH は 191 個のアミノ酸からなるペプチドホルモンであり，下垂体の hGH をコードする遺伝子は第 17 番染色体長腕に存在する。生理的な GH 分泌は脈動的であり，1 日に 6～7 回のピークを形成するが，この形成には GHRH が重要な役割を演じている。GH の脈動的分泌の高低と間隔には睡眠（徐波睡眠の初期）が最も影響するが，運動，食事，ストレスや栄養状態なども関与する。下垂体前葉から分泌された GH は，肝，腎，骨などの標的臓器の GH 受容体を介しインスリン様成長因子-Ⅰ（IGF-Ⅰ）を合成する。血中 IGF-Ⅰの 99％は IGF 結合蛋白（IGFBP）と結合した状態で存在するが，IGFBP は BP1～6 まで少なくとも 6 種類が存在し，IGFBP と結合した IGF-Ⅰのうちの 80～90％以上は IGFBP3，acid-labile subunit（ALS），IGF-Ⅰが結合した三量体の形で存在する。

GH，IGF-Ⅰの成長への関与は，パラクライン，オートクライン的な機構によることが大きい。当初の IGF-Ⅰ仮説では，GH の骨伸長作用は肝で産生される IGF-Ⅰによって仲介される

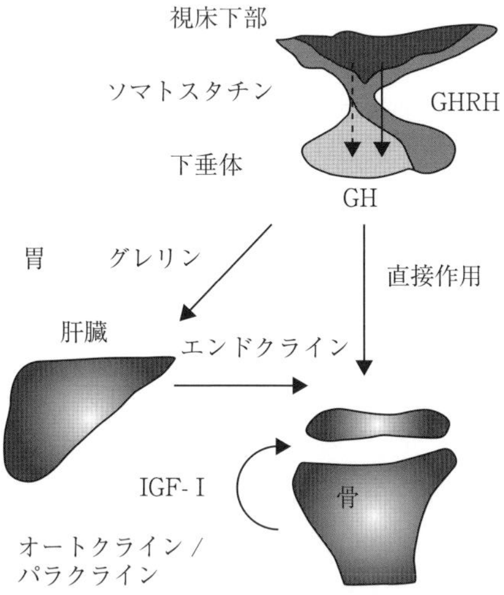

図 21-1　GH と IGF-Ⅰの骨伸長における作用

と考えられていた。しかし肝の IGF-Ⅰを特異的にノックアウトしたマウスでは，血中の IGF-Ⅰ濃度は元の 25％程度に著減するが，身長増加に明らかな影響はみられなかった[6]。この事実は，肝で産生された IGF-Ⅰがエンドクライン的な作用で主に軟骨細胞の増殖を促しているのではないことを意味する。そして GH は IGF-Ⅰを介する作用以外に，成長板軟骨に直接作用することによって骨伸長を促進する。加えて GH 自身も成長板軟骨に対する直接作用を有している。GH は局所的に成長板軟骨組織の前駆細胞に作用して，休止相にある軟骨細胞を増殖層に移行させ，それとともに軟骨細胞の IGF-Ⅰ産生を促進する。産生促進された IGF-Ⅰが増殖層の軟骨形成を促進する[7][8]（**図 21-1**）。

また GH は軟骨細胞の増殖，骨の成長作用のほかに糖，蛋白，脂肪代謝にも関与している。GH は糖代謝に対してはインスリン抵抗性をもたらして血糖を上昇させる。蛋白代謝に関しては蛋白同化作用を有する。脂質代謝に関しては脂肪分解作用を有し，GH 分泌不全患者ではしばしば総コレステロールの上昇，LDL-コレステロールの上昇，HDL-コレステロールの低下，ApoB の上昇ならびに中性脂肪の低下を認める[9]。

b．TRH-TSH 系

サイロトロピン放出ホルモン（TRH）は正中隆起の外層で毛細血管叢の近傍に最も濃密に存在する。下垂体門脈への TRH 分泌は，ノルアドレナリン，セロトニンでは促進的に，ドーパミン，ソマトスタチンでは抑制的に分泌調節される。TRH は下垂体前葉からの TSH 分泌に促進的に働くばかりではなく，PRL 分泌にも促進的に作用する。そしてこれらの分泌調節にはフィードバック機構が存在する。その他 TRH は中枢作用を有し，自発運動の増加や体温調節にも関与している。TSH は α，β の２つのサブユニットから構成される糖蛋白ホルモンで，TSH 受容体を介して甲状腺を刺激する。

c．LHRH-LH/FSH 系

ゴナドトロピン放出ホルモン（GnRH）は視床下部視索前野の神経細胞で産生される。GnRH は 90～120 分ごとの脈動的な分泌を示し，ゴナドトロピン（LH および FSH）の分泌を促進する。LH，FSH はともに糖蛋白ホルモンで，α，β の２つのサブユニットがスルフィルド結合したヘテロダイマー構造を示す。LH/FSH 分泌はステロイドホルモンにより正のフィードバックを受けている。男児では，LH はライディッヒ細胞に作用しテストステロンの産生を促進し，また FSH はセルトリ細胞に作用しインヒビン，アンドロゲン結合蛋白，アンドロゲン受容体など種々の蛋白産生を促進する。また精細管の発育や思春期における精子形成に重要な働きをもつ。一方女児では，LH は夾膜細胞に作用しコレステロールからアンドロステンジオンの合成を促進する。また LH は成熟した卵を排卵させ，黄体化に必要な役割を演じる。FSH は卵胞の発育に重要であり，顆粒膜細胞に作用してアロマターゼを活性化し，アンドロステンジオンからエストロゲンの合成を促進する。

d．CRH-ACTH 系

コルチコトロピン放出ホルモン（CRH）は視床下部室傍核で産生され，ACTH の産生を高める。ACTH は副腎皮質でメラノコルチン受容体 2 を介して副腎皮質ステロイドの合成，分泌を促進する。ACTH の分泌には日内変動があり，早朝，覚醒の直後に最高となり，深夜，就寝時に最低となる。また ACTH はストレスにより産生，分泌が促進され，副腎皮質から分泌される糖質コルチコイドにより負のフィードバックを受けている。

e．PRL

PRL の分泌は脈動的であり，睡眠の影響を受け，睡眠後半期に増加する。TRH，エストロゲン，ストレス，ドーパミン拮抗薬，低血糖刺激およびアルギニン負荷により分泌が増加する。PRL 分泌抑制因子（PIF）と分泌刺激因子（PRF）の二重支配を受けている。PRL の生理作用としては，乳腺の発育と乳汁分泌の促進作用が知られている。

f．ADH

ADH は視床下部の室傍核，視索上核において合成され，軸索内輸送により下垂体後葉で蓄積され，各種の刺激により血中に神経分泌される。血中への分泌は浸透圧調節因子と容量・血圧系による。このうち血漿浸透圧は生理的に最も重要である。その他，レニン-アンギオテンシン-アルドステロン系や心房性 Na 利尿ペプチドによっても調節されている。生理作用は血圧上昇，水分再吸収増加により体内の水分貯留に関与する。ADH の抗利尿作用は腎集合管細胞の ADHV2 受容体に結合することで発揮される。ADH は cAMP の産生を促進し，プロテインキナーゼ A を介して ADH 依存性水チャネルアポクリン-2（AQP-2）を作動させ，水の再吸収を引き起こす。一方，ADHV1 受容体を介した働きは糖新生の促進のほか，プロスタグランジン合成促進に伴い，血管収縮と血圧の上昇をきたす。

g．オキシトシン

オキシトシンは 9 個のアミノ酸からなり，主に視床下部室傍核，視索上核の大細胞性ニューロンで産生され，軸索内を下垂体後葉まで輸送され，神経末端から下垂体門脈中に分泌される。その作用は子宮筋の収縮，乳汁分泌である。

2．甲状腺

1）甲状腺の発生と構造

a．甲状腺の発生

甲状腺は受精後 24 日目ごろ，原始咽頭の床にある正中内胚葉性肥厚部から形成が開始される。この肥厚部は間もなく甲状腺憩室とよばれる小さな隆起を形成し，頸部を下降して胎生 7 週ごろまでに頸部の位置に達し，左右 2 葉の形態をとるようになる。

甲状腺の正常な形成，分化および下降には，*TTF-1*，*TTF-2*，*PAX8* の各転写因子が関与することが明らかになっている。*TTF-1* と *PAX8* はサイログロブリン（Tg）や甲状腺ペルオキシダーゼ（TPO）遺伝子のプロモーター部位に結合し，mRNA の発現を促進し，さらに *TTF-1* は TSH 受容体遺伝子発現を調節している。*TTF-2* は甲状腺発生の途中で甲状腺原基が頸部を下降する期間に一過性に出現する[10]。これらの転写因子の異常により，甲状腺の欠損～低形成あるいは異所性の発生が起こることが報告されている[11][12]。

b．甲状腺の構造

甲状腺は左右それぞれ 20～40 個の濾胞を有する小葉からなる。血流は 4～6 m*l*/分/g と多く，右葉のほうが血流豊富なために左葉より大きい。濾胞内には Tg を主成分とするコロイドが充満している。濾胞上皮細胞は甲状腺ホルモン分泌を司る細胞であって，表面にはリボソーム顆粒が豊富に付着している。これらの顆粒は Tg 前駆物質であり，ゴルジ装置で酸化されて成熟した Tg となり，コロイドとして濾胞内に貯蔵される。

2）甲状腺ホルモンの代謝

TSH は甲状腺を刺激して甲状腺ホルモン（サイロキシン：T_4，トリヨードサイロニン：T_3）の分泌・合成を促進する。一方，これらの甲状腺ホルモンは，視床下部-下垂体系に負のフィードバック機構をかけている。

甲状腺ホルモンの生合成過程は，まず無機ヨードが甲状腺濾胞細胞内に能動輸送される。過酸化水素，ペルオキシダーゼ（TPO）によって酸化，有機化され，モノヨードチロジン（MIT），ジヨードチロジン（DIT）となり，濾胞内の Tg に結合する。MIT と DIT が結合して T_3に，DIT が 2 つ結合して T_4になる。TSH の刺激によって濾胞腔からコロイドが細胞内へ貪食されてコロイド小滴が形成される。そしてリソゾームが集積して酵素を作用させて加水分解を起こし，T_4，T_3，Tg が血中に分泌される（図 **21-2**）。

T_4はすべて甲状腺から分泌されており，血中で大部分はサイロキシン結合蛋白（TBP）と結合している。TBP と結合せずに生物活性を有する遊離 T_4（FT_4）は総 T_4の約 0.03％にすぎない。T_3は生物活性が T_4の数倍強く，その約 20％が甲状腺から分泌され，残りの約 80％は末梢組織（肝や腎）において T_4の 5' の部位が type 1 monodeiodinase（D_1）により脱ヨード化を受けて産生される[13]。この T_4から T_3への変換によって一定の量の T_3が産生されるように調節されている。T_3もその大部分は血中で結合蛋白と結合しており，生物活性を有する遊離 T_3（FT_3）は約 0.3％である。

血中から細胞に入った FT_4（および FT_3）は，FT_3へ変換された後に核内受容体の甲状腺ホルモン受容体に結合し，その複合体が標的遺伝子の転写活性を調節し，蛋白合成を促進して作用を示す。

3）生理的な甲状腺機能の変化

出生時の FT_4値は，胎内での視床下部-下垂体-甲状腺系の発達段階，すなわち在胎週数に相関するので，早産児では成熟児より低値を示す。出生直後には体温低下が TSH 分泌を刺激して甲状腺ホルモン産生が急速に高まる。特に甲状腺外組織でのⅠ型脱ヨード化酵素の活性の急速な増加により T_4から T_3への転換が亢進して T_3の増加が顕著になる[10]。視床下部-下垂体-甲状腺系は少なくとも生後 6 か月ごろまでには成熟し，この時点で FT_4値は成人より少し高いレベルに達する。

早産児では，在胎 30～32 週以降に出生した場合には，出生後の TSH および FT_4の上昇は成熟児より小さく，出生後 1～2 週まで低下する。さらに在胎 30 週以前，体重＜1,200～1,500 g

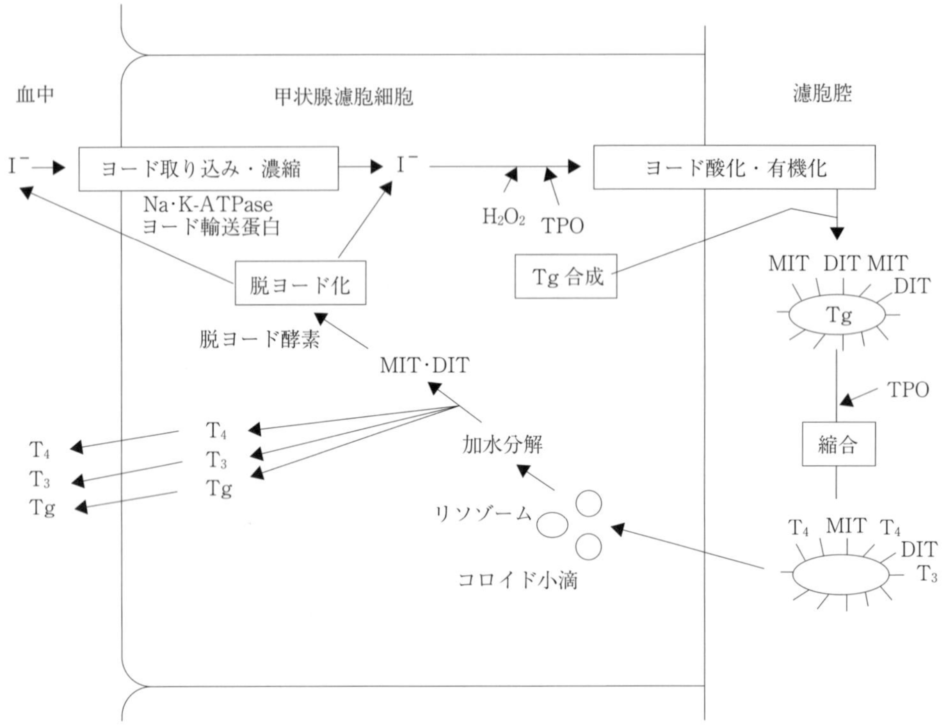

図 21-2 甲状腺ホルモンの代謝

で出生した場合には，出生後の TSH および FT_4の低下が大きく，出生後 1〜2 週で最低値になる。早産児で出生後の FT_4の低下が著しい原因としては，母体から移行した甲状腺ホルモンの消失，胎児甲状腺のヨード蓄積が少ないことなどが考えられる。

4）甲状腺ホルモンの作用

甲状腺ホルモンは個体の発生や分化，生体のエネルギー代謝に不可欠であり，その作用は核内に存在する甲状腺ホルモン受容体を介して発揮される。甲状腺ホルモン受容体は全身の組織に広く発現されているため，甲状腺ホルモンは全身的な糖（糖新生の亢進），蛋白（蛋白同化），脂質代謝および酸素消費に関与している。また中枢神経系の発達，下垂体，心臓，肝臓，筋肉，消化器，皮膚などあらゆる臓器に影響を与える。

甲状腺ホルモンは骨発育に促進的に働く。骨に対する甲状腺ホルモン作用の一部は成長板軟骨に対する局所の直接作用である。また甲状腺ホルモンは GH/IGF-Ⅰを介して間接的にも作用する。GH/IGF-Ⅰのみならず，このような甲状腺ホルモンがもつ 2 つの作用が，内軟骨の骨化，骨発育に必要と考えられている。

3．副　腎

1）副腎の発生と構造

副腎は外側にある間葉性の皮質と内側にある外胚葉性の髄質から構成されている。皮質のうちでは胎生期は胎児副腎皮質が大半を占める（出生時には 3/4 が胎児副腎皮質）。出生後，胎児副腎皮質は初めの 2〜3 か月で急速に変性し，最終的に 1 歳 6 か月ごろまでに完全に消失する。

副腎の発生を規定している詳細な機構は不明であるが，*SF-1*，*DAX-1* 遺伝子が関与していることは明らかである。*SF-1* 遺伝子のノックアウトマウスでは副腎がみられず，ヒト *SF-1* 遺伝子異常ではヘテロ，ホモの遺伝子異常は先天性副腎不全症の原因となることが判明している[14)15)]。なお，副腎（特に副腎皮質）の発生以降，胎生初期から出生後の成長に関しては ACTH が関与していると考えられている。

成人の副腎皮質に関しては，外側から球状層，束状層，網状層の３層に組織学的に分類されるが，胎児副腎においては組織学的に分けることはできない。球状層，束状層は出生時にはすでに発達しているが，網状層は生後１年までに発達してくる。

2）副腎ホルモン分泌の調節と作用

a．アルドステロン

副腎皮質球状層からは主たる鉱質コルチコイドであるアルドステロンが分泌され，基本的にレニン-アンギオテンシン系の調節を受けている。レニンは腎の傍糸球体装置から分泌され，アンギオテンシンⅠの合成を促進し，合成されたアンギオテンシンⅠはアンギオテンシン変換酵素によりアンギオテンシンⅡに変換される。アンギオテンシンⅡは血管収縮の直接作用と，アルドステロン合成促進作用を有し，いずれも強力な血圧上昇作用となる。

レニン分泌は循環血液量の減少により生じ，アルドステロン分泌による負のフィードバックを受ける。腎遠位尿細管や集合管上皮でアルドステロンが細胞内の MR に結合すると，MR は核内に移行し，sgk などアルドステロン刺激反応因子（AIP）を産生する。AIP は管腔側の上皮性 Na チャネルである ENaC を活性化し，同時に他の AIP は基底膜側の Na^+/K^+-ATPase を活性化し，共同して原尿からの Na 再吸収を促進する。血管内から細胞内に流入した K^+ は，同様にアルドステロン感受性である K チャネル（ROMK）によって管腔側に排出される。

b．コルチゾール

副腎皮質束状層のコルチゾール分泌は，下垂体前葉からの ACTH により調節されている。ACTH の調節因子としては，視床下部から分泌されるストレス時の生理的ホルモンである CRF と，視床下部が規定していると思われる日内変動の２つがある。この系ではコルチゾールにより CRF-ACTH が抑制される負のフィードバック機構がある。コルチゾールの主な作用は糖新生の亢進（肝においてグルコースの合成を亢進するとともにグリコーゲンとして貯蔵する）やショック時の生命保持であるが，その他，下垂体後葉からの ADH 分泌を抑制する水利尿作用，抗炎症・抗アレルギー作用，骨形成の抑制・ビタミン D の吸収抑制のほか，血液，神経系などその作用は多臓器に及ぶ。さらにコルチゾールもアルドステロンと同等のミネラルコルチコイド作用を *in vitro* では示すが，生体内ではミネラルコルチコイド作用を示すことはない。

c．アンドロゲン

網状層からは，アンドロゲン作用をもちテストステロンおよびエストロゲンの前駆物質であるデハイドロキシエピアンドロステロン（DHEA）およびアンドロステンジオン（delta A_4）が産生され，ACTH の調節を受けている。DHEA は思春期発来 3～4 年前に血中濃度が上昇するが，この時期には ACTH，コルチゾールの上昇は認められない。この機序として ACTH 以外の副腎アンドロゲン調節作用が考えられるが，詳細は不明である。

3）副腎皮質ホルモンの合成経路

副腎皮質のステロイドホルモン合成経路を図 **21-3** に示す。細胞質のコレステロールは

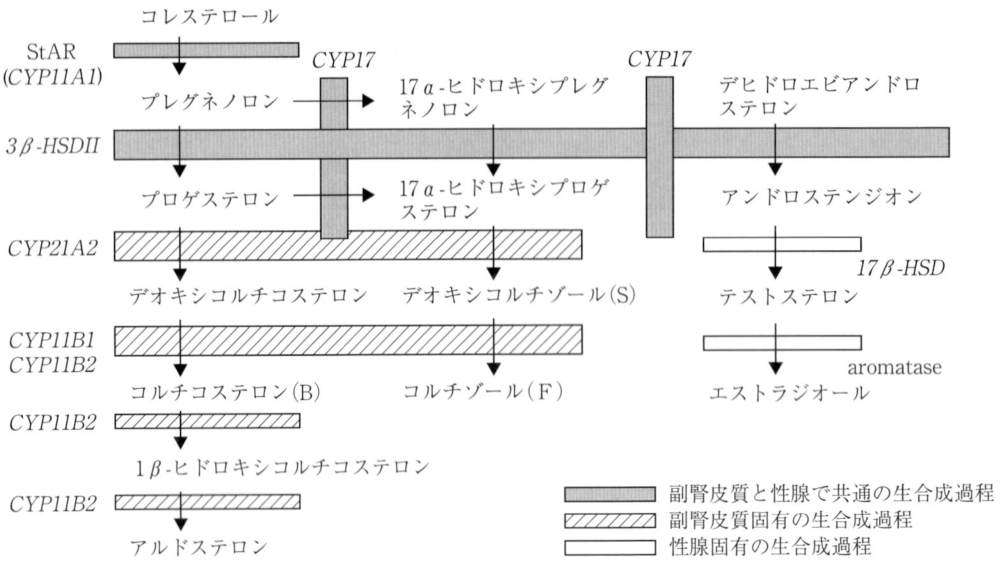

図 21-3 ステロイドホルモン合成酵素

LDL-コレステロールを供給源とし, steroidogenic acute regulatory protein；StAR（*CYP11A1*）によりミトコンドリア内に輸送され，プレグネノロンに変換される。これがすべてのステロイドホルモン合成の出発点である。その他 3β ヒドロキシステロイド脱水素酵素（*3β-HSD Ⅱ*），17α 水酸化酵素（*CYP17*），21 水酸化酵素（*CYP21A2*），11β 水酸化酵素（*CYP11B1*），アルドステロン合成酵素（*CYP11B2*）が副腎皮質ステロイドホルモン合成にかかわる主たる酵素である。これらの酵素のなかで *CYP11A1*, *3β-HSD Ⅱ*, *CYP17* は性腺にも存在する酵素であり，一方，*CYP21A2*, *CYP11B1*, *CYP11B2* は性腺には存在せず，副腎皮質のみに存在する。また *CYP17* は副腎皮質の球状層には存在せず，*CYP11B2* は球状層のみに存在する。こうした局在は，①性腺ではコルチゾール，アルドステロンを産生せず，テストステロンに代表される男性ホルモンを産生すること，②副腎皮質ではコルチゾール，アルドステロンを産生し，後者は球状層のみで産生されること，③副腎皮質では DHEA，アンドロステンジオンも産生されることと一致する[16)]。

胎児副腎皮質は胎盤とともに胎児期のステロイドホルモン合成に関与している。胎児副腎では，*3β-HSD Ⅱ* の活性が低いために，プレグネノロン，17 水酸化プレグネノロンを胎盤に移行させ，胎盤の *3β-HSD Ⅰ* を利用してプロゲステロン，17 水酸化プロゲステロンを合成し，それらを胎盤へ移行することによりコルチゾール，アルドステロンを産生している。

4. 性　腺

1）性腺の発生（性分化）

受精卵の中胚葉から WT1 などの遺伝子作用で尿生殖洞，さらに性腺原基が形成される。この性腺原基から内・外性器の分化は，基本的に女性に分化するようにプログラミングされている。Y 染色体短腕上の SRY を始点とする遺伝子群が働いて精巣が形成される。胎児は内・外性器原基を有している。内性器の男性型はウォルフ管で，輸精管，副精巣，精嚢に分化し，一

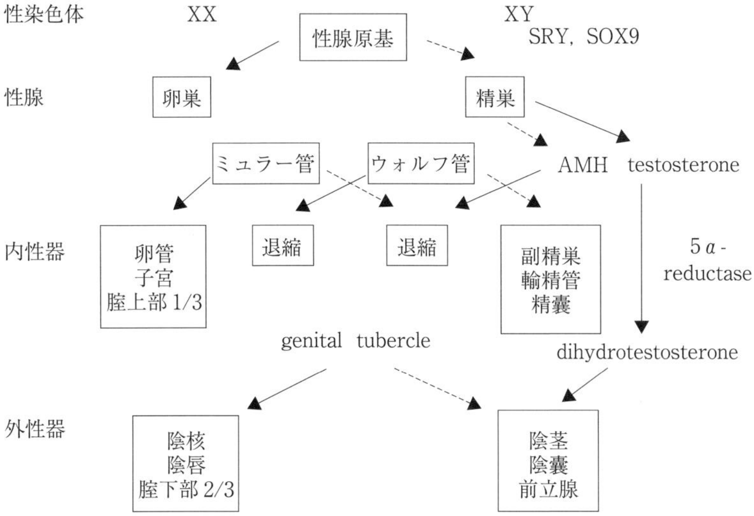

図 21-4　性分化の過程

方女性型はミュラー管で，卵管，子宮，腟上部 1/3 に分化する。

外性器は尿生殖洞と生殖隆起から男性型は前立腺，陰嚢，陰茎に分化し，女性型は腟下部 2/3，陰唇，陰核に分化する。この過程では胎児の精巣から分泌されるホルモンが内・外性器を男性器化する。①ライディッヒ細胞で産生されるテストステロンがウォルフ管を発達，安定化し，輸精管，副精巣，精嚢ができる。②外陰部皮膚に存在する 5-α リダクターゼの作用により，テストステロンから転換されたジヒドロテストステロンが外性器を男性化（陰茎と陰嚢の形成）させ，③セルトリ細胞で産生される抗ミュラー管ホルモン（AMH）が，ミュラー管間葉の TGF ファミリー受容体に結合して子宮や卵管に分化するのを阻止する。さらに④ライディッヒ細胞で産生される IGF-Ⅲ（relaxin）が腹腔内での精巣下降を促進するとされる。

ミュラー管の分化には Wnt4，Wnt7a が関与する。これら一連の分化の過程は胎生 6〜12 週で完成するとされる。胎生 9 週の終わりには，胎盤由来ゴナドトロピン（hCG）刺激により胎児精巣からのテストステロン分泌が始まり，妊娠後半は胎児下垂体由来の LH 刺激により胎児精巣からのテストステロン分泌が維持され，陰茎形成以降の陰茎の成長，外陰部の男性化が起こる（**図 21-4**）。この過程を狭義の性の分化という。胎児の男性ホルモンは胎児の脳にも作用し，脳の男性化，すなわち思考や嗜好の男性化が起こる。

2）性ホルモン分泌の調節と作用

卵巣，精巣から分泌される性ホルモンの分泌は視床下部（GnRH）-下垂体（LH/FSH）のフィードバック機構により調節されている。男児では，LH はライディッヒ細胞に作用しテストステロンの産生を促進し，FSH はセルトリ細胞に作用しインヒビンなど種々の蛋白産生を促進する。一方女児では，FSH は卵胞の発育に重要であり，発育卵胞からエストロゲンを産生し，LH は成熟した卵を排卵させ，排卵後の黄体からプロゲステロンとエストロゲンを産生する。

胎生期にはゴナドトロピン分泌は亢進しているが，分娩後 6 か月以内に低いレベルまで抑制されて休眠状態になる。このような性腺機能の抑制（ゴナドスタット）は 8 歳ごろまで続くとされるが，機序として性ステロイド抑制説と自動的中枢抑制説がある[17)]。すなわち小児期の視床下部-下垂体系は，エストロゲンによる負のフィードバックに敏感に反応し，成人の 1/10 程度の低レベルのエストロゲンでもゴナドトロピン分泌が抑制されるという。これがゴナドスタットの機序であるという説が性ステロイド抑制説である。一方，視床下部のGnRH分泌に関与する中枢機構が自動的に抑制状態になるというのが，自動的中枢抑制説である。視床下部の障害をもった児に性早熟症がみられることがあるが，これは抑制機構をもった中枢が障害され，視床下部-下垂体系が活性化された状態になる結果であると理解される。

思春期前期～中期にかけてLHの脈動的分泌が夜間に著明になり，さらに後期には昼間にもみられるようになる。FSHも低値ではあるが同様の脈動的分泌がみられる。このLHの脈動的分泌が思春期発来のトリガーであり，これは視床下部のGnRHの脈動的分泌を反映していると考えられる。その他の思春期発来にかかわる因子としては，副腎アンドロゲン（DHEA）が性中枢の成熟を促進するという説や，一定の体脂肪が蓄積すると思春期が発来するという機序も考えられている[17)]。

3）性ホルモンの成長への影響

エストロゲンは女性のみならず，男性においても骨成熟と骨端線の癒合に重要な働きをもつ。エストロゲン不応症[18)]やアロマターゼ遺伝子異常によるエストロゲン欠損症[19)]では，思春期までは健常者と同様の成長パターンを示すが，思春期のスパートを認めず，骨端線の癒合が障害される。このような症例では，緩徐ではあるが成人まで身長増加は持続し，最終的に高身長になる。低容量のエストロゲン投与により男女ともに身長増加の促進が認められ，思春期のスパートはテストステロン濃度の上昇よりもエストロゲン濃度の上昇に比例する。これらの理由から，男性の骨成熟にもエストロゲンが重要な働きをもつものと思われる。

一方，テストステロンも思春期の成長スパートに関与するが，これは一般に成長板軟骨で発現しているアロマターゼによるテストステロンからエストロゲンへの転換による。他方，男児においてアロマターゼの作用を受けないジヒドロテストステロンが骨伸長に関与しているという報告[20)]もある。この作用はGH/IGF-I系の亢進に起因するのではなく，成長板軟骨細胞に対する直接作用である。

Ⅱ．代　謝

生体の代謝は1つの体系をなし，内分泌・神経系により支配されている。生体のそれぞれの細胞，組織，臓器には，それぞれ固有の代謝系が存在する。細胞内の代謝を遂行するのは，その細胞の酵素系であり，酵素系は遺伝子で支配されて発達する。細胞内で遂行される代謝に必要な物質は主に消化管を通して吸収され，細胞外液腔を通ってそれぞれの細胞に取り込まれて，代謝過程により処理され，生体に必要なエネルギーの生産，生体構成に必要な物質に合成されている。終末器官（骨，筋肉，結合組織など）は代謝により産生されたエネルギー，物質を受け取り，調和がとれた成長・発達を遂げる。これらの代謝過程に，内分泌・神経系が重要な役割を示す。

代謝系には水・電解質，糖質，蛋白質，脂質代謝が存在するが，本項ではカルシウム代謝と糖質代謝に絞って，その生理的機構の概略を述べることにする。

1．カルシウム代謝

血中のカルシウム（Ca）は約50％がイオン化Ca（Ca^{2+}）として存在し，残りの大部分が蛋白

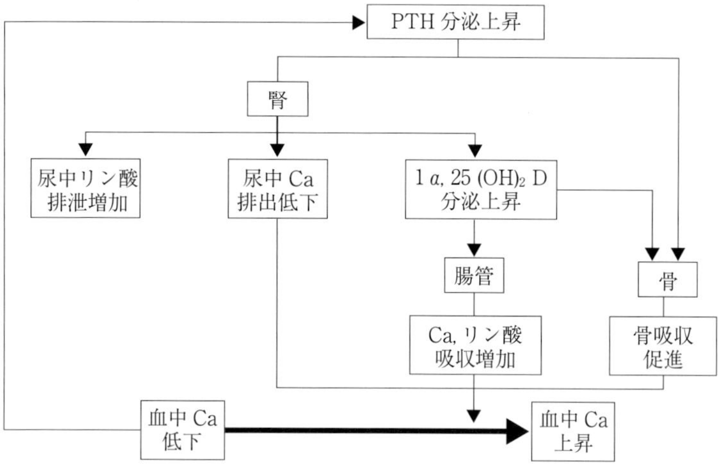

図 **21-5**　カルシウム代謝

(主にアルブミン) と結合した形で存在している。生物活性を有するのは Ca^{2+}であるが，酸塩基平衡の異常は Ca^{2+}濃度に影響を与え，アシドーシスでは Ca^{2+}濃度が上昇し，アルカローシスでは Ca^{2+}濃度が低下する。

正常な血中 Ca 濃度は，細胞外液への Ca の流入 (消化管，骨，腎) と細胞外液からほかへの移行 (骨，尿) とのバランスにより一定範囲に保たれている。血中 Ca レベルは副甲状腺より分泌される副甲状腺ホルモン (PTH)，カルシトニン，ビタミン D (VD) により制御される。PTH 自身は血中 Ca レベルによりフィードバックを受けるが，主な生理作用は骨からの Ca 吸収の増加と，腎遠位尿細管からの Ca 再吸収亢進，腸管からの Ca 吸収の増加により血中 Ca 濃度を上昇させる。一方，カルシトニンは破骨細胞に作用して，骨吸収を抑制することで血中 Ca を低下させるが，生理的な Ca 濃度の調節にはほとんど関与していない。また骨よりの Ca 放出と腸管からの Ca 吸収においては，VD が関与していると考えられている。VD は皮膚で紫外線の働きを受け前駆物質である V-D_2となり，肝において 25(OH)D に変換後，腎において 1α, 25(OH)$_2$D となり，初めて生物活性をもつことが知られている[21] (図 **21-5**)。

小児期では成人に比べて骨成長の活性が高く，それに相応して VD の必要量が多いことが認められる。また新生児期では副甲状腺や VD 活性化を伴う肝，腎の未熟性により，臍帯血から生後 1～2 週目までは PTH が低値であり，特に未熟児では PTH，VD の低値が長期間持続するために低 Ca 血症を併発しやすく，クル病などの骨変化も時に認められる[2]。

1）副甲状腺ホルモン (PTH)

PTH は 84 個のアミノ酸からなるペプチドホルモンで，N 末端 1～34 に活性を有する。血中に放出された intact PTH は，3 つのフラグメント (PTH-C，高感度 PTH，intact PTH) として血中に存在する。

PTH の分泌は副甲状腺細胞膜の Ca 感受性受容体 (CaSR) により調節されている。PTH の作用としては，①骨内の Ca プールから血中への Ca の動員および骨吸収の促進，②腎遠位尿細管での Ca 再吸収亢進，③腎近位尿細管における 1α-ヒドロキシラーゼ活性の促進により 1α,25(OH)$_2$D の合成を増加させ，間接的に腸管からの Ca 吸収を増加することが知られている。

CaSR[22] は 7 回膜貫通型の G 蛋白共役型受容体で，細胞外領域，細胞膜貫通領域，細胞内領域

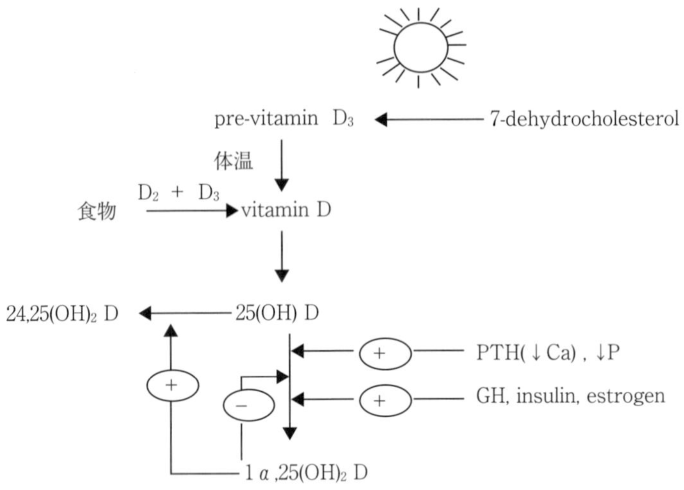

図 21-6　ビタミン D の代謝とその代謝産物

の 3 つの部分からなる。二量体を形成し，細胞外 Ca^{2+} 濃度を感知して，副甲状腺における PTH の産生，分泌を調節している。CaSR は副甲状腺，甲状腺 C 細胞，腎尿細管をはじめ脳，骨，腸管など多くの組織に発現している。

PTH 関連蛋白（PTHrP）は，高 Ca 血症を伴う悪性腫瘍の症例から単離されたが，141 個のアミノ酸からなり，N 末端に PTH と共通のアミノ酸配列をもち，PTH 様作用を示す。生理的には，軟骨内骨化（軟骨細胞分化），乳腺上皮や歯牙の発生，平滑筋の弛緩，胎盤における Ca 輸送などの作用がある。PTH/PTHrP 受容体は G 蛋白共役型受容体であり，腎や骨，それ以外の組織にも存在し，PTHrP のパラクライン，オートクライン的作用を介する。

2）ビタミン D（VD）

生理的機能は血清 Ca 濃度を正常範囲に維持することだが，石灰化の過程に直接的に関与しているわけではない。主な作用は，①小腸からの Ca や P の吸収を増加させる，②骨においては PTH とともに骨吸収を促進する，③腎においては，1α-hydroxylation を抑制することにより，1α,25(OH)$_2$D 産生を調節することが知られている。VD 受容体（VDR）はグルココルチコイド受容体のスーパーファミリーで，核内受容体である。VD は VDR を介して骨芽細胞での RANK Ligand の発現を増加させ，破骨細胞を活性化させる。

VD の代謝とその代謝産物の意義を以下に示す（図 **21-6**）。

a．25(OH)D

25(OH)D は血中の VD 結合蛋白と結合して最も多量に存在する。25(OH)D と脂肪組織に蓄積する VD が貯蔵型と考えられ，VD の栄養状態を知る指標になる。

b．1α, 25(OH)$_2$D

腎での 25(OH)D から 1α, 25(OH)$_2$D への代謝はほぼ一定に保たれており，したがって 1α, 25(OH)$_2$D 濃度の異常は病的状態を示す。

c．24, 25(OH)$_2$D

Ca の必要性が満たされると 25(OH)D は腎で 24,25(OH)$_2$D へ代謝される。血中 24,25(OH)$_2$D 濃度の上昇は VD 過剰を示す。

2．糖質代謝

生体内における糖質代謝の主な機能は，細胞の代謝に必要なエネルギーを供給することにある。生体の各器官の糖質，特にブドウ糖の必要量は，その器官におけるエネルギーの必要量とブドウ糖以外をエネルギー源として利用できるか否かによる。

血中のブドウ糖の量は，食事からの摂取，肝，筋肉，脂肪組織からの供給（glucose output）とグリコーゲンとしての貯蔵，末梢組織（筋肉，脂肪組織）への取り込み（glucose uptake）における動的平衡によって決定される。glucose output には，グリコーゲンからの解糖（glycolysis）と脂肪，乳酸，アミノ酸からの糖新生（gluconeogenesis）が存在する。

1）解　糖

解糖は糖代謝における主な経路であり，あらゆる細胞の細胞質ゾル中にみられる。解糖は酸素があればミトコンドリアの呼吸を通して酸素を利用するが（好気的解糖），酸素が全くない場合でも働くという点でユニークな代謝経路である（嫌気的解糖）。

ヒトでは，糖輸送担体（GLUT）を通じて細胞内に取り込まれたブドウ糖をリン酸化する段階から，それぞれ独自の酵素で触媒される 9 段階の反応からなる経路である。グルコース 1 分子から 2 分子のピルビン酸あるいは乳酸が生成され，その間に 2 分子の ATP が消費され 4 分子の ATP が生成される。またピルビン酸を経てクエン酸回路へ入る場合は，2 分子の NADH が生成される。解糖系の各段階は，ほとんどは可逆的な反応であるが，①グルコースをリン酸化してグルコース-6-リン酸（G-6-P）を生成するステップ，②フルクトース-6-リン酸の 1 位をリン酸化してフルクトース-1,6-二リン酸を生成するステップ，③ホスホエノールピルビン酸からピルビン酸を生成するステップの 3 つの段階は，各々①ヘキソキナーゼ：HK（グルコキナーゼ：GK），②ホスホフルクトキナーゼ，③ピルビン酸キナーゼによって触媒される非可逆的な反応になっており，これらの 3 段階が解糖系の律速段階になっている[23]（**図 21-7**）。これらの酵素のなかで最初のステップを形成する GK は，β 細胞においてインスリン分泌機構のグルコースセンサーの役割を果たし，グルコース濃度依存性に代謝流量が変化する。

2）グリコーゲンの合成/分解

糖質はグリコーゲンとして肝臓や筋肉の中に貯蔵されるが，成人では約 100 g が肝に，約 300 g が筋肉に貯蔵される。肝のグリコーゲンはブドウ糖に分解されて血液中に放出され，運動中や絶食中の血糖の維持に利用される。一方，筋肉中のグリコーゲンは，筋肉運動の最初の数分から 10 分のエネルギー源として利用される。

グリコーゲンの合成と分解とは異なる経路（図 21-7）によって行われる。グリコーゲン合成酵素（GS）は，UDP-グルコースからグリコーゲンを合成する律速酵素であり，グリコーゲンホスホリラーゼはグリコーゲンを分解してグルコース-1-リン酸（G-1-P）を合成する酵素である（図 21-7）。

摂食によりインスリンが分泌されると，筋肉および肝では GS が活性化されてグリコーゲンが貯蔵される。一方，グリコーゲンホスホリラーゼは不活性化されている。絶食時にはグルカゴンの働きにより肝からブドウ糖が放出され，血糖値を維持する。このとき肝のグリコーゲンホスホリラーゼは活性化されてグリコーゲンを分解し，一方，GS の活性は抑制される。運動の開始時には筋肉ではグリコーゲンホスホリラーゼの活性化によりグリコーゲンが分解され，解糖系に入りエネルギーが作られる。筋肉の中に貯蔵されているグリコーゲンが運動により枯

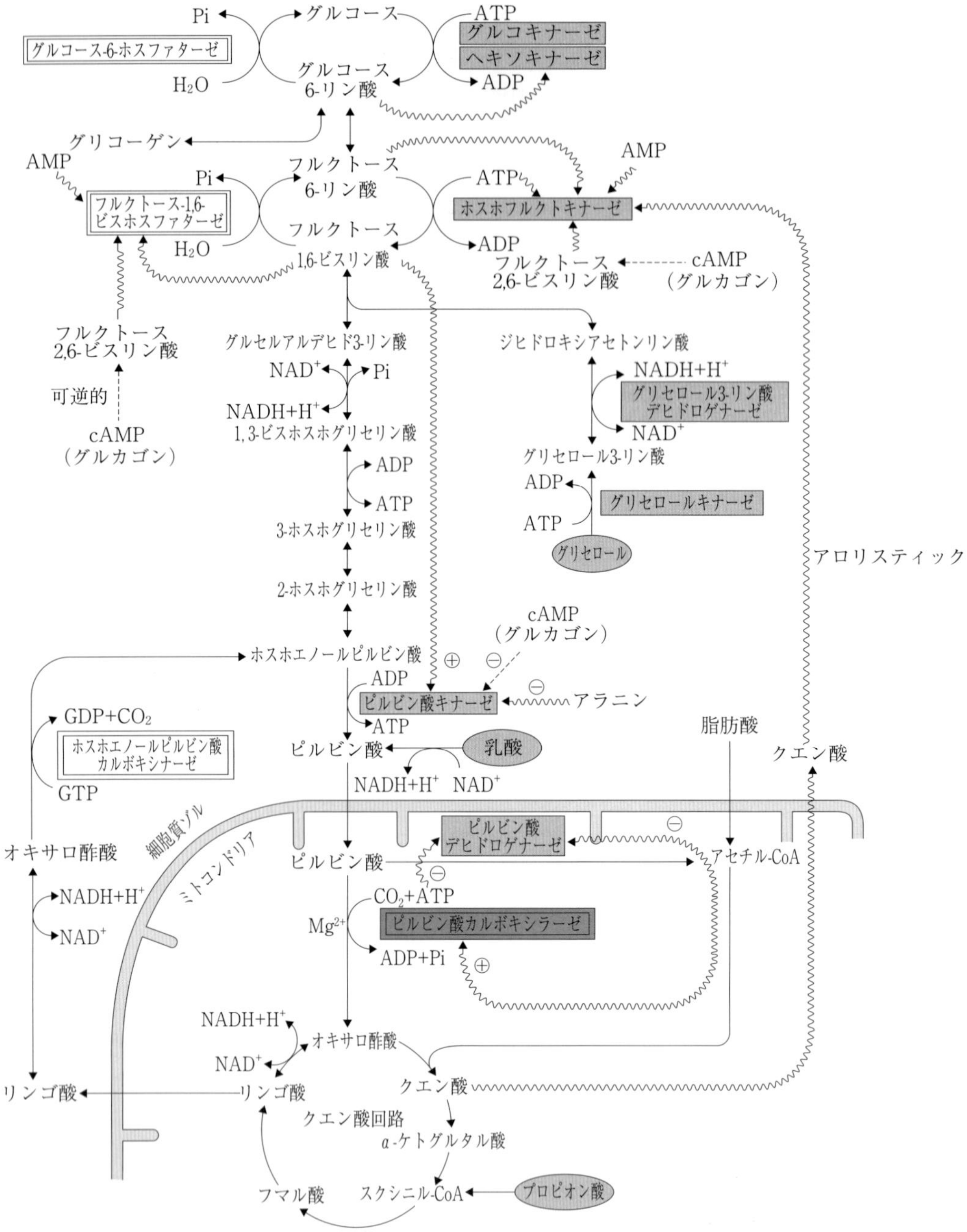

図 21-7　肝における糖新生，グリコーゲンの合成/生成および解糖の主経路と調節

渇すると，肝から血中に放出されたブドウ糖を筋肉が取り込んで，グリコーゲンが再合成される[24]。

3）糖新生

糖新生のためには，基質の供給が必要である。基質の 50％は筋肉から供給される糖原性アミノ酸のアラニン，グルタミン（グルコース-アラニンサイクル），30％は乳酸（Cori サイクル），

10％は脂肪分解により生成されるグリセロール，およびプロピオン酸である。肝と腎は必要な酵素をすべてそろえているので，糖新生に関与する主要な器官である。

糖原性アミノ酸は，アミノ基転移または脱アミノ基反応の後，ピルビン酸あるいはクエン酸回路中の化合物を生成する。したがって，この反応により糖原性アミノ酸と乳酸の双方が，グルコースまたはグリコーゲンに転換する。このようにして乳酸はピルビン酸になり，ミトコンドリアに入ってからオキザロ酢酸に転換し，解糖系とは逆の経路をたどり最終的にブドウ糖が生成される。

脂肪分解すなわち中性脂肪から遊離脂肪酸，グリセオールへの反応における律速酵素はホルモン感受性リパーゼ（HSL）であり，その抑制系として，インスリンの抗脂肪分解作用が重要である。脂肪分解は，食事，飢餓のほか，インスリン，カテコールアミンなどのホルモン，交感神経などさまざまな要素により，直接的あるいは間接的に調節されているが，カテコールアミン，特にノルエピネフリンによる脂肪分解が最も重要だと思われる。βアドレナリン受容体にカテコールアミンが作用することにより，アデニールサイクラーゼが活性化され，脂肪細胞のcAMP濃度が上昇する。cAMP濃度の上昇はプロテインキナーゼA（PKA）を活性化し，活性化されたPKAはHSLをリン酸化，活性化し，結果的に脂肪分解が惹起される。ACTH，TSH，GH，グルカゴンなどのホルモンやTNFα，レプチンも脂肪分解亢進作用を有するが，このすべてがPKAによるHSLのリン酸化を介するか否かは明らかではない。

インスリンは脂肪分解の抑制系において，生理的に最も重要なホルモンである。インスリンによる脂肪分解作用は，ホスホジエステラーゼ3B（PDE3B）が媒介する。PDE3BはcAMPをAMPへ加水分解する酵素で，脂肪細胞内でインスリンにより活性化される。インスリンにより活性化されたPDE3Bは，cAMPを分解することで脂肪細胞内のcAMPを低下させ，PKAを不活化する。その結果，HSLは不活性化され，脂肪分解が抑制される（図21-7）。

●文　献

1）藤枝憲二：成長の障害と内分泌疾患．五十嵐隆・編，小児科学，改訂第9版，文光堂，東京，2004，pp. 307-372.

2）安達昌功：病態理解に必要なホルモン作用機序の基本知識．小児科診療，70：1605-1613，2007.

3）長崎弘，大磯ユタカ：内分泌疾患の遺伝学—遺伝性下垂体疾患について．最新医学，61：1905-1913，2006.

4）Schneider, H. J., Aimaretti, G., Kreitschmann-Andermahr, I., et al.：Hypopituitarism. Lancet, 369：1461-1470, 2007.

5）有坂治：よくわかる小児内分泌代謝疾患の診断と治療．下垂体機能低下症．小児科，48：1557-1566，2007.

6）Yukar, S., Liu, J. L., Stannerd, B., et al.：Normal growth and development in the absence of hepatic insulin-like growth factor Ⅰ. PNAS, 96：7324-7329, 1999.

7）Isaksson, O. G., Jansson, J. O., Gause, I. A., et al.：Growth hormone stimulates longitudinal bone growth directly. Science, 216：1237-1239, 1982.

8）Isaksson, O. G., Lindahl, A., Nilsson, A., et al.：Mechanism of the stimulatory effects of growth hormone on longitudinal bone growth. Endocr. Rev., 8：426-438, 1987.

9）河原玲子：成人GH分泌不全症におけるGH治療の代謝への影響．ホルモンと臨床，48：403-410，2000.

10）有坂治，沼田道生，鈴村宏：甲状腺の構造と機能．小児内科，33：1660-1665，2001.

11) Clifton-Bligh, R. J., Wentworth, J. M., Heinz, P., et al.：Mutation of the gene encoding human TTF-2 associated with thyroid agenesis, cleft palate and choanal atresia. Nat. Genet., 19：399-401, 1998.
12) Macchia, P. E., Lapi, P., Krude, H., et al.：PAX-8 mutations associated with congenital hypothyroidism caused by thyroid dysgenesis. Nat. Genet., 19：83-86, 1998.
13) Bianco, A. C. and Kim, B. W.：Deiodinases：implications of the local control of thyroid hormone action. J. Clin. Invest., 116：2571-2579, 2006.
14) Achermann, J. C., Ito, M., Ito, M., et al.：A mutation in the gene encoding steroidogenic factor-1 causes XY sex reversal and adrenal failure in humans. Nat. Genet., 22：125-126, 1999.
15) Biason-Lauber, A. and Schoenle, E. J.：Apparently normal ovarian differentiation in a prepubertal girl with transcriptionally inactive steroidogenic factor 1（NR5A1/SF-1）and adrenocortical insufficiency. Am. J. Hum. Genet., 67：1563-1568, 2000.
16) 長谷川行洋，高橋郁子：副腎皮質の構造と機能．小児内科，33：1733-1740，2001.
17) 本庄英雄，保田仁介：思春期発来の異常（早発・遅発）．日医会誌，115：1520-1523，1996.
18) Smith, E. P., Bovd, J., Frank, G. R., et al.：Estrogen resistance caused by a mutation in the estrogen-receptor gene in a man. N. Engl. J. Med., 331：1056-1061, 1994.
19) Morishima, A., Grumbach, M. M., Simpson, E. R., et al.：Aromatase deficiency in male and female siblings caused by a novel mutation and the physiological role of estrogens. J. Clin. Endocrinol. Metab., 80：3689-3698, 1995.
20) Keenan, B. S., Richards, G. E., Ponder, S. W., et al.：Androgen-stimulated pubertal growth：the effects of testosterone and dihydrotestosterone on growth hormone and insulin-like growth factor-Ⅰ in the treatment of short stature and delayed puberty. J. Clin. Endocrinol. Metab., 76：996-1001, 1993.
21) 大薗恵一：カルシウム，リン代謝異常症．日小児会誌，106：1345-1354，2002.
22) Brown, E. M., Gamba, G., Riccardi, D., et al.：Cloning and characterization of an extracellular Ca^{2+}-sensing receptor from bovine parathyroid. Nature, 366：575-580, 1993.
23) 中島弘，山崎知行：インスリンによる解糖系とその調節．門脇孝，他・編，糖尿病学—基礎と臨床，西村書店，東京，2007，pp. 204-208.
24) 本田律子：グリコーゲン合成酵素とグリコーゲン合成/分解の調節．門脇孝，他・編，糖尿病学—基礎と臨床，西村書店，東京，2007，pp. 209-212.
25) 大沼裕，大澤春彦，牧野英一：インスリンによる脂肪分解とその調節．門脇孝，他・編，糖尿病学—基礎と臨床，西村書店，東京，2007，pp. 213-216.

［浦上　達彦］

22 思春期と性成熟・性発達

I．思春期

思春期とは少年期と青年期の間をいうが，重複した時期であり小児から成人への移行期を漠然と表すことが多い。思春期は，胎児期からすでに始まる視床下部–下垂体–性腺系の成熟過程の結果，妊孕性の獲得と性成熟達成に至る時期である。また，精神心理面でも，行動面でも成人としての振舞いに対応する準備段階が形成される時期でもある。

思春期の成長の特徴は，発育速度のピークが出現することである。これは，思春期スパートとよばれ，やがて減速して成人の体になるという経過をたどる。思春期は体の外見の変化と同時に，身体内部にも劇的な変化の起こる時期である。

二次性徴では，男子は精巣，女子は卵巣の働きが活発になって，性ホルモンの働きにより，男性的な身体特徴や，女性的な身体特徴が作られていく。これは，体脂肪量と除脂肪量の割合などの身体組成にも変化が起こることを意味している。思春期スパートは座高と下肢に分けて観察すると，下肢のほうに最初のスパートがあり，その後，座高が伸びて身体発育のピークに達する。また，女子の乳房発達は身長スパートとほぼ開始時期が等しく，初経は身長の発育速度がピークに達した後に起こる。ただし，あくまでも個人差はある。なお，思春期の始まりから成熟に到達するまで，男子と女子では約２年間のずれがある。思春期は概して，以下の３区分に分けることができる。

① 思春期前期：身長や体重などの発育速度曲線が急激な上昇を始めるが，いわゆる二次性徴は現れ始めであり，それほど明らかではない時期。

② 思春期中期：二次性徴が顕著となり，性器の発達が順調に進んだ結果，女子では初経ないし初潮（最初の月経），男子では精通（最初の射精）がみられる時期で，この時期が狭義の思春期である。

③ 思春期後期：二次性徴が完備し，性器も完全に成熟し，いわゆる成人に達するまでの時期。

1．性成熟と性発達

思春期に関連した用語に性成熟と性発達がある。性成熟（sexual maturity）とは，二次性徴の成熟過程をいう。性発達（sexual development）とは，性の決定，一次性徴，二次性徴の成熟過程，身体成熟，心理発達，性行動，社会的側面を含めた発達過程をいう。

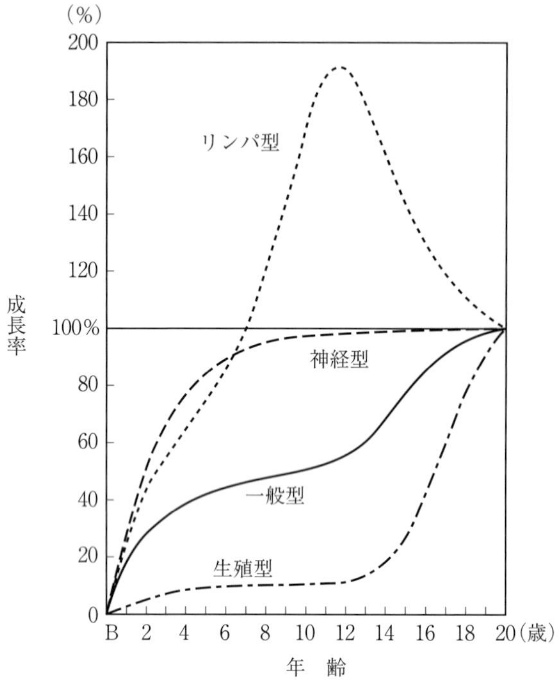

図 22-1　スキャモンによる成長パターンの 4 型
(Tanner, 1962)

2．身体成熟の用語

身体成熟に関して，以下の用語がある。
・乳房発育開始　thelarche
・恥毛発生　pubarche
・初経（初潮）　menarche
・副腎皮質性思春期徴候　adrenarche
・精子形成開始　spermarche
・性腺性思春期徴候　gonadarche
なお，本文では副腎思春期を副腎皮質性思春期徴候として記載した。

3．成長パターン

一般に成長パターンは，スキャモンにより 4 型に分類されている（図 **22-1**）。一般型（身長，体重などでみられる成長パターン），神経型（出生直後の成長速度が，非常に高い成長パターンを示す脳など），生殖型（思春期になり急激に高い成長速度を示すパターンで，外部生殖器，女子乳房など）およびリンパ型（小児期から比較的高い成長速度をもちながら，10 歳代の初めに成長のピークを示す）である。したがって，身体の部位により成長パターンが異なり，また思春期スパートにも身体部位により遅速があるために，幼児期から成人になるまでの間に身体プロポーションは著しく変化する。さらにこの時期には性ホルモンの影響が顕著に出現するために，身体プロポーションの変化に加えて性差が明瞭に出現し，ヒトでの男と女という性的二型を完成させてゆく。

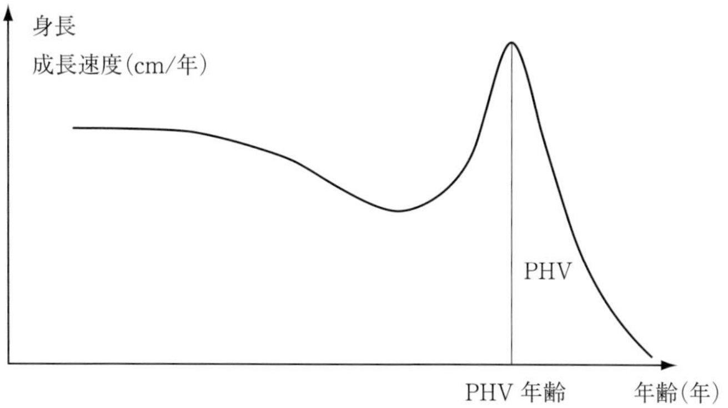

図 22-2　**PHV** 年齢と **PHV**（河内まき子博士による）[4]

4．思春期スパート

思春期の成長速度の増加（成長スパート）のことを思春期スパートとよぶ。思春期スパートの起こる年齢と，その強度を表す指標としてよく用いられるのは，身長の最大増加速度（peak height velocity；PHV）と身長の増加速度が最大になる年齢（PHV 年齢）である（図 **22-2**）。

すなわち，PHV とは年間増加率をプロットした成長曲線上で，上方凸に鋭く屈折した部分であり，PHV 年齢とはそのときの年齢ということになる。思春期スパート直前にみられる成長速度が低下する一時期を，prepubertal dip とよぶ。prepubertal dip では，成長ホルモン分泌が一時的に低下していることがある。

思春期スパートに伴い，体重，胸囲も同様の増加をする（図 **22-3**）[9]。思春期前の身長と成長速度は男子，女子ともに変わりはないが，思春期スパートには男女差が認められる。スパートの起こる年齢は女子で 1～2 年早く，この差により一時的に女子のほうが男子よりも平均身長が高くなる。

思春期成長スパートは 3 つのステージに分類される。思春期前（peripuberty）は，成長速度が最も遅い時期であり，その後“急激な成長速度の増加”（take off velocity）がみられ，骨端線閉鎖によって成長速度が減衰して，身長の伸びは停止する。男子は女子よりも 2 年遅れて最高成長速度のピークがみられる。女子では Tanner ステージ（後述）2～3，男子は Tanner ステージ 3～4 でピークがみられ，“急激な成長速度の増加”（take off velocity）によって，男子のほうが女子よりも背が高くなる（図 **22-4**）。

男女ともに，思春期スパートはエストロゲンと成長ホルモンによって生じる。アンドロゲンの影響は少ない。男女とも，エストロゲンの影響で骨成熟，骨密度増加がみられ，アンドロゲンないしテストステロンの影響はさほどみられない。

5．初経（初潮）[5]

女子では身長の増加速度が最大になる年齢（PHV 年齢）後，1～2 年で初経（初潮）を迎えることが知られている。東京在住の 1960 年出生の日本人女子の例では，PHV 年齢は 11.07 歳，初経年齢は 12.46 歳で約 1.4 年の差がある。人種によって初経年齢は異なっているが，環境の変化が影響している。

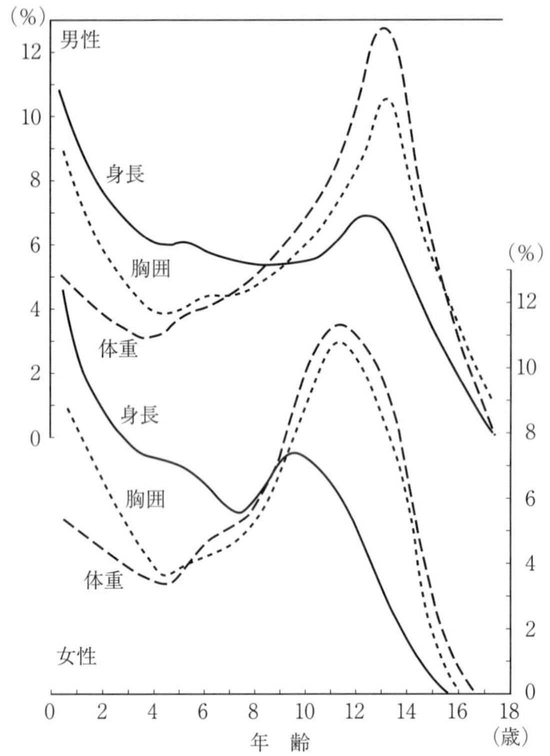

図 22-3 日本人の身長，体重，胸囲の年増加量曲線の比較[9)]

欧米では，19〜20 世紀の間に，初経年齢が 10 年ごとに 0.3 年ずつ早くなっている（図 **22-5**）。日本では，戦後に集積された成長データから予測すると，この半世紀の間に約 1.5 歳の早熟化がみられている。日本を含めて，各国ともに初経年齢は 12.3〜13.5 歳で固定しており，遺伝的に規定されたセットポイントに到達したとされる。しかし，いつまでも思春期開始の早熟化が続くのではなく，種の保存に結びつく成熟の到達点は遺伝的に規定され守られている。

また，生理的範囲内での早期の初経発来でも，健康問題につながる可能性がある。すなわち，早期の初経発来は乳癌の発症の大きなリスクになるとされる。特に 12 歳以下で初経発来があると，16 歳以降で初経があった女性の 1.5 倍発症が高まるという。

Ⅱ．二次性徴による生殖器の変化

一次性徴である精巣や卵巣などの生殖腺以外に，二次性徴とよばれる変化が出現する。表 **22-1，2** は思春期での主たる生殖器の経年的変化を示している。

平均的男子の二次性徴では，精巣（睾丸）容積の増大が最も早期で 9〜11 歳，精巣の増大から 1〜2 年遅れて陰茎が成長する。陰毛は精巣の増大より約 2 年遅れ，腋毛やひげは陰毛発生よりもさらに 1〜2 年遅れる。12〜15 歳で声変わり，11〜15 歳で精通を経験する。このような男子での変化は，テストステロンやジヒドロテストステロンなどの男性ホルモンの作用による。特に後者は強い作用を有し，男子にあっては陰茎を成長させ，体毛を濃くし，筋肉を増強させる。男性ホルモンは下垂体から分泌される成長ホルモンとの相乗効果により，蛋白質を同化し

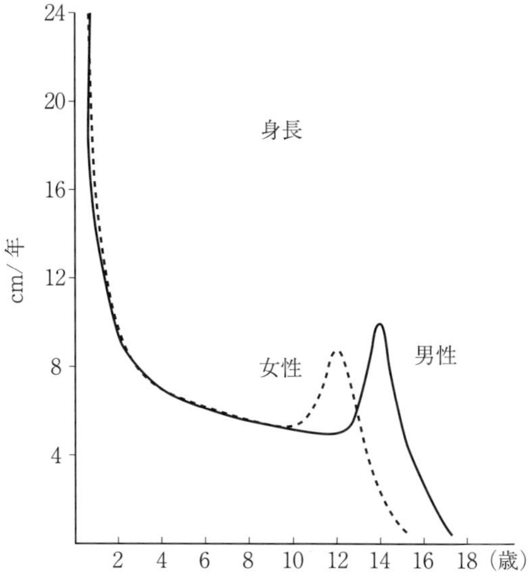

図 22-4　思春期成長スパート

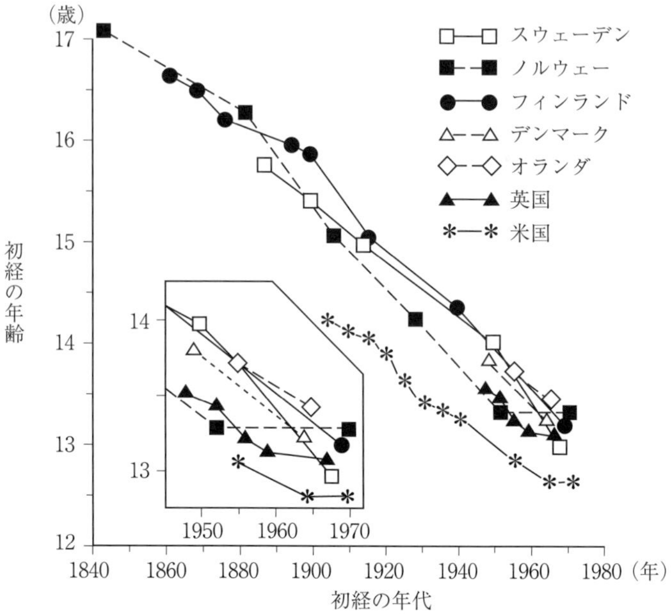

図 22-5　初経年齢の年代間での変化

筋肉を増強させるほか，グリコーゲンを蓄え，脂肪を燃焼させる作用が強い。また闘争本能や攻撃本能の働きを有している。

平均的女子の二次性徴では，9 歳ごろ乳房の発育がみられ，これに続いて 11〜12 歳ごろには陰毛や初経（初潮）をみる。この間 10 歳ごろから卵巣や子宮，外陰部など外・内性器の発達が起こり，妊娠可能な体に成熟していく。

表 22-1 一次性徴と二次性徴[5)]

	男 性	女 性		男 性	女 性
一次性徴	精巣 精管，精嚢 前立腺，尿道球腺 陰茎 陰嚢	卵巣 卵管，子宮，腟 大前庭腺 陰核，小陰唇 大陰唇	二次性徴	陰毛，腋毛 ひげなどの体毛 声変わり 肩幅の増大 筋肉の発達 射精 アポクリン腺の発達	陰毛，腋毛 乳房 骨盤の発達 皮下脂肪の増大 初潮 アポクリン腺の発達

表 22-2 思春期の発達段階[5)]

段階	男 子		女 子	
	外陰部	その他	外陰部	その他
1期	思春期前	思春期前	思春期前	思春期前
2期	陰毛：陰茎基部に長い軟らかいまっすぐな陰毛 睾丸：大きくなり始める 陰茎：長くなり始める 陰嚢：皮膚がうすくなり始める	腋下，顔面の発毛なし 声は小児型	陰毛：長い直線的な陰毛が大陰唇部に粗に 大陰唇部：厚くなる 腟部：上皮の肥厚 腟の pH：低下	乳房，乳頭が突出 乳輪大きくなる 腋下の発毛はまだない
3期	陰毛：長く，剛い，両側へ広がり始める 睾丸：さらに大きく 陰茎：さらに長く 陰嚢：さらにうすく	唇上部にひげ 腋下にもときに発毛 声がわれる	陰毛：粗いカールした陰毛が陰部全体に広がる 子宮：増大 腟の pH：低下 大陰唇：肥厚 （初潮）	乳房は大きくなるが胸壁との境は不明瞭 ときに腋下に発毛
4期	陰毛：剛いカールした陰毛が陰茎基部周囲に 睾丸：成人に近い 陰茎：成人に近い	唇上部のひげは濃くなる 頬部，肛門周囲に発毛 腋下の発毛多くなる，声は深くなる	陰毛：成人様，範囲は小さい 腟：腟粘膜皺 子宮：さらに増大 （排卵）	乳頭，乳輪が突出 乳房輪郭がはっきりしてくる 腋下の発毛が多くなる
5期	成人	成人	成人	成人

これら二次性徴の発達はそれぞれ別個に発達するものではなく，個人差はあるがその順序はほぼ一定している。性ホルモンの支配を受けた月経周期の完成により，卵巣（卵胞），子宮内膜などは定期的に変動していくことになる。女子でのこのような変化は，女性ホルモンであるエストラジオール（卵胞ホルモン）やプロゲステロン（黄体ホルモン）の作用による。乳房をふ

くらませ，子宮を発達させ，下腹部や腰などの特定の部位に脂肪を蓄積させるなど，女性特有の身体的特徴は，このような女性ホルモンによっている。

1．女　子

思春期スパートは，女子の二次性徴発来開始の前兆である。最大成長速度はTannerステージ2〜3でみられる。乳腺は，女子の二次性徴の変化が一番最初に現れる臓器である。その発育変化は，エストロゲンの作用に依存している。乳腺の変化に引き続いて，恥毛，初経の出現に至る。乳腺発育開始（thelarche）とほとんど同時に身長増加のスパートが開始し，初経出現後の5〜6 cmの身長増加をもって最終身長に至るのが通常である。思春期開始の徴候として，乳房の発育，特に乳頭の突出が始まる。

2．男　子

男子では，思春期スパートの前に精巣が増大する。最大成長速度はTannerステージ3以降にみられる。思春期には，精巣，副性器が急激に大きくなり，同時にテストステロンの分泌も増加する。13歳ごろには精子形成がみられ，16〜18歳では成人と同様になる。陰茎の増大がみられるのは，精巣が大きくなる時期よりも少し遅れて12歳ごろからといわれている。精通とは，思春期に入り，最初に経験をする射精のことである。精巣の発達が成熟に達すると精子の形成が進む。性的刺激により陰茎は勃起をするとともに，精子は精管を通り精嚢付近まで運ばれる。そこで，精嚢，前立腺などからの分泌物が加わり精液ができる。精通は夜間睡眠時中に夢精として経験する。

3．男子の二次性徴に関する内分泌学的変化

アンドロゲンの影響を受ける陰茎と陰毛の発育を主体にして説明される傾向にある。しかし，厳密には副腎皮質と精巣の作用による別個の発育であり，独立して考慮すべきである。男子において，精巣（睾丸）の増大は思春期の最初の所見であり，女子の乳房発達開始のおおよそ6か月以後にみられる。一般的には，精巣が2.5 cmないし3 m*l*以上になると二次性徴が発来するとされる。

増加したテストステロンが，アンドロゲン受容体を介して全身のアンドロゲン感受性組織に作用をする。外陰部などのアンドロゲン標的細胞では，細胞内に5α還元酵素が発現していて，テストステロンからジヒドロテストステロン（DHT）への変換により，より強いアンドロゲン活性を発揮する仕組みが働いている。陰茎の大きさ，陰毛・腋毛・ひげの発生，変声，筋肉の増強は，アンドロゲン作用の結果によるものである。

精巣の増大には，テストステロンとDHTはさほど作用をしておらず，卵胞刺激ホルモン（FSH）がSertoli細胞を介して精細管の成熟を起こさせ，その過程で精巣のサイズが増大する。

4．女子の二次性徴に関する内分泌学的変化

2つの異なった変化がみられる。第一は，卵巣から分泌されるエストロゲンの作用による乳房とアポクリン腺の発達である。第二は，卵巣と副腎皮質から分泌されるアンドロゲンが主因となる陰毛と腋毛の発育である。乳房発達の分類は，乳房の大きさや生まれつきの形ではなく，特徴的な形状で分類している。Stratz分類は4つのステージ，ReynoldsとWinesが，さらに5

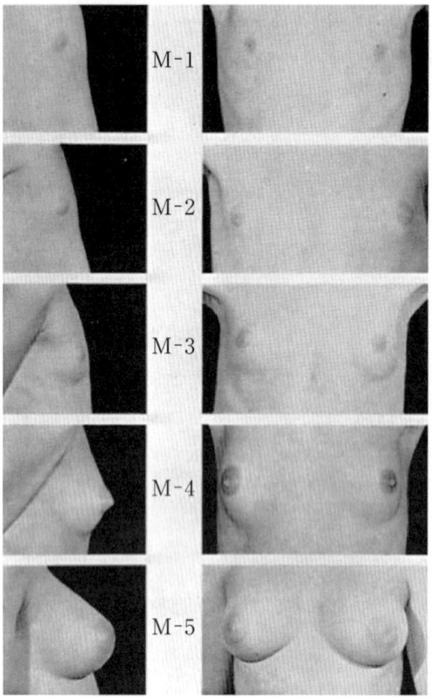

図 22-6　乳房の発達段階（Tanner 分類）
（Marshall, W. A. and Tanner, J. M.：Variations in pattern of pubertal changes in girls. Arch. Dis. Child., 44：291-303, 1969.）

表 22-3　男子と女子におけるエストロゲン合成開始の違い

女子	・胎児期後半から思春期を通して，FSH が卵巣のアロマターゼによるテストステロンの芳香化をすることで，エストロゲン合成を促進する。
男子	・FSH は，男子の思春期開始の徴候である精巣の増大に作用する。 ・テストステロンの急増と成長速度の急増が開始する以前に，思春期初期にみられる精子形成開始（spermarche）と精子尿が約 13 歳ごろにみられる。 ・エストロゲン合成は，胎児ないし思春期前の Leydig 細胞では検出されず，LH が Leydig 細胞のアロマターゼを活性化する Tanner ステージ 2 後半から 3 までには，わずかに検出されるようになる。 ・エストラジオールは思春期スパートが開始する思春期初期の女子にみられるほどまでには達していない。

つ目のステージを追加している。そして Tanner がわかりやすい図に直して，現在，広く使用されている（図 22-6）。

エストラジオール（E_2）は乳房を発達させ，子宮のサイズの増大，子宮内膜の増殖，腟分泌物の増加に関与する。月経は，エストラジオールによる子宮内膜の増殖に引き続き，黄体の消退（黄体ホルモンの減少）によりもたらされる。テストステロンはエストラジオールの生合成において直前の前駆物質であるために，エストラジオールの増加に伴い，女子においても，男子よりは低濃度であるが増加する。すなわち変声，筋肉の増強などは起こらない程度の増加にとどまる（表 22-3）。

Ⅲ．二次性徴による身体変化（生殖器以外）

1．声変わり，にきび

声変わり（変声）は，Tanner外性器（陰茎）ステージ3〜4である13歳ごろにみられ，成人男性の声には15歳で達する。これは，思春期に喉頭，輪状軟骨，甲状軟骨，喉頭筋の変化がみられるためである。男子では声帯の膜性および軟骨性部分が長くなる。思春期前には，男女ともに12〜15 mmであった声帯（膜性部は7〜8 mm）が，成人男性になると18〜23 mm（膜性部は12〜16 mm）となる。成人女性はわずかに大きくなり，13〜18 mmとなる。男子では，顔のひげは上唇と頬にみられるようになる。その後，下唇の正中から両側と顎に広がっていく。開始時期はTanner陰毛ステージ3である。腋毛が発現した時点で腋窩腺（アポクリン汗腺）も機能し始める。

にきびと頭皮のふけは性ステロイドによりみられる。思春期初期のわずかにみられたにきびも，思春期後半には，ひどいにきびになってしまうことがよくある。特に男子では，重症のにきびとなってしまうことがある。にきびは12歳ごろからみられる。女子のにきびは，陰毛や乳房の発育前にみられる所見であることがある。思春期開始初期には，多くの男子でにきびはみられるが，Tanner外性器（陰茎）ステージ5では，男子の100%でにきびがみられるようになる。

概して，思春期男子は女子よりも口腔衛生は不良である。また，残念なことに，思春期では歯肉炎を発症しやすい。この歯肉炎は性ステロイド濃度と細菌との関係によって，男女とも起こりやすくなっている。

2．思春期の身体組成と性差

身体はいろいろな成分から構成されているが，身体をたった2つの成分，すなわち脂肪と脂肪でない部分（除脂肪）から構成されると考えた身体組成のモデルを，2コンパートメントモデルという。この概念では，体重は体重＝体脂肪量＋除脂肪量という式で表される。除脂肪量には筋肉，骨，血液のほか，脂肪を除くすべての成分が含まれることになるので，この式は健康指導上も有効に活用できる（図**22-7**）。体脂肪量は9歳ごろから，除脂肪量は12歳ごろから男女の差が拡大しはじめる。除脂肪量は，女子では15〜16歳には増加が停止し，男子は19歳くらいまで増加する。一方，体脂肪量については，女子では思春期を通して増加するが，男子では13〜15歳ごろ以降はわずかな増加しかみられなくなる。体脂肪率は，女子では思春期を通じて増加し，男子では12歳をピークに減少して16〜17歳ごろに最も小さくなり，その後やや増加する[3)]。

このように思春期スパートや身体組成の変化は，成長ホルモン・IGF-Ⅰ，甲状腺ホルモン，レプチン，性ホルモン（テストステロン，エストロゲン）などの内分泌因子により調節されている。

3．骨密度

思春期には，男女ともに長幹骨の長さと直径が増えて，骨密度の増加がみられる。最大骨密

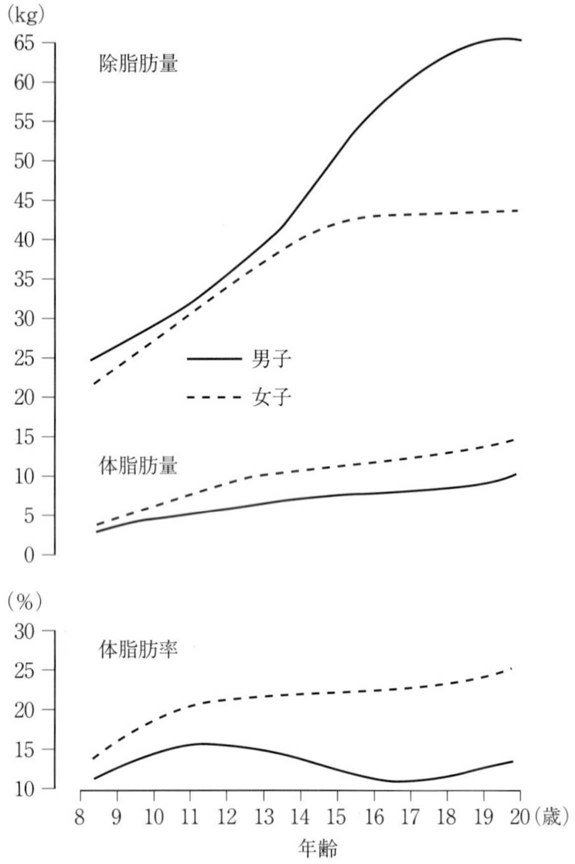

図 22-7 思春期に生じる身体組成の変化[3)]

度は，将来，骨粗鬆症発症予測の参考になる。ピークは，女子では 16 歳，男子では 17 歳で達する（図 22-8）。その後は 30 年間ほどプラトーである。身長の伸びと骨密度の充実には，時間的ずれがあるために，骨折を起こしやすい。骨密度の増加には，身長，体重，思春期レベル，BMI と関係があるが，IGF-Ⅰとは関連がない。女子においても，テストステロンは骨発育がカルシウム貯蔵に役立つが，これは皮膚，骨組織でのアロマターゼによる芳香化の結果，エストラジオールへの変換が起こるためである。

男子において，テストステロンは骨への直接作用は弱く，成長と骨塩増加にはやや影響を及ぼす程度であり，成人に至るまでの骨成熟が完成する過程には関与しない。骨に対しては，エストロゲン受容体を介するエストロゲン作用が強く働く。男子でもテストステロンが皮下脂肪などで芳香化されて，エストラジオールに変換されて全身循環しているが，このエストラジオールが思春期の骨成長（成長スパート），骨密度の増加，骨成熟（骨端線の閉鎖）に関与する。

Ⅳ．思春期発来機序の基礎

1．間脳-下垂体-性腺系の発達

初経発来時期の 12 歳になると，まだ初経発来のない時期でもエストロゲン，黄体化ホルモン

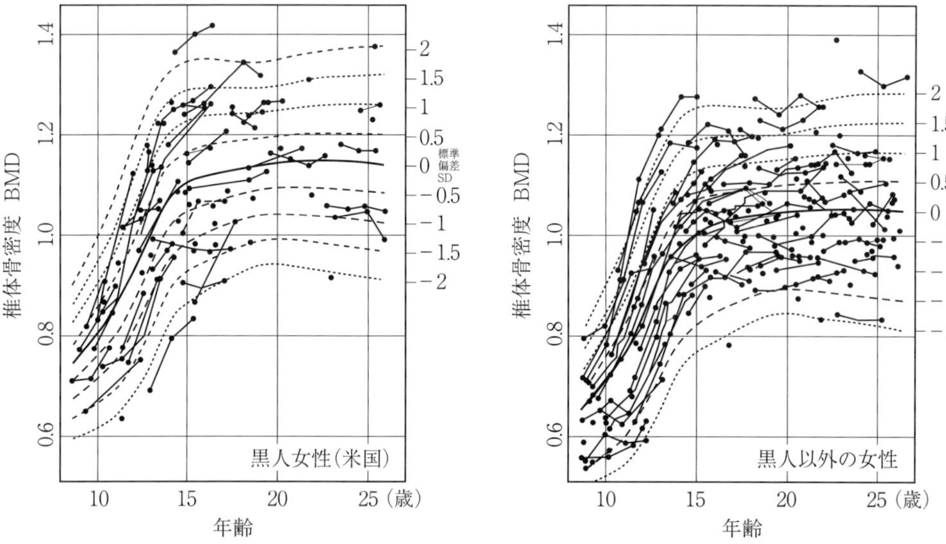

図 22-8　椎体骨密度
黒人女性の骨密度は，黒人以外の女性よりも椎体骨密度は高い。両者ともに，15歳以降には，プラトーに達する

LH，FSHは初経発来時点と同レベルまでに，すでに達しているのが特徴である。そして二次性徴とともに，卵巣でのエストロゲン産生は漸増する（図**22-9**）。

視床下部-下垂体系の発育により，LHの脈動的（パルス状）分泌が夜間に起こり，ゴナドトロピンの分泌が増加する。次いで，性腺（卵巣）からのエストロゲン分泌が亢進して，二次性徴が始まり，初経の発来に至ることが知られている。しかし，これらの視床下部性ゴナドトロピン放出ホルモン（LHRH），下垂体性ゴナドトロピン（LH，FSH）分泌，性腺からのステロイド分泌とそのフィードバック機構はすでに胎生期，新生児期にも存在しており，その後，学童期には休止期に入る。思春期の初めに再び中枢の機能が活発となることで，思春期発来が起こるのであるが，その機序に関しては明らかではない。

2．LHRHの脈動的（パルス状）分泌

思春期に起こる内分泌的変化は，夜間の視床下部からのLHRHの脈動的（パルス状）分泌である。賦活化視床下部細胞が脈動的にLHRHを分泌することから，LHRH脈動的分泌刺激発振器 pulse generator はLHRH産生神経細胞自体のなかに存在すると推測されている。このLHRH分泌に反応して，LHは脈動的に下垂体から分泌される。この現象は，思春期前の小児にもみられるが，不規則で振幅も小さい。これに対して，思春期発来時には分泌量も多く，夜間における脈動的分泌も著明となる。思春期前にみられた夜間の脈動的分泌は，思春期発来以降では日中にもみられ，これが思春期の成熟度を反映している。なお，測定されるLHは免疫学的活性よりも生物学的活性が高いとされる（図**22-10**）。

3．下垂体のLHRHに対する反応性の変化

思春期には，下垂体のLHRHに対する感受性も亢進する。思春期前から，LHRHに対する反

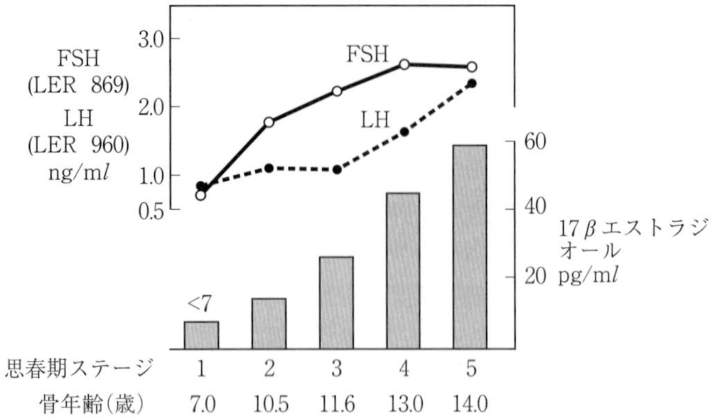

図 22-9 女子の平均血漿エストラジオール，FSH，LH 濃度と平均骨年齢[11)]

それぞれ思春期前（ステージ1）から思春期（ステージ5：成人型）まで測定した。ただし思春期では，ゴナドトロピンは睡眠中に脈動的に分泌されているので，ゴナドトロピンを日中の1回のみ測定したデータでは限界があるので注意が必要である。性ステロイドは思春期のステージを決定するのに有効である

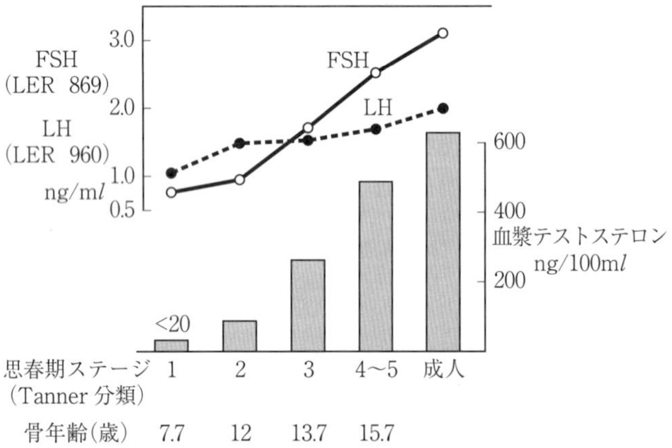

図 22-10 男子の平均血漿テストステロン，FSH，LH 濃度と平均骨年齢[11)]

それぞれ思春期前（ステージ1）から思春期（ステージ5：成人型）まで測定した。ただし思春期では，ゴナドトロピンは睡眠中に脈動的に分泌されているので，ゴナドトロピンを日中の1回のみ測定したデータでは限界があるので注意が必要である。性ステロイドは思春期のステージを決定するのに有効である

応はLHとFSHともに高く，以後徐々に下がってくる。下垂体からのLHとFSHの刺激により，卵巣からは性ステロイドの分泌が始まり，エストロゲンの分泌が増加する。このエストロゲンによって，二次性徴が引き起こされる。

4．中枢におけるLHRH分泌抑制の解除

中枢抑制物質として可能性があるのは，ドーパミン，ノルアドレナリン，セロトニンやオピオイドなどがある。松果体から分泌されるメラトニンやコルチコステロン放出ホルモンなどもLHRH脈動的分泌に影響を与える可能性があるが，その機序は不明である。

思春期の始まる8～9歳ごろから血中の性腺刺激ホルモン（LH，FSH），各種ステロイドホルモンの変化をみてみると，まずFSHが，次いでLH，E_2値の順で上昇し，初経発来に至る。また，各種のアンドロゲンも上昇してくる。この時期に血中濃度が下降ないし低下傾向を示すものは，TeBG，5α-アンドロスタンジオール 5α-androstanediol（アンドロゲンの一種）およびプロラクチンである。TeBGの低下は，性ステロイドの活性型を増す結果となり，二次性徴に促進的に働く。5α-アンドロスタンジオールの生理的な役割は不明である。中枢抑制作用のある物質としては，FSHに対するものとしてインヒビンがあるが，女子では，思春期には年齢とともに上昇するといわれている。

5．性ステロイドに対する中枢の感受性変化

視床下部よりの性腺刺激ホルモン放出ホルモン（GnRH）分泌，下垂体からのLH，FSH分泌は生後4歳ごろまでは認められるが，その後は思春期発来まで休止期に入る。そして，9～10歳を過ぎるころから再び活動を開始する。この小児期における視床下部-下垂体の活動停止と思春期における再発動については，従来から中枢の性ステロイドに対する感受性の変化によって説明されてきた。少量の性ステロイドで抑制（ネガティブフィードバック）を受けていた中枢が，思春期に近づくとその感受性（セットポイント）が低下して，性腺刺激ホルモン（LH，FSH）は上昇を開始するというものである（ポジティブフィードバック）。

Turner症候群でも，FSHの上昇は10歳過ぎに起こることから，性腺からの微量のエストロゲンないしアンドロゲンが中枢抑制をしているのか，あるいはステロイド以外の何らかの抑制物質が存在している可能性がある。その結果，抑制が解除されて性腺刺激ホルモン分泌が亢進することが想定されている。この中枢抑制物質として，ドーパミン，ノルアドレナリン，セロトニンやオピオイドがあげられる。松果体からのメラトニン，コルチコステロイド放出ホルモンなどもGnRHパルスに影響を与える可能性が示唆されるが，その機序は不明である。

性腺刺激ホルモンは，男子であれば精巣，女子であれば卵巣に働く。精巣では，LHがLeydig細胞（ライディヒ細胞）に作用してテストステロン分泌を促進し，FSHがSertoli細胞（セルトリ細胞）に作用して，精細管の成熟と精子形成を促す。卵巣では，LHが莢膜細胞に働いてテストステロンに至る性ホルモン合成を促進し，さらにFSHの作用が加わることにより，最終的にエストラジオール（E_2）が合成され分泌される。

6．中枢神経系と思春期の関係―特にゴナドトロピン分泌パターンについて

性腺刺激ホルモン（ゴナドトロピン）の脈動的分泌には，緊張型（tonic）パターンと周期的（cyclic）パターンという2つのパターンがある。緊張型分泌パターンないし基礎分泌はネガティブフィードバックで調節されている。よって，下垂体ゴナドトロピンは循環血中の性ステロイドとインヒビン濃度と逆の変化をしている。緊張型分泌パターンは男子と女子のゴナドトロピン分泌に関係している。周期型分泌はポジティブフィードバックないし刺激的分泌パター

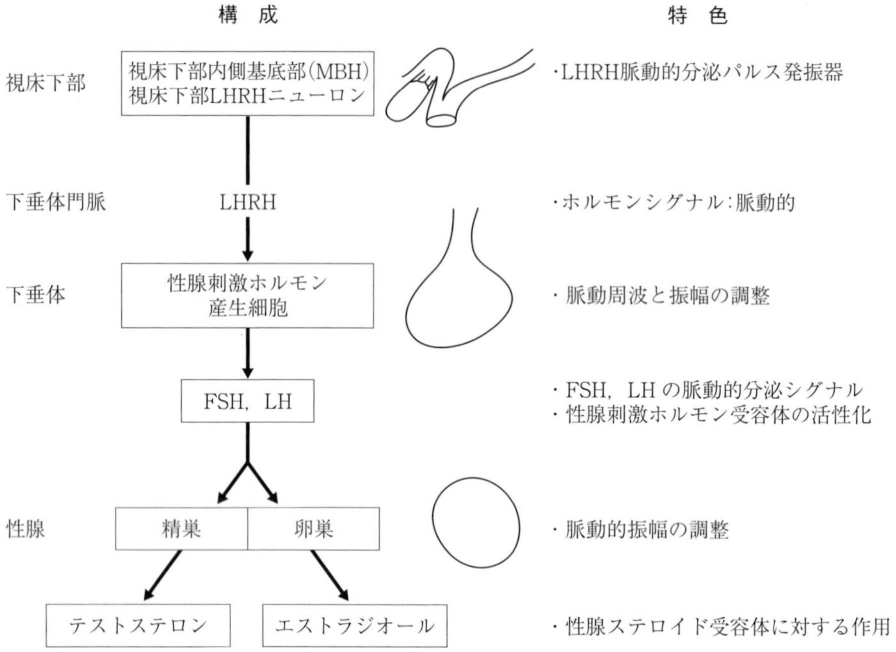

図 22-11　視床下部-下垂体-性腺系の概要

ンである。よって，循環血中のエストロゲンの増加は LH と FSH の分泌増加と一致してみられる。排卵性 LH サージも同じ機序による。これは，閉経前の成人女性の分泌パターンである。

V．思春期発来の調節メカニズム

1．ヒトの思春期発来機序の仮説

① 唯一，中枢神経系が思春期発来を抑制制御する。思春期発来の神経内分泌調節は，視床下部内側基底部（medial basal hypothalamis；MBH）にある内因性脈動的発振器（generator ないし oscillator）として作動する LHRH 分泌-神経分泌細胞で行われる。
② 生殖機能の発達は，性分化と胎児期から始まる性成熟達成と妊孕性獲得に至るまでの視床下部・下垂体・性腺系の個体発生の連続性による（図 **22-11**）。
③ 思春期前の小児における LHRH 脈動的分泌発振器は，胎児期から小児にかけてはステロイド依存性ないし非依存性の抑制機序によって低レベルの活動に設定されている（juvenile pause）。
④ 思春期には，乳幼児期に特徴的な中枢神経系による LHRH 脈動的分泌発振器ジェネレーター抑制の再活性化（脱抑制）がみられるようになる。その後，LHRH 脈動的分泌の振幅と周波数の増加に導き，下垂体の LH，FSH 分泌の増加と最終的に性腺の成熟に至る。内分泌学的には，思春期は夜間の LHRH 脈動的分泌と性腺刺激ホルモン分泌の増大が再び復活することである（図 **22-12，13**）。幼児における FSH と LH の脈動的分泌は，明らかに男児と女児では異なっている。その後の 10 年間は性腺刺激ホルモンの脈動的分泌は思春

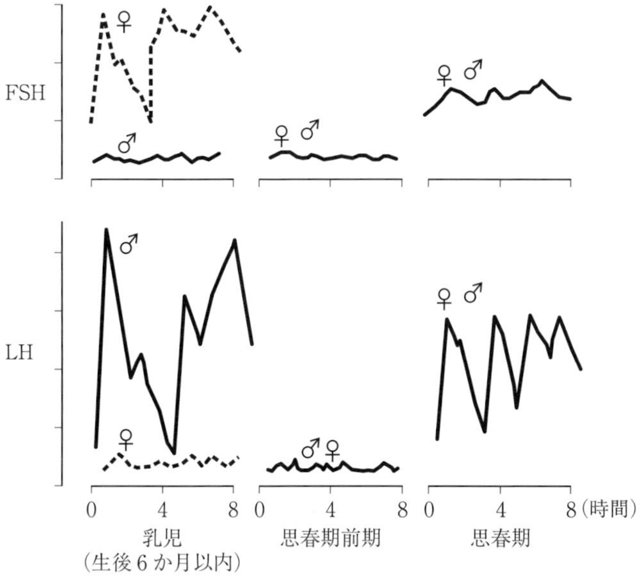

図 22-12 乳児，思春期前期，思春期における FSH と LH の脈動的分泌パターンの変化

乳児（生後6か月以内）の男児では LH が，女児では FSH が不規則ではあるが，脈動的に分泌されている。思春期前期には，男女ともに LH，FSH の脈動的分泌は休止している（juvenile pause）。思春期に入ると，男女ともに LH，FSH の規則正しい脈動的分泌がみられる

期に至るまで減衰する（juvenile pause）。juvenile pause とは，閉経（menopause）に対比した表現である。

2．睡眠関連 LH 放出と思春期発来との関係

思春期の小児において，主に睡眠関連脈動的分泌は初期から中期思春期で明らかにみられている。また，LH 増加量は著しく多いものではないが，思春期前の小児では，昼間よりも夜間の尿中 LH 排泄が有意に増加することが報告されている（図 22-12)。思春期初期と中期，思春期前でさえも，睡眠時の LH パルス（脈動的）振幅は増加している。思春期後期には，日中の LH パルス振幅は増加していくが，まだ睡眠中の LH パルス振幅は成人に比して小さく，成人パターンには達していない。

乳児の間欠的にみられるゴナドトロピン分泌には，明らかに性差がある。パルスの振幅は大きく，生後6か月までの男児と生後1〜2歳までの女児では，血漿中のゴナドトロピンレベルに関連している。この年齢以降，脈動的分泌は思春期前まで振幅は減衰していき，午後7時ごろにわずかに振幅がみられることがわかるが，実際に確認することは困難になる。思春期の身体的変化と基本的な内分泌変化が出現する以前の5〜6歳の健常女児においてさえも，すでに日中の血清 LH，FSH とテストステロン増加が短時間みられる。この現象は，思春期出現準備のため長期間にみられる。男児では，睡眠時にみられる LH 放出は，テストステロン分泌増加を

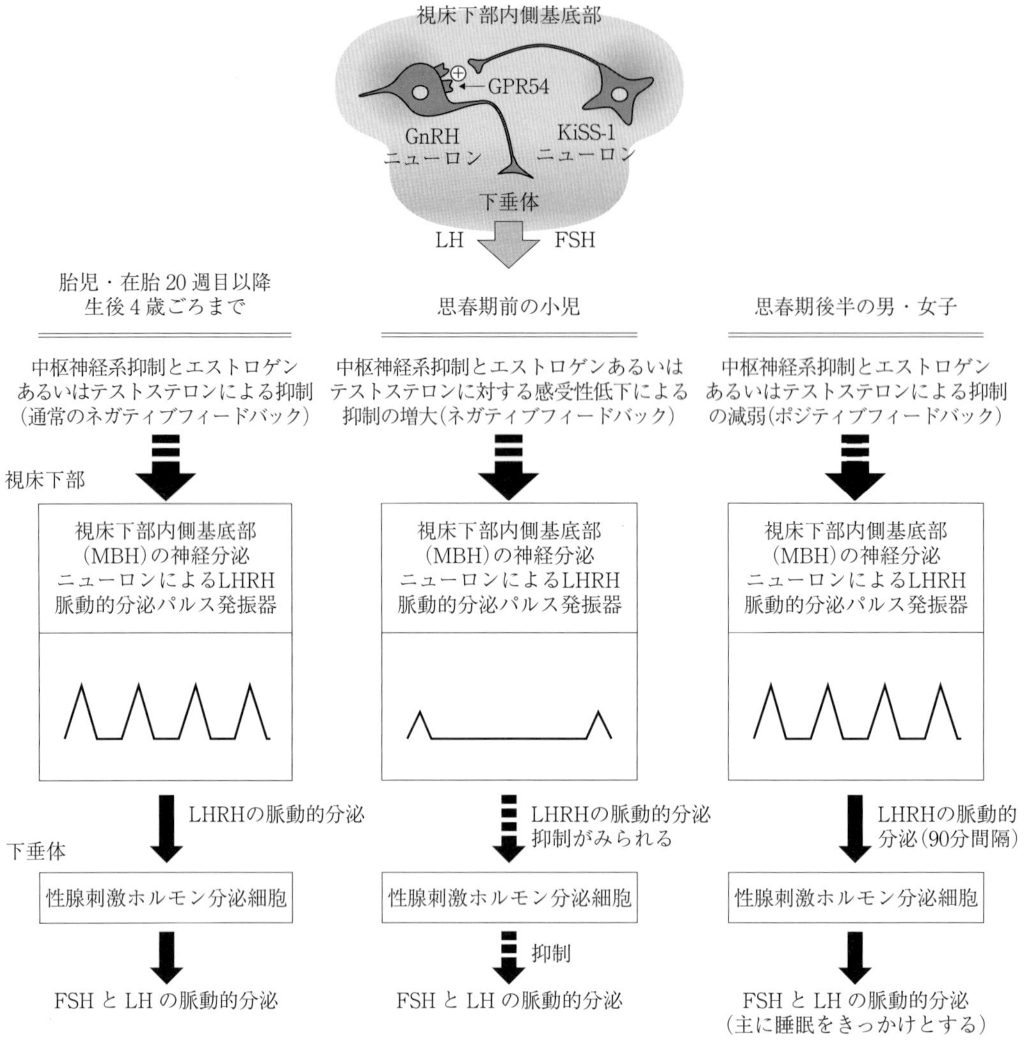

図 22-13 思春期発来を調節する 2 つの機序
中枢神経系抑制とエストロゲンあるいはテストステロンによる抑制の増大（ネガティブフィードバック）と抑制の減弱（ポジティブフィードバック）が関係している。ネガティブフィードバックが強力に作用している思春期前の内分泌環境を juvenile pause という

誘導し，夜間のテストステロン分泌上昇に至る（**図 22-14**）。睡眠による LH 分泌増強は中枢神経系の成熟と視床下部での LHRH 分泌抑制が関係している。しかしながら，どのような神経因子が関与しているかは不明な点が多い。

時折みられる間欠的ゴナドトロピン放出は，抗 LHRH 抗体，性ステロイドやカテコラミン作動性アゴニストあるいはアンタゴニストの投与によって抑制される。一方，オピオイドアンタゴニストであるナロキソンによって促進される。ナロキソンはテストステロンを介した LH 抑制をせず，さらに，思春期初期から中期の男子の LH 脈動的分泌に対するテストステロンの効果を変えることもしない。思春期の内因性 LHRH 分泌増加は，性腺刺激細胞（gonadotroph）

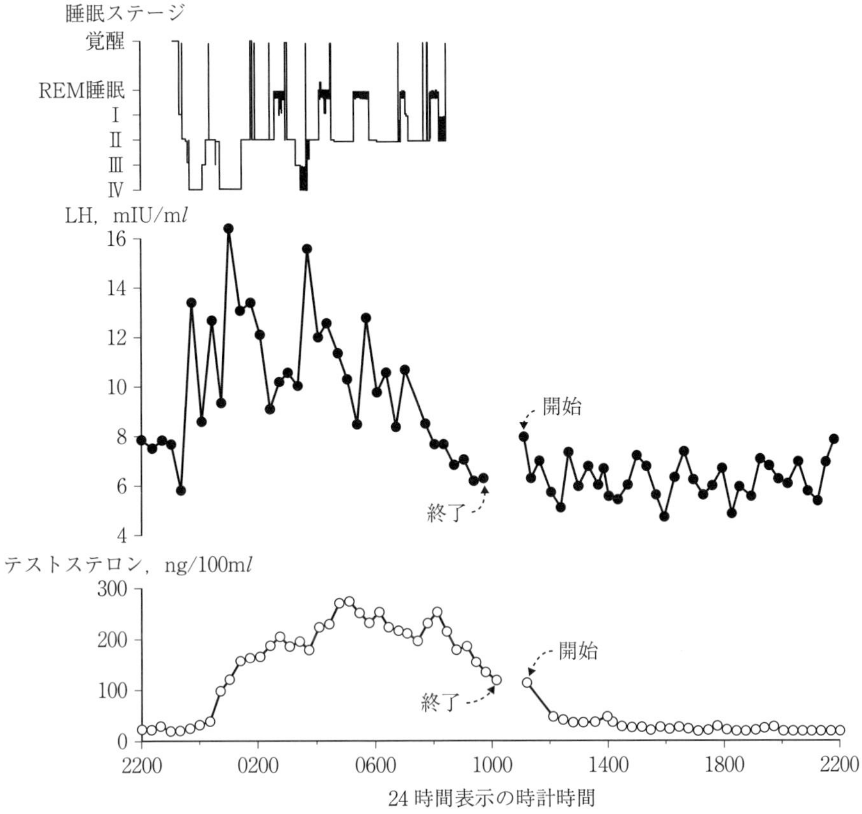

図 22-14　睡眠と LH，テストステロンの変動[12]
14歳男子（思春期ステージ 2）の血漿 LH 濃度とテストステロンを 20 分間隔で採血して測定した。ヒストグラムは睡眠ステージに連続しており，夜間睡眠の上に描かれている。睡眠ステージ stages Ⅰ～Ⅳと REM 睡眠を線グラフの深さで記してある。ヒトの思春期：睡眠中の LH とテストステロン分泌増加は同時にみられる

に対するプライミング（初回刺激）効果があり，下垂体の LHRH に対する感受性を増加させる。すなわち，思春期前の睡眠関連 LH 放出は，思春期前と思春期における下垂体性腺刺激細胞の LHRH 投与に対する感受性増加と相関している。思春期前の小児では，睡眠中の視床下部 LHRH 脈動的分泌発振器は抑制にとどまっていることからも，男女ともに夜間の LH 放出抑制は明らかである。LH 脈動的振幅の増加が睡眠中に同調することは，思春期発来の神経内分泌学的所見である（図 **22-15**）。

3．思春期発来と神経伝達物質

神経ペプチド Y（neuropeptide Y；NPY）は脳内蛋白質であり，視床下部弓状核に多く存在する。摂食中枢を調節すると考えられてきたが，NPY は LH や GH 分泌抑制因子として働いていることが明らかになった。NPY 投与ラットでは，摂食量の増加とゴナドトロピン分泌低下が起こる。NPY は GnRH 分泌神経細胞に軸索-軸索を介して直接的な抑制作用を有していると考えられている。また，IGF-Ⅰ低下や性成熟が遅延することが報告されている。レプチン投

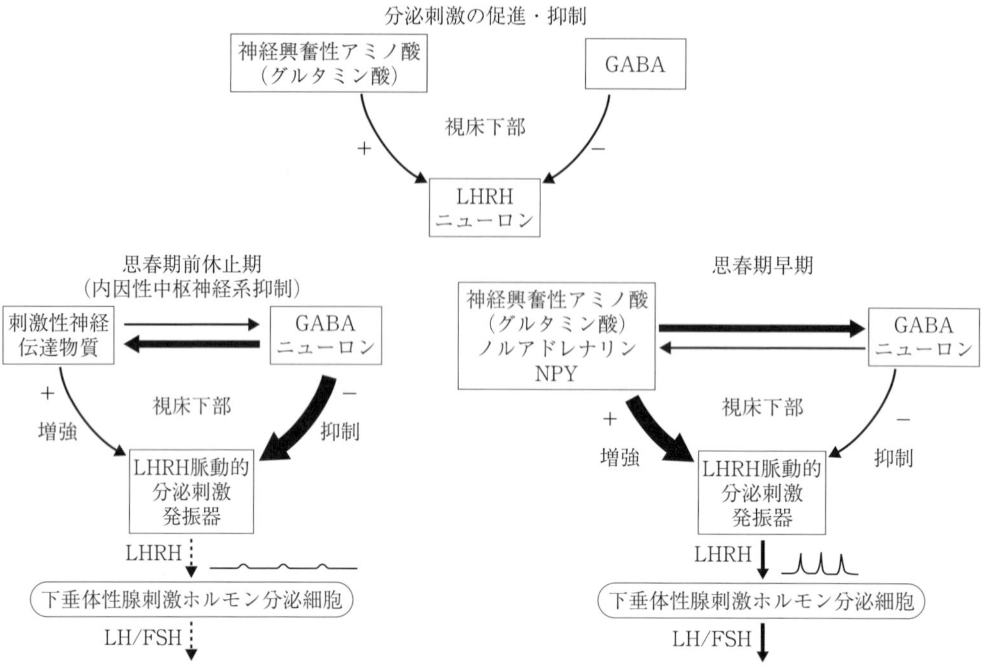

図 22-15　思春期前休止期（juvenile pause）の神経内分泌学的な神経伝達物質による分泌刺激の促進・抑制（the yin and the yang）と LHRH 脈動的分泌パルス発生の内因性抑制と思春期発来に至る juvenile pause の終了について

GABA ニューロンネットワークと神経伝達物質としての GABA は LHRH 脈動的分泌刺激発振（器）を抑制する主要な構成要素である。思春期前休止期には，GABA ニューロンは LHRH 脈動的分泌刺激発振（器）を抑制する。思春期早期には，グルタミン酸などの刺激性神経伝達物質が LHRH 脈動的分泌刺激発振（器）を増強する。一部は増加した LH/FSH により産生された性ステロイドもパルス発生に関与する。しかし，上位中枢に関しては解明されていない

（Grumbach, M. M. and Styne Puberty, D. M.：Ontogeny, neuroendocrinology, physiology, and disorders：Pituitary and gonadal sensitivity to tropic stimuli. *In* Larsen, P. R., Kronenberg, H. M., Melmed S., et al., eds., Williams Textbook of Endocrinology. Tenth Edition, Saunders, Philadelphia, Pennsylvania, 2003, p. 1165.）

与による性成熟の促進や性機能，特に GnRH/Gn 分泌の亢進は，思春期におけるレプチンによる NPY 作用抑制を介しているものと考えられる。

ヒト以外の霊長類では，思春期において下垂体茎-正中隆起における GABA の減少およびグルタミン酸の上昇が LHRH 放出を増加させる。また，思春期の進行により他の神経伝達物質，NYP，ノルアドレナリン（NE）などの促進因子やオピオイドなどの抑制因子が LHRH 放出を制御している。

kisspeptin ないし metastin とよばれる哺乳動物の RFamid peptide は，GPR54 受容体のリガンドとして知られている。GPR54 受容体の機能喪失型突然変異では，低ゴナドトロピン性性腺機能低下症となる。kisspeptin は，GnRH ニューロンに投影する弓状核と前腹側脳室周囲ニューロンの一部に表出しており，テストステロンとエストラジオールの影響を受ける。kisspeptin は思春期発来時に増加をしており，kisspeptin を脳室内に投与すると，GnRH によるゴ

ナドトロピンの分泌が起こる。

もう1つは，弓状核に特異的に存在するGALP（galanin-like peptide）である。ラットでは，ゴナドトロピン放出の中心的な刺激因子であり，かつ，性行動にも強く影響をしている。kisspeptinとGALPニューロンは，レプチンの標的であるために，食事摂取と栄養状態の影響下で思春期発来の生殖機能の調整に関係している。kisspeptin mRNAは胎盤，小腸，肝臓，精巣，膵臓，脳，特に視床下部と基底核にみられる。*KiSS-1*遺伝子産物がkisspeptinであり，kisspeptinが蛋白分解して54個のアミノ酸になったGPR54（metastin 54）は，ロドプシンファミリーに属するG蛋白共役受容体蛋白である。ラットではGnRHニューロンにGPR54が存在しており，マウスでは視床下部の腹内側核に存在している。哺乳類，霊長類では思春期から成獣に至る間にkisspeptinが増加して，それに従いGPR54が増加して，GnRHニューロンを活性化する。kisspeptinはGPR54を介してjuvenile pauseを終了し，GnRHの分泌を再開するようにすると仮説される。レプチンはkisspeptinに直接作用して，間接的にGnRHニューロンに作用するとされる。

このように思春期発来の新しい引き金が候補に上がってはいるが，その上位レベルで指令を出している中枢の解明はまだである。

4．レプチンの関与[6)7)]

思春期の発来には，個体の体重が正常な過程を経て，ある一定の値に達することが大切である。体重と思春期の発来の関係は，脂肪細胞が分泌するレプチンの作用によると考えられている。遺伝的肥満のob/obマウスはレプチンを欠き不妊であるが，レプチンを投与すると生殖能力が回復する。性的に未成熟のメスのマウスにレプチンを投与すると思春期が始まる。

レプチンは視床下部に受容体があり（卵巣，精巣にも存在するが），レプチン投与によってゴナドトロピンが増加することから視床下部に高い親和性があり，直接中枢に作用して思春期発来のシグナルとして働いていると考えられる。

初経発来の直前に急激な体重増加がみられるが，この脂肪も体全体よりも体内分布が重要とされる。従来より，脂肪細胞によるアンドロゲンからエストロゲンへの生成酵素活性（アロマターゼ）によってエストロゲンの産生が増加することに主眼がおかれていたが，脂肪細胞と中枢との関係には，レプチンの関与が重要と考えられるようになった。レプチンはヒトにおいて肥満とともに増加して，視床下部の摂食中枢に作用し食欲を抑制する。一方，飢餓でレプチン濃度は低下する。レプチンは生殖系の促進因子として重要な物質と考えられている。ヒトでは，男子で年齢とともに増加をしていき，思春期発来8か月前に最高値となり，思春期発来後に減少する。同時に測定したテストステロンとは逆相関を示している。

やせた女子の初経は遅いことから，思春期発来と栄養状態は関係しているといえる。初経発来後も，バレリーナ，マラソンランナー，神経性食思不振症患者で，極端にやせている場合には無月経になるように，体重と性機能の間には密接な関係がある。

1）レプチンと性機能

レプチンが欠損しているob/obマウスでは，ゴナドトロピンの分泌量が少なく繁殖能力がない。このマウスにレプチンを投与すると性周期が再開し，妊娠，出産が可能となる。レプチンは摂食行動を調節するのみならず，性機能にも重要な作用があることが明らかになった。長い間，謎であった末梢の脂肪量と性機能を結ぶ物質としてレプチンが注目されるようになった。

ヒトのレプチン欠損例およびレプチン受容体異常症例でも，肥満とともに性機能に障害があることが報告されている。やせの女性は血中レプチン濃度が低下するとともに無月経になることが確認され，性機能の維持には1.8 ng/m*l* 程度の血中レプチン濃度が必要と考えられる。レプチンには摂食量の制限による性機能の低下を抑制する作用がある。これは，体重減少性無月経の本態がレプチン不足によることを示唆している。ただ，このレプチンの作用には限度があり，70％の食餌制限では一部の動物でしか性機能を維持することができないとされる。

レプチンが性機能を活性化する機序も検討されている。ラットを絶食にするとLHの脈動的分泌が消失するが，レプチンを投与するとLHの脈動的分泌が回復する。レプチン受容体は視床下部に多数存在することから，レプチンの性機能への作用機序は，主に視床下部にあるとされる。ただし，レプチンがGnRH細胞に直接作用しているのか，他の神経細胞を介して間接的に作用しているのかは不明である。雄ザルを用いた組織学的検討では，レプチン受容体とGnRHの共存性はなく，GnRH分泌に影響することが知られているNPYやプロオピオメラノコルチン（POMC）などの神経細胞との共存が多く，これらの神経細胞を介在している可能性が高い。レプチンの下垂体におけるゴナドトロピン分泌促進作用には，至適濃度が存在すると考えられる。しかし，下垂体のレプチン受容体の発現は低レベルのために，下垂体はレプチンの主たる作用部位ではないとされる。

卵巣の顆粒膜細胞にもレプチン受容体が発現している。比較的多量のレプチンを添加した場合には，顆粒膜細胞からエストロゲン分泌が抑制されるという。レプチンは，卵胞発育に関しては抑制的に働くと考えられ，過度の肥満による排卵障害が引き起こされる機序の1つと考えられる。

2）思春期とレプチン

5～15歳までのヒトの血中レプチン濃度は，女性では成長とともに増加するのに対して，男性では思春期早期にピークに達した後に減少する。血中レプチン濃度の性差は，主にテストステロンの作用によるとされる。性成熟に伴い血中レプチン濃度は増加する。初経の前後でも，レプチン濃度は増加することからも明らかである。正常マウスに対しても，レプチンは摂食行動を抑制し，消費エネルギーを増加して体重を減少させるにもかかわらず，腟開口，性周期の獲得，初交時期が早くなるなど，性成熟を促進する作用がある。

体重の少ない女性で思春期の発来が遅いというのは，血中レプチン濃度が低いために視床下部からのGnRHの分泌が不十分となり，下垂体，卵巣などの機能の成熟が遅れると説明できる。レプチンは，生殖活動を開始するのに必要な条件の1つであるエネルギー貯蔵量の情報を，性中枢へ伝達することで性成熟のタイミングをコントロールしている。

要約すると，レプチンは思春期発来を助長する因子ではあるが，引き金となる主要因子ではない。

5．メラトニン

ヒトでは，松果体とメラトニンは思春期発来の中心的役割を果たしていない。

6．プロラクチン

プロラクチン（PRL）に分泌障害があっても，思春期発来はみられる。かつ，妊孕性に障害もない。ヒトでは，思春期発来に不可欠ではない。マウスでは，乳腺発育に必要であるが，ヒトでは必須なものではない。エストロゲンが主たる役割を果たしている。思春期を通じても24時間平均PRL値，脈動的分泌の振幅と頻度に，男女とも差異はない。エストロゲンはPRL分泌を促進するので，二次的に思春期後期にPRLが増加する。ただし，過度のPRL増加をきたすPRL産生腫瘍（プロラクチノーマ）の場合には，無月経となる。

7．テストステロン結合グロブリン

循環血中のテストステロンの97%とエストラジオールの99%は，テストステロン結合グロブリン（TeBG）と自由に結合している。遊離ステロイドのみに活性がある。TeBGは90〜100 kDの糖蛋白である。思春期前のTeBGは男女ともほぼ同じレベルにある。思春期前から思春期に進むにつれてTeBGは低下していき，付随して遊離性ステロイドが増加していく。思春期になると，女子ではTeBGの低下がわずかにとどまる。テストステロン増加の結果として，男子では著明に低下する。

副腎皮質性思春期徴候（後述）のさいに副腎アンドロゲンの増加がみられるが，これはTeBGレベルの急な低下による遊離テストステロンの増加が関係している。これには，副腎性ステロイドのうち，特に副腎網状層から分泌される副腎性アンドロゲンのDHEAやDHEA-Sは，それ自身弱いアンドロゲン活性しか示さないが，性ステロイドの前駆体として，性腺や末梢でテストステロンやエストロゲンに転換されるため，その量的増減は性分化異常や二次性徴の発現異常をしばしば引き起こす。

Ⅵ．副腎性アンドロゲンと思春期

副腎性アンドロゲンのDHEAやDHEA-Sの血中濃度はきわめて特異な変動を示す。すなわち6〜7歳ごろから増加しはじめ，12〜13歳ころにピークに達し，13〜17歳ごろまでにその高値を持続し，以後加齢とともに漸減する。思春期に副腎性アンドロゲンが特異的に増加する機序については不明である。副腎性アンドロゲンの合成分泌を調節する主要なホルモンとしてはACTHが知られているが，血中ACTHは思春期には変動を認めない。この思春期における副腎性アンドロゲンの上昇をadrenarcheとよぶが，健常小児のadrenarcheは視床下部-下垂体-性腺系の成熟（gonadarcheとよばれる）に先行し，思春期の発来や間脳-下垂体-性腺系の成熟における何らかの生理的役割を示唆する。

1．副腎皮質性思春期徴候

副腎皮質性思春期徴候（adrenarche；アドレナルケ）とは，陰毛が出現する現象である。しかし，副腎皮質の思春期の成熟（adrenarche）と副腎と性ホルモンとの関係は十分には理解されていない。adrenarcheのメカニズムについて関心がもたれているが，adrenarcheは性腺性思春期徴候（gonadarche）（視床下部-下垂体-性腺系の成熟）よりも早く出現する。現在，思春期の副腎と性ホルモン間の相互作用などに焦点をおいた研究がされている。

主な副腎性アンドロゲンの前駆体は副腎皮質由来のDHEA，DHEA-Sとアンドロステンジオンである。これらのC19-steroidsを直接活性化するアンドロゲン受容体は存在しない。内分泌腺外での代謝によって，いわゆる副腎性アンドロゲンはテストステロンやエストロゲンとして生理学的に作用する。健常な成人女性では，アンドロステンジオンのみが循環血中のテス

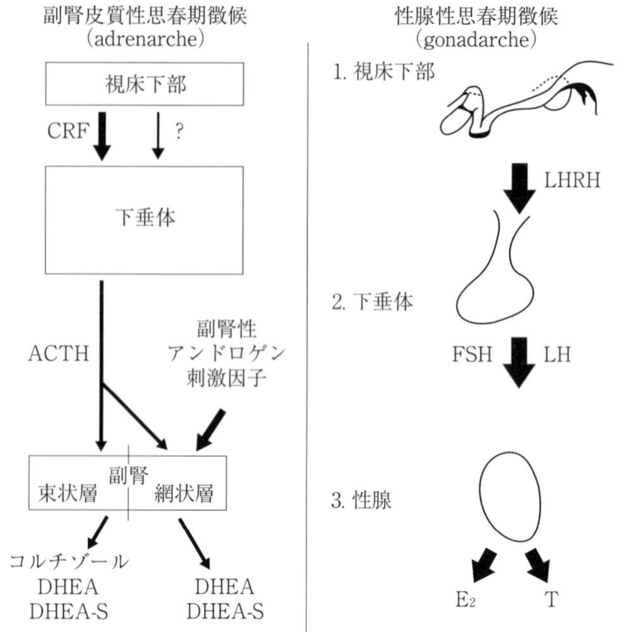

早発副腎皮質性思春期徴候（premature adrenarche）	＋	－
原発性副腎不全	－	＋
6 歳以前発症の思春期早発症	－	＋
6 歳以降発症の思春期早発症	＋	＋
性腺異形成症，ターナー症候群など	＋	－
特発性単独性腺刺激ホルモン欠損症	＋	－
体質性思春期遅発症	－	－

図 22-16　下垂体性副腎性アンドロゲン刺激因子による副腎性アンドロゲン分泌（仮説）
ACTH の影響下にある副腎皮質に対して，推測上の下垂体性副腎性アンドロゲン刺激因子による副腎性アンドロゲン分泌が仮定されている。この仮説では副腎性アンドロゲン刺激因子（AASF）が候補にあがっているが，分離同定はされていない。この下段の図表では，いくつかの性発達にかかわる疾患の adrenarche と gonadarche の有無についても，説明を加えている

トステロンとエストラジオールに変換される重要な前駆体であり，DHEA と DHEA-S の関与は少ない。DHEA と DHEA-S は，末梢組織ではテストステロンとエストラジオールに変換される。しかしながら，実際の代謝や動態についての知見は少ないのが現状である。

2．副腎性アンドロゲン

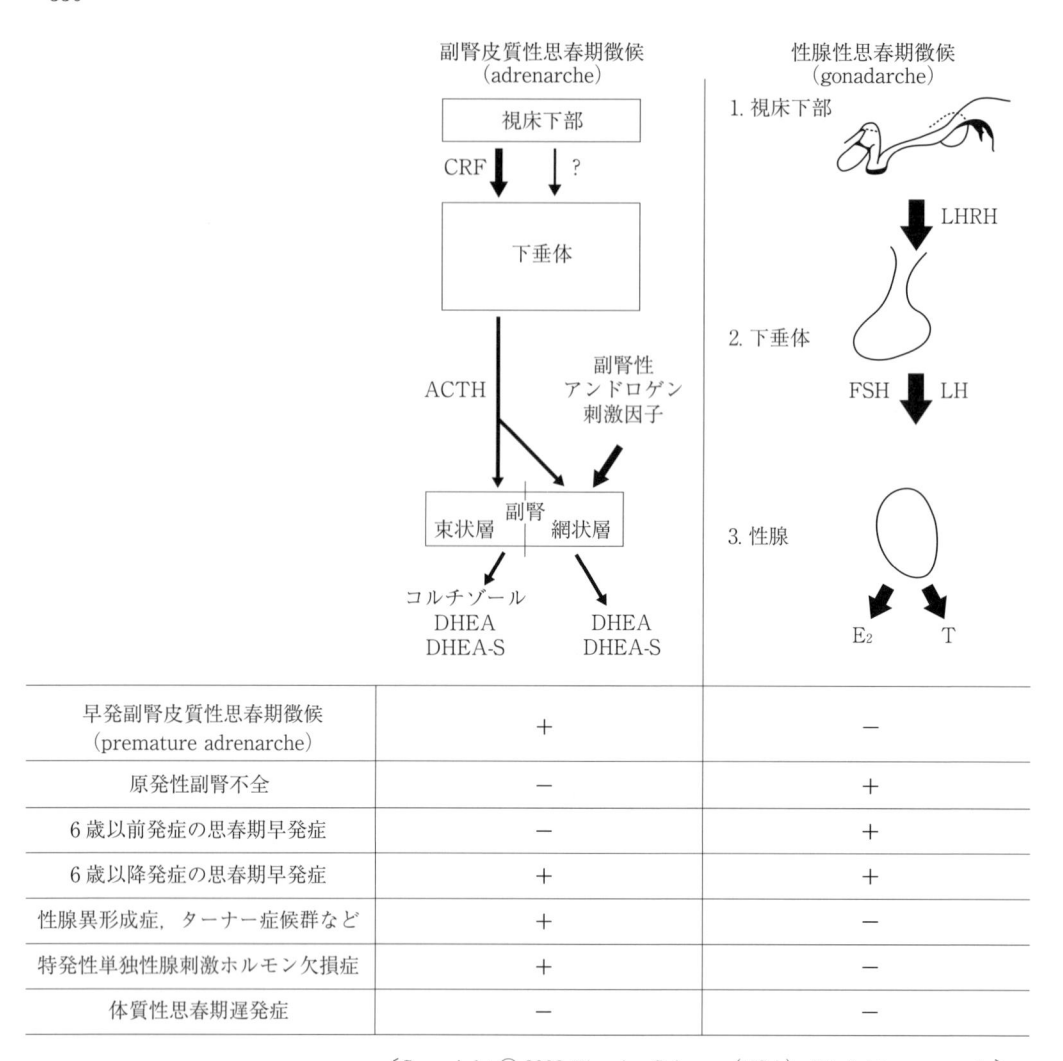

副腎性アンドロゲンは，gonadarche より adrenarche が先に出現することと，恥毛，腋毛の

表 22-4　基本的な思春期のホルモン変化

① 夜間から開始する LH の脈動的（パルス）振幅と頻度の増加
② LHRH の静脈注射による LH 分泌反応の増加
③ 女子におけるエストラジオールの増加と男子におけるテストステロンの増加
④ 成長ホルモン分泌の増加
⑤ 血清 IGF- I 濃度の増加
⑥ 女子におけるプロラクチンの増加

表 22-5　視床下部-下垂体-性腺系経路の個体発生の仮説

胎　児	視床下部内側基底部（medial basal hypothalamis；MBH）にある LHRH 神経分泌ニューロン（脈動的分泌発振器，pulse generator）は在胎 80 日で作動する。FSH と LH の脈動的分泌も在胎 80 日でみられる。初期（在胎 100～150 日）には，LHRH 分泌は抑制されていない。性腺ステロイドのネガティブフィードバックの成熟は在胎 150 日ごろからみられるが，性差はすでにみられる。低レベルの LHRH 分泌は満期でみられる
新生児期と乳児初期	生後 12 日以降，視床下部 LHRH 脈動的分泌発振器は機能亢進となる。男児では生後 6 か月まで，女児では 12 か月までは顕著な FSH と LH の間欠的な分泌がみられ，その結果，一過性の血清テストステロンとエストラジオールの増加が男女ともにみられる
乳児後期と幼児期	内因性中枢神経系の視床下部 LHRH 脈動的分泌発振器の作動抑制が作用する。特に幼児期には優位となる。なかでも 4 歳時に最も抑制が効くようになる。FSH と LH 分泌のネガティブフィードバックが鋭敏に機能しており，低濃度の性ステロイドにも抑制される（セットポイントが低めにセットされる）。LHRH 脈動的分泌発振器は LHRH 放出が低振幅と低頻度となり，抑制されている。その結果，FSH と LH と性ステロイドの分泌は低レベルになる
思春期後半	内因性中枢神経系の抑制効果が減弱していき，視床下部-下垂体系の性腺ステロイドに対する感受性が低下する（セットポイントが高めにセットされる）。LHRH パルスの振幅増加と頻度の増加は夜間睡眠中に増加するようになる。LHRH に対する性腺刺激ホルモン産生細胞の感受性は亢進して，FSH と LH 分泌亢進に至る。FSH と LH に対する卵巣の反応も亢進して，その結果，性ホルモン分泌も増加する

発生に関与している。健常な小児の副腎性アンドロゲンは，思春期発現と視床下部-下垂体-性腺系の成熟に関与していることが示唆される。真性思春期早発症は，発症前に過量なアンドロゲン（副腎過形成男性化型でグルココルチコイド治療をすでにされていた場合や，性ステロイド分泌性副腎ないし性腺腫瘍摘出後など）に曝露されることで発症するが，健常小児の思春期発来については，アンドロゲンの作用がどれだけ反映しているのかは明らかではない。早期に陰毛発現のみがみられる premature adrenarche の多くは，副腎性アンドロゲンの過剰産生がみられるが，思春期の身体成熟や初経は一般小児と変わりはない。部分的思春期早発症として理解されるが，必ずしも病的意義はない。さらに慢性副腎不全の小児であっても，適正なステロイド補償療法がされていれば，副腎アンドロゲンが欠如しているにもかかわらず，思春期は

表 22-6　本章で使用した略語

用　語	略　語
テストステロン	T
ジヒドロテストステロン	DHT
エストラジオール	E_2
性腺刺激ホルモン，ゴナドトロピン	Gn
神経ペプチド Y	NPY
黄体化ホルモン	LH
卵胞刺激ホルモン	FSH
性腺刺激ホルモン放出ホルモン	GnRH
副腎皮質刺激ホルモン	ACTH
副腎性アンドロゲン刺激因子（adrenal androgen stimulating factor）	AASF
黄体化ホルモン放出ホルモン	LHRH
体型指数	BMI
成長ホルモン	GH
インスリン様成長因子-Ⅰ	IGF-Ⅰ
テストステロン結合グロブリン	TeBG
デヒドロエピアンドロステロン	DHEA
硫酸デヒドロエピアンドロステロン	DHEA-S
視床下部内側基底部（medial basal hypothalamis）	MBH

通常に発来をしている。

このように，副腎性アンドロゲン分泌が早期に出現しても思春期早発症発症に至ることはないし，思春期遅発症と副腎性アンドロゲン欠如とも関係はない。さらに慢性副腎不全，単独ゴナドトロピン欠損症，高ゴナドトロピン血性性腺機能不全，アンドロゲン不応症の小児の成長を調査したところ，男女とも副腎性アンドロゲンは本質的には思春期の成長スパートには関与していない。

3．下垂体-副腎性アンドロゲン

副腎性アンドロゲンである DHEA や DHEA-S も思春期に急増する。DHEA は 11 歳から急増するが，DHEA-S は 8 歳ごろから上昇し始める。他のアンドロゲンであるアンドロステンジオンの上昇はさほどみられない。テストステロンは 11 歳ごろから女子においても漸増する。

DHEA-S は副腎網状層の発育ときわめてよく相関する。DHEA-S の上昇が卵巣性ステロイドより早いことから副腎機能と思春期発来との関係は古くから論じられており，gonadarche に対して adrenarche ともよばれている。この時期における副腎性アンドロゲン分泌は，ACTH 以外の刺激物質である副腎性アンドロゲン刺激因子（adrenal androgen stimulating factor；AASF）の存在が想定されているが，いまだ明らかにはなってはいない（図 **22-16**）。

4．副腎性アンドロゲンの生理的意義

DHEA や DHEA-S は，陰毛などの二次性徴と関係があるといわれている。またアンドロゲ

ンは肝臓において性ホルモン結合グロブリン（SHBG）の産生を抑制し，一方 IGF-Ⅰの産生を高めて，思春期の成長に働くとされる。

Ⅶ．思春期発来機序のまとめ

上述のことから，思春期発来機序には２つの機構が考えられる。第１の機構は Gumbach が提唱する性中枢の性ステロイドに対する感受性低下によって，性ステロイドの性中枢への抑制効果が失われ，GnRH/LH のパルス状分泌が亢進することである（ポジティブフィードバック）。第２の機構は，中枢において抑制的に働く神経伝達物質である GnRH 抑制因子からの解除である。中枢 GnRH 分泌に作用するものとしては，グルタミドや γ-アミノ酸（GABA）なども考えられるが，GnRH 抑制作用をもつ NPY の発現・分泌を抑える脂肪細胞ホルモンであるレプチンの増加が思春期発来前に起こることが引き金になっていると考えられる。

思春期発来と性成熟の基本事項を表 **22-4**，**5** に，本章で使用した略語を表 **22-6** にまとめた。

●文　献

1）Grumbach, M. M. and Styne, D. M.：Puberty：Ontogeny, Neuroendocrinology, Physiology, and Disorders. *In* Williams Textbook of Endocrinology, 10th Edition, ed. by Larsen, P. R., et al., Saunders, Philadelphia, 2003, pp. 1115-1170.
2）Styne, D. M. and Grumbach, M. M.：Puberty：Ontogeny, Neuroendocrinology, Physiology, and Disorders. *In* Williams Textbook of Endocrinology, 11th Edition, ed. by Kroneberg, H. M., et al., Saunders, Philadelphia, 2008, pp. 969-1036.
3）高石昌弘，樋口満，小島武次：発育段階からみた身体発達の特徴．からだの発達―身体発達学へのアプローチ―，大修館書店，東京，1981，pp. 296-314.
4）鈴木隆雄：日本人のからだ―健康・身体データ集―，朝倉書店，東京，1997，p. 50.
5）保志宏：ヒトの成長と老化，てらぺいあ，東京，1988.
6）武谷雄二・編：思春期医学．新女性医学大系，中山書店，東京，2007.
7）矢内原巧，長塚正晃：思春期発来機序．臨床婦人科産科，57：1132-1139，2003.
8）河内まき子，横山一也，山下樹里，他：設計のための人体寸法データ集．生命工学工業技術研究所研究報告，2：188，1994.
9）木村邦彦：発生―受精から出生まで―，発育―出生から成人までⅠ．人類学講座（8）―成長―，雄山閣，東京，1979，pp. 25-180.
10）小林正子，衛藤隆：思春期におけるからだの発育．周産期医学，22：449-453，2002.
11）Grumbach, M. M.：Onset of puberty. *In* Berenberg, S. R., ed., Puberty, Biologic and Social Components. Leiden, HE Stenfert Kroese, 1975, pp. 1-21.
12）Boyar, R. M., Rosenfeld, R. S., Kapen, S., et al.：Human puberty：simultaneous augmented secretion of luteinizing hormone and testosterone during sleep. J. Clin. Invest., 54：609-618, 1974.
13）Sklar, C. A., Kaplan, S. L. and Grumbach, M. M.：Evidence for dissociation between adrenarche and gonadarche：studies in patients with idiopathic precocious puberty, gonadal dysgenesis, isolated gonadotropin deficiency, and constitutionally delayed puberty. J. Clin. Endocrinol. Metab., 51：548-556, 1980.

［稲毛　康司］

23 肥満・やせ

肥満とは，体に脂肪が過剰に蓄積した状態であり，やせとは脂肪が異常に減少している場合をいう。摂取エネルギーが消費エネルギーより過剰な場合には肥満が生じ，摂取エネルギーが消費エネルギーより少ない場合にはやせが生じる。食欲は，視床下部の食欲中枢で調節されているが，ヒトでは大脳の高次中枢による認知性調節系の影響も無視できない。

肥満は，基礎疾患がない単純性肥満と基礎疾患を有する症候性肥満に分けられる。近年，増加傾向にあり肥満の大部分を占めるのは単純性肥満である。脂肪細胞は，さまざまな生理活性物質（アディポサイトカイン）を分泌しており，アディポサイトカインのバランスの乱れはさまざまな生活習慣病を惹起させる。小児の場合にも，腹腔内に過剰な脂肪が蓄積した内臓脂肪型肥満は，成人の場合と同様に健康障害を生じやすい。

やせはさまざまな原因で生じる。著しいやせや急激なやせの進行は，生命の危険がある。やせは，エネルギー摂取不足による一次性のやせと，体重減少の原因となる基礎疾患を有する二次性のやせに二分される。不適切な養育や虐待がやせの原因の場合もある。思春期のやせの代表的疾患である神経性無食欲症は増加しており，早期診断・早期介入が望まれる。

I．肥　満

肥満とは，エネルギー出納のアンバランスによって，余剰のエネルギーが体脂肪として過剰に蓄積された状態をいう。特に腹腔内に脂肪が蓄積する内臓脂肪型肥満は，高血圧，脂肪肝，血清脂質異常，糖代謝異常，睡眠時無呼吸症候群などの健康障害を引き起こしやすく，内臓脂肪型肥満やこれらの健康障害を有する肥満を「肥満症」とよび，医学的管理が必要な肥満として取り扱う。さらに内臓脂肪型肥満に，血清脂質異常，血圧高値，空腹時高血糖の3つの動脈硬化危険因子のうち2つ以上が集積している場合には，メタボリックシンドローム（metabolic syndrome；MetS）と診断される。

MetSは小児期から動脈硬化を促進させるため，将来の心血管病発症を予防するためには，小児期MetSに対して適切な治療・介入を行う必要がある。**表23-1**に2002年に日本肥満学会の小児適正体格検討委員会が作成した小児肥満症の診断基準[1)]を，**表23-2**に2007年に厚生労働科学研究（大関班）が作成した小児期MetS診断基準[2)]を示す。

表 23-1　小児肥満症の診断基準

A 項目：肥満に伴う医学的な問題
1）高血圧
2）睡眠時無呼吸など肺換気障害
3）2 型糖尿病・耐糖能障害（HbA1c≧6.5%）
4）腹囲増大（≧80 cm）・内臓脂肪蓄積（≧60 cm^2）
B 項目：肥満に伴う代謝異常
1）肝機能障害（ALT≧30 IU/*l*）
2）高インスリン血症（IRI≧15 μU/m*l*）
3）高総コレステロール血症（TC≧220 mg/d*l*）
4）高中性脂肪血症（TG≧120 mg/d*l*）
5）低 HDL コレステロール血症（HDLC＜40 mg/d*l*）
6）黒色表皮症（頸部で判定）
7）高尿酸血症（UA≧6 mg/d*l*）
C 項目：参考項目（2 項目以上あれば B 項目 1 つと同等として扱う）
1）皮膚線条・股ずれ
2）肥満に起因する骨折や関節障害
3）月経異常（続発性無月経が 1 年半以上持続する）
4）体育の授業のさいに著しく障害となる走行・跳躍能力の低下
5）肥満に起因する不登校・いじめなど

注：A 項目が 1 つ以上，肥満度が 50%未満なら B 項目が 2 つ以上，肥満度が 50%以上なら B 項目が 1 つ以上の場合，肥満症と診断する。症候性肥満は別個に扱う

〔文献 1）より引用，一部改変〕

1．肥満の原因

肥満の原因には，遺伝的要因，生活習慣，環境因子があげられる。肥満関連遺伝子は倹約遺伝子ともよばれている。肥満関連遺伝子としては，脂肪細胞から分泌され，食欲を抑制させる蛋白ホルモンであるレプチンやレプチン受容体の遺伝子や，エネルギー消費に関連する β_3 アドレナリン受容体遺伝子，ミトコンドリア内の脱共益蛋白質に関する遺伝子などが知られている[3)]。これらの遺伝子に変異が生じると，エネルギー出納のバランスが崩れ肥満が生じやすくなる。特に β_3 アドレナリン受容体遺伝子変異（Trp64Arg）は，日本人に高頻度で認められる[4)]。また，レプチン欠損家系やレプチン受容体欠損家系が報告されているが，きわめてまれである。

近年の世界的な肥満増加の主な原因は，生活習慣の変化である。動物性脂肪の過剰摂取や自家用車・室内娯楽の普及による運動不足が肥満を引き起こすことは論を待たないが，何時でも何処でも食物が手に入り，夜型生活が一般的となった現代の社会環境も肥満発生を助長させている。

2．小児肥満の分類

肥満は，単純性肥満と症候性肥満（二次性肥満）に分類できる。単純性肥満は基礎疾患のない肥満であり，症候性肥満は染色体異常や内分泌疾患，脳腫瘍などの基礎疾患や薬剤の影響で肥満した場合をいう。症候性肥満はまれであるが，見逃さないように注意しなければならない。

表 23-2　小児期メタボリックシンドロームの診断基準[2)]

(1)　腹　囲	80 cm 以上[注)]
(2)　血清脂質	中性脂肪 120 mg/dl 以上 かつ/または HDL コレステロール 40 mg/dl 未満
(3)　血　圧	収縮期血圧 125 mmHg 以上 かつ/または 拡張期血圧 70 mmHg 以上
(4)　空腹時血糖	100 mg/dl 以上

(1)があり(2)から(4)のうち2項目を有する場合にメタボリックシンドロームと診断する

注）腹囲/身長が 0.5 以上の場合，小学生の場合は 75 cm 以上であれば基準を満たすとする

極端な低身長，精神発達遅滞，合併奇形を伴う場合には症候性肥満の可能性がある。代表的な症候性肥満と主要症状を表 **23-3** に示す[5)]。

3．小児肥満の診断法

肥満は，体脂肪が過剰に蓄積された状態であり，肥満判定のためには，体脂肪の評価が重要である。体脂肪量の推定法として，従来はアルキメデスの原理を応用した水中体重秤量法（密度法）が用いられてきたが，最近は2種類の X 線を照射したさいの吸収率の違いから，脂肪組織量を求める二重 X 線吸収法（DXA 法）がゴールデンスタンダードとされている。簡易な体脂肪推定法には，皮下脂肪厚を測定する方法（皮脂厚法）や，身体に無害な電流を通電して得られたインピーダンス値から推定する生体電気インピーダンス法（BI 法）がある[6)]。BI 法は家庭用体脂肪計にも応用されており，最も普及している。

正常体格小児の体脂肪率は，成長や性成熟に伴って変化する。男児は思春期発来時に若干減少するが，女児は思春期以降増加して成人女性のレベルに達する。われわれが BI 法を用いて作成した，正常体格小児の体脂肪率の標準曲線を図 **23-1** に示す。日本肥満学会小児適正体格検討委員会による 5〜18 歳までの体脂肪率の正常上限は，測定法を問わず，男児は 25%，11 歳未満の女児は 30%，11 歳以上の女児は 35% と定めている[2)]。

上述したように，肥満の判定には体脂肪の評価が重要であるが，学校や健診現場では身長・体重から算出する各種体格指標や成長曲線を利用した判定が用いられている（表 **23-4**）。体格指数は，対象児の身長に対して体重が重いか（over weight），軽いか（under weight）を表現する指標である。代表的な体格指数には，カウプ指数，Body Mass Index（BMI）やローレル指数がある。

肥満度は｛(実測体重－性別年齢別身長別標準体重)/性別年齢別身長別標準体重｝×100 で求めることができ，わが国では肥満度法を用いた体格評価が一般的である。身長が 70〜118 cm の幼児では肥満度＋15%以上を，6〜17 歳では＋20%以上を肥満傾向児と診断する。6〜17 歳までの肥満度算定のための性別年齢別身長別標準体重の計算式を表 **23-5**，**23-6** に示す[7)]。小児肥満ややせの評価法として国際的には BMI パーセンタイル値に基づく評価が勧められており，

表 23-3　症候性肥満の原因と主要症状[5)]

疾　病	原　因	主要症状
1．Cushing 症候群	副腎過形成，副腎腫瘍など	低身長，満月様顔貌，多毛，皮膚線状，高血圧など
2．甲状腺機能低下症	甲状腺ホルモンの分泌低下	低身長，粘液水腫，便秘，知能低下，徐脈など
3．偽性副甲状腺機能低下症	標的組織のPTH不応性	低身長，円形顔，知能障害，中手骨や中足骨の短縮，低カルシウム血症，歯牙異常など
4．Stein-Leventhal 症候群		両側卵巣の多嚢胞性腫大，無月経，不妊，多毛，男性化徴候など
5．Turner 症候群	X 染色体の欠失	低身長，翼状頸，内眼角贅皮，小顎症，眼瞼下垂，鎧状胸郭，外反肘，二次性徴不全，学習障害など
6．Down 症候群	21 番染色体の過剰	低身長，特異な顔貌（蒙古人様眼裂，内眼角贅皮，鞍鼻，耳介変形），筋緊張低下，知能障害，先天性心疾患の合併など
7．Prader-Willi 症候群	15 番染色体長腕の部分欠損	軽度低身長，特異な顔貌（アーモンド様眼裂，魚様口唇），乳児期早期からの筋緊張低下，外性器低形成，小さい手足，特異な性格（頑固，爆発的暴力的な性格）など
8．Laurence-Moon-Biedl 症候群	遺伝（常劣）	知能障害，性腺発育障害，網膜色素変性症，多指（趾）症など
9．Carpenter 症候群	遺伝（常劣）	頭蓋骨早期癒合症，内眼角贅皮，知能障害，合指（趾）症など
10．Frohlich 症候群	中枢神経系の腫瘍，外傷後遺症など	視床下部症状（尿崩症，食欲の異常な亢進，体温調節障害，自律神経障害），続発性性腺機能障害など

性別年齢別の BMI の 95 パーセンタイル値以上を「過体重」，85 パーセンタイル値以上 95 パーセンタイル値未満を「過体重の危険あり」，5 パーセンタイル値未満は「過小体重」と診断する[8)]。

最近の肥満研究によって，同程度の肥満でも脂肪が蓄積する部位によって肥満に伴う健康障害の発生頻度が異なることが明らかになり，小児の場合にも腹腔内に過剰な脂肪が蓄積する内臓脂肪型肥満は，皮下脂肪型肥満より健康障害が生じやすい[1)]。内臓脂肪蓄積の簡易評価法として臍の高さで測定した腹囲が有用であり，小児では 80 cm 以上の場合や，腹囲（cm）を身長（cm）で除して得られる腹囲身長比が 0.5 以上の場合には，内臓脂肪型肥満の疑いありと診断する[2)]。

4．摂食のメカニズム

食欲は，視床下部外側野に存在する摂食中枢と視床下部腹内側核に存在する満腹中枢の化学受容体によって調節されている。視床下部と脳幹の中枢核には血液脳関門が存在せず，さまざまな液性因子の情報を受容することができる。これらの化学受容体は，自律神経系や血液中の

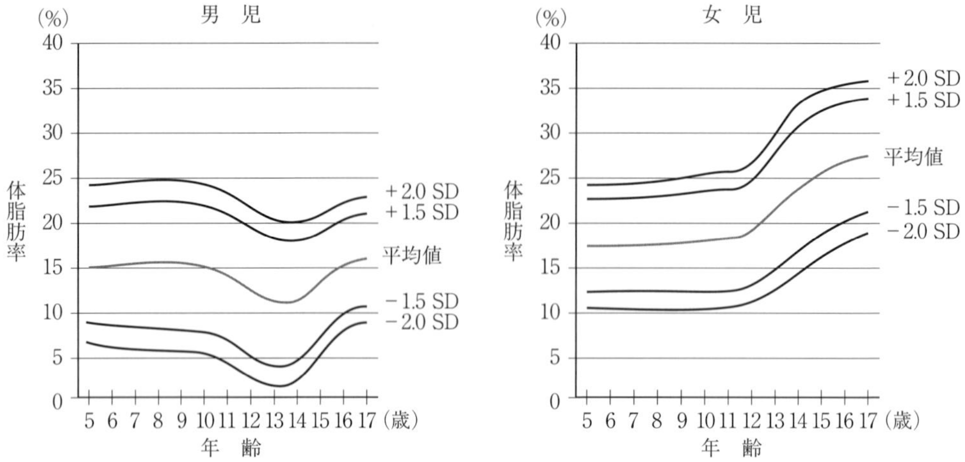

図 23-1　BI 法で測定した体脂肪率を用いた肥満・やせの判定図
−2.0 SD 未満：やせすぎ，−2.0 SD 以上−1.5 SD 未満：やせ気味，−1.5 SD 以上+1.5 SD 未満：正常，+1.5 SD 以上+2.0 SD 未満：太り気味，+2.0 SD 以上：太りすぎ

表 23-4　体重の過不足の判定法

1．体格指数 1）カウプ指数：主に乳幼児に用いる カウプ指数＝体重（g）/身長^2（cm）×10 15 未満：やせ傾向 15～18：正常 18 以上：肥満傾向 2）Body Mass Index（BMI） BMI＝体重（kg）/身長^2（m） 5th 未満：過小体重 5th 以上 85th 未満：正常 85th 以上 95th 未満：過体重の危険 95th 以上：過体重 3）ローレル指数：学童に用いる ローレル指数＝{体重（g）/身長^3（cm）}×100 身長が 110～129 cm：180 以上を肥満 身長が 130～149 cm：170 以上を肥満 身長が 150 cm 以上：160 以上を肥満
2．肥満度 肥満度＝{(実測体重−標準体重)/標準体重}×100
3．成長曲線

体液性因子や膵臓や消化管，脂肪細胞から分泌される生理活性物質の情報を受け取り，通常の場合には，空腹になれば摂食し，満腹になれば摂食を中止する合目的な食行動を引き起こす[9]。大脳皮質が著しく発達したヒトの場合には，視床下部の食欲調節機構に対して高次脳機能を司

表 23-5　年齢別身長別標準体重の算定式（男児）

5 歳児＝0.386×実測身長－23.699	12 歳児＝0.783×実測身長－75.642
6 歳児＝0.461×実測身長－32.882	13 歳児＝0.815×実測身長－81.348
7 歳児＝0.513×実測身長－38.878	14 歳児＝0.832×実測身長－83.695
8 歳児＝0.592×実測身長－48.804	15 歳児＝0.766×実測身長－70.989
9 歳児＝0.687×実測身長－61.390	16 歳児＝0.656×実測身長－51.822
10 歳児＝0.752×実測身長－70.461	17 歳児＝0.672×実測身長－53.642
11 歳児＝0.782×実測身長－75.106	

注）身長：cm
〔文献 7）より引用，一部改変〕

表 23-6　年齢別身長別標準体重の算定式（女児）

5 歳児＝0.377×実測身長－22.750	12 歳児＝0.796×実測身長－76.934
6 歳児＝0.458×実測身長－32.079	13 歳児＝0.655×実測身長－54.234
7 歳児＝0.508×実測身長－38.367	14 歳児＝0.594×実測身長－43.264
8 歳児＝0.561×実測身長－45.006	15 歳児＝0.560×実測身長－37.002
9 歳児＝0.652×実測身長－56.992	16 歳児＝0.578×実測身長－39.057
10 歳児＝0.730×実測身長－68.091	17 歳児＝0.598×実測身長－42.339
11 歳児＝0.803×実測身長－78.846	

注）身長：cm
〔文献 7）より引用，一部改変〕

る大脳皮質連合野や辺縁系が強い影響を及ぼしており，情動や嗜好によって食欲が著しく変化しやすい（図 **23-2**）[10]。

食欲に影響を及ぼす代表的な体液性因子として，ブドウ糖や遊離脂肪酸があげられる。ブドウ糖にはさまざまな同位体が存在する。ブドウ糖のグルコピラノース環における第 1 位と第 2 位炭素上の水酸基，ないしその置換基の種類が食欲を規定している。第 1 位炭素上の置換基が H の構造より NH_2の構造だと食欲を抑制し，第 2 位炭素上の置換基が NH_2の構造物のほうが H の構造より食欲を亢進させる[11]。また，空腹時に中性脂肪が分解して生じる遊離脂肪酸は摂食量を増加させる。神経ペプチド Y（neuropeptide Y；NPY）は 36 個のアミノ酸で構成されるペプチドで，摂食を亢進させる。また，脳内麻薬として知られている内因性オピオイドも食欲亢進作用を有している。グレリンは，成長ホルモン分泌促進因子受容体の内因性リガンドとして胃から発見された生理活性ペプチドであり，摂食を亢進させる。一方，上部小腸の I 細胞から分泌されるコレシストキニン（cholecystokinin；CCK）は摂食を抑制させる。血糖調節に関与するインスリンやグルカゴンを脳室内に投与すると，いずれも摂食は抑制される。

成長ホルモンは食欲を亢進させ，エストラジオールやテストステロンなどの性ホルモンは食欲を抑制させる。脂肪細胞から分泌されるレプチンは食欲を抑制させる。

5．脂肪細胞の生理

脂肪細胞には，主にエネルギーを蓄積する白色脂肪細胞と，脂肪を分解して熱を産生する褐

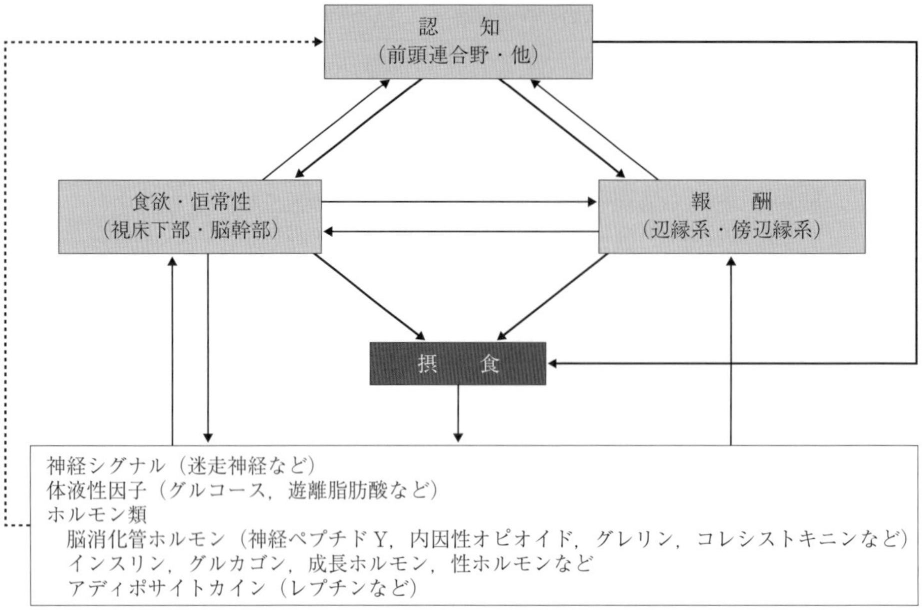

図 23-2　食欲調節にかかわる因子と高次脳機能の重要性[10)]

色脂肪細胞がある。褐色脂肪細胞は新生児に多いが，成人でも腎周囲などに残存している[12)]。

肥満が生じると，主に白色脂肪細胞が肥大・増殖する。従来は，小児期の肥満は脂肪細胞増殖型であるため治りにくく，成人肥満は脂肪細胞肥大型肥満であるため治りやすいと考えられてきた。しかし，近年の研究によって脂肪細胞の肥大や増殖に関係するのは，年齢ではなく肥満の程度であることが明らかになった。正常体重者の白色脂肪細胞は直径 70～90 ミクロンの球形を呈している。

肥満すると，脂肪細胞はまず肥大して多面体となる（肥大優勢型肥満）。肥満が増悪して中等度肥満になると，脂肪細胞は増殖を始め小型の脂肪細胞が観察されるようになる（肥大・増殖型肥満）。さらに肥満が増悪して高度肥満に至ると，脂肪細胞の増殖が目立つようになる（増殖優勢型肥満）。培養脂肪細胞で観察されるこのような変化は，新生児期，乳児期，思春期，成人由来の脂肪細胞でも同様に認められる[13)]。

6．脂肪細胞由来の生理活性物質（adipocytokine）

従来，脂肪細胞はエネルギーの貯蔵庫として機能する不活発な細胞と見なされてきた。しかし，1998 年に脂肪細胞から食欲抑制作用がある蛋白ホルモンのレプチンが分泌される事実が発見され，脂肪細胞はさまざまな生理活性物質を分泌する生体最大の内分泌器官であることが明らかになった[14)]。脂肪細胞が分泌する生理活性物質はアディポサイトカインと総称されている[15)]。図 **23-3** に代表的なアディポサイトカインとその生理作用を示す。

レプチンは遺伝性肥満動物の原因遺伝子産物として最初に発見されたアディポサイトカインであり，食欲を抑制しエネルギー消費を亢進させる。げっ歯類では，肥満に伴い脂肪細胞が肥大増殖すると血中レプチンが上昇して，体重を一定に保つフィードバック機構が存在している。ヒトの場合にも，肥満すると血中レプチンは上昇するが，レプチンの食欲抑制機構が十分に機

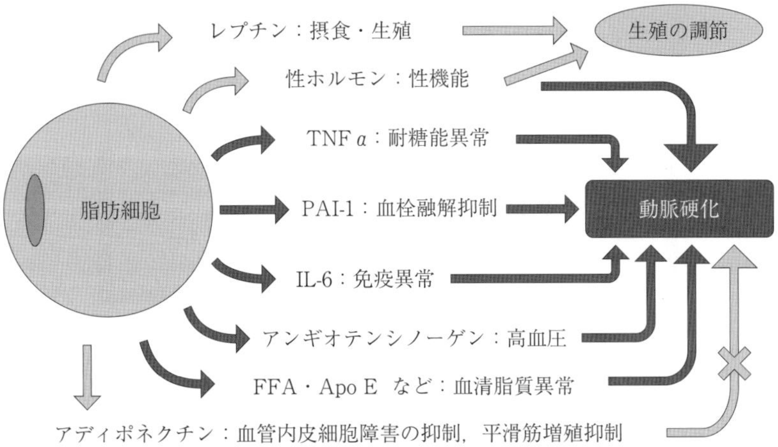

図 23-3　脂肪細胞由来のさまざまな生理活性物質とその作用

能しないことが知られている（レプチン抵抗性）。腫瘍壊死因子 α（tumor necrosis factor α；TNFα）はインスリン抵抗性を惹起させ２型糖尿病発症の原因になり，インターロイキン-6（interleukin-6；IL-6）は血管壁に炎症を生じさせて動脈硬化を促進させる。アンギオテンシノーゲンは血圧を上昇させ，プラスミノーゲン活性化阻止因子-1（plasminogen activator inhibitor-1；PAI-1）は血栓形成を引き起こす。遊離脂肪酸は血清脂質異常や脂肪肝の原因となる。

一方，アディポネクチンは抗動脈硬化作用やインスリン感受性増強作用を有する善玉のアディポサイトカインであり，血液中に大量に存在するが，内臓脂肪が蓄積すると血中濃度が低下することから，成人 MetS の代理マーカーとして用いられている[16]。このようにアディポサイトカインには，動脈硬化や２型糖尿病を引き起こす悪玉のアディポサイトカインと，抗動脈硬化作用やインスリン感受性増強作用を有する善玉のアディポサイトカインが存在し，これらのアディポサイトカイン分泌バランスによって，生活習慣病発症の危険性が規定されている。

一般に，肥満に伴って脂肪細胞が肥大するほど悪玉アディポサイトカインが優勢になり，皮下脂肪型肥満より内臓脂肪型肥満のほうが悪玉アディポサイトカイン優位になることが知られている。最近は，動脈硬化性疾患の発症の源流には過剰な内臓脂肪蓄積があり，各種アディポサイトカインのアンバランスが生じ，このことが直接的間接的に心血管イベントを引き起こすという考え方（adipocytokine centric theory）が主流になってきている（図 **23-4**）。

７．小児肥満の合併症

１）高血圧

高血圧は，原因不明の本態性高血圧と基礎疾患を有する二次性高血圧に大別される。重症高血圧は二次性の場合が多いが，小児の軽症高血圧の大部分は肥満に伴う本態性高血圧である。肥満によって血圧が上昇する機序として，脂肪細胞から分泌されるアンギオテンシノーゲンの上昇によるレニン-アンギオテンシン系の賦活，TNFαの上昇によるインスリン抵抗性と高インスリン血症に起因する血管内皮機能障害や腎における Na 再吸収の亢進，低アディポネクチン血症による血管平滑筋の増殖などが考えられている[17]。表 **23-7** に日本高血圧学会による日

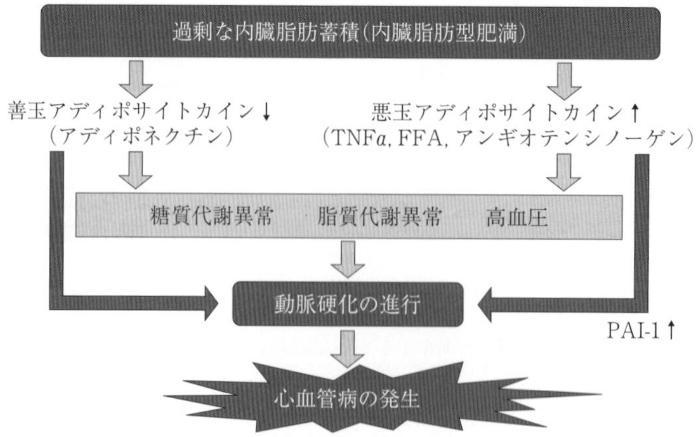

図 23-4　内臓脂肪蓄積と心血管病発症との関係

表 23-7　小児・青年期の高血圧と正常高値血圧の判定基準

		高血圧		正常高値血圧	
		収縮期血圧(mmHg)	拡張期血圧(mmHg)	収縮期血圧(mmHg)	拡張期血圧(mmHg)
小学校	低学年	≧130	≧80	≧120	≧70
	高学年	≧135	≧80	≧125	≧70
中学校	男　子	≧140	≧85	≧130	≧70
	女　子	≧135	≧80	≧125	≧70
高等学校		≧140	≧85	≧130	≧75

(日本高血圧学会 高血圧治療ガイドライン作成委員会・編：高血圧治療ガイドライン 2004, 2004, p.77 より引用, 一部改変)

本人小児・思春期の高血圧と正常高値血圧の判定基準を示す。

2）血清脂質異常

高 LDL コレステロール血症（高 LDLC 血症）は，心血管病の主要な危険因子であるが，平均粒子径が 25.5 nm 以下の小型高密度 LDLC（small dense LDL）は特に強力に動脈硬化を進行させることが知られている。内臓脂肪型肥満に伴って生じやすいのは，高中性脂肪血症（高 TG 血症）や低 HDL コレステロール血症（低 HDLC 血症），small dense LDL の出現である[18]。毛細血管の内皮細胞表面に存在するリポ蛋白リパーゼ（LPL）は，食事由来のカイロミクロンや超低比重リポ蛋白（VLDL）中の TG を分解する作用があるが，肥満によってインスリン抵抗性が生じると，LPL の活性が低下する。このため，カイロミクロンや VLDL の異化が抑制されて高 TG 血症が生じる。さらに，肥満に伴い門脈血の FFA が増加すると，肝臓における TG や VLDL の合成が盛んになり，高 TG 血症を助長させる。

一方，肥満に伴うインスリン抵抗性は，HDLC からコレステロールエステルを引き抜くコレステロールエステル転送蛋白（cholesterol ester transport protein；CETP）活性を亢進させ，低 HDLC 血症を生じさせる。肥満によって TG を多く含むリポ蛋白が増加すると，ほかのリポ蛋

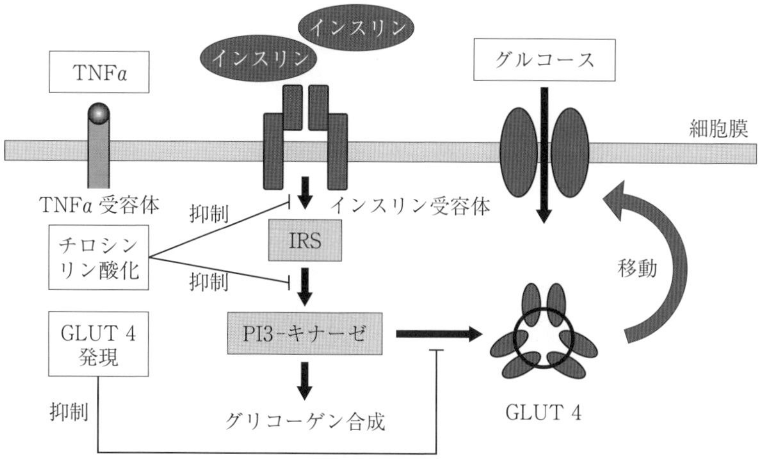

図 23-5　TNFαによるインスリン抵抗性の発生機序[19)]

白との脂質の転送が活発になる。肥満に認められる CETP 活性亢進によって，TG を多く含むリポ蛋白の TG と LDLC のコレステロールが置換されて，TG が多い LDL が生じる。この状態で肝性リパーゼ（hepatic trigryceride lipase；HTGL）が作用すると small dense LDLC が生じる。

3）2 型糖尿病

2 型糖尿病は肥満との関連性が高く，1 型糖尿病と比較して家系内発症が多い。学童の 2 型糖尿病の大部分は中学生で発症し，年齢が長じるほど頻度は上昇する。2 型糖尿病の発生の最も重要な因子はインスリン抵抗性である。インスリン抵抗性は，生理的なインスリンシグナル伝達機構の異常によって発生する。正常な場合は，インスリンが，脂肪細胞や骨格筋の表面に存在するインスリン受容体に結合すると，チロシンキナーゼが活性化させて細胞内の基質である insulin receptor substrate（IRS）をリン酸化させる。リン酸化された IRS に，PI3-キナーゼが結合して細胞内に存在する糖輸送担体である glucose transporter 4（GLUT 4）が細胞表面まで移動することによって，グルコースが細胞内に取り込まれる。肥満に伴い大型化した脂肪細胞から分泌される TNFα はチロシンリン酸化を抑制し，GLUT 4 の発現を低下させてインスリン抵抗性を引き起こす（図 **23-5**）[19)]。

一方，正常な脂肪細胞から分泌されるアディポネクチンは IRS-1 関連の PI3 活性を上昇させ，インスリン感受性を高める作用がある。小児の場合にも肥満に伴い血中アディポネクチンは低下するため，TNFα の上昇と相まってインスリン抵抗性を引き起こす。

4）非アルコール性脂肪性肝障害・非アルコール性肝炎

脂肪肝は，学童期の肥満男児に高率に認められる。一般には無症状であるが，血液検査における肝逸脱酵素の上昇や，腹部超音波検査・腹部 CT 検査で気づかれる場合が多い。非アルコール性脂肪性肝障害（non-alcoholic fatty liver disease；NAFLD）の重症型が非アルコール性肝炎（non-alcoholic steatohepatitis；NASH）であるが，NASH は肝硬変や肝細胞癌に移行する場合があるため注意を要する。

NASH の病因論として，図 **23-6** に示す two hit hypothesis が提唱されており[20)]，内臓脂肪蓄積に伴うインスリン抵抗性によって NAFLD が生じ，過酸化脂質や酸化ストレスの亢進，エン

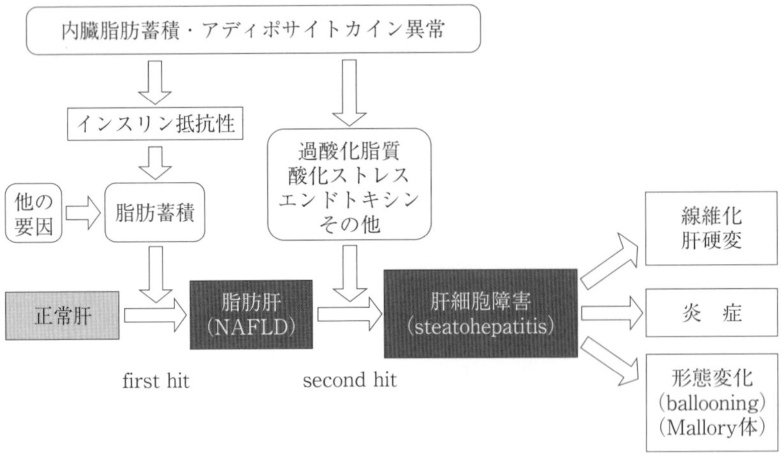

図 23-6　非アルコール性肝炎の病因論[20)]

ドトキシンの影響などで肝細胞障害が生じてNASHに至ると考えられている。NAFLDと診断するためにはウイルス性疾患や自己免疫性肝炎，代謝疾患に伴う肝障害などを除外しなければならない。

Ⅱ．や　せ

摂取エネルギーが消費エネルギーより少ないとやせが生じる。やせの場合には脂肪組織ばかりでなく除脂肪組織も減少している場合が多く，やせが高度になると，電解質異常や低血糖，肝腎機能障害，甲状腺機能低下症，免疫機能の低下，不整脈などさまざまな臓器やシステムに悪影響を及ぼす[21)]。

やせの原因には，摂取エネルギー不足が主体である一次性のやせと，体重減少をきたす基礎疾患によって生じる二次性（症候性）のやせがある。また，やせ（栄養失調）を，蛋白不足が主体であるクワシオルコルとエネルギー不足が主体であるマラスムスに分ける考え方もある。クワシオルコルは，浮腫や胸・腹水の貯留，皮膚・粘膜症状を特徴とする。一方，マラスムスは，浮腫はほとんどみられず，やせが著明で顔面は老人様となる。

1．やせの診断法

やせの多くは除脂肪体重の減少も伴っているため，やせの判定には，肥満度やBMIなどの体格指数が用いられる。肥満度を用いる場合は，6～17歳の児童生徒では肥満度が－20％未満の場合にやせと判定し，身長が70～118 cmの幼児の場合には肥満度が－15％未満の場合にやせと判定する。BMIを用いる場合は，性別年齢別BMIの5パーセンタイル値未満の場合にやせと判断する。3歳までの乳幼児の体格判定にはカウプ指数：{体重(g)/身長(cm)^2}×10が好んで用いられており，カウプ指数が15未満はやせと判定する。

体脂肪率による判定は図23-1を参考にして判定するが，やせが高度な場合には体脂肪率が過大評価されるため注意を要する。

フィールドワークにおけるやせ（栄養失調）の判定には上腕周囲径が用いられる。肩と肘の

表 23-8　やせの原因

摂取エネルギー不足によるやせ	
育児の過誤，偏食，愛情遮断症候群，虐待，神経性無食欲症，うつ病，統合失調症，貧困など	
二次性（症候性）やせ	
神経疾患	脳性麻痺，変性疾患，間脳症候群など
消化器疾患	胃食道逆流現象，肥厚性幽門狭窄症，胃十二指腸潰瘍，吸収不良症候群，潰瘍性大腸炎，Crohn 病，肝炎，膵炎など
心・肺疾患	先天性心疾患，心筋症，慢性肺疾患など
腎疾患	慢性腎不全，反復性尿路感染症，尿細管性アシドーシスなど
内分泌代謝疾患	先天性代謝異常，甲状腺機能亢進症，糖尿病，下垂体機能低下症，Addison 病，褐色細胞腫など
免疫・アレルギー疾患	免疫不全，膠原病，ミルク（食物）アレルギー，気管支喘息など
感染症	結核，HIV，寄生虫症など
血液・腫瘍性疾患	白血病，貧血，悪性リンパ腫，小児癌，脳腫瘍など
その他	鉛中毒，薬物中毒，染色体異常，体質性など

中点で測定した上腕周囲径が短いほど重篤な栄養失調の存在が示唆され，110 mm 以下は高度栄養失調，110〜124 mm は急性栄養失調，125〜134 mm は急性栄養失調の疑い，135 mm 以上は栄養失調なしと判定する。

2．やせの鑑別疾患

やせをきたす原因疾患や状況は，乳幼児期，学童期，思春期で異なる場合も多く，年齢も考慮して鑑別診断を行う。一般に，乳幼児期には母乳やミルク不足，不適切な養育や哺乳障害をきたし得る先天性心疾患や呼吸器疾患，繰り返す感染症や消化吸収障害に起因するやせが多い。学童期になると，偏食や，不適切な親子関係，消化吸収障害，消耗性疾患，内分泌疾患などを原因とする場合が多い。思春期の女児は，神経性無食欲症や自己流のダイエットをきっかけとしてやせが増悪する例が多い。通常の場合，大脳は 3〜4 歳までに成人の重量の 70〜80％まで発育する。したがって，乳幼児期の著明なやせでは，治療開始が遅れると十分な catch-up が期待できなくなってしまう。乳幼児期の高度のやせに遭遇した場合には，早急に鑑別診断を行い，速やかに適切な治療を開始する必要がある。**表 23-8** にやせの原因となる疾患や状況を示す。

3．神経性無食欲症

神経性無食欲症は，思春期女児の摂食障害の大部分を占め，10〜20 歳代女性の 0.2〜0.5％程度に認められ，1990 年代後半には 1990 年代前半の 3 倍程度に増加している。この疾患の背景には，肥満恐怖に伴う強いやせ願望，低い自尊心や，ボディイメージの歪み，稚劣な対人関係があり，著明なやせに対する病識がないため，治療が困難で，時には死に至る例も見受けられる[22]。このため，思春期のやせをきたす疾患のなかで最も重要なものの 1 つと考えられている。

表 23-9　神経性無食欲症の診断基準

1）年齢と身長相応の体重の下限体重以上を維持することの拒否（たとえば標準体重の85%以下の体重減少，あるいは，標準体重の85%以下にしかならないような体重増加不良）
2）やせているにもかかわらず，体重増加や肥満することに対する強い恐怖感
3）自分の体重や体型に対する認知の障害：身体認知に対する，体重・体型の不適切な影響，あるいは体重減少の影響の重篤さの否定
4）初潮後の女性では，無月経，少なくとも3周期月経がみられない（エストロゲンの投与などのホルモン療法によらなければ月経がこない場合には，無月経と判断される）
【病　型】
制限型：拒食症の間に，無茶喰いや排出行動（自己嘔吐や下剤乱用など）の反復がない
無茶喰い/排出型：拒食症の間に，無茶喰いや排泄行動の反復がある

〔アメリカの精神医学会による診断基準（DSM-Ⅳ）〕

表 23-9 にアメリカ精神医学会の診断基準（DSM-Ⅳ）を示す。

本疾患では，著しいやせ以外に，徐脈や低血圧，低体温，産毛の密生などが認められ，血液検査では，汎血球減少，低蛋白血症，電解質異常，低血糖，肝逸脱酵素の上昇，高コレステロール血症を特徴とする。内分泌検査では，甲状腺ホルモンは低下するが，成長ホルモンやコルチゾルは高値を示す。

●文　献

1）朝山光太郎，村田光範，大関武彦，他：小児肥満症の判定基準—小児適正体格検討委員会よりの提言—．肥満研究，2：204-211，2002.

2）大関武彦，中川祐一，中西俊樹，他：小児のメタボリックシンドローム診断基準の各項目についての検討．厚生労働科学研究費補助金　小児期メタボリック症候群の概念・病態・診断基準の確立及び効果的介入に関するコホート研究，平成18年度，総合研究報告書，2007，pp. 5-7.

3）Perusse, L., Chagnon, Y. C., Weisnagel, J., et al.：The human obesity gene map. Obes. Res., 7：111-129, 1999.

4）Kadowaki, H., Yasuda, K., Iwamoto, K., et al.：A mutation in the β_3-adorenergic receptor gene is associated with obesity and hyperinsulinemia in Japanese subjects. Biochem. Biophys. Res. Commun., 215：555-560, 1995.

5）原光彦，岡田知雄：クリニカルサインのチェックポイント；肥満．小児看護，23：1303-1308, 2000.

6）原光彦：肥満判定の実際 ③ 生体電気インピーダンス法．小児科臨床，56：2333-2339，2003.

7）村田光範：子どもの肥満は増えているか．小児内科，38：1528-1534，2006.

8）Kopelman, P. G., Caterson, I. D. and Dietz, W. H.：Clinical Obesity, 2nd edition, Blackwell, Massachusetts, 2005, pp. 215-230.

9）坂田利家：最新内科学大系 6　肥満症，臨床栄養，中山書店，東京，1995，pp. 53-58.

10）Alonso, A. M. and Leone, A. P.：The right brain hypothesis for obesity. JAMA, 297：1819-1822, 2007.

11）Sakata, T. and Kurokawa, M.：Feeding modulation by pentose and hexose analogues. Am. J. Clin. Nutr., 55：272S-277S, 1992.

12）箕越靖彦：最新内科学大系 6　肥満症，臨床栄養，中山書店，東京，1995，pp. 41-47.

13）杉原甫，戸田修二，渡部恵子，他：肥満についての新しい細胞生物学的分類の提唱．肥満研究，8：125-130，2002.
14）Friedman, J. M. and Halaas, J. L.：Leptin and the regulation of body weight in mammals. Nature, 395：763-770, 1998.
15）船橋徹，前田和久：脂肪細胞，脂肪組織の諸特性．アディポサイトカイン概論．日本臨牀，61：314-319，2003.
16）Ryo, M., Nakamura, T., Kihara, S., et al.：Adiponectin as a biomarker of the metabolic syndrome. Circ. J., 68：975-981, 2004.
17）内山聖：高血圧と肥満．岡田知雄・編，よくわかる子どもの肥満，永井書店，大阪，2008，pp. 127-131.
18）有坂治，小嶋恵美，山崎弦：高脂血症と高尿酸血症．小児内科，38：1581-1586，2006.
19）Hotamisligil, G. S., Peraldi, P., Budavari, A., et al.：IRS-1 mediated inhibition of insulin receptor tyrosine kinase activity in TNF-alpha- and obesity-induced insulin resistance. Science, 271：665-668, 1996.
20）Day, C. P. and James, O. F.：Steatohepatitis：A tale of two "hits"? Gastroenterology, 114：842-845, 1998.
21）花木啓一：栄養状態の評価．小児科学，第2版，医学書院，東京，2002，pp. 58-60.
22）沖潤一，宮本晶恵：思春期のやせ．小児科診療，64：36-40，2001.

［原　光彦］

24 アレルギー

Ⅰ．アレルギーの定義

免疫とは，疫（感染）から免れるという意味であるが，免疫は非自己を排除して自己を護るシステムといえる。この免疫応答が生体に過剰に発現し，生体にとって不利益な反応を起こすことがある。すなわち「(広義の）アレルギーとは免疫応答に基づく生体に対する全身的または局所的な障害である」と定義される[1]。なかでも IgE に依存した即時型反応（後述のⅠ型アレルギー）についてを（狭義の）アレルギーと使用される傾向にある。

Ⅱ．アレルギー反応の分類

古典的には Cooms と Gell（1963 年）により，4 つの型に分類されている（**表 24-1**）。Ⅰ，Ⅱ，Ⅲ型反応は血中抗体による液性免疫反応に基づくものであり，Ⅳ型反応は感作リンパ球による細胞性免疫反応であり，反応の時間的な速さから前者を即時型，後者を遅延型という。実際のアレルギー疾患においては 1 つの型だけでは説明できずに複数の型が発現することが多い。

1．Ⅰ型アレルギー反応

即時型あるいはアナフィラキシー型とよばれ，IgE 依存型の反応を示す。マスト細胞あるいは好塩基球上の高親和性 IgE レセプター（FcεRI）と結合した IgE 抗体が抗原で，架橋形成して反応することにより細胞から脱顆粒が起こりヒスタミンなどの化学伝達物質が遊離され，一方，ロイコトリエンやプロスタグランジンなどの脂質メディエーターが合成，放出されることで惹起される反応である。代表的な疾患にはアナフィラキシーショックがあり，アレルギー性鼻炎・結膜炎やアトピー型気管支喘息のかなりの部分，じん麻疹や食物アレルギーの一部がある。

2．Ⅱ型アレルギー反応

細胞傷害型あるいは細胞融解型とよばれ，自己抗原やハプテンと結合した自己組織と IgG または IgM 抗体が反応し，そこに補体が結合して細胞傷害を起こす。代表的な疾患には不適合輸血，自己免疫性溶血性貧血，特発性血小板減少性紫斑病，Goodpasture 症候群などがある。

表 24-1 アレルギー反応の分類

型	名 称	皮膚反応	抗原	抗体，細胞	補体	化学伝達物質	代表疾患
Ⅰ	即時型，アナフィラキシー型	15〜30分 発赤と膨疹	外因性（アレルゲン）	IgE マスト細胞 FcR陽性細胞	なし	ヒスタミン，ロイコトリエン，プロスタグランジン，ECF-A，サイトカイン	アナフィラキシー，急性じん麻疹，気管支喘息，アレルギー性鼻炎，食物アレルギー，薬物アレルギー
Ⅱ	細胞融解型，細胞傷害型	数分〜数時間	外因性（輸血，薬剤），内因性（細胞膜抗原・基底膜抗原）	IgG IgM FcR陽性細胞	あり	活性化補体成分（C3a，C5a，C5，6，7），細胞融解により遊離するリソゾーム酵素，サイトカイン	不適合輸血，Rh因子不適合妊娠，自己免疫性溶血性貧血，特発性血小板減少性紫斑病，Goodpasture症候群
Ⅲ	免疫複合体型，Arthus型	3〜8時間 紅斑と浮腫	外因性（細菌，薬剤），内因性（変性IgG，DNA）	IgG IgM FcR陽性細胞	あり	活性化補体成分（C3a，C5a，C5，6，7），リソゾーム酵素，サイトカイン	アルサス反応，血清病，溶連菌感染症後糸球体腎炎，膜性増殖性糸球体腎炎，SLE，慢性関節リウマチ，過敏性肺臓炎（Ⅲ＋Ⅳ？）
Ⅳ	遅延型，ツベルクリン型	24〜72時間 紅斑と硬結	外因性（細菌，真菌），内因性	感作Tリンパ球	なし	リソゾーム酵素，サイトカイン	ツベルクリン反応，接触性皮膚炎，アトピー性皮膚炎（？），細菌・真菌アレルギー，サルコイドーシス

（Cooms と Gell）

3．Ⅲ型アレルギー反応

免疫複合体型あるいはArthus型とよばれ，可溶性抗原とIgGまたはIgM抗体とが作り出す免疫複合体による組織障害で，免疫複合体は補体系や凝固系を活性化し，結果としてマスト細胞や好塩基球を活性化してⅠ型様反応を惹起する。代表的な疾患には全身性エリテマトーデス，関節リウマチ，各種糸球体腎炎などがある。

現在では，以上のⅠ〜Ⅲ型アレルギーは免疫グロブリンとFcR陽性細胞による組織障害が重要であることが明らかになっている[2)]。

4．Ⅳ型アレルギー反応

遅延型，細胞性免疫型あるいはツベルクリン型とよばれ，感作Tリンパ球と抗原との反応により，感作Tリンパ球からサイトカインが放出され細胞傷害を起こす。また，キラー細胞による傷害も含まれる。Ⅳ型には，液性抗体や補体は関与しない。代表的な疾患として接触性皮膚炎のほかに，アトピー性皮膚炎の一部，サルコイドーシスの肉芽腫病変などがある。

5．V型アレルギー反応

Roitt ら（1969 年）は，細胞表面のレセプターに抗レセプター抗体が結合することによる反応をV型アレルギーと提唱した。抗原抗体反応の面からはII型アレルギーと考えられる。抗 TSH レセプター抗体による甲状腺機能亢進症や抗アセチルコリンレセプター抗体による重症筋無力症などがある。

III．I型アレルギー反応とアレルギー性炎症

抗原提示と二相性アレルギー反応に基づくアレルギー炎症の機序を図 **24-1** に示す[3]。

1．抗原の取り込みと提示

アレルギー性炎症の契機となる IgE の産生は，寄生虫抗原やカビ抗原などの抗原により Toll 様蛋白受容体（Toll-like receptor；TLR）を介して未熟樹状細胞（immature dendritic cell；iDC）が活性化して DC2 に分化し，DC2 はインターロイキン（interleukin；IL）-4 を産生，分泌してナイーブ T 細胞を Th2 細胞へと分化させる。さらに Th2 細胞は IL-4，IL-13，IL-6 などを産生して B 細胞を IgE 産生細胞へと分化誘導する。

2．二相性アレルギー反応

アレルギー性炎症には，即時相と遅発相の二相性反応が知られている。

1）即時相反応

プラズマ細胞（形質細胞）の産生する IgE は，マスト細胞（肥満細胞）上の FcεRI に強固に結合する。アレルゲンによって架橋されるとシグナル伝達が起こり，ヒスタミンなどの化学伝達物質の遊離が起こり，一方，ロイコトリエンやプロスタグランジンなどの脂質メディエーターが合成・放出され，即時相反応が惹起される。

2）遅発相反応

活性化したマスト細胞は，IL-4，IL-13，IL-5，IL-6，IL-10 などの Th2 サイトカインと腫瘍壊死因子（tumor necrosis factor；TNF）α や IL-8 などのケモカインを産生して，好酸球，好塩基球，好中球やリンパ球などの炎症細胞が，血中から組織へ遊走，集積し活性化されて遅発性の炎症を起こす。

さらに抗原曝露を繰り返したり，好酸球などを介して慢性炎症化する。

3．マスト細胞によるアレルギー炎症の増悪サイクル

炎症局所で活性化されたマスト細胞は，IL-4，IL-13 などの Th2 サイトカインを産生・分泌し，さらに CD40 リガンドを発現して B 細胞上の CD40 に結合して，IL-13 によって IgE のクラススイッチを誘導している。そして産生された IgE はマスト細胞の FcεRI 発現を増強させ，マスト細胞の抗原に対する感受性を亢進させる。一方で産生された IL-4 により Th2 細胞への分化を促進する。このようにして活性化したマスト細胞が局所でのアレルギー炎症の増悪サイクルを形成する。

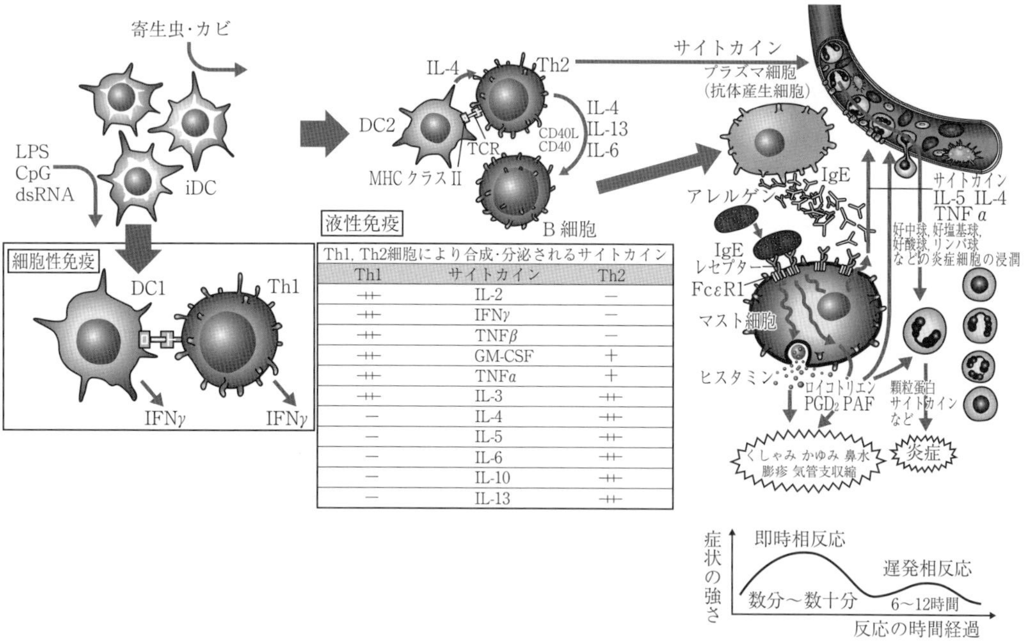

Th1, Th2細胞により合成·分泌されるサイトカイン

Th1	サイトカイン	Th2
++	IL-2	−
++	IFNγ	−
++	TNFβ	−
++	GM-CSF	+
++	TNFα	+
++	IL-3	++
−	IL-4	++
−	IL-5	++
−	IL-6	++
−	IL-10	++
−	IL-13	++

図 24-1 アレルギーの仕組み[3)]

4．最近の知見

免疫学的機序からアレルギー発症は Th1/Th2 バランスの Th2 型への偏りといわれている。1989 年に Strachan[4)] は英国の疫学調査から，同胞数の減少や衛生環境の改善による感染の機会の減少による Th1 型へのシフトの減少が，アレルギー疾患の増加の原因であるとする衛生仮説（Hygiene hypothesis）を提唱した。しかし，Th2 疾患のみならず Th1 疾患も増加していること，Th2 優位となる寄生虫感染ではアレルギー発症しないことなどの矛盾があり，衛生仮説だけでは十分説明できなかった。この矛盾を説明するために調節性 T 細胞（regulatory T cell；Treg）の役割が注目されている。

Treg はいくつかの亜集団があり，内在性または自然発生性制御性 T 細胞（natural occurring Treg；nTreg）と誘導性制御性 T 細胞（adaptive Treg；aTreg）とに大別される。nTreg には転写因子 Foxp3 を発現する Foxp3 陽性 CD4 陽性 CD25 陽性制御性 T 細胞があり，aTreg には IL-10 産生制御性 T 細胞（Tr1，IL-10 Treg）やトランスフォーミング増殖因子（transforming growth factors；TGF）β 産生制御性 T 細胞（Th3）などがある。Foxp3 陽性 CD4 陽性 CD25 陽性や IL-10 Treg はアレルギー疾患の抑制に関与している[5)]。さらに新しいヘルパー T 細胞として IL-17 を産生する Th17 細胞も報告されていて，Th1，Th2，Th17，Treg が相互排他的に互いに制御することで免疫の恒常性を保っている[6)]。

胸腺ストローマサイトカイン（thymic stromal lymphopoietin；TSLP）は，元来胸腺における T 細胞の分化に必要なもので，DC の成熟と特異的機能を誘導させる作用をもっていて注目されている[7)]。TSLP は未熟 DC を刺激して Th2 型ケモカインの thymus and activation-regulated chemokine（TARC），macrophage-derived chemokine（MDC）などを産生し，また直接マスト細胞も刺激してIL-5，IL-13，IL-6などを産生して自然免疫系のアレルギー反応に関与している。一方，TSLPによって成熟したDCがナイーブT細胞に抗原を提示するとTh2に分化し，獲得免疫系アレルギー反応にも関与している。TSLPはアトピー性皮膚炎の上皮や気管支喘息の粘膜上皮の細胞で産生され，DCの活性化を介してアレルギー疾患の発症と慢性炎症化との関与が示唆されている。

免疫学の研究の進歩は目覚ましく今後の展開が期待される。

Ⅳ．アレルギーマーチ

馬場[8]は，アトピー素因を有する個体において，消化器症状，皮膚症状，呼吸器症状などが，原因と発症時期を異にして次から次へと現れる現象をアレルギーマーチと提唱した。図**24-2**に示すように，乳児期の食物アレルギーを合併したアトピー性皮膚炎患児（後述）が，幼児期になるとダニアレルギーに感作して気管支喘息やアレルギー性鼻炎を発症したり，学童期に花粉症を発症したりすることが多い。よって胎内感作を予防することや食物アレルギーを合併したアトピー性皮膚炎への介入が，その後のアレルギーマーチ進展を予防する可能性があり，小児のアレルギー疾患を診療する場合には大切な考え方である。

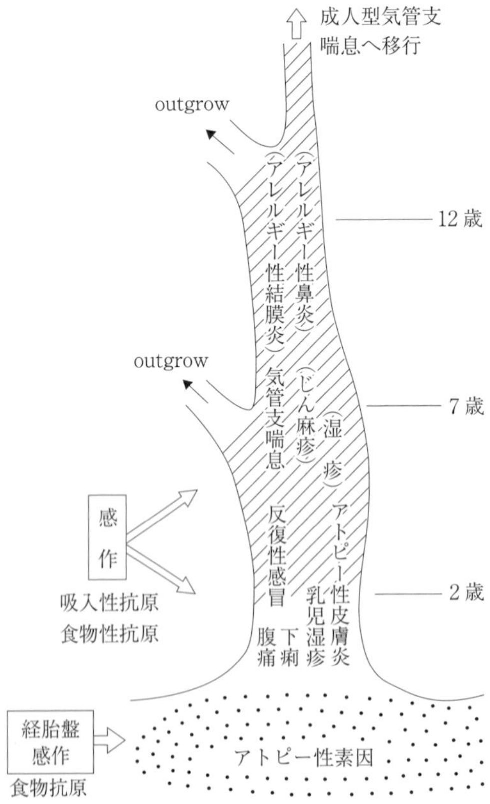

図 24-2　アレルギーマーチ
〔文献8）より引用，改変〕

V．小児の主なＩ型アレルギー関連疾患

1．アナフィラキシー

アナフィラキシーはIgEを介したＩ型アレルギー疾患の代表的なものだが，IgEを介さずにマスト細胞の活性化が起こる反応もあり，アナフィラキシー様反応とよばれている。前者の原因として食物，薬物，ハチなどの虫刺傷が多く，後者には非ステロイド抗炎症薬や造影剤などの薬物が多い。症状は，冷や汗，瘙痒，くしゃみ，咳嗽，動悸，悪心，しびれ感などの前駆症状に続き，皮膚粘膜，呼吸器，循環器，消化器，神経系と多臓器にわたって多彩な症状が急速に出現する。時に致死的になることもあり速やかな対応が必要で，アドレナリンの筋肉内注射が有効である。

2．食物アレルギー

食物アレルギーの定義[9]は，「原因食物を摂取した後に免疫学的機序を介して生体にとって不利益な症状（皮膚，粘膜，消化器，呼吸器，アナフィラキシーなど）が惹起される現象」であり，非免疫学的機序の食中毒，毒性食物による反応，食物不耐症（仮性アレルゲン，酵素異常症など）は含まれない。さらに免疫学的機序にはIgEを介したIgE依存性反応に基づくものとIgE非依存性反応に分類される。食物アレルギーの多くはIgE抗体が関与したＩ型アレルギー反応である。一方，IgE非依存性反応の病態は不明な点が多いが，Ｔ細胞が関与していると考えられている。時間的経過からは，即時型と非即時型とに大別される。有症率は年齢別に異なるが，乳児の5〜10%，幼児の5%，学童の1.3〜2.6%と推定される。臨床型分類として**表24-2**にそれぞれの臨床型における発症年齢，頻度の高い食品，耐性の獲得，アナフィラキシーショックの可能性，食物アレルギーの機序の特徴を示す[10]。

新生児消化器症状型は，新生児期に人工栄養児，時に母乳栄養児にみられ，下痢や血便などの消化器症状を呈し，アレルギー用ミルクの導入で軽快し１歳前に寛解することが多い。好酸球増多を認めるが，IgE抗体は検出されないことが多くIgE非依存性反応である。

食物アレルギーの関与する乳児アトピー性皮膚炎型は，乳児期にアトピー性皮膚炎に伴って発症し年齢とともに治りやすい。原因として卵・牛乳・小麦・大豆が多い。離乳食の時期に湿疹症状から次第に即時型症状型に移行していく。6歳ごろまでに80〜90%が寛解していくが，小学校以降まで耐性が得られない場合には非常に微量な抗原でも症状が誘発されることがある。学童になっていくと食物アレルギーがアトピー性皮膚炎の原因となることは少なくなる。逆に，幼児以降から成人にかけて新たに発症する場合は即時型症状型を呈し，原因として甲殻類，魚類，ソバ，ピーナッツ，果物などが多く，耐性を得ることは少ない。

食物依存性運動誘発アナフィラキシー（food-dependent excercise-induced anaphylaxis；FEIAn/FDEIA）は特殊型の１つで，小学生〜高校生の１万人に１人の割合で起こるまれな疾患であるが，重篤なアナフィラキシー症状を起こすことがある。原因食品を摂取して２時間以内に運動した場合にじん麻疹，呼吸困難，アナフィラキシーを起こす疾患で，運動単独や食物単独では症状は誘発されない。わが国では，小麦，エビ，イカなどの原因が多く報告されていて，増加傾向にある。

表 24-2　臨床型分類[10)]

<table>
<tr><th colspan="2">臨床型</th><th>発症
年齢</th><th>頻度の高い食品</th><th>耐性の獲得
（寛解）</th><th>アナフィラキシーショックの可能性</th><th>食物アレルギーの機序</th></tr>
<tr><td colspan="2">新生児消化器症状</td><td>新生児期</td><td>牛乳（育児用粉乳）</td><td>（+）</td><td>（−）</td><td>IgE 非依存型</td></tr>
<tr><td colspan="2">食物アレルギーの関与する乳児アトピー性皮膚炎*</td><td>乳児期</td><td>鶏卵，牛乳，小麦，大豆など</td><td>多くは（+）</td><td>（−）〜（+）</td><td>主に
IgE 依存型</td></tr>
<tr><td colspan="2">即時型症状
（じん麻疹，アナフィラキシーなど）</td><td>乳児期〜成人期</td><td>乳児〜幼児：
鶏卵，牛乳，小麦，そば，魚類など
学童〜成人：
甲殻類，魚類，小麦，果物類，そば，ピーナッツなど</td><td>鶏卵，牛乳，小麦，大豆など
（+）
その他の多く
（+）〜（±）</td><td>（++）</td><td>IgE 依存型</td></tr>
<tr><td rowspan="2">特殊型</td><td>食物依存性運動誘発アナフィラキシー（FEIAn/FDEIA）</td><td>学童期〜成人期</td><td>小麦，エビ，イカなど</td><td>（−）〜（±）</td><td>（+++）</td><td>IgE 依存型</td></tr>
<tr><td>口腔アレルギー症候群（OAS）</td><td>幼児期〜成人期</td><td>果物・野菜など</td><td>（−）〜（±）</td><td>（±）〜（+）</td><td>IgE 依存型</td></tr>
</table>

＊慢性の下痢などの消化器症状，低蛋白血症を合併する例もある
すべての乳児アトピー性皮膚炎に食物が関与しているわけではない

もう1つの特殊型は口腔アレルギー症候群（oral allergy syndrome；OAS）で，果物や野菜などを摂取した後5分以内に，口腔粘膜や口周囲の皮膚に接触性じん麻疹を起こし，発赤・腫脹，かゆみ，イガイガ感などの症状を呈するが，時に全身性症状を起こすこともある。小児でも増加傾向にある。原因食物としてキウイ，バナナ，メロン，リンゴ，モモ，トマトなどがある。花粉症（シラカンバ，スギ，ハンノキなど）やラテックスゴムとの関連性が指摘されている。

いずれの臨床型の食物アレルギーの治療も原因食物の除去が原則であり，正しい診断に基づいた必要最低限の原因食物の除去を心がけるべきである。近年，低アレルゲン化した食品による経口免疫寛容を誘導する治療法が検討されていて，今後は食べながら治す試みが期待される。

3．アトピー性皮膚炎

日本皮膚科学会の定義[11)]は，「増悪・寛解を繰り返す，瘙痒のある湿疹を主病変とする疾患であり，患者の多くはアトピー性素因をもつ」であり，診断基準[11)]では，瘙痒，特徴的皮疹と分布，慢性・反復性経過の3つの項目を満たすもので，年齢による特徴などを参考に診断する。病態は，皮膚のバリア機能異常と皮膚の急性または慢性炎症とである。悪化因子として，食物抗原の摂取，発汗，掻爬などの物理刺激，吸入抗原などの環境因子，ブドウ球菌などの皮膚感染症，ストレスなどがある。有症率は調査の方法でばらつきが大きいが，小児の5.5〜13.2%

表 24-3　喘息の危険因子[12)]

1．個体因子 ①遺伝子素因 ②アレルギー素因 ③気道過敏性 ④性　差 2．環境因子 (1) 発病因子 ①アレルゲン ②ウイルス性呼吸器感染症 ③その他の因子 i）大気汚染（屋外・屋内） ii）喫煙（能動・受動） iii）食品・食品添加物 iv）寄生虫感染 v）薬　物	(2) 増悪因子 ①アレルゲン ②大気汚染（屋外・屋内） ③呼吸器感染症 ④運動ならびに過換気 ⑤喫　煙 ⑥気　象 ⑦食品・食品添加物 ⑧薬　物 ⑨激しい感情表現とストレス ⑩刺激物質（煙，臭気，水蒸気など） ⑪二酸化硫黄 ⑫月　経 ⑬妊　娠 ⑭肥　満 ⑮アルコール ⑯過　労

である。治療は悪化因子からの回避，スキンケア，ステロイド外用薬や免疫抑制薬の外用，かゆみに対する第二世代抗ヒスタミン薬の経口などが行われる。

4．気管支喘息

アトピー型（IgE 依存型）と非アトピー型に分類されるが，小児では大部分がアトピー型であり，アレルギー家族歴陽性，ほかのアレルギー疾患の個人歴陽性，好酸球増多，総 IgE 高値，抗原特異的 IgE 抗体陽性を示すことが多い。

有症率は調査の方法や地域でばらつきがあるが，小学生で 5.6〜6.5%前後であり，年齢の上昇に従って減少する。

アレルギー疾患の発症は，遺伝的要因などの個体因子と環境因子の相互作用が関与している。喘息についての危険因子を**表 24-3** に示す[12)]。

環境因子は個体因子として喘息を発症しやすい人の発病に与える因子であり，すでに発病した人の喘息を増悪させる因子でもある。危険因子からの回避が予防に重要である。

近年の研究の進歩により，遺伝子素因については，第 11 番染色体の FcεRIβ 鎖遺伝子，第 5 番染色体の IL-4 プロモータ領域，IL-4 受容体 α 鎖遺伝子，IL-13 遺伝子，*ADAM33* 遺伝子などの多型，さらに IL-12 受容体 β_2 鎖遺伝子や IL-18 受容体 α 鎖遺伝子の発現異常，β_2 アドレナリン受容体遺伝子の多型による機能異常など多数の報告がされている[12)]。特に小児気管支喘息で注目されているのは，2007 年に Cookson のグループが報告した第 17 番染色体 q21 の *ORMDL3* 遺伝子多型である[13)]。今後はどの遺伝子がどの時期にどういった環境因子に曝露されると発症するのかしないのかなどの研究により，発病リスクの予知，予防方法および予後予測などについて解明が進められることが期待される。

小児喘息の病態も成人と同様に，好酸球，マスト細胞，リンパ球などの活性化と気道粘膜障

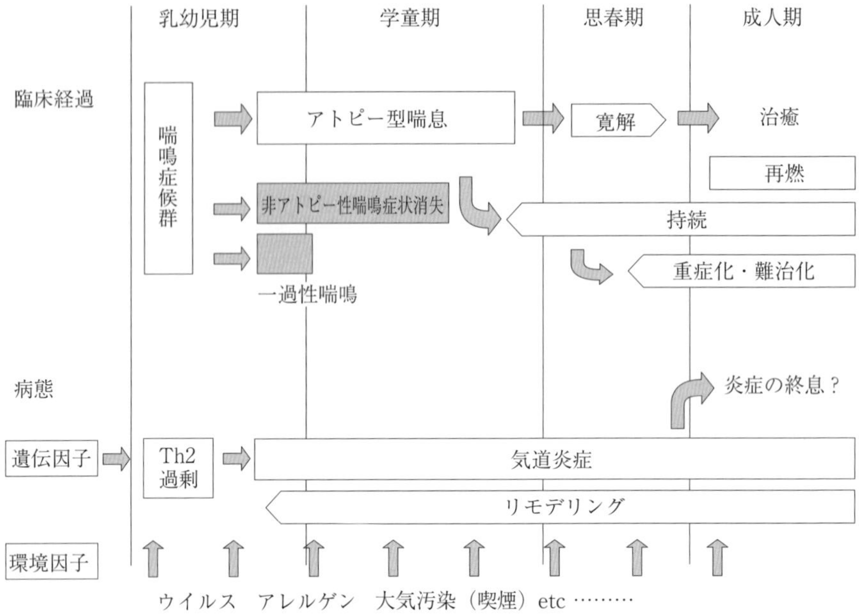

図 24-3　小児喘息の自然経過
（文献 24）より引用，一部改変）

害を伴う慢性気道炎症[14)15)]であり，さらに基底膜肥厚，上皮の杯細胞化生，気道平滑筋細胞肥大，粘膜下腺過形成などを特徴とする気道リモデリング[16)17)]の存在が報告されている。このため，吸入ステロイド薬（inhaled glucocorticosteroids；ICS）やシステイニールロイコトリエンタイプ 1 受容体拮抗薬（cysteinyl leukotriene receptor 1 antagonist；LTRA）などの炎症を抑制する薬剤が長期管理薬として推奨されている。また，リモデリングを予防することが難治化を防ぐことから，発症早期から治療する概念（early intervention；早期治療介入）が重要視されている。

一方，乳幼児期の 3 つの ICS の早期介入の成績からは，ICS は喘息症状の改善や肺機能の低下予防ができる可能性があるが，小児喘息の自然歴を変えることはできなかった[18)]。乳幼児期の喘息の病態は年長児とは異なる可能性があり今後の課題といえる。実際に Martinez[19)]のアリゾナ州ツーソンでのコホート研究では，乳幼児期反復性喘鳴疾患を，一過性喘鳴群（多くは 3〜6 歳までに寛解），非アトピー性喘鳴群（幼児後期から 11 歳ごろまで喘鳴を認め以後消失），アトピー性喘鳴群（幼児早期から 11 歳の時点でも喘鳴）の 3 群に分類し，これらの喘鳴症候群が必ずしもすべて喘息ではないことを示した。さらに，同グループは乳児喘息の診断に有用な症状として，両親のどちらか一方の喘息，本人のアトピー性皮膚炎，本人のアレルギー性鼻炎，気道感染のないときの呼気性喘鳴，4％以上の好酸球増多を報告した[20)]。わが国の乳児喘息の定義[21)]は 2 歳未満を対象として広義にとらえ，気道感染の有無にかかわらず明らかな呼気性喘鳴を 3 エピソード以上繰り返す場合を乳児喘息と診断し，発症早期からの早期介入治療を考慮した。

オーストラリアの The Melbourne Asthma Study では，1964 年に 7 歳の学童を抽出し，その後 42 歳まで経過観察したところ，7 歳時に呼吸器感染で 5 回以上喘鳴があった群では 42 歳時点で約40%に喘息症状を認め，7歳時に喘息と診断された群では42歳時点で70%に，なかでも重症と診断された群では42歳時点になっても90%に喘息症状を認めており，寛解は少なかった[22)]。また，Searsら[23)]のニュージーランドでの26年間の出生児コホート研究では，26歳の時点で26.9%に喘息症状を認め，小児喘息の65.4%はいったん寛解するものの，そのうちの45.3%が26歳の時点で再発しており，小児期に発症した50.1%は成人後も喘息症状を認めた。ただし，現在の抗炎症治療の長期予後についてはいまだ不明である。

アレルギーマーチと同様に小児喘息の自然歴[24)]（**図24-3**）を理解することは，小児の喘息治療をするうえで非常に大事であり，さらに肺機能検査や気道過敏性試験，あるいは近い将来は呼気中一酸化窒素（exhaled nitric oxide；eNO）[25)]などのバイオマーカーによる客観的指標を目標に治癒を目指したい。

5．アレルギー性鼻炎・結膜炎と花粉症

アレルギー性鼻炎の定義は，発作性反復性のくしゃみ，水性鼻漏，鼻閉の3主徴とする。通年性と季節性があり，季節性は花粉症と同義に扱われ，アレルギー性結膜炎を高頻度に合併している。有病率は，調査の方法でばらつきが大きいが，学童の9.2～20.5%で，近年，低年齢化しており，スギ花粉症の増加が著しい。

最近は，上気道のアレルギー性鼻炎と下気道の気管支喘息とを1つの連続した器官（One airway）に起こる包括的な1つの疾患（One disease）ととらえたOne airway，One diseaseの概念が提唱されている。喘息と鼻炎や慢性副鼻腔炎との合併例は多く，特に喘息の53%にアレルギー性鼻炎を合併している。鼻症状に対する治療は大切で，アレルギー性鼻炎[26)]や慢性副鼻腔炎[27)]の治療によって喘息患者の喘息症状や気道過敏性が改善されることが報告されている。

小児のアレルギー性鼻炎の治療法としては，抗原の除去と回避，薬物療法として第二世代抗ヒスタミン薬（経口，鼻噴霧），ケミカルメディエーター遊離抑制薬（経口，鼻噴霧），ステロイド薬（鼻噴霧），小児には保険未収載だがロイコトリエン受容体拮抗薬（経口）などがある。小児には，通常，経口ステロイド薬は使用せず，一部の施設を除いて特異的免疫療法の頻度も少ない。手術療法のなかではレーザー治療が行われている。

●文　献

1）秋山一男：アレルギーとは．臨床アレルギー学，改訂第3版，南江堂，東京，2007，pp. 90-95.
2）羅智晴，鈴木祐介：Fc receptor Redux：糸球体腎炎における免疫グロブリンレセプター（FcR）の役割．日内会誌，87：120-128，1998.
3）羅智晴：アレルギーとIgE-FcεRI -マスト細胞パラダイム．アレルギー，55：101-106，2006.
4）Strachan, D. P.：Hay fever, hygiene, and household size. BMJ, 299：1259-1260, 1989.
5）Hawrylowicz, C. M.：Regulatory T cells and IL-10 in allergic inflammation. J. Exp. Med., 202：1459-1463, 2005.
6）Schmidt-Weber, C. B., Akdis, M. and Akdis, C. A.：Th17 cells in the big picture of immunology. J. Allergy Clin. Immunol., 120：247-254, 2007.
7）Liu, Y. J.：Thymic stromal lymphopoietin and OX40 ligand pathway in the initiation of dendritic cell-mediated allergic inflammation. J. Allergy Clin. Immunol., 120：238-244, 2007.
8）馬場実：小児アレルギー性疾患の発症と展開―予知と予防の可能性について．アレルギー，

38：1061-1069，1989.
9）日本小児アレルギー学会食物アレルギー診療ガイドライン作成委員会：向山徳子，西間三馨・監，食物アレルギー診療ガイドライン 2005，協和企画，東京，2005.
10）厚生労働省科学研究班：食物アレルギーの診療の手引き 2005，リウマチ・アレルギー情報センター http://www.allergy.go.jp/allergy/guideline/index.html
11）日本皮膚科学会：アトピー性皮膚炎の定義・診断基準．日皮会誌，104：68-69，1994．（http://www.dermatol.or.jp/index.html）
12）日本アレルギー学会：太田健，西間三馨・監，喘息予防・管理ガイドライン 2006，協和企画，東京，2006.
13）Moffatt, M. F., Kabesch, M., Liang, L., et al.：Genetic variants regulating ORMDL3 expression contribute to the risk of childhood asthma. Nature, 448：470-473, 2007.
14）Krawiec, M. E., Westcott, J. Y., Chu, H. W., et al.：Persistent wheezing in very young children is associated with lower respiratory inflammation. Am. J. Respir. Crit. Care Med., 163：1338-1343, 2001.
15）Barbato, A., Turato, G., Baraldo, S., et al.：Airway inflammation in childhood. Am. J. Respir. Crit. Care Med., 168：798-803, 2003.
16）Payne, D. N., Rogers, A. V., Adelroth, E., et al.：Early thicking of the reticular basement membrane in children with difficult asthma. Am. J. Respir. Crit. Care Med., 167：78-82, 2003.
17）Pohunek, P., Warner, J. O., Turzikova, J., et al.：Markers of eosinophilic inflammation and tissue re-modelling in children before clinically diagnosed bronchial asthma. Pediatr. Allergy Immunol., 16：43-51, 2005.
18）Martinez, F. D.：Inhaled corticosteroids and asthma prevention. Lancet, 368：708-710, 2006.
19）Martinez, F. D.：Development of wheezing disorders and asthma in preschool children. Pediatrics, 109（Suppl. 2）：362-367, 2002.
20）Castro-Rodríguez, J. A., Holberg, C. J., Wright, A. L., et al.：A clinical index to define risk of asthma in young children with recurrent wheezing. Am. J. Respir. Crit. Care Med., 162：1403-1406, 2000.
21）日本小児アレルギー学会：森川昭廣，西間三馨・監，小児気管支喘息治療・管理ガイドライン 2005，協和企画，東京，2005.
22）Phelen, P. D., Robertson, C. F. and Olinsky, A.：The Melbourne Asthma Study：1964-1999. J. Allergy Clin. Immunol., 109：189-194, 2002.
23）Sears, M. R., Greene, J. M., Willan, A. R., et al.：A longitudinal, population-based, cohort study of childhood asthma followed to adulthood. N. Engl. J. Med., 349：1414-1422, 2003.
24）藤澤隆夫：吸入ステロイドは喘息を治癒させるか？；2007 年の視点．日小児アレルギー会誌，21：169-179，2007.
25）Nelson, B. V., Sears, S., Woods, J., et al.：Expired nitric oxide as a marker for childhood asthma. J. Pediatr., 130：423-427, 1997.
26）Watson, W. T., Becker, A. B., Simons, F. E., et al.：Treatment of allergic rhinitis with intranasal corticosteroids in patients with mild asthma：Effect on lower airway responsiveness. J. Allergy Clin. Immunol., 91：97-101, 1993.
27）Tsao, C. H., Chen, L. C., Yeh, K. W., et al.：Concomitant chronic sinusitis treatment in children with mild asthma：the effect on bronchial hyperresponsiveness. Chest, 123：757-764, 2003.

［橋本　光司］

25 免疫，感染

ヒトにおける感染（infection）とは，ヒトの体内にさまざまな病原体が本来はいないはずの部位に侵入して発育・増殖することであるが，侵入・定着した後，宿主の栄養や機能を利用しながら増殖を行い，宿主が何らかの症状を出現する（発症する）までの一連の過程全体をいう場合もある。一方，免疫系の機能は，ヒトにとって危害となり不都合となる異物を排除して，ヒトの正常な営みを守ることである。免疫現象は病原体の感染防御・異物の無害化と除去・他の個体の細胞の拒絶・変異細胞，老廃物の除去に重要な役割を担っている。

免疫学は 18 世紀終わりの Jenner による種痘が始まりであり，19 世紀終わりに Koch と Pasteur によって，病気が微生物により引き起こされることが示された。その後，宿主の生体防御系，自己と非自己の区別など免疫学は著しく進歩し，日々新しい発見が報告されてきている。ここでは感染と免疫について簡単に記載し，小児でみられる原発性免疫不全症について述べる。

I．感染と感染初期に機能する自然免疫

われわれは感染を起こす微生物の侵入に対して，あらかじめ備わった自然免疫（非特異的防御機構）と，リンパ球の免疫応答によって獲得される獲得免疫（特異的免疫防御機構）により，この侵入を撃退する。自然免疫は，病原微生物の侵入を防ぐ最初の防御機構であり，上皮細胞による物理的・化学的バリアー，補体やレクチンなどの液性因子，食細胞などの細胞性因子がこれを担っている。感染数時間後に誘導される応答を早期誘導反応とよび，ナチュラルキラー（NK）細胞，$\gamma\delta$ 型 T 細胞，$NK^{+}T$（NKT）細胞，上皮間 T リンパ球，$CD5^{+}B$ 細胞などの因子があり，自然免疫と獲得免疫の橋渡し的役割を担っている。

近年，これらの細胞は，Toll 様レセプター（TLR）によって直接的に微生物構成成分を認識し，活性化することが明らかとなった。自然免疫は，それら自身持続する免疫にはつながらないが，早期の感染防御のみならず，後期の獲得免疫の分化（細胞性免疫/体液性免疫）を方向づける重要な役割を担っている。細胞性因子を中心とした感染防御機構のあらましを図 **25-1** に示した。

自然免疫を担う細胞性因子として貪食細胞があり，これらの細胞は補体，レクチンなどの液性因子の助けを借りて異物を認識し，貪食，排除を行うだけでなく，TLR により直接微生物構成成分を認識し，自然免疫系を活性化し早期誘導反応，またはそれに引き続く獲得免疫応答の

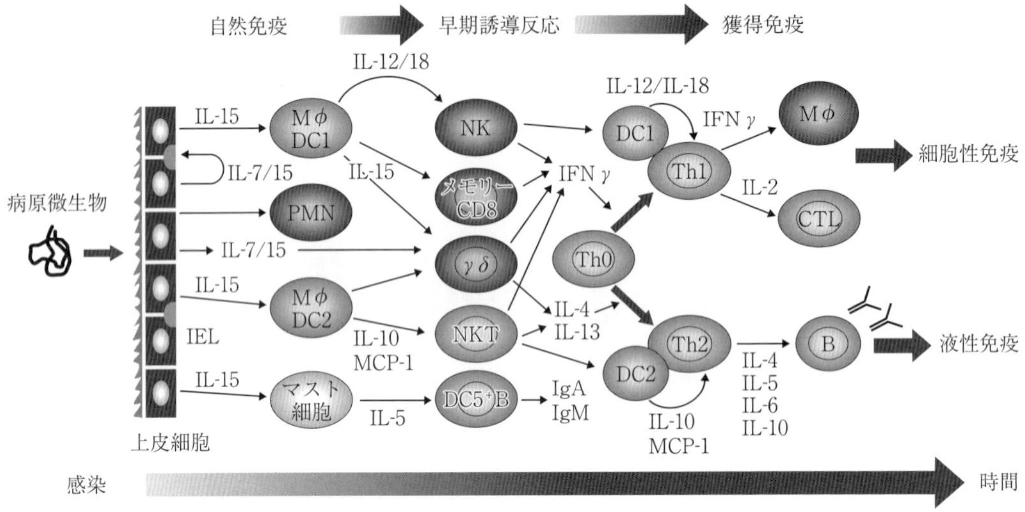

図 25-1 細胞性因子を中心とした感染防御機構の略図

病原微生物の侵入に対する感染防御機構は，感染後数時間以内に働くあらかじめ備わった自然免疫と感染数日後から働く獲得免疫に分類される。自然免疫を担う細胞性因子として，上皮細胞，マクロファージ，樹状細胞，好中球，肥満細胞などがある。上皮細胞は機械的バリアーとしてのみならず，サイトカインの産生で自然免疫にかかわる。マクロファージは Toll 様レセプター（TLR）をはじめ多数の表面レセプターによって微生物を認識し，迅速に貪食，排除を行うとともに炎症性サイトカインを産生する。感染数時間後に誘導される応答を早期誘導反応とよぶ。早期誘導反応にはナチュラルキラー（NK）細胞，$\gamma\delta$ 型 T 細胞，$NK^{+}T$（NKT）細胞，上皮間 T リンパ球，$CD5^{+}B$ 細胞などが関与し，自然免疫と獲得免疫の橋渡し的役割を担っている

PMN：polymorphonuclear leukocyte（多核白血球），CTL：cytotoxic T lymphocyte（細胞傷害性 T リンパ球），Mφ：macrophage（マクロファージ），DC：dendritic cell（樹状細胞）

〔文献 1）矢島俊樹，吉開泰信：微生物感染と感染初期に機能する自然免疫（p. 47）．より引用〕

誘導を引き起こす。

TLR は現在までに 10 種類報告されており，各 TLR によって認識する微生物構成成分が異なり，それにより病原菌に応じた免疫応答が誘導される。図 **25-2** に主なマウス Toll 様レセプターによる微生物構成成分の認識を示した。

Ⅱ．T 細胞系の発達・分化

1．ヒトにおける T 細胞系の発達

T 細胞の分化の場である胸腺は胎生 4 週ごろから鰓弓原基が出現し，6 週ごろ上皮性胸腺が出現する。ヒトの T 細胞系の発生を表 **25-1** に示した。胸腺は体重比でみると，新生児期が最も大きい。重量は思春期まで増大し，その後低下する（図 **25-3**）。胸腺は思春期ごろから次第に脂肪組織に置き換えられるが，T 細胞の供給は生涯続くものと考えられる。マウスでは新生児期に胸腺を摘出すると重大な T 細胞の欠損を生じるが，ヒトでは胸腺からの T 細胞の供給は出生まで，あるいは幼少期までにかなり済んでいることが予想される。

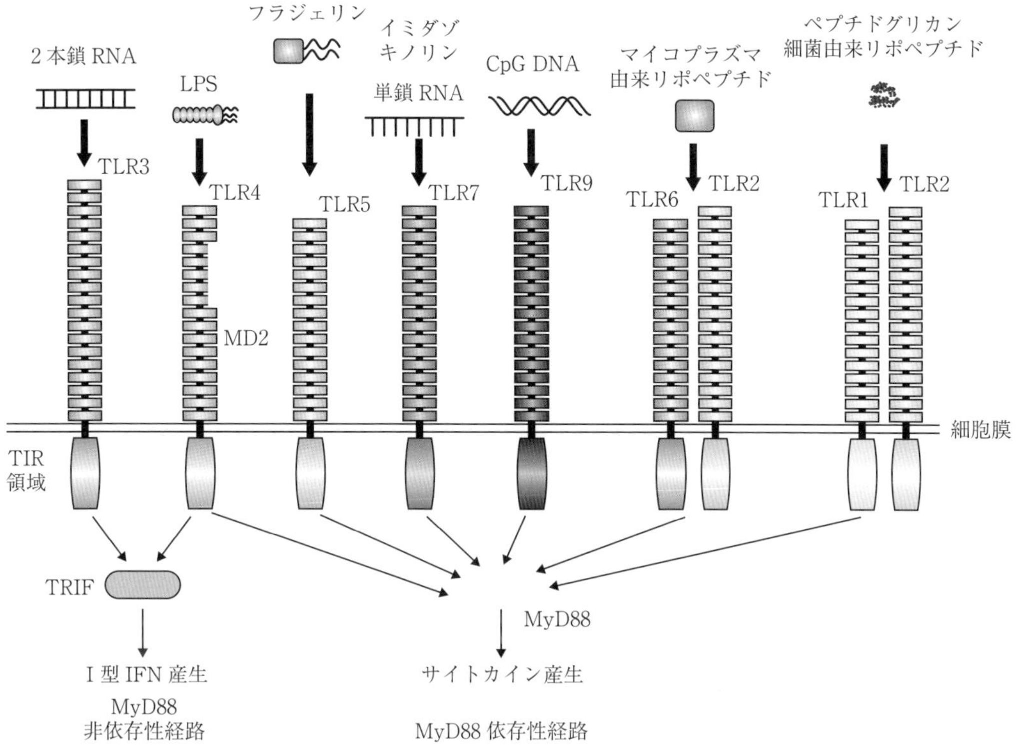

図 25-2　主なマウス Toll 様レセプターによる微生物構成成分の認識

TLR4は，リポ多糖体（LPS）の認識に必須のレセプターである。一方，TLR2は，TLR1とTLR6と協調的に働きそれぞれマイコプラズマ由来のジアシルリポペプチド，トリアシルリポペプチドを認識する。TLR3は2本鎖RNAを，TLR7は単鎖RNAを認識しウイルス感染防御に関与していることがわかっている。また，TLR5は鞭毛蛋白質（フラジェリン）を識別する。審良らのグループは，TLRのリガンドとそのシグナルの詳細な解析を行い，そのシグナル伝達にはMyD88依存性の経路と非依存性の経路が存在することを明らかにしている

〔文献1）矢島俊樹，吉開泰信：微生物感染と感染初期に機能する自然免疫（p. 52）．より引用〕

新生児期の $CD8^{+}$T細胞のウイルス感染細胞に対する細胞傷害活性は成人レベルに近いが，それを抑えるような細胞やキラーT細胞の活性を高めるIFNγの産生不全などのため最終的には劣る。リンホカインの産生についてもIL-2の産生はよいが，ほかは劣る。IFNγの産生能は成人と比較すると，新生児で数%，1歳で50%，3歳で成人レベルである。マクロファージによる食菌殺菌能，遊走能，食作用は幼弱乳児では低い。図 **25-4** に各免疫機能の発達過程を示した。

T細胞の抗体産生に対するヘルパー活性は，IL-4・IL-5の産生が悪く，CD40リガンドの表出が悪いことも関係して，新生児・乳児期は低下している。サプレッサーT細胞機能は逆に高まっており，IgG産生能が低下していることの一因となっている。乳児期のT細胞は成人と比べ，CD4分子をもつものがCD8分子をもつものに比べ高い。CD4をもつT細胞の増加はヘルパーT細胞の増加を意味せず，サプレッサー活性をもつものが多く含まれる。新生児のCD4陽性リンパ球の多くはCD45RA陽性の未反応型（virgin，naive）ないしサプレッサー/イン

表 25-1　ヒトの T 細胞系の個体発生[2)]

胎生週	胸腺の構造	T 細胞の出現	T 細胞の機能
〜10	鰓弓に原基出現 (4 週) 上皮性胸腺形成 (6 週) マクロファージ・樹状細胞の侵入，周辺へリンパ球集合 (8 週) リンパ球の侵入 (9 週)	肝に $\gamma\delta$ T 細胞 (7 週) 胸腺に $CD2^+$ リンパ球 (9 週)	
10〜20	皮質・髄質の区別 (14 週) Hassall 小体出現 (15 週)	胸腺に $CD4^+CD8^+$ リンパ球 (10 週) 胸腺に $CD3^+$ リンパ球 (12 週) 脾・リンパ節に出現 (12 週) 末梢血に出現 (14 週)	胸腺：PHA に増殖反応 (10 週) 胸腺：同種細胞に増殖反応 (12 週) 末梢血：同種細胞に増殖反応 (14 週) 末梢血：同種細胞傷害 (14 週)
20〜		末梢血に 10,000/mm^3 (20 週)	末梢血：成人レベルの同種細胞傷害活性 (20 週)
新生児	体重比重量生涯で最大	・十分な細胞数 ・成人より CD4/CD8 比高い	・生後 3〜4 か月までリンホカイン産生能低い ・抗体産生補助能低い ・細胞傷害活性やや悪い

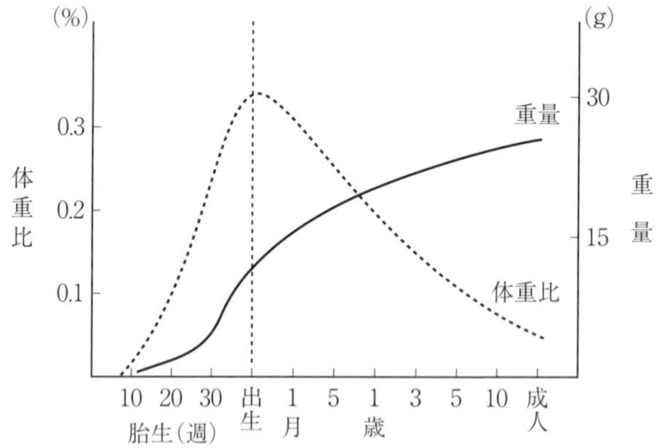

図 25-3　胸腺重量の年齢による変化[2)]

デューサー型で，外界からの感染などの刺激を繰り返すことにより CD45RO 陽性の記憶型（memory）ないしヘルパー型へ変化する。

2．ヒトにおける T 細胞系の分化

免疫系の特徴である多様性および特異性は，T 細胞および B 細胞で起こる「遺伝子再構成」と T 細胞分化における「レパートリー選択」という生物現象に基づいている。胸腺内で T 細

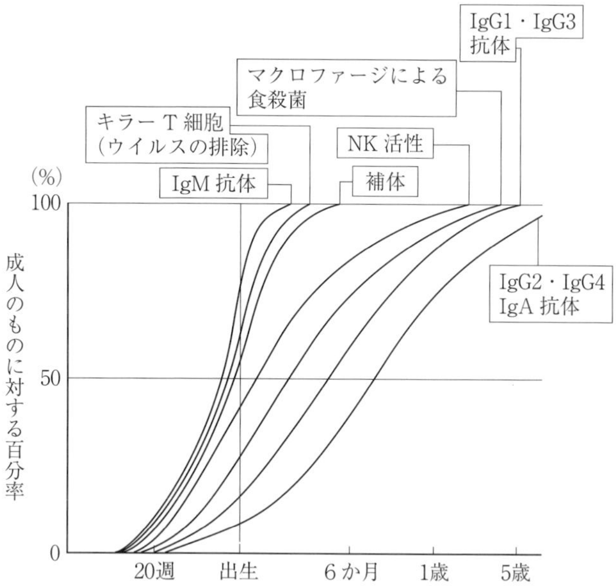

図 25-4　模式的にみた各免疫機能の発達過程[2)]

胞レセプター（T cell receptor；TCR）遺伝子座の再構成によって多様な未熟T細胞のクローンが生じるが，その後，これらは正および負の選択を受け，ごく一部のクローンだけが成熟T細胞となる。この選択の結果，個体固有のレパートリーが形成され，MHC（主要組織適合性遺伝子複合体）の拘束性，自己寛容（自己と非自己の識別）の成立，維持が可能となる。このような選択過程はT細胞に特徴的な現象である。

T細胞は1つひとつの細胞がそれぞれ違う形のレセプターをもち（T細胞レセプター，T細胞抗原レセプター），抗原に反応する特定のクローンのみが増殖，活性化することにより抗原特異的な免疫応答を可能としている。

ランダムにつくられた未熟T細胞は胸腺内でレパートリー選択（正および負の選択）を受け，自己抗原に反応する危険クローンや自己MHCに全く反応しないクローンを排除する（負の選択）。正の選択（MHC拘束性の獲得）のさい，自己のMHCクラスⅠによって選択される（TCRがクラスⅠにアフィニティーをもつ）ものはCD8-SP（キラーT細胞）に，MHCクラスⅡによって選択されるものはCD4-SP（ヘルパーT細胞）へと分化する。

抗原と反応する以前のT細胞をナイーブT細胞（naïve T cell），抗原と反応した後の機能を果たすT細胞をエフェクターT細胞（effector T cell），機能的に成熟して残存し次回の抗原との反応に備えるT細胞をメモリーT細胞（memory T cell）という。メモリーT細胞はリンパ組織に存在するセントラル・メモリーT細胞と，さまざまな組織に分布し炎症部に直ちに集まるエフェクター・メモリーT細胞とがある。

消化管や肝など胸腺外で分化するT細胞がごく一部存在する（胸腺外分化）。血中・リンパ節・脾のT細胞のほとんどは胸腺で分化した$\alpha\beta$型T細胞であるが，一部は胸腺外分化や胸腺内で分化した$\gamma\delta$型T細胞である。

TCRはリガンド（受ける刺激の強さ，長さ，状態）によって，2つの全く異なるシグナルを伝えることができる。すなわち，弱い刺激では生き残り，強い刺激を与えるとアポトーシスを起こして死んでしまう。

3．MHC による抗原提示

生体防御を担う免疫システムで最も重要な特徴は，自己を攻撃することなく，非自己抗原の特異性を認識して排除することである。これらはB細胞の免疫グロブリン（抗体）とTCRにより担われ，抗体は抗原の立体構造を直接認識するが，TCRは直接抗原を認識できず，抗原の分解産物であるペプチドをMHCにコードされたMHC分子に結合した形で識別して，T細胞活性化シグナルを伝達し免疫応答を誘導する。T細胞は自己MHC分子に結合した非自己ペプチドを認識して活性化され，非自己を排除するための免疫応答を示す。MHC遺伝子にはクラスⅠ（MHC-Ⅰ）とクラスⅡ（MHC-Ⅱ）があり，MHC-Ⅰはすべての有核細胞と血小板に発現し，細胞内に存在する蛋白質由来のペプチドを $CD8^+$ キラーT細胞に提示する。MHC-Ⅱは主に抗原提示細胞に発現し，細胞外から取り込んだ蛋白質由来のペプチドを $CD4^+$ ヘルパーT細胞に提示する。局所の異なる抗原に対して，それぞれのT細胞は自己MHCに拘束されたTCRを介して，自己のMHCにより提示された非自己のペプチドを複合体の形で認識して活性化され，異物の排泄にかかわる免疫応答を示す。MHC分子によるT細胞への抗原提示の概略図を示す（図**25-5**）。

4．T 細胞の機能

T細胞の機能は，①移植細胞のように生体にとって異物であるような細胞を破壊して排除する，②マクロファージ（異物や微生物を細胞内に取り込み消化して処理する大型の食細胞）などのほかの細胞を遊走させたり活性化したりする作用をもつ物質（サイトカイン）を産生したり放出して，それらの細胞に菌や異物を処理する反応を起こす，③B細胞やほかのT細胞の働きを補助したり逆に抑えたりして調節することの3つである。

1）細胞傷害作用

侵入してきた組織適合抗原の異なったほかの細胞に対しては，T細胞が反応して相手の細胞に傷害物質を作用させ殺す。MHC-Ⅰに反応するものが主であるが，MHC-Ⅱに反応するものもある。このような作用をするT細胞をキラーT細胞という。細胞傷害性T細胞（cytotoxic T cell）ともいう。キラーT細胞は細胞傷害物質（パーホリン，グランザイムリンホトキシン，TNFα）を放出し，あるいはFasリガンドを表出して相手の細胞をアポトーシスに導く。キラーT細胞が十分働くように助けているT細胞をヘルパーT細胞という。表面にCD8分子を表出しているT細胞（$CD8^+$T細胞）が主にキラーT細胞として働き，CD4分子を表出しているT細胞（$CD4^+$T細胞）がヘルパーT細胞として働く。キラーT細胞は細胞表面のMHC分子とともに表出されているウイルス抗原，腫瘍関連抗原に反応し，ウイルス感染細胞の排除と腫瘍細胞の破壊も行う。キラーT細胞の一部は記憶（メモリー）T細胞となり，長く体内に残り次回の同一ウイルスの侵入に対応できるよう備える。

2）マクロファージの活性化

細菌（結核菌，サルモネラ，リステリアなど），真菌（カンジダなど）などはマクロファージが取り込み，殺菌することにより処理する。マクロファージは，旺盛な食作用（原形質内に取り込んで消化する）をもつ大型で球形の核をもつ細胞である。異物や老廃物細胞もマクロ

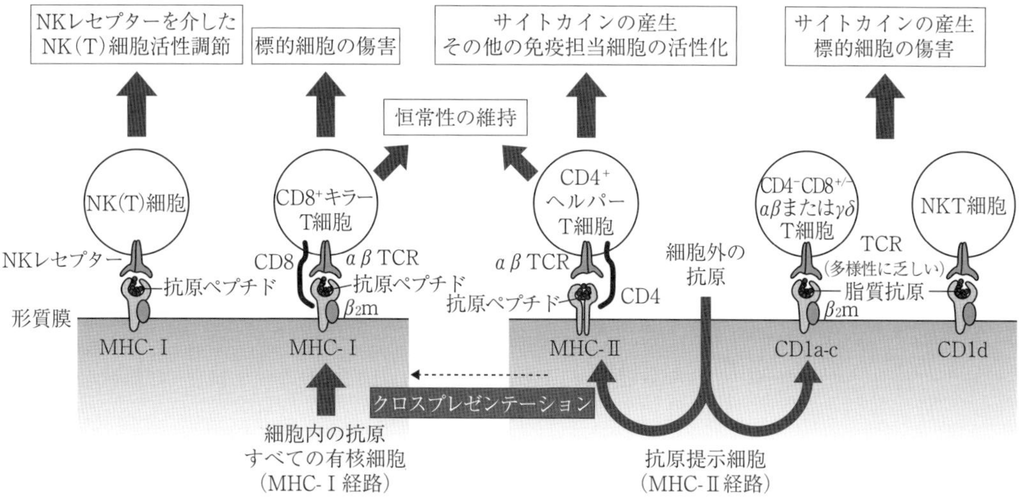

図 25-5　MHC分子によるT細胞への抗原提示の概略図

古典的MHC分子（MHC-Ⅰ，Ⅱ）および非古典的MHC分子（CD1など）はT細胞レセプター（TCR）を介してT細胞に認識される。古典的MHC分子の機能は抗原ペプチドを結合し，抗原をTCRに提示することである。MHC-Ⅰは細胞内の抗原を$CD8^+$キラーT細胞に，MHC-Ⅱは細胞外から取り込まれた抗原を$CD4^+$ヘルパーT細胞に提示する。T細胞は提示された抗原ペプチド/MHC複合体を認識して，さまざまな細胞性免疫応答を示す。非自己抗原由来のペプチドを認識した場合，それらを排除するため，T細胞は標的細胞の傷害，あるいはサイトカインを産生してほかの免疫担当細胞の活性化を促す。また生体内でT細胞は自己抗原由来ペプチドを認識して，その細胞数，応答性，多様性などの恒常性を維持している。MHC-ⅠはNKレセプター（KIRなど）を介したNK（T）細胞の活性化調節にも寄与している。非古典的MHC-Ⅰ分子は古典的MHC分子同様，細胞外から取り込まれた抗原，あるいは自己抗原を提示するが，T細胞，またNK細胞に認識されるものなど種類，機能とも多様である。図にはその一例としてCD1分子について示す

β_2m：β_2ミクログロブリン

〔文献1）塚本博丈，西村泰治：MHCによる抗原提示（p. 85）．より引用〕

ファージによって取り込まれ処理される。リンホカインのあるものは，マクロファージをその部位に呼び寄せる走化因子（chemotactic factor）としての働きをもち，マクロファージを菌や異物の侵入部に集める。他のリンホカインは，活性化因子（activating factor）として菌や異物を取り込んだマクロファージの殺菌力や消化力を高める。IFNγは活性化因子の中心をなすサイトカインである。T細胞は活性化されるとCD154という分子を表出するが，それがマクロファージ表面のCD40分子に結合することもマクロファージ活性化につながる。ツベルクリン反応は，結核菌抗原と反応したT細胞がリンホカインを放出して，マクロファージなどの反応を誘導して起こす皮膚の炎症反応である。

3）他のリンパ球の調節機能

抗体産生細胞は抗原と反応したB細胞から分化する。B細胞が抗原と反応するさいにT細胞からの作用を要する。この作用を行うT細胞をヘルパーT細胞という。抗体が作られ続けるのを制御するT細胞も存在し，それをサプレッサーT細胞あるいはレギュラトリーT細胞とよぶ。Th3細胞やTr1細胞もその一部である。そのほかに$CD4^+CD25^+$T細胞などがある。

表 25-2　Th1/Th2 サイトカインの種類と機能

Th1 サイトカイン	IL-2	T 細胞増殖因子，キラー T 細胞の誘導，NK 細胞の活性化，LAK 細胞の誘導
	IFNγ	マクロファージ活性化，MHC 分子の発現増強，NK 活性化作用，抗腫瘍作用，B 細胞に働き IgG2a へのクラススイッチを制御，Th2 分化の抑制
	TNFα	腫瘍壊死因子，局所炎症，内皮細胞活性化
Th2 サイトカイン	IL-4	B 細胞増殖因子，MHC 分子の発現増強，B 細胞に働き IgG1・IgE へのクラススイッチを制御，Th2 分化の制御，Th1 分化の抑制，アレルギー反応を促進
	IL-5	B 細胞増殖因子，B 細胞分化誘導因子，IgA 産生誘導，好酸球増殖・分化因子
	IL-6	T 細胞および B 細胞分化増殖，造血系神経系細胞の増殖分化，急性期蛋白質産生制御
	IL-9	マスト細胞の活性増強，アレルギー反応を促進
	IL-10	単球・樹状細胞からの IL-12 産生・NO 産生・MHC 抗原発現の抑制，B 細胞の MHC 抗原発現，B 細胞・マスト細胞の生存率の亢進
	IL-13	機能としては IL-4 と非常に類似している。B 細胞増殖因子，Th2 分化の制御，Th1 分化の抑制，アレルギー反応を促進

〔文献 1）久保允人：Th1/Th2 細胞の発見，そして制御機構の解明へ（p. 119）．より引用〕

サプレッサー T 細胞には抗体産生を抑えるもののほかに，キラー T 細胞を抑制したり，T 細胞からのリンホカイン産生を抑えたりするものがある。

4）T 細胞サブセット

T 細胞にはさまざまな機能があるが，それはある程度異なった T 細胞によって分担されていると考えられる。T 細胞の亜群を T 細胞サブセットという。リンパ球の表面のさまざまな分子をモノクローナル抗体を用いて解析可能となっている。成熟 T 細胞は CD4 分子と CD8 分子をもつものに大別される。前者にはヘルパー T 細胞やリンホカインを産生する T 細胞，後者にはキラー T 細胞などが含まれる。CD4 分子をもつ T 細胞では，抗原と反応する前の naïve T 細胞（CD45RA）が抗原と反応して活性化されると CD45RO に変換される（メモリー T 細胞）。CD8 分子をもつ T 細胞では，CD44 分子・IL-2 レセプター β 鎖を表出しているものを memory cell とされる。CD4 分子をもつ T 細胞は，どのリンホカインを産生するかによって機能分担している可能性がある。IL-2・IFNγ を産生し，マクロファージを活性化したり，遅延型アレルギーを起こしたり，キラー T 細胞の発現を助けるものを Th1 細胞，IL-4・IL-5・IL-9・IL-10・IL-13 を産生したり抗体産生を補助するものを Th2 細胞と分ける。**表 25-2** に Th1/Th2 サイトカインの種類と機能を示した。TGFβ を強く産生するものを Th3 細胞，IL-10 のみを強く産生するものを Tr1 細胞とよび，レギュラトリー T 細胞として働く可能性がある。$CD8^+$T 細胞も IFNγ を作るか IL-4 を作るかで，Tc1 細胞，Tc2 細胞に分けられる。

表 25-3　ヒト B 細胞，抗体産生系の個体発生[2)]

胎生週	B 細胞の出現	Ig 産生細胞の出現	血中 Ig
～10	肝プレ B 細胞　（7 週） 肝 IgM-B 細胞　（9 週）		
10～20	肝：IgM, IgD, IgG-B 細胞（12 週） 末梢血：IgM, IgG, IgA-B 細胞（12 週） 末梢血：新生児レベルの B 細胞数（15 週）	肝：IgM 産生細胞　（11 週） 脾・末梢血：IgM 産生細胞（12 週） 肝：IgG 産生細胞　（12 週） 肝：IgA 産生細胞　（14 週） 脾：IgG 産生細胞　（18 週）	IgM 出現　（16 週） IgG 出現　（19 週）
20～30		末梢血：IgG 産生細胞（21 週） 脾：IgA, IgD 産生細胞（30 週）	IgA 出現　（27 週）
新生児	・$CD5^+$B 細胞が多い ・IgG, IgA-B 細胞が少い		・IgM 成人の 10～20％程度 ・主として IgM の抗体応答 ・3～4 か月まで抗体応答不良

Ⅲ．B 細胞系の発達・分化

1．ヒトにおける B 細胞系の発達

リンパ球の幹細胞は造血器に発生するが，造血の場は胎生初期には大動脈・生殖隆起・中腎領域（aortogonadomesonephros；AGM）にあり，胎生 4 週ごろからは肝に，16 週ごろから骨髄に移行する。ヒトの B 細胞，抗体産生系の個体発生を表 **25-3** に示した。新生児期の IgM 産生能は成人と同等であるが，IgG 産生能は成人と比較し 10%，6 か月時で 30%，3 歳時で 50%，7 歳時で 70％とされる。新生児・乳児期はサプレッサー T 細胞の活性が高く，ヘルパー T 細胞の活性が低い。このことが IgG 産生能の低い一因と考えられる。B 細胞自身も IgG，IgA 産生能が低い。

血清免疫グロブリン値は，IgM は 1 歳過ぎ，IgG は 5～6 歳，IgA は 10 歳ぐらいで成人レベルに近づく。IgG サブクラスは，IgG1，IgG3 は血清全 IgG と同様な上昇を示し，IgG2，IgG4 の上昇は遅れる。腸管粘膜固有層の IgA 産生細胞数は，生後 1 か月から増え，2 歳ごろ成人レベルとなる。

IgG は経胎盤性に児に移行する。これは胎盤細胞が Fc レセプター n, Fcγ レセプターⅡ・Ⅲ，胎盤アルカリフォスファターゼなどで IgG をとらえ細胞内に取り込み，胎児血液内に転送することによる。胎児の血中 IgG は在胎 20 週ごろから直線的に増加し，出生時には母体レベル以上になる。IgG2 の移行は他のサブクラスと比べて劣る。IgG の半減期は 3～4 週で，児の IgG 産生は生後 3～4 週過ぎから盛んとなるため，生後 4 か月ごろに IgG は最も低値となり，これを生理的低 γ グロブリン血症という。図 **25-6** に血清免疫グロブリンの年齢による変化を示し

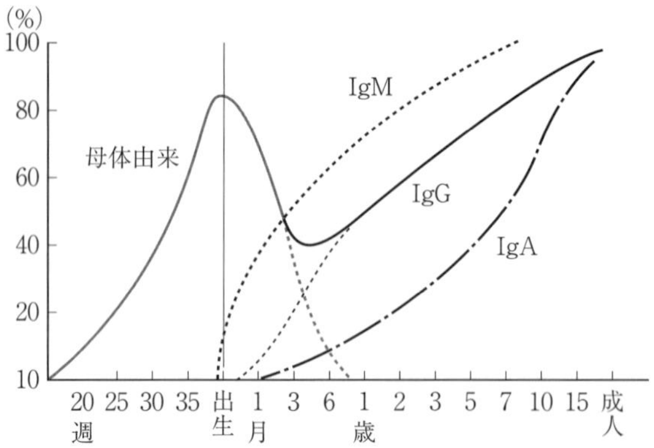

図 25-6　血清免疫グロブリンの年齢による変化[2)]

た。

2．ヒトにおけるB細胞系の分化

骨髄に存在する造血幹細胞からすべての血球細胞は分化する。B細胞はその表面にB細胞レセプター（B cell receptor；BCR）を発現することにより区別される。BCRは膜結合性免疫グロブリンであり，外来性抗原を認識する抗原レセプターとして機能する。多分化能をもった造血幹細胞からB細胞が分化してくる過程では，さまざまな転写因子（免疫グロブリン遺伝子がmRNAに転写）が働いてB細胞に固有な遺伝子をオンにし，他の血球細胞に特徴的な遺伝子をシャットオフすることにより，B細胞への系列決定がされる。B細胞の分化過程において免疫グロブリン遺伝子の再構成が起こり，B細胞の膨大なレパートリーが形成される。造血幹細胞からプロB細胞，大型プレB細胞へ，そこで一過性に発現するプレB細胞レセプターが，B前駆細胞の増殖・分化誘導ならびに遺伝子再構成，免疫グロブリンH鎖の品質管理に重要な役割を担っている。プレB細胞からIgMのみをもった未熟B細胞へ分化し，IgMとIgDをもった成熟B細胞へ分化する。新生B細胞のなかには自己反応性をもったものも出現するが，レセプター・エディティング（receptor editing）などにより自己反応性が回避される。B細胞の増殖は，免疫グロブリンをはじめとするさまざまな遺伝子が転写されるが，抗体産生細胞に分化するにはヘルパーT細胞の助けを必要とする。ヘルパーT細胞の産生するさまざまなサイトカインや，免疫グロブリンのクラススイッチや抗体産生細胞への分化誘導する物質をB細胞刺激因子という。

一度増殖したB細胞の多くはアポトーシスによりやがて死滅するが，一部はメモリーB細胞として残り，次の抗原との反応に備える。ヘルパーT細胞の存在なしで抗体を作らせる抗原をT細胞非依存性抗原，ヘルパーT細胞を必要とする抗原をT細胞依存性抗原といい，前者はリポ多糖類に限られ，多くの抗原は後者に属する。図**25-7**にB細胞分化のプロセスを示した。

プレBCRの構成成分の1つでも欠損すると，プロB細胞からプレB細胞への分化が障害されて，B細胞欠損型免疫不全になる。後述するBruton型無γグロブリン血症ではプレBCRは形成されるが，プレBCRからのシグナル伝達に必須のBkt遺伝子の変異のため，B細胞分化

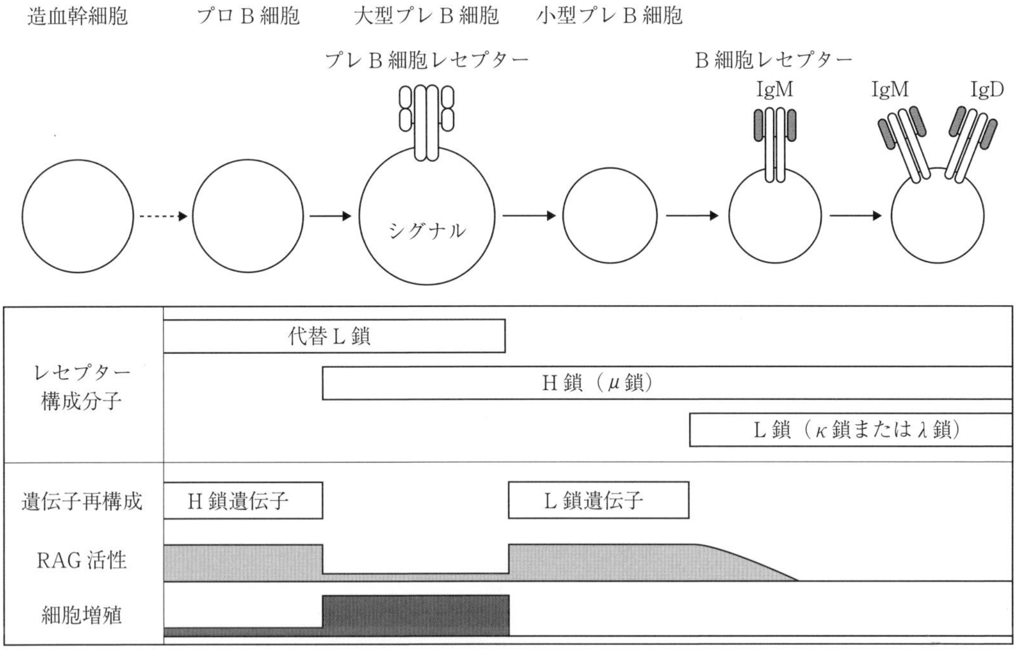

図 25-7　B 細胞分化のプロセス
〔文献 1）烏山一：B 細胞の分化（p. 68）．より引用〕

障害は発症する。

Ⅳ．サイトカイン

ある刺激に対して活性化されたリンパ球が産生する蛋白で，それに対するレセプターをもつ細胞に作用する物質を総称してリンホカインという。単球，マクロファージの産生するものをモノカイン，これらと類縁のものを加えサイトカインと総称する。

このなかで同一物質でありながら作用が異なり，その遺伝子が単離同定され物質の独立性が確立されたものの一部をインターロイキン（IL）といい，番号を付してよぶ。サイトカインには IL のほか，インターフェロン，TNF（腫瘍壊死因子），コロニー刺激因子などの造血因子，白血球の遊走にかかわるケモカイン，TGFβ などの多数の種類がある。

サイトカインの多くは糖蛋白で，レセプターをもつ細胞のみに作用し，細胞の増殖，分化，活性化などを誘導する。

IL-1 は T 細胞・B 細胞の増殖，機能発現，NK 細胞・マクロファージの機能増強，好中球機能を促進し，血管内皮細胞を増殖させ，白血球の接着を高めることにより炎症反応に関与する。線維芽細胞や神経膠細胞の増殖は組織修復に関与する。IL-1 は体温中枢に作用し発熱をきたす内因性発熱物質である。IL-6 の産生を介して肝から急性反応物質を産生する。IL-1，IL-6，TNFα などは炎症の発症に関与し，炎症性サイトカインとよばれる。

表 25-4 にインターロイキンの作用する相手と作用について示した[2)]。IL はその呼称を最終的に決定する機構がないため多少の混乱がある。

表 25-4　各種インターロイキンの作用する相手と作用[2]（1）

ILの種類	作用する相手	作　用
IL-2	T細胞	抗原と反応したT細胞を増殖させる
		リンホカイン産生を助ける
		キラーT細胞の出現を助ける
		$CD4^{+}CD25^{+}$レギュラトリーT細胞を維持する
		活性化誘導細胞死に関与する
	B細胞	抗原と反応したB細胞を増殖させる
		抗体産生細胞への分化を助ける
	NK細胞	増殖させる
		インターフェロンγを産生させる
		細胞傷害活性を高める
	前LAK細胞	LAK細胞へ分化させる
	マクロファージ	活性化する
IL-3	多能性幹細胞	増殖を維持させる
	ある程度分化した造血未熟細胞	増殖を維持させる
	T細胞前駆細胞	増殖させる
	B細胞前駆細胞	増殖を維持させる
	NK細胞前駆細胞	NK細胞に分化させる（IL-2，マクロファージとともに作用）
	破骨細胞前駆細胞	破骨細胞に分化させる（ビタミンD3とともに作用）
IL-4	B細胞	休止期のB細胞を活性化し抗原と反応しやすくする
		抗原と反応したB細胞を増殖させる
		IgG1，IgE産生細胞へ分化させる
		IgM，IgG2a，IgG3産生を抑える
		CD23分子の発現を誘導する
		CD40分子を増殖させる
		MHCクラスⅡを増やし抗原提示能を高める
	T細胞	未熟T細胞を増殖させる
		抗原と反応したT細胞を増殖させる
		キラーT細胞の発現を助ける
		Th2細胞を誘導する
		IL-2，IFNγ遺伝子転写やIL-2レセプター，IL-12レセプターの表出を減少させる
	マスト細胞	マスト細胞の増殖をもたらす（IL-3とともに作用）
	マクロファージ	未熟マクロファージの増殖をもたらす（IL-3とともに作用）
		CD23分子の発現を誘導する
		MHCクラスⅡを増やし抗原提示能を高める
		活性化する
		接着分子（ICAM-1）の表出を高める
	上皮細胞	ケモカイン（CCL5，CCL11）の産生を導く
	樹状細胞	IL-10の産生を抑え，IL-12の産生を高める
IL-5	B細胞	活性化されたB細胞を増殖させる
		活性化されたB細胞にIL-2レセプターを表出させ，IL-2の作用を受けるようにする
		IgG，IgM，IgA産生を促進する
	T細胞	抗原と反応したナイーブキラーT細胞にIL-2レセプターの表出をさせる
		そのT細胞はIL-2の作用でエフェクターキラーT細胞に分化する

表 25-4　各種インターロイキンの作用する相手と作用[2)]（2）

ILの種類	作用する相手	作　用
	NK細胞・LAK細胞	活性を高める
	好酸球	G-CSFと共同して未熟好酸球を増殖させ，好酸球に分化させる 活性化する。生存を維持する
IL-6	B細胞	抗体産生細胞へ分化させる IL-2レセプターを表出させる IL-2を産生させる TGFβと共同してTh17細胞を分化させる 末梢における$CD4^+CD25^+Fox3^+$レギュラトリーT細胞の発現を抑える 胸腺リンパ球を増殖させる
	樹状細胞	MHCクラスⅡ，Ii鎖，HLA-DMの発現を抑え抗原提示能を低下させる
	基質細胞	IL-7を産生させる
	肝細胞	急性期反応物質を産生させる アルブミン，トランスフェリンの産生を抑える ペプシジンを産生させ腸からの鉄吸収を抑える
	多能性造血幹細胞	増殖を維持する
	巨核球	増殖を導き，血小板生成を高める
	神経細胞	成長，分化をもたらす
	骨髄腫細胞	増殖を維持する
	表皮細胞	増殖させる
	腎糸球体	メサンジウムを増殖させる
	骨芽細胞	カルシウム遊離，骨吸収を促進する
	下垂体	ACTH，GH，PRL，LHなどのホルモン分泌を抑える
IL-7	未熟B細胞	増殖支持
	未熟T細胞	増殖支持，発生に必須
	T細胞	キラー活性増殖
	LAK細胞	誘導
	単球	活性化
IL-8	好中球	遊走，活性化
	B細胞	IgE産生抑制
	T細胞	遊走
	好塩基球	活性化
	血管	新生（TNFαと共同）
IL-9	T細胞	増殖誘導
	マスト細胞	増殖誘導，活性化
	好酸球	活性化
	巨細胞	増殖誘導
	赤芽球	増殖誘導（EPOとともに）
IL-10	T細胞	IL-2，リンフォトキシン，TNF，IFNγ，IL-3，GM-CSFなどの産生抑制 レギュラトリーT細胞誘導
	胸腺	増殖誘導
	B細胞	増殖誘導，IgG4産生誘導 MHCクラスⅡ表出増加
	マスト細胞	活性化抑制，増殖誘導
	好酸球	活性化抑制

表 25-4　各種インターロイキンの作用する相手と作用[2]（3）

IL の種類	作用する相手	作　用
	マクロファージ	サイトカイン産生抑制，MHC クラスⅡ表出抑制，共刺激分子表出抑制
		活性酸素，NO 生成抑制
	樹状細胞	IL-12 産生抑制，成熟抑制，MHC クラスⅡ表出抑制
	標的細胞	MHC クラスⅠおよび CD80 分子表出低下，キラー T 細胞感受性低下
IL-11	造血幹細胞	増殖支持
	マクロファージコロニー	増殖支持
	巨核球コロニー	増殖支持
	B 細胞	抗体産生誘導
	T 細胞	ヘルパー活性増強
IL-12	T 細胞	活性化されたものの増殖支持，細胞傷害性 T 細胞誘導，IL-4 産生抑制
		IL-2, IFNγ 産生支持, Th1 細胞分化誘導, CD40 リガンドの表出抑制
	LAK	誘導に IL-2 と共同
	NK 細胞	活性化，IFNγ 生成誘導
	マクロファージ	IFNγ 産生誘導
	樹状細胞	IFNγ 産生誘導
IL-13	B 細胞	増殖，免疫グロブリンクラススイッチ促進（IgE 産生）
		免疫グロブリン産生増強
	マクロファージ	MHC クラスⅡ，CD23 表出増加，IL-1，IL-6，IL-12 などのサイトカインや NO の生成抑制
	NK 細胞	IFNγ 生成促進
	粘膜上皮細胞	粘液分泌，エオタキシン（好酸球走化因子）産生
IL-14	B 細胞	増殖誘導，Ig 分泌抑制
IL-15	T 細胞	増殖誘導，遊走，キラー T 細胞分化誘導，活性化，IL-12 レセプター誘導
		メモリー $CD8^+$T 細胞の数維持，増殖，Tr1 細胞の増殖支持
	LAK	誘導
	NK 細胞	発生分化に必須，増殖，活性化，生存維持
	NKT 細胞	増殖誘導
	B 細胞	増殖誘導，抗体産生促進，IgA 産生（B1 細胞）
	マクロファージ	遊走，サイトカイン・NO 生成誘導
	樹状細胞	CD40 表出増加
	マスト細胞	活性化
	好中球	活性化
IL-16	$CD4^+$T 細胞	遊走，HIV 増殖抑制
	マクロファージ	遊走
	好酸球	脱顆粒，サイトカイン放出誘導，遊走
IL-17 A	線維芽細胞，血管内皮細胞，上皮細胞	IL-6，IL-8，G-CSF 産生誘導，ICAM-1 表出誘導
	好中球	活性化，分化促進
	マクロファージ	活性化
	破骨細胞	活性化，分化促進
IL-18	T 細胞	IL-12 と共同して；Fas リガンドを表出させる，IFNγ の産生を誘導する，IL-10 の産生を抑える
		IL-2 と共同して；IL-4，IL-13 の産生を導く，CD40 リガンドを表出させる

表 25-4　各種インターロイキンの作用する相手と作用[2]（4）

ILの種類	作用する相手	作　用
	Th1 細胞	IFNγ のほか IL-3，IL-9，IL-13 を産生させる，CD40 を誘導する
	NK 細胞	IFNγ の産生を増強する
	NKT 細胞	IL-4，IL-9，IL-13 を産生させる，CD40 を表出させる
	マクロファージ	IL-8, GM-CSF, IFNγ の産生を高める，酸化窒素の産生を誘導する
		IL-12 非依存下でプロスタグランジンを産生させる
	樹状細胞	IL-12，IFNγ 産生誘導
	マスト細胞	IL-3 と共同して IL-4，IL-9，IL-13 を産生誘導，化学伝達物質を放出させる
IL-19		作用はいまだ不明確
IL-20	線維芽細胞	サイトカイン産生（間接的に好中球遊走）
	皮膚表皮細胞	増殖，分化
IL-21	NK 細胞	増殖と成熟，細胞傷害活性，IFNγ 産生増強，活性化細胞の細胞死誘導
	CD8⁺細胞	増殖促進
	B 細胞	増殖（CD40 刺激とともに）（IL-4 による増殖は抑制），IgG へのスイッチを促進し，IgE へのスイッチを抑制，メモリー B 細胞，形質細胞への分化補助
		T 細胞の補助なしに抗原と反応したもののアポトーシス誘導
	単球，マクロファージ	増殖，分化の促進
	顆粒球	増殖，分化の促進
	樹状細胞	成熟の抑制
IL-23	活性化 T 細胞，メモリー T 細胞（Th1）	増殖，IFNγ, IL-17 産生誘導
		IFNγ 産生誘導
	マクロファージ	炎症性サイトカイン産生誘導
IL-24	腫瘍細胞	アポトーシスを誘導する
	血液単核細胞，表皮細胞	IL-6，TNFα，IFNγ を産生させる，活性化する
IL-25	リンパ系組織	増殖を支持する
	T 細胞，非リンパ系細胞	IL-4，IL-5，IL-13 を産生させる，IFNγ の産生を抑える
IL-27	ナイーブ CD4⁺T 細胞	抗原と反応した CD4⁺T 細胞を増殖させる，Th17 細胞の分化を抑制する，IL-12 と共同して Th1 細胞に分化させる
	CD8⁺T 細胞	IFNγ の産生を誘導する
	T 細胞	状況により活性化抑制
	NK 細胞	IL-1，IL-12 と共同して IFNγ を産生させる，状況により活性化抑制
	マクロファージ	IL-2, IL-12, IL-18, TNFα を産生させる，状況により活性化抑制
	マスト細胞	IL-1，TNFα を産生させる
IL-28，29	さまざまな細胞	抗ウイルス作用誘導，MHC クラス I 表出増強
IL-31	表皮細胞	活性化，ケモカインの産生
	上皮細胞	活性化，ケモカインの産生
IL-32	単球・マクロファージ	TNFα，MIP-2 などの産生誘導
IL-33	マスト細胞	活性化
	Th2 細胞	IL-4，IL-5，IL-13 の産生誘導

V．原発性免疫不全症候群

1．概　論

原発性免疫不全症候群（primary immunodeficiency syndrome）は，先天的要因（主として遺伝素因）により免疫系の構成要素が欠損している，または機能不全のため免疫系が正常に働かない疾患の総称で，感染に対する生体防御機構に不全状態をみる疾患群である。感染症や膠原病，悪性疾患などに伴うものや，悪性腫瘍の化学療法や免疫抑制剤，ステロイドの投与などに伴う免疫不全状態は，続発性（または症候性）免疫不全として区別する。原発性免疫不全症候群に含まれる疾患には，さまざまな原因，病態のものが含まれる。免疫系を構成する食細胞・補体・抗体・リンパ球（T 細胞・B 細胞）のどの部分に欠陥が存在するかにより，免疫不全の様相も異なり，細かく疾患分類がなされている。

2．免疫不全症の分類

1）複合免疫不全症（10.2%）

T 細胞の数または機能異常により，細胞性免疫の不全を主体とする免疫不全を呈する疾患で，T 細胞機能不全があれば，B 細胞による抗体産生も行われなくなるため，液性免疫の不全も合併する。臨床症状は，細菌，真菌，ウイルスのいずれにも易感染性を示す。

2）抗体産生不全症（44.2%）

血清免疫グロブリン低値を示す疾患で，抗体産生の異常により易感染性を示す。細菌への易感染性が著しく，中耳炎や肺炎，膿痂疹などを反復する。しかし，ウイルス感染には比較的強い。

3）明確に定義された免疫不全症（17.6%）

特徴的な症状・検査所見および発症機序などから，明確に定義された症候群で，細胞性免疫，液性免疫，自然免疫に種々の程度の異常をもつ。免疫系以外の異常，症状を合併するものもある。

4）補体不全症（2.4%）

補体成分の欠損のため，さまざまな程度の免疫異常を示す。特定の細菌への易感染性を示すもののほか，自己免疫疾患を合併するものもある。

5）食細胞機能不全症（17.6%）

好中球をはじめとした，食細胞の数または機能の異常により，主に細菌に対する易感染性を示す疾患。

6）そのほか（6.4%）

先天性または遺伝性疾患に伴う免疫不全症など。

3．免疫不全症でみられる易感染性

免疫不全症では以下の易感染性 5 つのうち，いずれかが存在する。

① 感染症に反復して罹患（反復感染）する。口内炎，中耳炎，慢性気管支炎，皮膚化膿症，化膿性リンパ節炎などを反復する。

② 感染症が重症化（重症感染）する。敗血症，肝・脾膿瘍，脳炎などの重症感染症である。
③ 感染症が難治（難治感染）で，十分な治療効果が期待できる抗菌治療薬治療に抵抗性で遷延し，致死的となることがある。
④ 感染が持続的（持続感染）である。
⑤ 日和見感染が好発（日和見感染）し，通常では病原性が低い弱毒微生物（緑膿菌，カンジダ，サイトメガロウイルス，ニューモシスチスなど）が感染因子となる。

4．免疫系の欠陥と感染症の種類

① 抗体欠乏症では化膿菌の感染が反復，重症化するが，水痘，麻疹などのヘルペス群ウイルス感染症は正常に経過する。
② T 細胞機能不全では，ヘルペス群ウイルス感染症を主体に真菌，原虫（ニューモシスチス肺炎），結核菌，サルモネラ，リステリアなどの日和見感染が遷延，重症化する。
③ 食細胞異常では化膿菌，真菌（カンジダ，アスペルギルスなど）が反復・遷延，重症化する。
④ 補体欠損症では化膿菌の易感染性を認める。免疫溶菌に必要な第 5～9 成分の欠損症ではナイセリアによる敗血症，髄膜炎が好発する。

5．免疫不全症の検査と所見の読み方

1）遅延型過敏皮内反応

T 細胞機能のスクリーニングに簡便である。使用される抗原は PPD（Purified Protein Derivative of Tuberculin），カンジダで，抗原投与後 48～72 時間後に硬結の最大径で判断する。

2）試験管内リンパ球刺激試験

末梢血 T 細胞は PHA（phytohaemagglutinin），ConA（concanavalinA）などの mitogen，アロ抗原，抗 CD3 抗体などの刺激下に培養すると活性化する。T cell dependent polyclonal B cell activator である PWM（pokeweed mitogen），pure B cell activator である SAC1（*Staphylococcus aureus* Cowan 1 株）などの mitogen により検査する。

3）リンパ球数

末梢血リンパ球数は 2,000/μl 以下で軽度減少，1,000/μl 以下で顕著な減少である。減少時は $CD3^+$，$CD4^+$，$CD8^+$T 細胞数を検査する。

4）血清免疫グロブリン値測定

血清 IgG 200 mg/d*l*，IgA 5 mg/d*l*，IgM 20 mg/d*l* 以下は明らかな異常である。

5）血清 IgG サブクラス測定

血清 IgG 値が正常域でも，IgG2，IgG3 サブクラスの欠損が易感染性の原因となる。成人では IgG3 欠乏，小児では IgG2 欠乏症が多い。

6）血清特異抗体測定

抗体欠乏症の診断は，血清 Ig 値と特異抗体の欠乏を確認する。自然抗体（同種赤血球凝集素価），既感染が明らかなウイルス抗体（麻疹，水痘，帯状疱疹ウイルスなど），ワクチン接種後の抗体（DT，ポリオ）などを測定する。

7）血清補体価

血清補体成分のいずれが欠損しても 50％溶血価（CH_{50}）が低下するので，スクリーニングに

CH_{50}を測定する。

8）食細胞検査

好中球の疾患は，好中球減少症と好中球機能異常症に分けられる。

末梢血好中球数は2,000/μl以下は減少，ウイルス感染による一過性の減少もある。重症先天性好中球減少症では200/μl以下である。食細胞機能検査は貪食能，走化能，遊走能，粘着能，殺菌能が測定される。殺菌能は好中球の活性酸素産生能をみるNBT還元能，化学発光試験などを検査する。

6．原発性免疫不全症の代表的な疾患

1）X連鎖(Bruton型)無γグロブリン血症(X-linked agammaglobulinemia；XLA)

病因は，B細胞への分化に必須のX染色体上の細胞質チロシンキナーゼBTK（Bruton's tyrosine kinase）遺伝子異常である。骨髄におけるプロB細胞からプレB細胞への分化が障害され，末梢血B細胞が欠損し，無γグロブリン血症となる伴性劣性遺伝形式をとる抗体産生不全性免疫不全症である。T細胞は正常である。

臨床症状は，男児にのみ発症する。母体からのIgGが減少してくる乳児期早期から発症し，乳児期からの化膿性細菌に対する易感染性，つまり髄膜炎，敗血症，肺炎などを反復する。血清IgG・IgA・IgMの欠乏（B細胞欠損，T細胞機能は正常）で，血清IgG＜250 mg/dl，IgA＜5 mg/dl，IgM＜20 mg/dlを呈する。本症と同一の病態を示すものに，B細胞レセプターのμ鎖遺伝子，アダプターBLNK遺伝子，λ5遺伝子の変異などの遺伝子異常もある。治療は，γグロブリン補充療法を行う。

2）選択的IgA欠損症（selective IgA deficiency）

血清IgA値が5 mg/dl以下で，IgG，IgMが正常で，IgAの選択的欠損状態にあるものをいう。発症メカニズムは，① 活性化B細胞からIgA抗体産生細胞への分化障害（ヘルパーB細胞障害），② IgA抗体産生細胞（形質細胞）のIgA抗体合成障害，③ IgA抗体産生細胞（形質細胞）からのIgA抗体分泌障害，④ IgA抗体の異化亢進，破壊などがある。

臨床症状は，易感染性55.4%，神経疾患32.4%，膠原病・自己免疫疾患24.3%，喘息10.8%，湿疹8.1%，悪性腫瘍2.7%などがある。局所免疫に欠陥を生じることになるが，易感染性を有さない例もある。小児では気道疾患，反復感染，アレルギー疾患，てんかんなどに合併してみられることがある。成人では胃腸疾患，自己免疫疾患，肝・膵疾患などに合併してみられる。IgA欠損症では，IgA抗体の混入する血漿製剤，γグロブリン，全血輸血などは抗IgA抗体が存在するためアナフィラキシーショックを起こしたり，IgAで感作される可能性があるため禁忌である。これはIgAは患児にとって非自己であり，IgAに対する抗体を作ってしまい，注入されたIgAと反応することによる。B細胞上のTAC1分子はBAFF，APRILに対するレセプターで免疫グロブリンのクラススイッチにかかわるが，TAC1やBAFFレセプターの遺伝子異常が成因と考えられるものもある。

3）乳児一過性低γグロブリン血症

乳児期にIgG，IgAの産生不全がみられるが，2歳ぐらいまでに正常化する。ヘルパーT細胞の発達が遅れることによると考えられている。

4）分類不能型免疫不全症（common variable immunodeficiency）

血清免疫グロブリンの低下，抗体産生不全がみられるが，明確な疾患単位として分類しがた

い一群で，原発性免疫不全症のなかでは最も頻度が多い。病態のうえから，プレB細胞への分化障害により抗体産生細胞に分化できないもの，抗体産生細胞の免疫グロブリン分泌障害によるもの，ヘルパーT細胞障害によるものやサプレッサーT細胞の機能亢進によるものなど調節性T細胞の異常によるもの，B細胞ないしT細胞に対する自己抗体によるものなどの類型に分けられる。ICOSの遺伝子異常が成因のこともある。常染色体劣性遺伝によりB細胞の分化障害があり，B細胞の減少，特にメモリーB細胞の減少がある。T細胞はICOSの表出以外は正常である。

臨床症状は，主に細菌による易感染性を示し，原因不明の低γグロブリン血症（血清IgG・IgA，IgMの欠乏）がみられる。B細胞数は正常～減少，T細胞数も正常～減少がみられる。治療は免疫グロブリンの補充療法が行われる。

5）重症複合免疫不全症（severe combined immunodeficiency；SCID）

T細胞，B細胞の両方の欠陥による免疫不全症をSCIDとして総称するが，成因は多様である。T細胞数減少と血清免疫グロブリンの低下がみられ，胸腺は低形成でHassal小体はみられず，末梢リンパ組織も低形成である。SCIDにはT細胞・B細胞ともに欠損するもの，B細胞は存在するが免疫グロブリンが産生されないもの（SCID with B cell），リンパ球の欠損に加え顆粒球の発生障害を同時に伴ってくるもの（reticular dysgenesis）などの病型がある。サイトカイン遺伝子の転写障害が原因のサイトカイン産生不全によるもの，adenosine deaminase（ADA）欠損症も同様な病態を示す。WHO分類に準拠し分類すると，①細網無形成症（常劣），②Swiss型（常劣），③ADA欠損症（常劣），④B細胞をもつもの（伴性か常劣），⑤不明となる。

SCIDの臨床像は，乳児早期からの細菌，ウイルス，真菌などの易感染性を認める。生後3か月までに咽頭後壁にまで広がるカンジダ感染による鵞口瘡，外陰部のカンジダ症，ニューモシスチス肺炎やサイトメガロウイルスによる呼吸器感染症により百日咳様咳嗽，遷延性下痢で発症，著しい発育障害をきたす。しばしば皮疹や好酸球増多を伴う。SCIDとADA欠損症の臨床像は，治療にもかかわらず，症状は進行性に悪化する。麻疹や麻疹生ワクチン接種は巨細胞性肺炎を起こし，水痘は致死的経過をとる。

重症複合免疫不全症とその類縁疾患の予後は，幹細胞移植を行わないと1～2歳までに死亡する。幹細胞移植の成否を分ける感染予防には，ST合剤の予防投与，免疫グロブリン補充療法を行う。ADA欠損症では酵素療法，遺伝子治療が試みられている。γc鎖遺伝子，JAK3遺伝子，IL-7受容体α鎖遺伝子，RAG1/RAG2遺伝子，ADA遺伝子，Artemis遺伝子，CD45遺伝子，その他などの遺伝子異常が知られている。

6）胸腺無形成症（DiGeorge症候群，3,4 pharyngeal pouch/arch syndrome）

第3，4鰓弓器官の発生障害により，胸腺形成不全，副甲状腺形成不全，先天性心疾患，顔面奇形をきたす。胸腺を欠くため未熟リンパ球はT細胞に分化できず，T細胞が少ない。胸腺がわずかに残存することも多く，T細胞は少しずつ増加し，B細胞は代償性に増加し血清免疫グロブリンは正常である。内眼角解離，短い人中，小さい口，耳介の変形・低位，小顎，高口蓋，二分口蓋垂，anti mongoloid slantなどの特異な顔貌を呈する。副甲状腺の低（無）形成のため新生児テタニー（低Ca血症）を起こす。右側大動脈弓，TOF（極型Fallot四徴症），coarctation of aorta，VSD，TGAなどの心・大血管奇形を伴い，チアノーゼ，心不全を呈する。多くの患児で染色体22q11.2の部分欠失を認める。10pの欠失例もある。T box転写因子

TBX1の欠陥によるものもある。

N25プローブを用いた染色体Fish法による検出で22q11.2の欠失をみる疾患に，① DiGeorge症候群，② 円錐動脈幹異常顔貌症候群，③ 口蓋帆・心臓・顔症候群の症候群がある。3症候群は臨床特徴，表現型が多少異なるが特徴を共有し，患者の70％以上に第22染色体長腕（q11.2）の欠失を認める。各症候群の主要症状である心血管奇形（cardiac defect），異常顔貌（abnormal facies），胸腺低形成（thymic hypoplasia），口蓋裂（cleft palate），低Ca血症（hypocalcemia）の頭文字と第22染色体の異常からCATCH22と総称される。

7）毛細血管拡張性失調症（ataxia-telangiectasia）

進行性小脳失調症（ataxia）と眼球結膜・皮膚の毛細血管拡張（telangiectasia，1〜6歳で出現）を合併する免疫不全症で，常染色体性劣性遺伝を呈する。細胞性免疫機能の低下があり，血清IgA欠乏，IgG2やIgG4産生不全を呈する。反復性の副鼻腔炎，肺感染症，気管支拡張症などの気道の易感染性をみる。進行性小脳失調症は4〜5歳から明らかとなり，言語が緩徐，ヒョレオ・アテトーゼ運動，眼球運動異常，筋萎縮などがみられる。また色素沈着・脱失，皮膚萎縮，湿疹，若白髪，皮膚癌など早老傾向を呈する。

責任遺伝子ATM（mutated in ataxia telangiectasia）が明らかとなった。

8）Wiskott-Aldrich症候群

乳児早期からの血小板減少症による出血傾向とアトピー性湿疹をきたし，X染色体性遺伝により男児に発症する免疫不全症である。肺炎球菌，ブドウ球菌，カンジダ，アスペルギルス，ニューモシスチス，ヘルペスウイルス，サイトメガロウイルス，EBウイルスなどによる易感染性を示す。

進行性にT細胞が減少し，細胞性免疫機能が低下する。多糖体抗原に対する抗体反応が欠乏する。血清IgMの低値，IgG・IgA・IgE高値（病初期），後に低下する。好中球のβ_2インテグリンを介した移動，活性化にも不全がみられる。細胞質蛋白WASP遺伝子の変異による。

9）IgGサブクラス欠損症

小児ではIgG2欠損症が多く，IgG1，IgG3は正常に産生されるがIgG2は産生されない。肺炎球菌，インフルエンザ菌による中耳炎，肺炎を反復する。細菌膜の多糖体に対する抗体がIgG2に属することによる。年齢が長ずるにつれ正常化することもある。IgG2のH鎖の遺伝子異常による例もある。

10）高IgE症候群（Job症候群）

血清IgE高値（>1,000 IU/*ml*），反復性黄色ブドウ球菌感染，慢性皮疹を特徴とする。喘息，鼻炎などのアレルギー疾患の合併や自己免疫疾患や悪性腫瘍の合併もある。好酸球増多，感染による白血球増多がみられる。IgG，IgAは正常あるいは感染に対し増加する。好中球の遊走能低下がみられることが多い。リンパ球機能は一般に障害されていないが，*in vivo*の検査で陰性例がある。黄色ブドウ球菌に対する特異的IgE抗体が作られ，IgG抗体は作られにくい。チロシンキナーゼTyk2欠損症では高IgE血症，ウイルス・真菌・マイコバクテリアの易感染性がみられる。

11）先天性補体欠損症（表25-5）

補体蛋白の欠損と補体制御蛋白の欠損がある。補体制御蛋白properdin欠損症（X連鎖遺伝）以外は常染色体性に遺伝する。補体は細菌感染症の防御に関係しているため，補体欠損症では細菌に対する易感染性がみられる。C5〜C9までのいずれの欠損でも髄膜炎菌（*Neisseria*

表 25-5　先天性補体欠損症

欠損症または異常症	血清補体価（CH_{50}）	異常者の状態，持病
Clp 異常症	検出不能	SLE 様症状
Clr 欠損症	検出不能	慢性腎炎，DLE
Cls 欠損症	検出不能	SLE，SLE 様症状
C2 欠損症	検出不能	健康，SLE，DLE など多数
C3 欠損症	検出不能	易感染症，SLE，SLE 様症状
C4 欠損症	著しい低下	SLE 様症状，SLE
C5 欠損症	検出不能	SLE，易感染症
C5 機能不全症	正常	グラム陰性菌感染症
C6 欠損症	検出不能	Raynaud 症候群，淋菌感染症，髄膜炎
C7 欠損症	検出不能	Raynaud 症候群，強直性脊髄炎，慢性腎盂腎炎，髄膜炎
C8 欠損症	検出不能	淋菌感染症，色素性乾皮症，SLE，髄膜炎
C9 欠損症	正常値の約 35%	健康な例が多い

（稲井真弥，感染炎症免疫 16，1986 より，一部改変）

meningitidis：ナイセリア属のグラム陰性双球菌）に加え，肺炎球菌，インフルエンザ菌などの感染を繰り返すことが多く，特異抗体を欠く乳幼児では重症になりやすい。補体成分の選択的欠損症では，CH_{50}補体価は著減，補体蛋白も検出されない。

治療は，感染に際しては抗生物質，病原菌に対する高力価特異抗体の投与など，対症的に行う。欠損補体の補充療法は期待できず，肺炎球菌ワクチン，インフルエンザ菌ワクチンの接種が勧められている。

12）慢性肉芽腫症（chronic granulomatous disease；CGD）

CGD は男児にみられる伴性劣性型と両性にみられる常染色体劣性型が，5：1 の割合でみられる。殺菌に必要なスーパーオキサイド，過酸化水素などの活性酸素の生成は，六炭糖単リン酸回路によりブドウ糖から生じた NADPH（nicotinamide adenine dinucleotide phosphate）からの電子を O_2に付加することによる。CGD は NADPH の活性化障害が原因である。この酵素活性は，細胞表面の質量 22 kD および 91 kD のものからなるチトクローム b558 や，質量 47 kD，67 kD の細胞質因子が関与する。CGD の成因は多彩で gp91-phox，p22-phox，p47-phox，p67-phox 遺伝子の変異が知られている。

CGD では好中球貪食能は正常であるが，殺菌能の欠陥のため取り込んだ菌を殺菌できない。

臨床症状は，約 80%が生後 1 年以内に発症し，乳児早期からの肛門周囲膿瘍・リンパ節炎の反復と膿瘍形成，鼻・耳・口周囲の湿疹様皮膚炎，肝膿瘍，骨髄炎，腸炎を認め，リンパ節・肝・脾・肺・皮膚に肉芽形成をみる。起炎菌は H_2O_2非産生の細菌である黄色ブドウ球菌，グラム陰性桿菌，結核菌，真菌などであり，カタラーゼ陰性で菌自身が H_2O_2を産生する肺炎球菌，連鎖球菌は殺菌することができる。

CGD の診断は末梢血好中球を用いた NBT（nitroblue tetrazolium）色素還元能試験，酸素消費能，化学発光細胞内殺菌能（chemiluminescence），O_2^-・過酸化水素産生能の測定で，いずれも著減ないし欠如を呈することで診断できる。

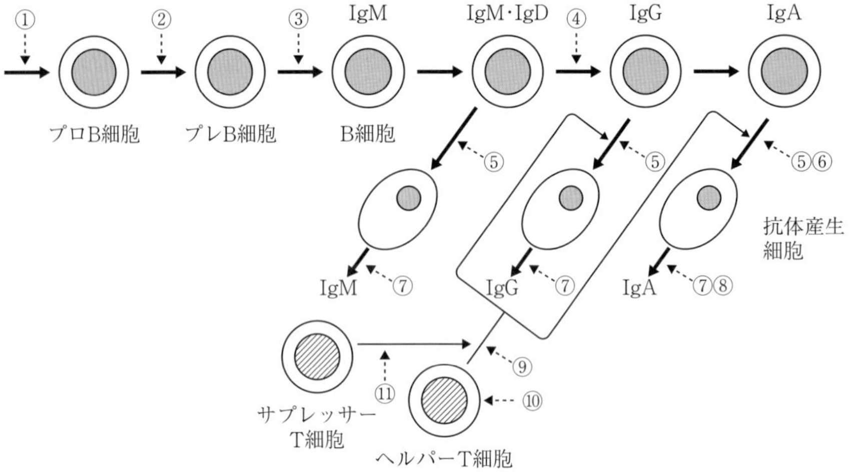

図 25-8　原発性免疫不全症：抗体産生不全における欠陥の存在部位[2)]

① プロ B 細胞の発生障害（γc 鎖，JAK3，ADA），② プレ B 細胞の発生障害（μ，λ5，BLNK，Igα，RAG），③ B 細胞の発生障害（Btk），④ IgM から IgG へのクラススイッチの障害（CD154，AID，UDG，CD40，IκB），⑤ B 細胞から抗体産生細胞への分化障害（ICOS，BAFF レセプター，CD19），⑥ IgA 産生細胞への分化障害，⑦ 免疫グロブリンの分泌障害，⑧ IgA の分泌障害，⑨ ヘルパー T 細胞の不全，⑩ ヘルパー T 細胞の欠損，⑪ サプレッサー T 細胞の機能亢進

（　）内は欠陥遺伝子

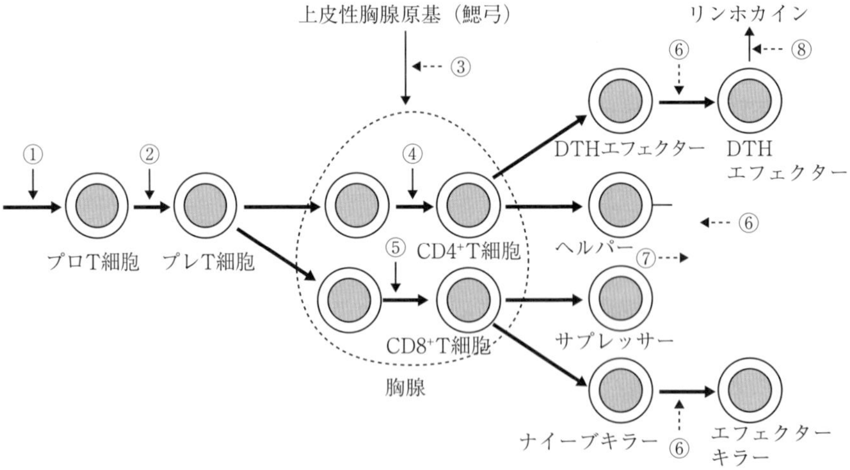

図 25-9　原発性免疫不全症：細胞性免疫不全における欠陥の存在部位[2)]

① プロ T 細胞の発生障害（IL-7 レセプター，γc 鎖，JAK3，ADA），② プレ T 細胞の発生障害（RAG，CD3，artemis），③ 上皮性胸腺の発生障害，④ $CD4^+$T 細胞への分化障害（C ⅡTA，RF-X），⑤ $CD8^+$T 細胞への分化障害（CD8，ZAP70，TAP），⑥ T 細胞の反応性障害，⑦ サプレッサー T 細胞機能の増強，⑧ リンホカイン産生不全

（　）内は欠陥遺伝子，DTH：遅延型過敏反応

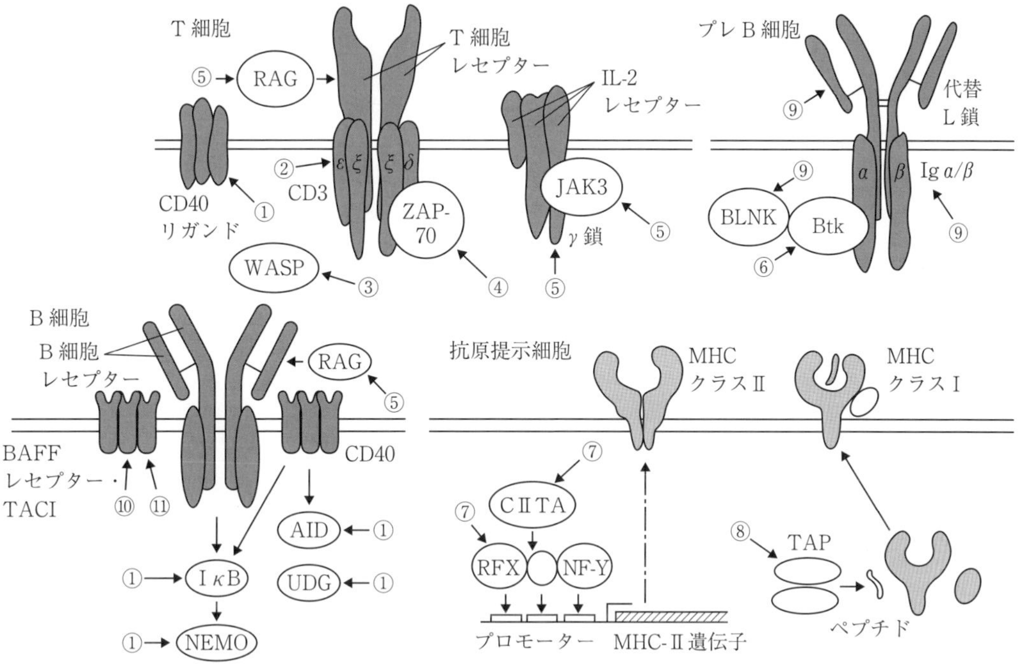

図 25-10　原発性免疫不全症における欠陥分子[2)]

① 高 IgM 症候群，② T 細胞レセプター欠損症，③ Wiskott-Aldrich 症候群，④ CD8 T 細胞欠損症，⑤ 重症複合免疫不全症，⑥ X 連鎖無 γ グロブリン血症，⑦ HLA クラスⅡ欠損症，⑧ HLA クラスⅠ欠損症（bare lymphocyte syndrome），⑨ B 細胞の欠損する無 γ グロブリン血症，⑩ IgA 単独欠損症，⑪ CVID

治療はスルファメトキサゾール（SMX）とトリメトプリム（TMP）の合剤（ST 合剤）40 mg/kg/日が有効，IFNγ の 3 回/週投与で殺菌能が回復する例もある。

13）白血球粘着異常症（leukocyte adhesion defect；LAD）

常染色体劣性遺伝形式をとる白血球に存在する細胞接着性膜蛋白が欠損する疾患である。LFA-1（lymphocyte function associated antigen）は，白血球が血管内皮細胞に粘着して血管外に遊出すること，リンパ球が抗原提示細胞や他のリンパ球と相互作用を営むさいに両細胞の粘着を助けること，キラー細胞が標的細胞に粘着するのを助けることなどに関係している細胞表面の糖蛋白分子である。好中球の血管外遊走能に障害のある LAD はⅠ型（CD18 分子の変異），Ⅱ型（sialyl Lewisx 分子の異常）に分類される。好中球機能（粘着，遊走，貪食），リンパ球細胞傷害活性，NK 細胞活性が障害されることにより易感染性が生じる。

LAD では臍帯脱落の遅れが特徴的で，臍炎，高度の歯周囲炎を伴う。肺炎，中耳炎，創傷治癒遅延などの症状がみられるが，局所病変は壊死が主で膿瘍形成に乏しい。

14）Chédiak-Higashi 症候群

Chédiak-Higashi syndrome（CHS）は，白血球その他の体細胞の原形質に巨大顆粒を有する常染色体劣性遺伝（染色体 1q43）疾患である。好中球，NK 細胞の形態・機能に欠陥がある。好中球の量的減少および機能不全（粘着能，遊走能，および殺菌能の低下）のため易感染性を示す。分泌顆粒内容の放出障害により，キラー T 細胞や NK 細胞の細胞傷害活性の低下がみられる。顆粒を細胞膜に癒合させ開通することに関与する蛋白 Lyst（lysosomal-trafficking regulator，CHS-1）の遺伝子異常による。巨大顆粒は，ライト染色で青色から灰白色を呈し，ミエロペルオキシダーゼや酸性フォスファターゼ染色に陽性を示す。

臨床症状は，易感染性（細菌感染の反復），不完全白子症〔毛髪は銀灰色（silvery hair），皮膚は色素が少なく日光過敏症，眼底は白子症〕，神経症状（歩行障害，振戦，末梢神経麻痺，痙攣，感覚障害，知能低下），悪性リンパ腫，肝脾腫，汎血球減少，末梢神経炎などを呈する。ブドウ球菌・連鎖球菌・肺炎球菌などの呼吸器感染，中耳炎，口内炎，皮膚化膿症を反復する。

最後に原発性免疫不全症における欠陥の存在部位と欠陥分子を示した（図 **25-8～10**）。

●文　献

1）小安重夫・編：バイオ研究マスターシリーズ 免疫学集中マスター，羊土社，東京，2005.
2）矢田純一：医系免疫学，改訂 10 版，中外医学社，東京，2007.
3）Playfair, J. H. L., Chain, B. M. 著，田中伸幸・訳：一目でわかる免疫学，第 4 版，メディカル・サイエンス・インターナショナル，東京，2007.

［藤田　之彦］

索　引

【そ】

【た】

【ち】

【つ】

【て】

【I】

【J】

【K】

【L】

【M】

【N】

【O】

【P】

【Q】

【R】

【S】

新版　小児生理学

定価(本体価格 6,000 円＋税)

1981 年 6 月 20 日　第 1 版第 1 刷発行
1989 年 2 月 27 日　第 1 版第 5 刷発行
1994 年 9 月 26 日　第 2 版第 1 刷発行
2002 年 2 月 22 日　第 2 版第 4 刷発行
2009 年 5 月 31 日　第 3 版第 1 刷発行
2011 年 5 月 10 日　第 3 版第 2 刷発行

監　修　馬場　一雄
編　集　原田　研介
発行者　岩井　壽夫
発行所　株式会社　へるす出版
〒164-0001　東京都中野区中野 2-2-3
電話　(03)3384-8035(販売)　(03)3384-8155(編集)
振替　00180-7-175971
印刷所　三報社印刷株式会社

ISBN978-4-89269-636-7